血病探幽

主　编：夏小军

副主编：段　赟

编　委：（按姓氏拼音排列）

　　　　段　赟　俄　静　郭炳涛　开金龙

　　　　李雪松　夏小军　姚金华

甘肃科学技术出版社

图书在版编目(CIP)数据

血病探幽 / 夏小军主编. -- 兰州 : 甘肃科学技术
出版社, 2017.7 (2021.8 重印)
ISBN 978-7-5424-1953-8

Ⅰ. ①血… Ⅱ. ①夏… Ⅲ. ①血液病 － 中医治疗法
Ⅳ. R259.52

中国版本图书馆CIP数据核字(2017)第133194号

血病探幽

夏小军　主编

责任编辑　刘　钊
封面设计　冯　渊

出　版　甘肃科学技术出版社
社　址　兰州市读者大道568号　730030
网　址　www.gskejipress.com
电　话　0931-8125103(编辑部)　0931-8773237(发行部)
京东官方旗舰店　https://mall.jd.com/index-655807.html

发　行　甘肃科学技术出版社　　印　刷　三河市华东印刷有限公司
开　本　787毫米×1092毫米 1/16　印　张　20.75　插　页　1　字　数　473千
版　次　2018年5月第1版
印　次　2021年8月第2次印刷
印　数　1001~1750
书　号　ISBN 978-7-5424-1953-8　定　价　128.00元

前　言

　　庆阳市地处黄河上游地区陕甘宁三省交界处，是中华民族的发祥地之一，也是一个有着光荣历史的红色革命老区。全市辖七县一区，人口 260 余万。远古时期，轩辕黄帝拜岐伯为天师，以黄帝问、岐伯答的方式，一问一答，谈医论药，从而有了中医学奠基性理论巨著《黄帝内经》，岐伯也因此被尊称为中医学"鼻祖"，而医祖岐伯的故里就在庆阳。庆阳市中医药文化源远流长，底蕴深厚。

　　庆阳市中医医院建院于 1979 年，是在原中国人民解放军林建二师职工医院的基础上改建而成的，也是甘肃省内最早建立的地州市中医医院之一。医院于 1996 年创建为全国地市级示范中医医院，2012 年通过国家中医药管理局三级甲等中医医院评审验收，同年 7 月完成整体搬迁。现占地面积 4.6 万 m²，建筑面积 5 万 m²，编制床位 900 张，实际开放床位 1000 张；在职职工 823 人，其中高级职称 70 余人；设有临床、医技和行政职能科室 38 个；其中国家临床重点专科 1 个，国家级重点中医药专科 3 个，省级重点中医药专科 6 个，省级重点学科 1 个，省级中医药二级实验室 2 个。2017 年，门诊接诊病人 21 万人次，收住住院病人 19000 余人次。医院现为陇东学院岐伯医学院、陕西中医药大学的附属医院，甘肃中医药大学、宁夏医科大学、甘肃医学院等高等院校的培训医院。三十年来，医院规模不断扩大，基础设施不断增强，人才队伍不断壮大，服务功能日臻完善，现已建设成为全省基层中医医疗机构中的佼佼者。这一切成绩的取得，离不开党和政府正确路线方针的指引，离不开各级卫生行政主管部门的关心和大力支持，更离不开医院历任领导班子及全体职工的正确领导和辛勤努力。

　　伴随着医院的不断发展壮大，血液病科也走过了虽然短暂但不平凡的专科发展之路。这里面有过艰辛，有过挫折，有过迷茫，但更多是成功的喜悦……

　　1987 年 8 月，血液病科创始人及学科带头人夏小军从原甘肃中医学院毕业后，分配到医院儿科工作。当时，医院共设床位 360 张，其中儿科病床 30 张。到儿科工作后，夏小军医师有幸师从儿科名家宋奇英副主任医师及业务副院长赫炎光副主任医师。宋奇英主任早年毕业于原兰州医学院，在长期临床工作中对小儿血液病的中西医结合治疗具有独到的见解；赫炎光副院长早年结业于原甘肃省新医药研究所西学中班，在中医药科研方面走到了全省的前列。鉴于小儿血液病具有发病率高，临床诊断及疗效判断的指标比较少，检验检测的方法和手段比较简单等因素，夏小军医师在跟师学习打好基础的同时，对血液病的中西医结合诊治有所偏重。经过三年的努力，在医院的大力支持下，由他牵头在医院儿科率先组建了血液病专病组，开始了中西医结合治疗血液病的临床研究工作。工作中，他们发现，除甘肃特产中药材黄芪、当归对虚损性血液病具有十分显著疗效的同时，陇东特产中草药天蓝苜蓿、墓头回对小儿白血病等血液系统恶性肿瘤也有明显的治疗效果。在此基础上，他们分别研制出了针对贫血类、出血类及血液系统恶性肿瘤类疾病的中药生血汤、摄血汤、回生汤系列有效方剂，并进行了系统的临床观察和大量的实验研究，同时积极申请科研立项。这期间，为了打好基础，夏小军医师又报名参加了中华医学会举办的为期一年的血液病新进展学习班，系统学习了血液病现代医学理论和规范化诊疗。当时，以原兰州医学院第一附属医院马兰芳教授为代表的甘肃省血液病团队，在临床及实验研究方面均走在了全国的前列，1995年初，夏小军医师又自拜马兰芳教授为师，不辞艰辛地利用一切可利用的机会跟师学习三年。在诸多专家名师的指导下，"中药回生汤系列辨治急性白血病临床研究"课题，于1996年顺利通过甘肃省科技厅成果鉴定，并获甘肃省医药卫生科技进步二等奖及甘肃省科技进步三等奖。科技成果的取得为血液病专病组的发展注入了新的活力，在获得丰收喜悦的同时，又激励着他们积极进行了科技成果转化，先后研制出七种血液病专科纯中药制剂。

1998年，原设在儿科的血液病病床已远远不能满足临床需求，医院领导审时度势，在条件十分艰难的情况下，委派夏小军副主任医师带领姚金华医师组建血液病科，开设病床40张。由于具有一定的工作基础，姚金华医师又师从夏小军主任多年，就这样仅有两名大夫的血液病科在短短的时间内迅速打开了局面，并积极申报省级重点中医药专科。2000年，开金龙医师从原甘肃中医学院毕业后被选拔到血液病科，进一步增强了专科力量。2001年，血液病科顺利通过甘肃省首批重点中医药专科评审验收。其间，科室有多项科研课题通过省、市级科技成果鉴定并获奖，有数十篇专业学术论文在省级以上刊物登载或专业学术会议上大会交流；科室还与中日友好医院、原兰州医学院第一附属医院、甘肃省人民医院等单位血液科建立了业务协作关系；接诊的病人涉及国内28个省市及国外部分地区，也成为全省基层中医医疗机构及庆阳市医疗机构中唯一有国外患者前来就诊的专科，国内20余家新闻媒体曾对该科室进行采访报道。

正是由于有省级重点中医专科的支撑，血液病科不仅在省内中医血液界取得了较高的地位和良好的声誉，而且在国内同领域也占有一席之地，夏小军主任也被吸收为中国中医药学会血液病专业委员会委员。2002年，由于工作岗位调整，医院又大胆启用参加工作2年多的开金龙医师担任血液病科副主任，夏小军担任医院业务副院长兼血液病科主任及学科带头人，科室床位数也增加到60张，但还经常出现"一床难求"的状况。

此后十年，血液病科建设得到了长足的发展。基础设施方面，开设了血液病研究室及实验室，开展了与中日友好医院临床医学研究所等单位适时进行的血液、骨髓细胞形态学远程会诊等新业务、新技术。人才队伍建设方面，先后接收段赟、俄静、王燕等优秀大学生及具有一定临床基础的住院医师及护师，并分别选派到北京大学人民医院、中国医学科学院血液病医院、中国中医科学院西苑医院、苏州医科大学第一附属医院等单位进行深造。科研方面，先后完成省、市级科研课题十余项，并获省、市级科技进步奖多项，撰写出版论著6部，发表及交流专业学术论文100余篇；研制专科制剂共12种，其中8种获准在全省医疗机构间调剂使用。专科创建方面，2010年被确定为甘肃省重点学科创建单位；2012年通过国家中医药管理局"十一五"重点中医专科评审验收；2013年被国家中医药管理局确定为国家临床重点专科（中医类）创建单位；2018年被国家中医药管理局确定为全国区域中医（专科）诊疗中心建设单位，系西北五省唯一一所中医血液病诊疗中心建设单位。专科协作方面，参加了国家重点中医专科血液病协作组，作为专家组成员，参与血液科6种常见病临床路径的制定及临床验证工作。专业学会方面，有1人担任中华中医药学会血液病分会副会长，1人担任中国民族医药学会血液病分会副会长，1人担任中国中西医结合血液病专业委员会常委，1人担任世界中医药联合会血液病分会常委，有多人担任国家级、省级专业学会委员或青年委员。科室内涵建设方面，制定出切实可行的专科发展规划，成立了贫血类、出血类及血液系统恶性肿瘤三个血液病专病组；开展了中医血液病临床路径工作，完善了血液病中医护理及健康教育等工作。效益方面，通过重点专科建设，既培养锻炼了队伍，提高了水平，增加了医院及科室的影响力，又扩大了阵地，使门诊人次及住院人次逐年上升，从而取得了社会效益与经济效益的双赢。

2012年7月，医院完成了整体搬迁，门诊及住院条件得到极大改善，血液科病床数也增加到100张，并设3间层流病房，工作人员增加到30人，科主任开金龙、副主任姚金华、段赟、俄静等同志也已先后晋升为主任医师、副主任医师。近两年来,随着用于血液病诊断的流式细胞仪等先进设备的陆续投入使用,在研的多项科研课题也在顺利实施之中,科室业务在逐年上台阶、上水平,专科特色也越来越凸显,优势也越来越突出,前景也越来越光明。

2015年1月,按照组织安排,庆阳市中医医院院长兼党委书记、血液病科学科带头人夏小军主任医师赴甘肃省肿瘤医院履职。2015年4月在甘肃省卫计委、庆阳市卫计委的大力支持下,甘肃省肿瘤医院院长夏小军主任医师牵头促成甘肃省肿瘤医院与庆阳市中医医院建立全面业务合作关系,他本人也再次受聘为庆阳市中医医院血液病科学科带头人。在此背景下,血液病科与甘肃省肿瘤医院血液科也在科研协作、专科制剂调剂使用、人员互动交流、病人双向转诊等方面进行了强强联合,逐步实现专科集团化、一体化的横向发展模式,以铸成甘肃省中西医结合血液病防治的新航母。

为了见证并更好地把握这一历史性发展机遇,血液病团队将血液病科近20年的成长及发展历程进行了汇总,也可作为继往开来的一个小结;另将科室的基本情况、特色业务、科研成果、论文论著等作一系统简纳,取名《血病探幽》,作为国家临床重点中医专科系列丛书之一奉献给大家,以分享专科建设成功经验与丰硕成果,也为使专科集团化、一体化纵深发展做好铺垫。诚然,由于水平和经验有限,书中难免存在诸多不足与漏洞,诚请同道批评指正。

编　者

2018 年 5 月 20 日于岐伯故里

目　　录

第一章 医理探幽

《黄帝内经》血液学学术思想初探

　　成书于春秋战国时期的《黄帝内经》，包括《素问》和《灵枢》两部分，是中医学现存最早最完备的一部经典文献。在这部医学巨著中，对于血液的论述极为详细生动，贯穿于生理病理、诊断治疗、预防等各个方面，形成了较为完整的理论体系，奠定了中医血液病学的基础，至今仍指导着临床实践。现结合学习体会初探如下。

一、基本概念

　　在《黄帝内经》中，没有把"血液"两字连贯在一起成为一个名词，其认为"血"与"液"是两种东西，如《灵枢·决气》说："何为液?岐伯曰:谷入气满，淖泽注于骨，骨属屈伸，泄泽，补益脑髓，皮肤润泽，是谓液……何为血?岐伯曰:中焦受气取汁，变化而赤，是谓血。"可见当时已认识到血是存在于人体内的一种有形的红色液体，并有"血病"的记载，如《素问·三部九候论》说："血病身有痛者治其经络。"《素问·宣明五气》亦有"咸走血，血病无多食咸"之说。

二、生理功能

　　(1)血液又称营气　《黄帝内经》将血称做营气，如《灵枢·营卫生会》说："中焦亦并胃中，出上焦之后，此所受气者，泌糟粕，蒸津液，化其精微，上注于肺脉，乃化而为血，以奉生身，莫贵于此，故独得行于经隧，命曰营气。"说明人身由食物中去掉糟粕，取其精华，化为血液，以供全身的营养，这种血液在经隧(血管)中行走，叫做营气。

　　(2)营气藏在脉中　何谓脉?《灵枢·决气》说："壅遏营气，令无所避，是谓脉。"《素问·脉要精微论》说："夫脉者，血之府也。"《灵枢·邪客》说："营气者，泌其津液，注之于脉，化以为血，以荣四末。"《素问·痹论》又说："营者，水谷之精也，和调于五脏，洒陈于六腑，乃能入于脉也。故循环上下，贯五脏六腑也。"皆说明营气是脉(血管)中的血液，以营养五脏六腑，四肢百骸。

　　(3)血液的流行是循环的　《灵枢·经脉》说："谷入于胃，脉道以通，血气乃行。"可知血是赖脉以运行的，而且是流行不止的，亦如《灵枢·脉度》所说："气之不得无行也，如水之流，如日月之行不休……内溉五脏，外濡腠理。"《灵枢·本脏》说："经脉者，所以行气血而营阴阳，濡筋骨，利关节者也。"就是说，经脉的作用是流行血液、润泽筋骨、便利关节。《素问·举痛论》说："经脉流行不止，环周不休。"《灵枢·营气》说："精专者，行于经隧，常营无己，终而复始。"

《灵枢·营卫生会》又说："营行脉中,卫行脉外,营周不休,五十而复大会,阴阳相贯,如环无端。"以上皆说明血液的流行是循环的。

(4)搏动的血管称动脉 《素问·三部九候论》说："上部天,两额之动脉;上部地,两颊之动脉。上部人,耳前之动脉。"

(5)人体内有两种不同的血液 《黄帝内经》虽然没有将动脉血管和静脉血管区别出来,但已认识到人体内有两种不同的血液,并认识到血清的存在。如《灵枢·血络论》说："血出而射者,何也?"这很明显是说动脉的血液;"血少、黑而浊者,何也?"这很明显是说静脉的血液;"血出,清而半为汁者,何也?"这很明显是说血清。

(6)血液与五脏的关系密切 血液生化赖于脾胃。《灵枢·决气》说："中焦受气取汁,变化而赤,是谓血。"《灵枢·本神》又说："脾藏营。"可见脾有藏营化血的功能。心与血脉关系密切。《素问·痿论篇》说："心主身之血脉。"《素问·五脏生成》说："诸血者,皆属于心。""心之合,脉也;其荣,色也。"《素问·六节藏象论》又说:"心者,生之本,神之变也,其华在面,其充在血脉。"说明血液运行归之于心脉。《灵枢·本神》说:"肝藏血。"《素问·五藏生成》说:"人卧血归于肝。肝受血而能视,足受血而能步,掌受血而能握,指受血而能摄。"皆说明肝的功能是主全身血液的贮藏与调节。《灵枢·经脉》说:"人始生,先成精,精成而脑髓生,骨为干,脉为营……血气乃行。"可知血气之成始于精。《灵枢·本神》说:"肾藏精。"《素问·五运行大论》说:"肾生骨髓。"《素问·生气通天论》又说:"骨髓坚固,气血皆从。"反映精髓化生血液的造血作用与肾关系密切。《素问·经脉别论》说:"脉气流经,经气归于肺。"《素问·五脏生成》说:"诸气者,皆属于肺。"表明肺气有调节血脉运行的作用。

三、病因病机

《灵枢·决气》说:"血脱者,色白,夭然不泽;脉脱者,其脉空虚,此其候也"。《素问·平人气象论》说:"安卧,脉盛,谓之脱血。"《素问·腹中论》又说:"四支清,目眩,时时前后血……病名血枯,此得之年少时,有所大脱血。"以上对血脱(脱血)、血枯的描述类似于现代医学中的失血性贫血。

《灵枢·百病始生》说:"阳络伤则血外溢,血外溢则衄血……阴络伤则血内溢,血内溢则后血。"同时对络脉伤的内伤病因指出:"卒然多饮食则肠满,起居不节,用力过度。"《素问·气厥论》说:"脾热移于肝,则为惊衄。"此外,《黄帝内经》的多篇大论中尚有"血出"、"血流"、"夺血"、"见血"、"上下出血"、"衄"、"血蔑"、"下血"、"前后血"、"赤沃"、"血泄"、"血溢"、"衃"、"衂衄"、"咳唾血"、"呕血"、"咳血"、"便血"、"溲血"、"溺血"、"血崩"、"孙络外溢"等论述,《素问·风论》更有"肠风"的记载,都与现代医学中的出血性疾病相似。

《灵枢·痈疽》说:"其痈坚而不溃者,为马刀挟缨,急治之。"又说:"热气淳盛,下陷肌肤,筋髓枯,内连五脏,血气竭,当其痈下,筋骨良肉皆无存,故命曰疽。疽者,上之皮夭以坚,上如牛领之皮。"以上记载与现代医学中原发于皮肤的恶性淋巴瘤相似。

《灵枢·刺节真邪》说:"虚邪之中人也……其入深,内搏于骨,则为骨痹。"又说:"虚邪之入于身也深,寒与热相搏,久留而内著……内伤骨为骨蚀。"可见,"骨痹"与"骨蚀"与现代医学中的多发性骨髓瘤临床特点十分相似。

此外,《素问·调经论》中的"血泣"、"留血",《素问·五脏生成》中的"衃血",还与现代医学中的真红细胞增多症、原发性骨髓纤维化、原发性血小板增多症及骨髓增生异常综合征等相似。《灵枢·邪气脏腑病形》中的"肥气"相似于现代医学中的巨脾症;《素问·五脏生成》中的

"肝痹"相似于慢性粒细胞白血病;《素问·阴阳应象大论》中的"冬伤于寒,春必病温"的伏邪理论与急性白血病的发病也有相似之处。

四、治则治法

与其他各种疾病一样,调和阴阳也是各种血液病治疗的大法。《素问·至真要大论》说:"谨察阴阳所在而调之。"在具体治法上,"坚者削之"、"劳者温之"、"结者散之"、"留者行之""损者温之"。《素问·三部九候论》说:"无问其病,以平为期。"并提出"血病身有痛者治其经络。"《灵枢·九针十二原》说:"疏其气血,令其调达,而致和平。"《素问·阴阳应象大论》认为必须"审其阴阳,以别柔刚,阳病治阴,阴病治阳,定其血气,各守其乡。血实宜决之,气虚宜掣引之"。并"因其衰而彰之,形不足者,温之以气,精不足者,补之以味"。《素问·五常政大论》说:"经络以通,血气以从,复其不足,与众齐同。"又说:"虚则补之,药以祛之,食以随之。"同时强调食疗的重要性。血证治疗禁忌,《灵枢·营卫生会》说:"夺血者无汗,夺汗者无血。"同时《素问·腹中论》还记载了治疗"血枯"用"四乌鲗骨(乌贼骨),一藘茹(茜草),二物并合之,丸以雀卵……饮似鲍鱼汁,利肠中及伤肝也。"以达到止血治崩、补益精气的效果,这是中医文献中最早治疗血证的方剂。此外,《黄帝内经》中有关"冬取井荥,春不衄衊":"衊而不止,衄血流,取足太阳;衄血,取手太阳;不已,刺宛骨下;不已,刺膈中出血"等载述,则属治失血证最早的针灸配方。

五、预防

《素问·四气调神大论》说:"是故圣人不治已病治未病。"《素问·上古天真论》说:"上古之人,知其道者,法于阴阳,和于术数,食饮有节,不妄劳作。"又"虚邪贼风,避之有时,精神内守,病安从来。"人体气血的盛衰,还可测知人寿命的长短,指导人们摄生养身,延年益寿。《灵枢·寿夭刚柔》说:"形与气相任则寿,不相任则夭……血气经络胜形则寿,不胜形则夭。"《素问·八正神明论》说:"故养神者,必知形之肥瘦,营卫气血盛衰。血气者,人之神,不可不谨养。"皆说明只要调养气血,则可健康长寿。

(2001年在庆阳召开的甘肃省中医药学会、针灸学会学术会议暨岐伯学术思想研讨会议上大会交流,夏小军 作)

血之《黄帝内经》探源

《黄帝内经》(简称《内经》)中有关血及血病方面的论述奠定了中医血液病学基础,其对后世影响可谓深远。因此,系统整理和研究《内经》血液系统方面的理论,对于更准确地把握《内经》理论精髓、更有效地指导中医血液病临床实践都有重要意义。鉴于此,笔者结合自己学习体会,拟从血之化生、血之功能、血之循行、血在人体各生命过程阶段之盛衰规律、血之分类、血之病名、血病病因、血之生理与病理、血病的治则治法及其对后世的影响等几个方面做以粗浅探讨。

一、血之化生

(一)五谷化血

1. 五谷为血化生的物质基础

《内经》认为,血化生于五谷,五谷为血化生的物质基础。如《灵枢·邪客》曰:"五谷入于胃也,其糟粕、津液、宗气,分为三隧。故宗气积于胸中,出于喉咙,以贯心肺,而行呼吸焉;营气者,泌其津液,注之于脉,化以为血。"亦如《素问·痹论》曰:"营者,水谷之精气也。"说明了五谷在血的化生中的重要作用。

2. 五谷性味的偏颇对血化生的影响

《内经》认为,五味偏嗜会伤及贮藏阴精的五脏。饮食入胃,经过消化吸收,五味分入五脏,即酸入肝、苦入心、甘入脾、辛入肺、咸入肾,充实相应脏气。亦如《素问·脏气法时论》曰:"酸走筋,辛走气,苦走血,咸走骨,甘走肉。"五味协调,脏气和谐,气血生化有源。若五味偏嗜,则会产生脏气偏盛偏衰,从而影响气血的化生,甚至发生血病。如《素问·生气通天论》曰:"阴之五宫,伤在五味。"《素问·五脏生成》曰:"多食咸,则脉凝泣而变色。"

(二)血之化生过程

1. 中焦为血化生的主要场所

《内经》认为,中焦脾胃乃血之化生的主要场所,而脾胃的运化功能在血化生过程中发挥着重要作用。如《灵枢·决气》曰:"中焦受气取汁,变化而赤,是谓血。"

2.营气和津液为血化生的主要物质

《内经》认为,经中焦脾胃腐熟、运化产生的水谷精微,其中的一部分又化为营气和津液,而营气和津液则是血化生的物质。如《灵枢·营卫生会》曰:"人受气于谷,谷入于胃,以传于肺,五脏六腑,皆以受气,其清者为营,浊者为卫。"亦如《灵枢·邪客》曰:"营气者,泌其津液,注之于脉,化而为血,以荣四末,内注五脏六腑。"

3. "化赤"与输布

《内经》认为,经中焦脾胃腐熟、运化而产生的营气和津液并不直接等同于血,须进一步"化赤"才可为血。如《灵枢·痈疽》曰:"中焦出气如露,上注溪谷,而渗孙脉,津液和调,变化而赤为血。"说明了中焦在血之"化赤"与输布过程中保持平衡的协调状态的重要性。

4. 肾在血化生中的作用

《内经》还肯定了肾在血化生中的重要作用。如《素问·宣明五气》曰:"肾主骨。"《素问·阴阳应象大论》亦曰:"肾生骨髓。"而《素问·生气通天论》则曰:"骨髓坚固,气血皆从。"从而为后世"精血互化"理论的提出奠定了基础。

二、血之功能

(一)濡养功能

《内经》认为,五脏六腑、四肢百骸皆赖血以濡之。如《灵枢·营卫生会》曰:"以奉生身。"亦如《灵枢·邪客》曰:"以荣四末,内注五脏六腑。"《素问·五脏生成论》曰:"故人卧血归于肝,肝受血而能视,足受血而能步,掌受血而能握,指受血而能摄。"

(二)主神志功能

《内经》认为,血是人体神志活动的主要物质基础。如《灵枢·营卫生会》曰:"血者,神气也。"亦如《素问·八正神明论》曰:"血气者,人之神,不可不谨养。"

三、血之循行

(一)脉为血之循行的通道

《内经》认为,运行血液的通道为"脉"。如《素问·脉要精微论》曰:"夫脉者,血之府也。"亦如《灵枢·本脏》曰:"经脉者,所以行血气而营阴阳,濡筋骨,利关节者也。"

(二)血脉的类别

1. 动脉与静脉

《内经》通过对血之色泽及脉管搏动情况,对动、静脉血已有了初步的认识。如《素问·三部九候论》曰:"上部天,两额之动脉;上部地,两颊之动脉;上部人,耳前之动脉。"亦如《灵枢·血络论》之"血出而射者",可认为是指动脉血;又如"血出黑而浊者",可认为是指静脉血;"血出清而半为汁者",可认为是指血清。

2. 孙脉、络脉、经脉与冲脉

《内经》提出脉还有孙脉、络脉、经脉及冲脉之别,并对其血液流注方式亦有明确的论述。如《灵枢·痈疽》曰:"血和则孙脉先满溢,乃注于络脉,络脉皆盈,乃注于经脉。"亦如《灵枢·海论》曰:"冲脉者为十二经脉之海。"

(三)血之循行特点

1. 心主导血之循行

《内经》肯定了心与脉的关系,并确立了心在血液循环中的主导作用。如《素问·痿论》曰:"心主身之血脉。"亦如《素问·六节藏象论》曰:"心者,生之本,神之变,其华在面,其充在血脉。"

2. 血脉的密闭性

《内经》明确指出脉管是一个相对密闭的管道系统,在正常情况下,血液不会离于经隧(即脉管)逸出脉外而导致出血。如《灵枢·决气》曰:"壅遏营气,令无所避。"

3. 血循行营周不休

《内经》认识到血在脉中是如环无端,运行不息的。如《灵枢·营气》曰:"精专者行于经隧,常营无已,终而复始。"《灵枢·营卫生会》亦曰:"如环无端"、"营周不休。"

4. 血循行的节律性

《内经》认为,血的流动与呼吸保持着一定的数量关系,以呼吸的节律来判断脉搏的次数。如《素问·平人气象论》云:"人一呼,脉再动,一吸,脉亦再动,呼吸定息脉五动,闰以太息,命曰平人。"《内经》也认为,营气与卫气的运行与昼夜阴阳变化息息相关,是人体适应昼夜变化而形成的一种人体生理节律。如《灵枢·营卫生会》曰:"营在脉中,卫在脉外,营周不休,五十而复大会,阴阳相贯,如环无端。"

四、血在人体各生命过程阶段之盛衰规律

《内经》对人之不同年龄阶段的气血盛衰特点进行了详细的描述,为临床各科的形成及其基本诊治原则的建立奠定了理论基础。如《灵枢·天年》曰:"人生十岁,五脏始定,血气已通,其气在下,故好走。二十岁,血气始盛,肌肉方长,故好趋……百岁,五脏皆虚,神气皆去,形骸独居而终矣。"

五、血之分类

(一)赤血与白血

《灵枢·决气》曰:"中焦受气取汁,变化而赤,是谓血。"此处的"赤"即为《内经》通常情况下对血之颜色的认识,但亦未尽然,如《素问·至真要大论》曰:"阳明司天,清复内余,则咳衄嗌塞,心隔中热,咳不止而白血出者死。"对于文中"白血"一词,颇有争议。王冰谓"白血"为"咳出浅红色血,似肉似肺者",张介宾注"白血"为"乃白涎白液,涎液虽白,实血所化,故曰白血出者死。"亦有人认为此"白血"乃"自血"之误。

(二)清血与浊血

《灵枢·逆顺肥瘦》提出"气之滑涩,血之清浊"的观点,说明血有清血与浊血之分。如《灵枢·血络》有"血少黑而浊者"之言,又有"血出清而半为汁者"之语。

(三)有形之血与无形之血

《灵枢·决气》曰:"中焦受气取汁"之"汁"为有形之物,即有形之血。《内经》虽然没有明确提出无形之血的概念,但在相关的一些论述中言及无形之血的存在。如《素问·调经论》曰:"人之所有者,血与气耳。"此处之"血"是指与"气"相对而言、相提并论的广义的"血",至此,使血的内涵和外延进一步扩大化。再如对《素问·调经论》所言"血有余则怒,不足则恐",只用"赤血"还是"白血",则难以解释,故或可推断此乃无形之血也。

六、血之病名

《内经》所涉及的血病病名繁多,散见于相关章节的论述之中,大体可归类如下4个方面。

(一)虚损类

主要有血虚、血脱、血枯等。如《素问·刺志论》曰:"脉虚血虚。"亦如《灵枢·决气》曰:"血脱者,色白,夭然不泽。"《素问·腹中论》曰:"病名血枯,此得之年少时,有所大脱血。"等。

(二)瘀血类

主要有血实、血泣、留血、血凝、血涩等。如《素问·刺志论》曰:"脉实血实。"亦如《灵枢·痈疽》曰:"寒邪客于经脉之中则血泣。"《素问·调经论》曰:"孙络水溢,则经有留血。"《素问·五脏生成篇》曰:"卧出而风吹之,血凝于肤者为痹。"等。

(三)出血类

主要有血溢、衄血、后血、溺血、唾血、溲血、咳呕血、血泄、血便、下血、血崩等。如《灵枢·百病始生》曰:"阳络伤则血外溢,血外溢则衄血。"亦如《灵枢·百病始生》曰:"阴络伤则血内溢,血内溢则后血。"《素问·气厥论》曰:"脾移热于肝,则为惊衄……胞移热于膀胱,则癃溺血。"《素问·咳论》谓"肺咳之状……甚则唾血"等。

(四)血浊

血浊首见于《灵枢·逆顺肥瘦》,其曰:"刺壮士真骨,坚肉缓节监监然,此人重则气涩血浊。"张志聪注曰:"其人重浊,则气涩血浊。"此处"血浊"有血液浑而不清之义。

七、血病病因

(一)六淫外邪

《内经》认为,六淫邪气可致血病,尤其是瘀血和出血性疾病的诱发因素。如《素问·举痛论》曰:"经脉流行不止,环周不休。寒气入经而稽迟,泣而不行。"亦如《素问·至真要大论》曰:

"太阳司天,寒淫所胜,则寒气反至,水且冰,血变于中,发为痈疡,民病厥心痛,呕血。"《素问·气交变大论》曰:"岁金太过,燥气流行……咳逆甚而血溢。"《素问·至真要大论》曰:"火淫所胜,民病咳唾血。"又曰:"热淫所胜,民病唾血。"

(二)络损外伤

《灵枢·百病始生》曰:"络伤则血外溢,血外溢则衄血,阴络伤则血内溢,血内溢则后血。"亦如《灵枢·邪气脏腑病形》亦谓:"有所堕坠,恶血留内。"《素问·刺腰痛》也言:"得之举重伤腰,衡络绝,恶血归之。"

(三)食伤嗜酒

《素问·腹中论》曰:"病至则先唾血……若醉入房中,气竭肝伤,故月事不来也……以四乌鲗骨、一藘茹二物并和之,丸以雀卵,大如小豆,以五丸为后饭,饮以鲍鱼汁。"

(四)七情过激

《素问·举痛论》曰:"怒则气逆,甚则呕血及飧泄,故气上矣。"亦如《素问·痿论》:"悲哀太甚,则胞络绝,胞络绝则阳气内动,发则心下崩,数溲血也。"

(五)劳倦内伤

如《素问·宣明五气论》曰:"五劳所伤,久视伤血。"

八、血之生理与病理

(一)阴阳平衡与失衡

《素问·生气通天论》曰:"阴平阳秘,精神乃治。"其含义为阴血宁静不耗(平静于内),阳气固密不散,阴阳双方保持平衡状态,阴能养精,阳能养神,才能使人体精足神全,维持正常活动。如果"阴阳离决,精气乃绝",就会使体内的精血、津液等随之而竭绝,生命活动也便告终结。

(二)脏腑功能协调与紊乱

《内经》认为,血之化生和循行是机体脏腑功能保持平衡协调统一的结果。如《素问·痹论》曰:"营者,水谷之精气,和调于五脏,洒陈于六腑,乃能入脉也,故循脉上下,贯五脏,络六腑。"如果脏腑功能正常并协调统一,则气血生化有源,运行有序,而不至发生血病;反之,则百病丛生。如《素问·气厥论》曰:"脾移热于肝,则为惊衄……胞移热于膀胱,则癃溺血。"亦如《灵枢·寒热病》曰:"暴瘅内逆,肝肺相搏,血溢鼻口。"

(三)气血调和与不和

中医言血必言气,言气必言血,二者不可分离。如《素问·阴阳应象大论》曰:"阴阳者,血气之男女也。故阴在内,阳之守也;阳在外,阴之使也。"据此,后世医家提出"气为血之帅,血为气之母"的理论。如果气血调和,二者便相安无事;反之,则血病及气、气病及血。如《素问·调经论》曰:"是故气之所并为血虚,血之所并为气虚。"亦如《素问·调经论》曰:"血气不和,百病乃变化而生,是故守经隧焉。"

九、血病的治则治法及其对后世的影响

(一)补益精气 以生气血

《内经》最早提出了治疗血病补虚原则。如《素问·阴阳应象大论》曰:"形不足者,温之以气;精不足者,补之以味。"为后世"补气生血"、"精血互化"治疗血虚提供了理论依据。

(二)补益脾胃 化生气血

《内经》认为中焦是气血化生的源泉。如《灵枢·决气》曰:"中焦受气取汁,变化而赤,是谓

血。""五谷与胃为大海。"《灵枢·痈疽》曰:"中焦出气如露……津液和调,变化而赤为血。"以上均强调了胃与饮食水谷在生命活动中的重要性。为后世从补益脾胃、资其化源角度治疗气血亏损的病证提供了理论依据。

（三）滋阴养血　养阴宁血

《内经》原文虽然没有明确指出养阴生血的观点,但《灵枢·营卫生会》之"夺血者无汗,夺汗者无血"的论述,隐含着养阴宁血的治疗思路。后世医家据此提出了"津血同源"、"血汗同源"的论点。

（四）行血活血　祛瘀生新

《素问·腹中论》言及治疗血枯经闭曰:"以四乌鲗骨、一藘茹二物并合之,丸以雀卵,大如小豆,以五丸为后饭,饮以鲍鱼汁,利肠中及伤肝也。"清代张琦《素问·释义》曰:"凡血枯经闭,固属虚候,然必有瘀积,乃致新血不生,旧积日长,脏腑津液俱为所蚀,遂成败证,徒事补养,无救于亡。"实开行血活血、祛瘀生新治疗血枯经闭之先河。

（五）因势利导　攻下逐瘀

《内经》注重因势利导,采用"攻下"的方法而达到"逐瘀"的目的。如《素问·缪刺论》曰:"人有所堕坠,恶血留内,腹中满胀,不得前后,先饮利药。"《灵枢·水胀》亦曰:"石瘕生于胞中,寒气客于子门,子门闭塞,气不得通,恶血当泻不泻,衃以留止,日以益大,状如怀子,月事不以时下。皆生于女子,可导而下。"

（六）寒凝血滞　温经活血

《内经》对于寒凝所致血瘀诸证,主张以温经活血,散寒止痛的方法治疗。如《素问·调经论》曰:"血气者喜温而恶寒,寒则泣不能流,温则消而去之。"亦如《灵枢·寿夭刚柔》曰:"寒之为病也,留而不去,时痛不仁……用淳酒二十升,蜀椒一升,干姜一斤,桂心一斤,凡四种,皆咀,渍酒中……以熨寒痹所刺之处……"

（七）去菀陈莝　逐水祛瘀

《素问·汤液醪醴论》针对五脏阳气被阻遏的水肿病,提出"去菀陈莝"的治疗方法。《素问·针解》更有"菀陈则除之者,去恶血也"的论述。据此推测,"去菀陈莝"有逐水祛瘀之意。《内经》中亦有逐水祛瘀之佐证。如《素问·腹中论》云:"有病心腹满,旦食则不能暮食,此为何病?岐伯对曰:名曰臌胀。帝曰:治之奈何?岐伯曰:治之以鸡矢醴,一剂知,二剂已。"

（八）针刺放血　泻热祛瘀

《灵枢·热病》曰:"男子如蛊,女子如阻,身体腰脊如解,不欲饮食,先取涌泉见血,不见跗上盛者,尽见血也。"清代张志聪注曰:"女子如怚[阻]者,如月经之阻隔也。"其刺之法是先取肾经涌泉穴,刺之见血,又视足背部之血络盛处尽取之,刺之以出血。此乃泻热祛瘀之法,可治女子血滞经闭。

十、结语

《内经》是我国现存最早最完整的一部医学典籍,被后世尊为"医家之宗"。其对血液系统的论述内容丰富、类证详备,奠定了中医血液病学基础。因此,在反复临证实践的基础上,不断悉心探讨研究《内经》有关血及血病方面内容,对于深刻领悟《内经》精髓实质、丰富和完善中医血液病学理论、更为有力地指导临床实践均有重要的意义。

（刊登于《中医研究》2012 年第 8 期,段赟、李雪松　合作,夏小军　指导）

血 虚 论

禀水谷之精华,出于中焦,赖肾精为其化生之本,生来俱有,以脾胃为其生化之源,补于后天,调和五脏,洒陈六腑,滋于四肢百骸,充达肌肤脉络者,血也。其生化于脾,宣布于肺,总统于心,贮藏于肝,化精于肾,灌注百脉,循环无端,一身上下,无所不及。

肾者先天之本,主藏精而生髓,肾之精液,入心化赤,而为血。脾胃为后天之本,气血生化之源,受气取汁,变化而赤,是谓血。食气入胃,脾经化汁,上奉心火,心火得之,变化而赤,是为血。肝者罢极之本,魂之居也,其华在爪,其充在筋,以生气血。中焦亦并胃中,出上焦之后,此所受气者,泌糟粕,蒸津液,化其精微,上注于肺脉,乃化而为血。人之所有者,血与气耳,气即无形之血,血即有形之气,气为血之帅,血为气之母,一身气血,不能相离,气中有血,血中有气,气非血不和,血非气不运,气血相依,循环不息,血之与气,异名同类,气血同源。营气生于水谷,源于脾胃,出于中焦,泌其津液,注之于脉,化以为血。人之始生,必从精始,血之生成,本乎先天,血之再生,源于后天,血即精之所属,可分而不可离,精之与血,互生互化,精血同源。津乃水谷之精微所化生,经孙络渗入血脉而为血,其清者为津,浊者为血,津之与血,互生互用,津血同源。汗亦五脏受水谷之津,淖注于外窍而成,心主血脉以汗为液,液汗变化而赤亦为血,夺血者无汗,夺汗者无血,汗血同源。肾者藏精,主骨生髓,血存骨髓,而行于脉,骨髓坚固,气血皆从,髓能生血。故曰:血之所生,与五脏及气、营气、精、津、汗、骨髓等,诚有莫大之关系。

血虚之名,始见《黄帝内经》。《素问·调经论》曰:"气之所并为血虚,血之所并为气虚。"《素问·举痛论》又曰:"寒气客于背俞之脉则脉泣,脉泣则血虚,血虚则痛。"其又称"血枯"、"血亏",若因大量失血,气随血脱者,则称为"血脱"。然自汉代而降,医家多将其叙于"虚劳"之下。究其实质,血虚是体内血量不足,致使肢体、百脉、脏腑、筋骨失于濡养而出现一系列衰弱病证的总称,其专指阴血虚少;虚劳乃脏腑元气亏损,精血不足而致的一类慢性虚衰性病证之总称,泛指阴阳、气血、营卫、精神、骨髓、津液等诸不足,又称"虚损"。血虚所指专而约,虚劳之旨广而博,故血虚宜归于虚劳之中,切不可以虚劳替代血虚。

血虚为患,临证多见,探求病因,不外两端。一为先天、年龄、疾病之内因;二系饮食、药毒、失血之外因。先天之因者,多由母体虚弱,肾精亏损,传至下代,精血不足,骨髓失养,精髓空虚所致;年龄之因者,缘于年老体弱,脏腑亏虚,髓海不充,生血缓慢而成;疾病之因者,多见大病久病,耗气伤血,或它病进展,甚或恶化,或疾病之后,失于调理,或七情太过,营血暗耗引起;饮食之因者,多系饮食不节,损伤脾胃,胃失受纳,脾失健运,化源不足,或饮食不洁,虫积肠中,气血虚少使然;药毒之因者,或由常服毒药,或误服毒药,或触及毒物,伤血耗髓,毒瘀骨髓,新血不生乃成;失血之因者,多缘它病出血,或创伤失血,耗血过多,补充不及而发。

血之为用,荣养滋润,以奉生身,莫贵于此。其至清至纯者,得君主之令,以和调五脏,藏而不失,乃养脏之血也;其清中之浊者,秉输运之权,以洒陈六腑,实而不满,则灌注之血也;其清中之清者,会营周之度,满而不泄,此营经之血也。故为七窍之灵,为四肢之用,为筋骨之和柔,为肌体之丰盛,以至滋脏腑,安神魂,润颜色,充营卫,津液得以宣通,二阴得以调畅,凡形质之所在,无非血之用也。血本阴液,一有偏伤,或化源不足,或耗失过多,则必随其所在而各见其偏废之病。故血不上荣则头晕、头痛、耳鸣、眼花;血不养肝则眼干、视物昏花,或夜盲;血不养心则惊惕、善恐、不寐;血不养筋、血虚生风则抽搐、麻木;血虚生燥则便秘、口渴,或见烦热;化热生风则眩晕、目睛瞤动、皮肤瘙痒;妇人血虚常见停经、经少;血虚常兼气虚,而见气血两虚。血虚病症繁多,总其一点,无非体失濡养使然。另有以面色萎黄为主之血虚,名曰"萎黄",亦称之"黄病"、"黄胖"、"黄肿"、"积黄"、"食劳黄"、"食劳疳黄",仍属血虚范畴,切不可误以为黄疸。有身目俱黄,尿如浓茶,腹部积块之血虚,名曰"虚黄",亦为血虚之属,则更应与它病黄疸鉴别。

大凡血病,不外血虚、出血、血瘀三端。其病因病机,既有区别,又有联系。如出血可引起血虚,血虚又常是血瘀的病机,而瘀血又能造成出血或血虚。《黄帝内经》曰"虚则补之","劳者温之"、"损者温之","形不足者,温之以气;精不足者,补之以味"。故治血虚,宜遵此旨,明辨补血与止血、补血与活血、补血与补气之关系,不能一味补血,方可有的放矢。至其要者,大抵有六,略陈于后。

一、血虚者　当以补血为主

血虚虽病在血,五脏皆可受累。心血虚者,补血养心安神,归脾汤加减;肝血虚者,补血养肝,四物汤加减;脾血虚者,健脾生血,归芍六君子汤加减;肾血虚者,益肾滋血,左归丸加减。然各脏腑之间亦可相兼为病,治宜辨清病位,分清主次,或心脾同治,或肝肾同治,或脾肾同治,不可拘泥于一法一方一药。夫气禀阳和,血禀阴质,阴中有阳,阳中有阴,阴阳二字,即是水火,水即化气,火即化血,阴损及阳,阳损及阴,阴虚生内热,阳虚生外寒,故欲治血虚,阴阳寒热,自当明辨,或阴中求阳,或阳中求阴,以平为期。血虚热,宜凉润,生地、麦冬之类;血虚寒,当辛热,桂心、炮姜之属。萎黄者,加绿矾、枯矾;虚黄者,加茵陈、贯众;虫积者,佐以杀虫。妇人以血为主,血旺则经调,欲治妇人之病,当以经血为先。然补剂有大小,方药有峻缓,病重药轻,则药不中病;病轻药重,则药过病所。故应酌情制方,灵活变通。血难成而易亏,亦无骤补之法,若需长期服药治疗,还可丸散之剂缓图。倘若气血耗损迅速,病势重险者,非大剂功专效宏之方药,方能奏效,血肉有情之品,自当加用;病势迁延,进展缓慢,或虚不受补者,宜用缓补,以图根治;一般血虚,则宜用性味平和之品,补而不滞,温而不热,凉而不寒,下不伤正,升不逆血,散不动血,谨防补益而致之偏盛。

二、兼瘀者　酌用活血化瘀

夫人一身之气血,贵乎流通。血虚之人,其气亦虚,因虚生瘀,或毒瘀骨髓,煎熬阴血,皆致虚中夹瘀。血虚夹瘀,犹如疮疡之祛腐生肌,腐之不除,肌何以生?瘀血不去,新血不生。故凡治血虚兼瘀,总应以祛瘀为要,此际虚实相兼,必以消补并进,虚得其补,则正旺而瘀自化;瘀得其消,则瘀尽而正自旺,补血活血之桃红四物汤,临证常用。兼气虚,补阳还五汤益气活血;阴虚者,加茜草、牡丹皮滋阴活血;阳虚者,加姜黄、晚蚕砂温阳活血。前贤谓补血行血无如当归,行血散血无如川芎,上述二味,补中有动,行中有补,诚血中之气药,亦血虚之圣药也。余临证时再加用温阳益气活血之鸡血藤,养血不助热,活血不瘀滞,则更有异曲同工之妙。但证有虚中夹实,治有补中寓泻,或先消后补,或先补后消,或消补并行,且过用活血,易致出血。故从少从多之活法,贵乎临病处裁。

三、出血者 尤以止血为要

平人之血,畅行脉络,充达肌肤,流通无滞,是谓循经。血虚之人,血行一旦不循常道,则发各种血证,或从吐出,或从呕出,或从咯出,或从鼻出,或从眼耳齿舌出,或从津唾而出,或从肌肤而出,或从二便而出,复有蓄积不行者,为患各有不同。血既离经,血虚更甚;离经之血,亦是瘀血。故血虚出血,急当以止血为第一要务。大凡实证出血,起病多急,病程较短,出血量大;虚证出血,起病缓慢,反复发作,出血量少。其属实者,当清热泻火;虚火者,宜滋阴降火;气实者,应清气降气;气虚者,需补气益气。依据出血部位及病机,或凉血止血,或收敛止血,或活血止血,或补虚止血,久而不止者,酌加炭药阻遏。总而论之,血之为物,遇热则行,得冷则凝,见黑则止,逢寒亦止,存得一分血,便保得一分命。然止血之法,多易留瘀,即使血止,瘀血不除,血亦难生。故血虚出血症虽种种不同,治宜随类求之。

四、气虚者 更需气血双补

人之一身,不离气血。血之与气,虽有阴阳清浊之分,总由水谷精微所化。血气充盈,则正气存内,百邪外御,病安从来?血气虚弱,则肤腠虚疏,诸邪易侵,百病丛集。气能生血,又能行血,更能摄血;血能化气,又能藏气,更能载气;气阳血阴,气存血中。气之离,未有不由于血之散;而血之脱,未有不由于气之虚。血虚不足以滑气,则气必有聚;气虚不足以推血,则血必有瘀。故治血虚,不治其气,非其治也。然气血之虚,亦有偏胜,当分孰轻孰重,依据症状图治。血虚甚者,宜四物汤;气虚甚者,四君子汤;气血双虚,宜八珍汤;兼血瘀者,补阳还五汤;血去过多,气随血脱,更当用十全大补汤或人参养营汤大补元气。盖有形之血不能速生,无形之气所当急固,留得一分气,即留得一分血;但使气不尽脱,则命犹可保,血可渐生,此血脱益气,阳生阴长之道也。

五、护脾胃 贯彻治疗始末

血乃后天饮食入胃游溢精气而成。《杂病源流犀注·虚损痨瘵治法》曰:"血虚者,心肝二经虚也……而阳虚阴虚,则又属于肾。"《张氏医通》云:"人之虚,非气即血,五脏六腑莫能外焉,而血之源头在乎肾,气之源头在乎脾。"血虚虽可累及五脏,或见气血同病,或兼出血瘀血,前贤论治,或以补肝为要,或责之心肝,或责之脾肾,或独重益气,然根据阴阳气血,脏腑病机,生克制化,病势缓急,而施以不同的补虚方法,实乃治疗血虚之大法。血虚虽可依脏进补,临证尤须顾及中州,且应贯彻治疗始末,常用归脾汤及补中益气汤。前者补脾阴以生血,后者补脾阳以生气,而气血之生化皆有赖于脾胃,故调治脾胃,寓意深刻。大抵形气未脱,元气未败,饮食尚佳者,能受补益;精神萎靡,元气衰败,食欲不振者,虚不受补。此所谓得谷则昌,绝谷则亡。善用药者,使病者而进五谷者,真得补之道也。补血之品大多味厚滋腻,血肉有情之品更易碍脾,此时少佐健脾开胃、芳香醒脾之陈皮、木香、厚朴等品,滋先天滋而不腻,补后天补而不壅,则气血生化,源源不断。更有脾常不足之小儿罹患此疾,尤应鼓舞中气以滋化源。至于虚不受补者,总应先取中州,扶养脾胃之气,制方用药贵乎轻灵不滞,醒脾健运,使水谷精微不断化生,则阴阳气血逐渐恢复。兼有出血者补益脾胃,还可增强统摄,减少耗失。

六、重调摄 注意饮食调理

血气者,人之神,不可不谨养。夫治病当论药攻,养生当论食补。天食人以五气,地食人以五味。人以水谷为本,血者水谷之精也,难成而易亏,非善调摄者,不能保全也。血虚之人,若生活失慎，或饮食不节，或七情过激，或用药不当，皆可更伤脾胃，脾胃一败，病势与日俱增，由血而气，江河日下，以致元气衰竭，阴尽阳亡，犹如油尽灯干，势难挽回。故对血虚之人尤应避外感，适寒温，节饮食，和喜怒，远劳倦，慎医药，谨养将息，不可低估；饮食调摄，至关重要。举凡辛辣厚味，过分滋腻，生冷不洁之物，皆当禁食或少食。兼阳虚者忌食寒凉，伴阴虚者忌食燥热；并应避免过饱过饥，偏食偏饮；至于烟酒，大损正气，应予戒绝。病蠲之后，更应以五谷养之，五果助之，五畜益之，五菜充之，相五脏之所宜，循序渐进，以食养尽之，并防食复。

血虚之名，肇自《黄帝内经》，血虚病证，临证实属多见。前贤多将其归属虚劳之下，虽颇多发挥，却似显零乱；在论述血病时亦有涉及，但详于血证而略于血虚；探讨气血证治时常气血并称谓，然气为主，血为辅，气为重，血为轻。以余之见，血之为用，无所不及，血之为患，危害亦广；血虚之病，虽属平常，若迁延日久，阴阳离绝，亦有死者，临病施治，常须识此，不可忽也。故分而述之，以求是正。

（刊登于《中医研究》2009 年第 1 期，夏小军　作）

血之属性探析

民国年间谢利恒《中国医学大辞典·血》"按语"云："血为人体流质之一种，灌注经脉之中，营养身体各部，且能排泄废物之液体，其色鲜红或暗赤，比水浓重，有臭气，味咸，性能凝结，在血管及心脏中者，周流全身，谓之血液循环，由赤血球、白血球及血浆所成。"综观历代医家经验，对血之属性可归纳为其色赤，其味咸，其气腥，其质温，其性动，呈液态，易凝泣，质稠浊八个方面。

一、其色赤

《灵枢·决气》云："中焦受气取汁，变化而赤，是谓血。"《灵枢·痈疽》云："中焦出气如露，上注溪谷，而渗孙脉，津液和调，变化而赤为血。"《灵枢·五色》亦云："赤甚者为血。"宋代张杲《续医说·诸血》云："凡男子妇人血证散者，或色鲜红者，属热；或成块者，或色瘀者，属寒。"明代赵献可《医贯·绛雪丹书·血症论》云："人身涕、唾、津、液、痰、汗、便、溺，皆水也。独血之水，随火而行，故其色独红。"清代张志聪《侣山堂类辨·辨血》云："血乃中焦之汁，流溢于中以为精，奉心化赤而为血。"程履新《程氏易简方论·血门》云："血色红赤，逢黑即止，水克火之义。"何梦瑶《医碥·气》云："血色之赤，禀于心火为言耳。""血"项下云："血色独红者，血为心火之化。""命门说" 项下亦云："人身之血液精髓，皆此水之为之也，血持水中之赤者耳。"沈金鳌《杂病源流犀烛·诸血源流》云："吐血者，吐出全血也。阳症，血色鲜红；阴症，血色如猪肝紫黯。"周学海《读医随笔·自啮狂走是气血热极祟也》云："夫人身之血，如胭脂然，有色有质，可粉可淖，人血也可粉可淖者也。"唐容川《血证论·阴阳水火气血论》云："血色，火赤之色也，火者心之所主，化生血液，以濡周身。""瘀血"项下亦云："盖血初离经，清血也，鲜血也。然既是离经之血,虽清血、鲜血,亦是瘀血。离经既久,则其血变为紫血。"在其所著的《本草问答·论茎身之药性原理》中云:"苏木者,木之身也,色红味咸,像人身周身之血,故主于行血。"在"论草木、金石、禽兽昆虫之作用互补"项下亦云:"铜乃石中之液,色赤像血,故能入血分。"

赤者,红也,为心主之色。故赤色当为血之本色;离经既久,则变为紫血。

二、其味咸

《周礼·天官·疡医》云:"凡疗疡……以咸养脉。"《灵枢·五味》云:"咸走血……血脉者,中焦之道也,故咸入而走血矣。"明代李时珍《本草纲目》云:"盐之气味咸腥,人之血亦咸腥。咸走血,血病无多食咸,多食则脉凝泣而变色,从其类也。"亦云:"小便与血同类也,故其味咸而走血,治诸血病也。"清代黄宫绣《本草求真》云:"血味多咸,咸则能以入肾。"何梦瑶《医碥·气》云:"血即天一之水,观血味咸可知。"唐容川《血证论·血臌》云:"盐者咸苦之味,其性偏于走血。""吐血"项下亦云:"又有以咸以止血者,童便、马通、扬尘水之类,此《内经》咸走血之义。"许豫和《怡堂散记·盐》云:"天一生水,水曰润下,润下作咸,人之精血味皆咸,盐为先天之味,故淡食则人乏。"

咸走血,故血之味为咸,血病无多食咸。

三、其气腥

《素问·腹中论》云:"帝曰:有病胸胁支满者,妨于食,病至则先闻腥臊臭,出清液,先唾血,四肢清,目眩,时时前后血,病名为何?何以得之?岐伯曰:病名血枯……"宋代王贝见《全生指迷方·血证》云:"若吐血时,先闻腥臊,鼻出清液……"明代李时珍《本草纲目》云:"盐之气味咸腥,人之血亦咸腥。"李栩《戒庵老人漫笔·卷七》云:"血,少阴也,金也,故其气腥。"清代黄宫绣《本草求真》云:"海蜇……盖缘此属血类,血味多咸,咸则能以入肾。"程林云《医暇厄言·卷下》亦云:"血,少阴也,金也,故其气腥。"周学海《读医随笔·瘀血内热》云:"有心窝中常如椒桂辛辣状,或如破皮疼肿状,喉中作血腥气者,是皆瘀血积于其处也。"王清任《医林改错·通窍活血汤所治之症目·出气臭》云:"血府血瘀,血管血必瘀,气管与血管相连,出气安得不臭?即风从花里过来香之义。"张锡纯《医学衷中参西录》云:"鲜小蓟……为其气腥与血同臭,且又性凉濡润,故善入血分,最清血分之热。"

血者,少阴也,金也,故血之气味为腥。

四、其质温

《灵枢·五音五味》云:"血气盛则充肤热肉,血独盛则澹渗皮肤,生毫毛。"《灵枢·逆顺肥瘦》云:"夫冲脉者……渗诸络而温肌肉。"《灵枢·动输》亦云:"冲脉者,十二经之海也……其别者,邪入踝,出属跗上,入大指之间,注诸络,以温足胫。"清代高世栻《医学真传·气血》云:"孙络、横络之血,起于胞中之血海,乃冲脉、任脉所主,其血则热肉充肤,澹渗皮毛。"尤怡《医学读书记·卷上·〈素问〉传写之误》云:"夫血寒则凝而不流,热则沸而不宁,温则血之常也。"周学海《读医随笔·瘀血内热》云:"盖人身最热之体莫过于血,何则?气之性热,而血者气之室也,热性之所附丽也。气之热散而不聚,其焰疏发;血之热积而独厚,其体燔灼,火犹焰也,血犹炭也。"唐容川《血证论·阴阳水火气血论》云:"血液下注,内藏于肝,寄居血海,由冲、任、带三脉,行达周身,以温养肢体。"近人秦伯未《秦氏同门集》云:"吐血而曰忌凉涩者,以血本温,遇凉则凝,诚恐投以凉涩,而益固不化,以致循环障碍也。"

血遇寒则凝而不流,遇热则沸而不宁,温则血之常也,故能充肤热肉,澹渗毫毛。

五、其性动

长沙马王堆汉墓出土的先秦时期古医书《养生方》云:"气血宜行。"《素问·五脏生成》云:"人卧血归于肝,肝受血而能视,足受血而能步,掌受血而能握,指受血而能摄。"《灵枢·营卫生会》云:"营在脉中,卫在脉外,营周不休,五十而复大会。"《灵枢·经脉》亦云:"谷入于胃,脉道以通,血气乃行。"隋代杨上善《黄帝内经太素》云:"人动则血运于诸经,人静则血归于肝脏。"巢元方《诸病源候论·虚劳诸候》云:"血与气相随而行,外养肌肉,内荣脏腑。"宋代陈言《三因极一病证方论·失血叙论》云:"夫血犹水也,水由地中行,百川皆理,则无壅决之虞。血之周流于人身荣经府俞,外不为四气所伤,内不为七情所郁,自然顺适。"明代皇甫中《明医指掌·溺血》云:"心主血,通行经络,循环脏腑。"孙文胤《丹台玉案·诸血门》云:"血之运于身者,无一息之停。"张介宾《景岳全书·血证》云:"血富于冲,所至皆是。盖其源源而来,生化于脾,总统于心,藏受于肝,宣布于肺,施泄于肾,灌溉一身,无所不及。"清代吴澄《不居集·血症八法扼要》云:"人之一身,气血不能相离,气中有血,血中有气,气血相依,循环不息。"何梦瑶《医碥·血》云:"经络之血流行,脏腑之血守位。"唐容川《血证论·吐血》云:"平人之血,畅行脉络,充达肌肤,流通无滞,是谓循经,谓循其经常之道也。"

血居脉中,其性善动,灌溉一身,循环无端。

六、呈液态

《灵枢·决气》云:"中焦受气取汁,变化而赤,是谓血。"《灵枢·邪客》亦云:"营气者,泌其津液,注之于脉,化以为血。"宋代陈言《三因极一病证方论》云:"夫血犹水也。"明代朱橚《普济方·婴孩诸血痔疾门》云:"血者水也,决之东则东流,决之西则西流,气之使血,其势如此。"赵献可《医贯·绛雪丹书·血症论》云:"血亦水也,故经水中之火与血一得寒气,皆凝滞而不行。"龚廷贤《寿世保元·吐血》云:"血犹水也,中和则循经调畅,寒则凝滞,热则涌射。"清代程履新《程氏易简方论·血门》云:"血者,水之源,顺而行下者其常也。"张志聪《侣山堂类辨·辨血》云:"血乃中焦之汁,流溢于中以为精,奉心化赤而为血。"姜天叙《风劳臌膈四大证治·中风》云:"人之一身,经脉贯串为之脉。脉者,血之隧道也。血随气行,周流不停。"何梦瑶《医碥·血》云:"精、髓、血、乳、汗、液、津、涕、泪、溺,皆水也,并属于肾。"唐容川《血证论·阴阳水火气血论》云:"血者,火化之阴汁。"亦云:"血者,阴分之液。"

血乃中焦之汁,犹水也,呈液态。

七、易凝泣

《素问·五脏生成》云:"卧出而风吹之,血凝于肤者为痹,凝于脉者为泣,凝于足者为厥。"《素问·调经论》云:"寒独流,则血凝泣,凝则脉不通。"《灵枢·经脉》亦云:"脉不通,则血不流。"汉代张仲景《金匮要略·肺痿肺痈咳嗽上气病脉证治》云:"风伤皮毛,热伤血脉……热之所过,血为之凝滞。"宋代张杲《续医说·诸血》云:"古云:水寒成冰,血寒成块。《玄珠经》十剂条内有云:气温则血滑,气寒则血凝。"杨士瀛《仁斋直指附遗方论·血气》云:"人之血脉一或凝滞于经络肠胃之间,百病由此而根矣。"清代何梦瑶《医碥·血》云:"血凝成块,虽煮不化,水随气行,能越于外。"王清任《医林改错·膈下逐瘀汤所治之症目》云:"气无形不能结块,结块者必有形之血也。血受寒则凝结成块,血受热则煎熬成块。"唐大烈《吴医汇讲·石芝医活》云:"血之性善降而易凝,和与温,养血之妙法,唯运动调中,善养血者矣。"

脉中之血,遇寒则凝,受热则煎熬成块,冷热调和,是谓不失常度。

八、质稠浊

《灵枢·营卫生会》云："人受气于谷……其清者为营,浊者为卫,营在脉中,卫在脉外。"清代何梦瑶《医碥·血》云："精、髓、血、乳、汗、液、津、涕、泪、溺,皆水也,并属于肾……汗、液、津、泪、溺,皆清澈,阳所生也。精、髓、血、乳、涕,皆稠浊,阴所成也。"赵晴初《存存斋医话稿·卷二》云："人身中津液精血,津液最轻清,血则较浓,精则更加浓矣。"周学海《读医随笔·气血精神论》云："血之质最重浊,津之质最轻清;而液者清而晶莹,厚而凝结,是重而不浊者也。"亦云："津亦水谷所化,其浊者为血,清者为津。"

人身之血,与津液相对而言,其质地浓厚稠浊。

小结

《灵枢·决气》云："中焦受气取汁,变化而赤,是谓血。"血是一种有形的赤色物质,来源于食物精华,通过气化作用而化生。血的主要功能是循环运行于脉道之中,以营养全身。人有血则生,失血则病,无血则亡。人的皮毛筋骨、五脏六腑,都必须在血液运行协调的状态下,才能得到充分的营养,才能发挥正常的生理功能。血之病理变化有亏损、瘀阻、流溢之别,故可发血虚、血瘀、出血等血病。后世医家在此基础上不断完善创新,至今仍有效地指导着临床实践。然纵观历代中医文献,对于血之属性虽有零星的描述,但却没有形成比较完整的理论体系。鉴于此,我们在查阅大量中医文献典籍的基础上,结合多年临床实践,将血之属性研究归纳为以上八个方面。这对于继承和弘扬中医学术,丰富中医血液学理论,指导血液病临床实践都具有十分重要的意义。

（2014 年 7 月在庆阳市召开的甘肃省中医药学术会议上大会交流 夏小军 作）

血之生理探源

明代徐彦纯《玉机微义》云："营者,水谷之精也,调和与五脏,洒陈于六腑,乃能入于脉也。生化于心,总统于脾,藏受于肝,宣布于肺,施泄于肾,灌溉一身。目得之而能视,耳得之而能听,手得之而能摄,掌得之而能握,足得之而能步,脏得之而能液,腑得之而能气。出入升降,濡润宣通,靡不由此。"血乃在心气推动下循行于脉道中之赤色液体,是人体内的重要物质,具营养和滋润之功,为构成人体和维持人体生命的基本物质之一。血之生理可归纳为血为有形阴质,血难成而易亏,血宜静不宜动,血宜降不宜升,血喜温而恶寒,血循行于脉中,血气相随而行,血为百病之始,血为妇人之本,血宜养不宜损十个方面。

一、血为有形阴质

《素问·阴阳应象大论》云："阴阳者,血气之男女也。"亦云："阳化气,阴成形。"南齐褚澄《褚氏遗书·津润》云："血虽阴类,运之者其和乎阳。"明代朱橚《普济方·诸血门》云："诸阳统气,诸阴统血。"龚廷贤《寿世保元·吐血》云："血属阴,阴乃阳之守也。阴有质者,则阳气得以倚附焉。"缪希雍《神农本草经疏》云："盖血为营阴也,有形可见,有色可察,有证可审者也。"

清代张璐《张氏医通·诸血》云："气禀阳和,血禀阴质,而阴中有阳,阳中有阴,不能截然两分。"吴澄《不居集·血症八法扼要》云："气即无形之血,血即有形之气。"何梦瑶《医碥·气》云："气无形而血有质。气为阳,主护卫于外,故名之曰卫;血为阴,主营运于中,故名之曰营。血阴有质,故其行也,必次第循经而入于脉道之中,充于内而后达于外。"周学海《读医随笔·气血精神论》云："凡人身筋骨、肌肉、皮肤、毛发有形者,皆血类也。"

血之与气,异名同类,实则有别。血乃在心气推动下循行于脉道中之赤色液体……故血属阴为体,气属阳为用。气是以无形功能为主体;血则以有形阴质为主体,故血属阴为体,气属阳为用。

二、血难成而易亏

《素问·太阴阳明论》云："阳者天气也主外,阴者地气也主内,故阳道实阴道虚。"元代朱震亨《格致余论·阳有余不足论》云："人受天气地气以生,天之阳气为气,地之阴气为血,故气常有余,血常不足。"《局方发挥》又云："血属阴,易于亏欠。"戴思恭《金匮钩玄》专列"血属阴难成易亏论"名篇,认为"以人之生也,年至十四而经行,至四十九而经断,可见阴血之难成易亏。"徐彦纯《玉机微义》云："血者,难成而易亏,可不谨养乎?"赵献可《医贯·绛雪丹书·血症论》云："盖有形之血不能速生,无形之气所当急固,无形自能生有形也。"吴昆《医方考》云："气血,人身之二仪也。天地之道,阳常有余,阴常不足,人与天地相似,故阴血难成而易亏。"清代陈士铎《石室秘录·敛治法》云："血乃有形之物,气为无形之化,有形不能速生,而无形实能先得。"何梦瑶《医碥·气》云："阳性速,其生易,故气至而即生;阴性迟,其成难,故蓄积而后富。"高世栻《医学真传·气血》云："气为主,血为辅,气为重,血为轻,故血有不足,可以渐生,若气不立,即死矣。"

气为阳,血属阴。血之化生既赖于水谷精微作为基本物质原料,又赖于脏腑之生化功能,故其难以生成,与气相对而言,则更难以速生。然因脉络破损,血溢脉外,甚则血流不止,出血量大,亦可顷刻血尽身亡,则知阴血与阳气而言,则更易亏损。

三、血宜静不宜动

《素问·阴阳应象大论》云："阴静阳躁。"《素问·阴阳别论》亦云："静者为阴,动者为阳。"元代王好古《此事难知·气血之体》云："血虽从气,其体静而不动,故气血如磨之形,上转而之西,下安而不动,虽云不动,自有车行之意。以其上动而下静,不得不尔也。"明代万全《片玉痘疹·发热症治》云："人身之血不可妄动。"张介宾《景岳全书·血证》云："夫人之所以有生者,气与血耳,气主阳而动,血主阴而静。""血生化于气而成于阴,阳虚固不能生血,所以血宜温而不宜寒;阳亢则最能伤阴,所以血宜静不宜动,此盈虚性用之机。"《非风·论治血气》项下亦云："血主静,无血则不能静,不能静则不能舒矣。"萧京《轩岐救正论·治血贵静》云："血主乎阴,以静为体,阴中蕴阳,静处寓动。盖此静非沉寂之静,乃生化之静。"清代肖慎斋《女科经纶》引明代方约之语:"血属阴,静则循经荣内,动则错经妄行。"程履新《程氏易简方论·血门》云："血者,阴之位,静而定者其常也。"

阳之性动,阴之体静。动者,离经妄行也;静者,静养之谓也。气阳血阴,阴中蕴阳,静中寓动,是知人体之阴血宜静养而不宜妄动。

四、血宜降不宜升

《素问·六微旨大论》云："升降出入,无器不有。"宋代严用和《重订严氏济生方》云："盖心主血,肝藏血,肺主气,血为营,气为卫,相随上下升降,无有休息者也。"清代程履新《程氏易简方论·血门》云:"血者,水之源,顺而行下者其常也。"李用粹《证治汇补·血症》云:"血走于外,下流为顺,上溢为逆。"冯兆张《冯氏锦囊秘录·方脉吐血咳血咯血唾血合参》云:"血从下出者顺,上出者逆。"吴澄《不居集·血症八法扼要》云:"血以下行为顺,上越为逆,然血之逆,皆由于气之逆也。"林珮琴《类证治裁·血症总论》云:"血下行为顺,其治易;上升为逆,其治难。"唐大烈《吴医汇讲·石芝医活》云:"血之性善降而易凝。"费伯雄《医醇賸义·气血亏损治则重在脾胃》云:"血主濡之,主下降,虚则上升,当敛而降之。"唐容川《血证论·男女异同论》云:"女子主血……血主阴而下行,所以从下泄而为经血也。""瘀血"项下亦云:"瘀血攻心……急降其血,而保其心。"

营血乃水谷之精气,灌溉五脏六腑、四肢百骸,循环往复,无处不到,且与气并行,升降有序。然血系阴汁,犹若水也,其性善降,上升则逆,故血之运行,宜降不宜升。

五、血喜温而恶寒

《素问·调经论》云:"血气者,喜温而恶寒,寒则泣不能流,温则消而去之。"《素问·离合真邪论》亦云:"夫邪之入于脉也,寒则血凝泣。"隋代巢元方《诸病源候论·风不仁候》云:"风寒入于肌肉,使血气行不宣通。"金代张子和《儒门事亲·卷一·目疾头风出血最急论》云:"凡血之为物,太多则溢,太少则枯。人热则血行疾而多,寒则血行迟而少,此常理也。"元代葛可久《十药神书》云:"大抵血热则行,血冷则凝,见黑即止,此常理也。"明代朱橚《普济方·婴孩诸血痔疾门》云:"血为气行,通流脏腑,冷热调和,不失常度,无有壅滞,以不流溢。血得寒而凝结,得热而流散。"龚廷贤《寿世保元·吐血》云:"血,犹水也,中和则循经调畅,寒则凝滞,热则涌泄。"张介宾《景岳全书·血证》云:"血化于气而成于阴,阳虚固不能生血,所以血宜温而不宜寒。"清代何梦瑶《医碥·血》云:"血随气行,气寒而行迟则血涩滞,气热而行驶则血沸腾。"唐容川《血证论·吐血》云:"总而论之,血之为物,热则行,冷则凝,见黑则止,寒亦止。"

血为气行,通流脏腑,冷热调和,不失常度,无有壅滞,以不流溢。然血化于气而成于阴,阳之气热,阴之性寒,故血得热则行,遇寒则凝,阴血喜温而恶寒。

六、血循行于脉中

《素问·脉要精微论》云:"夫脉者,血之府也。"《素问·痹论》云:"营者,水谷之精气也。和调于五脏,洒陈于六腑,乃能入于脉也。故循环上下,贯五脏,络六腑。"《灵枢·本脏》云:"经脉者,所以行血气而营阴阳,濡筋骨,利关节者也。"《灵枢·邪客》亦云:"营气者,泌其津液,注之于脉,化以为血,以荣四末,内注五脏六腑。"宋代政和中奉敕撰《圣济总录·伤折门》云:"脉者,血之府,血行脉中,贯于肉理,环周一身。"朱端章《卫生家宝方·失血叙论》云:"血之周流于人身荣经府俞,外不为四气所伤,内不为七情所郁,自然顺适。"严用和《重订严氏济生方·血病门·失血论治》云:"节宣失宜,必致壅闭,遂不得循经流注,失其常度,故有妄行之患焉。"明代李梴《医学入门》云:"人心动,则血行于诸经。"张三锡《治法汇·血门》云:"荣血之行,各有常道。"清代姜天叙《风劳臌膈四大证治》云:"人之一身,经脉贯串为之脉。脉者,血之遂道也。血随气行,周流不停。"何梦瑶《医碥·气》云:"血阴有质,故其行也,必次第循经而入于脉道之中,充于内而后达于外。"陈念祖《医学实在易·热论十条》云:"经者,常也,血所常行之路也。血生于中焦,半随冲任而行于经络,半散于脉中而充肤腠皮毛。"唐容川《血证论·吐血》云:"平人之血,畅行络脉,充达肌肤,是谓循经,谓循经常之道也。"

脉者,血之隧道也,其根在心,由经脉和络脉组成,犹如树之有干有枝,凡出入于脏腑,粗大长直者为经脉,是血脉之主干;而细微曲折者为络脉,为血脉之别支,二者互相连属,贯通一体,形成一个完整网络,遍布全身。是知血循行于脉中。

七、血气相随而行

《灵枢·营卫生会》云:"营气者,精气也;血者,神气也。故血之与气,异名同类焉。"《灵枢·邪客》亦云:"营气者,泌其津液,注之于脉,化以为血。"隋代巢元方《诸病源候论·落床损瘀候》云:"血之在身,随气而行,常无停积。"宋代严用和《重订严氏济生方·血病门》云:"血为营,气为卫,相随上下升降,无有休息者也。"明代虞抟《苍生司命·血证》云:"人身之血,赖气升降。"孙一奎《赤水玄珠·诸见血症总论》云:"盖血随气行,气和则血循经,气逆则血乱,气有余即是火也。"张介宾《景岳全书·论半身不遂在左属血在右属气》云:"人之气血,周流于身,气如橐籥,血如波澜,气为血行,血为气配,阴阳相维,气行则血行,气滞则血滞。""杂证谟"项下亦云:"血无气不行,血非气不化。"清代吴澄《不居集·血症八法扼要》云:"夫血者……其出入升降濡润宣通者,由气使然也。"亦云:"气中有血,血中有气,气血相依,循环不已。"唐容川《血证论·阴阳水火气血论》云:"运血者即是气,守气者即是血。"亦云:"气为血之帅,血随之而运行。"

血为营,气为卫,气能生血,又能行血、统血;血能化气,又能藏气、载气。气不得血,则气无所依附;血不得气,则血不得流通。故气布以血为根,血行以气为帅,血之在身,随气而行。

八、血为百病之始

《素问·调经论》云:"五脏之道,皆出于经隧,以行血气,血气不和,百病乃变化而生。"隋代巢元方《诸病源候论·虚劳病诸候》云:"血气虚弱,其肤腠虚疏,风邪易侵,或游移皮肤,或沉滞脏腑,随其所感,而众病生焉。"宋代杨士瀛《仁斋直指附遗方论·血滞》云:"人皆知百病生于气,又孰知血为百病之始乎?血犹水也,水行乎地中百川,理则无壅遏之患。人之血脉一或凝滞于经络肠胃之间,百病由此而根矣。"亦云:"人之一身,不离乎气血,凡病经多日疗治不痊,须当为之调血。"明代李梴《医学入门·血病》云:"人知百病生于气,而不知血为百病之胎也。"王肯堂《证治准绳·蓄血》云:"百病由污血者多。"清代吴澄《不居集·血症八法扼要》云:"百骸表里之属,凡血亏之处,则必随所在而各见其偏废之病。"日本近滕明隆昌《藤氏医谈》云:"凡人身之体,气血周流,如环无端,营养四肢百骸,达于鬓发爪甲,无往不有气血。若其有病,则当周身病也。"

人有阴阳,即为气血。血之于人,以奉生身,循环灌溉,无所不及。一有偏伤,则百病变化而生。故言血为百病之始。

九、血为妇人之本

《灵枢·五音五味》云:"今妇人之生,有余于气,不足于血,以其数脱血也。冲任之脉,不荣口唇,故须不生焉。"宋代陈自明《妇人大全良方·产宝方序论》云:"气血者,人之神也。然妇人以血为基本,苟能谨于调护,则血气宜行,其神自清,月水如期,血凝成孕。"政和中奉敕撰《圣济总录·治法补益》云:"女子阴虚血不足也。"元代朱震亨《局方发挥》云:"妇人以血为主。血属阴,易于亏欠,非善调摄者,不能保全也。"明代李时珍《本草纲目》云:"女子,阴类也,以血为主。"张介宾《景岳全书·妇人规》云:"女人以血为主,血旺则经调,而子嗣、身体之盛衰,无不肇端于此。故治妇人之病,当以经血为先。"清代肖赓六《女科经纶·月经门》云:"妇人属阴,以血为本。"张志聪《侣山堂类辨·辨血》云:"故妇人之生,有余于气,不足于血,以其月事,数脱于血也。"唐容川《血证论·男女异同论》云:"盖女子主血,血属阴而下行,其行也,气运之而行也。女子以血为主,未常不赖气以运血。"

妇人之疾,本与男子无异,其有异者,则唯经水、胎产之属。经血者,血之余也。妇人经水,属血属火,每月经行一度,系泄血之余也。若能谨于调护,则气血调和,经水如期,血凝成孕。故云血为妇人之本。

十、血宜养不宜损

《素问·八正神明论》云:"血气者,人之神,不可不谨养。"金代李杲《内外伤辨惑论·卷下》云:"故血不可不养,卫不可不温,血温卫和,荣卫将行,常有天命。"元代朱震亨《局方发挥》云:"血属阴,易于亏欠,非善调摄者,不能保全也。"明代戴思恭《金匮钩玄·血属阴难成易亏论》云:"血者,神气也。恃之则存,失之则亡。"徐彦纯《玉机微义》云:"血者,难成而易亏,可不谨养乎?"张介宾《景岳全书·血证》云:"血化于气而成于阴……此盈虚性用之机,苟能察其精义而得养营之道,又何血病之足虑哉……血主营气,不宜损也,而损则为病。"孙文胤《丹台玉案·诸血门》云:"血乃水谷之精,化于脾,生于心,藏于肝,布施于肺,施于肾。善调摄者,不妄劳作,则血之运于身者,无一息之停,自然肌肤润泽,筋脉和畅,何病之有。"清代唐大烈《吴医汇讲·石芝医活》云:"血之性善降而易凝,和与温,养血之妙法,唯运动调中,善养血者矣。"费伯雄《医方论》云:"水谷之精,聚于中焦,受气变化,然后成血,日生几何?不知调养,而反行耗散,血病多多矣。"

血乃水谷之精气也,行于脉中,滋脏腑,安神魂,润颜色,充营卫,人有此形,全赖此血,有血则生,失血则病,无血则亡。若欲登寿域,须调养气血。故曰血宜养不宜损。

小结

《灵枢·决气》云:"中焦受气取汁,变化而赤,是谓血。"血是一种有形的赤色物质,来源于食物精华,通过气化作用而化生。血的主要功能是循环运行于脉道之中,以营养全身。人有血则生,失血则病,无血则亡。人的皮毛筋骨、五脏六腑,都必须在血液运行不息的状态下,才能得到充分的营养,才能发挥正常的生理功能。血之病理变化有亏损、瘀阻、流溢之别,故可发血虚、血瘀、出血等血病。后世医家在此基础上不断完善创新,从而形成了比较完整地中医血液学理论体系,至今仍有效地指导着临床实践。然纵观历代中医文献,对于血之生理虽有零星的描述,但却没有形成比较完整的理论体系。鉴于此,我们在查阅大量中医文献典籍的基础上,结合多年临床实践,将血之生理特点研究归纳为以上十个方面。这对于继承和弘扬中医学术,丰富中医血液学理论,指导血液病临床实践都具有十分重要的意义。

(刊登于《浙江中医药大学学报》2013年第3期,夏小军、开金龙、俄静 等合作)

论"塞流、澄源、复旧"在血证治疗中的应用

一、源流

塞流、澄源、复旧,乃古人治疗崩漏之大法。崩之与漏,病势已有缓急之分,病性亦有虚实之别,且可相互转化,然总因冲任损伤,经血失固所致。欲治崩漏,首当调养冲任,镇注血海,以控制出血;之后究其根源,治其本根,以调整周期,乃治法之真谛也。成书于明代嘉靖十五年的《丹溪心法附余·崩漏》中方广按:"治崩次第,初用止血,以塞其流;中用清热凉血,以澄其源;末用补血,以还其旧……"首倡塞流、澄源、复旧三者次第治之,后世医家多遵是说。万全《万氏妇人科·崩漏》曰:"治有三法,初止血,次清热,后补其虚,未有不痊者也。"张介宾用龙骨散、七灰散、独参汤之类,所以塞其流也;徙薪饮、黄芩汤、保阴煎之类,所以澄其源也;七福饮、八珍汤、十全大补汤之类,所以复其旧也。清代叶天士《叶氏竹林女科·崩漏标本证治》亦云:"治崩漏之法,必守此三者次第治之,庶不致误。"故塞流、澄源、复旧三法用治崩漏,不可或少,且沿用至今。

二、应用

纵览历代医籍,对血证之脉因症治、预后禁忌等论述颇为壮观,经验宏富。《黄帝内经》中便有血流、血溢等诸多血证之记载;《素问·腹中论》所述"血枯",即为最早的失血病证。汉代张仲景遵《黄帝内经》"夺血者毋汗"之旨,尤重血证之禁忌及预后,创制的柏叶汤、泻心汤、黄土汤、赤小豆当归散等,为治血证诸方之祖。南齐褚澄《褚氏遗书》首载"咳血"之名。隋代巢元方《诸病源候论》最早使用"鼻衄"病名,且将血证以"血病"名之。治血名方犀角地黄汤、生地黄汁合生大黄末则首见于唐代孙思邈《备急千金要方》。宋代王衮《博济方》首载"咯血"之名。严用和《重订严氏济生方》据病因及血色鲜黯分便血、肠风、脏毒三门;虞抟《医学正传》首先将各种出血病证予以归纳,并以"血证"概括之;缪仲淳首倡"血虚宜补之","血热宜清之、凉之","血瘀宜通之"治血三法,创"宜行血不宜止血,宜补肝不宜伐肝,宜降气不宜降火"吐血三要,后世奉为治疗血证之圭臬。清代唐容川集血证之大成而著《血证论》,归纳"止血、消瘀、宁血、补血"通治四法,诚为治疗血证之规矩准绳。由是观之,血证病症复杂,涉及面广,治法颇多,然究其病因,无非六淫交攻或七情妄动,或饮食劳倦,或诸虚不足,或药毒损伤,或血脉瘀阻,或跌仆创伤使然。故治疗大法,亦不越塞流、澄源、复旧三端。

（一）塞流

塞流者,急则治其标也。血乃水谷精微所化生,调和五脏,洒陈六腑,滋于四肢百骸。平人之血,畅行脉络,充达肌肤,流通无滞,是谓循经。一旦不循其常,则发各种血证。其血或从吐出,或从呕出,或从咯出,或从鼻出,或从眼耳齿舌出,或从津唾而出,或从肌肤而出,或从二便而出,复有蓄积不行者,为患各有不同。唐容川将"止血"作为治疗血证第一法,见血治血,治而使止,本是常理,然血证名目不一,既与气火有关,又有虚实见证,更有血络病变,况在大量失血之际,一时仓促,此时血之原委,不遑推敲,亦无暇究治,故急当以止血为第一要务。否

则血去过多,气随血脱,形成血涸气竭,则危殆立至。此所谓塞其流也。亦如叶天士所云:"留得一分自家之血,即减少一分上升之火。"但止血并非一味固涩,凡出血暴急者,医者须于危急之中得知病之大体,当据证情之寒热虚实,或清而止之,或补而止之,或消而止之,衄血不止者,配合外治,更有相得益彰之妙。只有做到胸有成竹,临证方不致彷徨矣。火热出血者,宜清而止之。络伤血溢多缘火热之因,火热动血,其火既可来自风热燥邪,又可因饮食不当或阴虚火动而发。若风热燥邪灼伤肺络则咯血;上壅清道则鼻衄;内扰血分,外发肌肤则肌衄;湿热壅胃,戕伤胃络则呕血,循经上行则鼻衄、齿衄;湿热化火,下注大肠则便血,流注膀胱则尿血。然火性炎上,火热以上窍出血为多,故对起病急,来势快,血色鲜红而量多,症见面赤、烦热、口渴、嘈杂、舌红苔黄、脉数有力的实火血证,则当宗唐容川"治火即是治血"之旨,宜苦寒之剂折其火势。常用黄芩、黄连、栀子、大蓟、小蓟、大青叶、大黄等品。鲜药性凉味浓,不受炮炙影响,为余所喜用,且用量宜重,效专力宏。炭药性多收涩寒凉,属阻遏之品,余临证常取一二味或数味与它药合用,取效亦良,但须注意"存性"二字。而当火势旺盛,出血汹涌之时,更当急用犀角地黄汤(水牛角代犀角)、泻心汤等类,重剂凉营泻火,以解燃眉。若加用清热降火、凉血散瘀之童便,则取效更捷。褚澄虽有"服寒凉百无一生"之警句,然此时若囿于不宜苦寒之说,势必姑息容奸,延误病情。故对实火出血,药不厌凉,凉不厌早,热去即止,以防冰伏。亦合缪仲淳"血热宜清之、凉之"之意。

气虚血脱者,宜补而止之。血之与气,异名同类,虽有阴阳清浊之分,总由水谷精微所化;气为血之帅,血为气之母;气之离,未有不由于血之散,而血之脱,未有不由于气之虚。若暴吐、暴衄,或暴崩、暴下,失血如涌,皆可引发血竭之虞,血脱气溃,危在顷刻,此皆内伤而然。症见出血量大,伴面色白㿠,精神萎靡,气短息微,头晕心慌,肢冷汗出,舌淡苔白,脉沉迟或细弱。明代赵献可《医贯·绛雪丹书》云:"盖有形之血不能速生,无形之气所当急固,无形自能生有形也。"当此之际,宜治气为主,急浓煎独参汤,分多次或调它药缓缓服下,并可选用麦冬、五味子、黄芪、附子、干姜、仙鹤草、炙甘草、煅牡蛎等品,呕血者加白及粉、三七粉、大黄粉;便血者加炮姜炭、地榆炭、乌贼骨。否则稍有疑虑,真气焉能挽回?此亦血脱益气,阳生阴长之大法也。

瘀血出血者,宜消而止之。失血之人,或用药寒凉过久,或骤补过早,或气滞于中,致使败血留积,凝而不散,愈滞愈积,愈积愈滞,而成瘀血;且离经之血,亦是瘀血。血瘀内阻,血行不循常道,出血不时举发,乃成血证之根。瘀血不去,新血不得归经,反复发作,累止罔效。症见血色鲜紫相混,夹有血块,伴发疼痛,颜面黧黑,巩膜瘀斑,脉细涩或结代。此类出血,临证习用桃红四物汤化裁,肌衄者加赤芍、牡丹皮;呕血、便血者加生蒲黄、三七粉。既可单用,亦可加入方,且可贯穿血证治疗之始末,以期止而有行,事半功倍。亦合缪仲淳"宜行血不宜止血","血瘀宜通之"及唐容川"消瘀"之意。更有瘀热出血,多缘火热亢盛,血滞为瘀,瘀热搏结,阻遏血脉,络脉损伤而致。此时火热与瘀血并见,症见发热,多部位、多窍道出血,量多势急,或缠绵反复难愈,血色暗红或深紫,或夹有血块,质浓而稠,或肌肤瘀斑成片,或有神昏谵语、如狂发狂等颇多兼证变证,舌质紫红或有瘀点。治宜清消兼施,凉血化瘀,并应即时顾及兼变之证。

(二)澄源

澄源者,治病求于本也。急性出血,塞流之后,血止瘀消,犹如以石压草,一时虽止,而得隙仍复飞越沸腾矣。当必穷其巢穴,正本清源,谨防潮动,以求安宁。或调营卫,或清余热,或润燥气,或平肝火,或降冲气,或纳逆气,或潜浮阳,或主温补,或主寒凉,或活血行气,或滋阴降火,或以心肾为主,或以心肝为急,或主润肺,或主补肝,有斯证用斯法,辨证施治,治病求本。此所谓澄其源也。

大体言之,欲澄其源,始当辨识阴阳,次辨虚实,再按脏腑分论,治火治气,随证投法,唯求恰当,而非一概清热凉血。阳证出血,血色鲜红,常伴口渴、喘烦、尿赤,脉洪数。多缘火载气升,治宜清降凉润,切忌辛温发散。胃火甚加石膏、知母;肝火甚加龙胆草、栀子;肺火甚加黄芩、侧柏叶;心火甚加黄连、大黄;肾火甚加知母、黄柏。阴证出血,血色紫黯,常伴口干颊赤,烦躁足冷,脉虚数。多为真阴失守,无根之火上炎,治宜引火归原,切忌寒凉降火,檗肉桂、附子临证常用。夫火者阳气也,火得其正则为气,气失其正则为火,有虚焉,有实焉,不可不察也。实证出血,起病多急,病程较短,出血量大,常伴面赤烦热,口渴嘈杂,舌红苔黄,脉数有力。常用黄芩、黄连、大黄、栀子、大青叶、白茅根清热泻火;虚证出血,起病较缓,病程较长,出血量少,反复发作,常伴虚烦潮热,颧红咽干,舌质红绛,脉象细数。常用生地黄、麦冬、赤芍、阿胶、牡丹皮、旱莲草滋阴降火。血证既分阴阳,又分虚实,然与病变脏腑特征亦有莫大之关系。如脾喜燥恶湿,其性属阴;胃喜润恶燥,其性属阳。血证之因于脾胃病变者,前者以虚寒便血多见,黄土汤加味以温阳健脾;后者以实热吐血、衄血多见,泻心汤合十灰散化裁以清胃泻火止血。又如尿血、衄血,心属火,位居上焦,其性属阳。心火偏亢,迫血妄行所致者多属实热,小蓟饮子加味以清心泻火,凉血止血;肾主水,位居下焦,其性属阴。肾水不足,阴虚火旺所致者多属虚热,大补阴丸合阿胶汤加减以滋阴清火,凉血止血。血以下行为顺,上越为逆,血逆上行,或唾或呕或吐,或咳或咯或衄,每每兼有烦躁面赤,胸闷灼热,或见逆气上冲。而血之逆,多由于气之逆也。气为血之帅,气有余便是火,火盛则气逆,气逆则血溢于上,故当治气以止血,降气以降火,火降则气不上冲,则血无溢出上窍之患。临证降气当据出血部位不同而辨证用药,胃火炽盛,气随火升而吐血者,宜泻心汤加旋覆花、代赭石之类;肝火上炎,迫血上溢而呕血者,宜龙胆泻肝汤加茜草、郁金之属;肺失清肃,随火上逆而咳血者,宜泻白散合黛蛤散加味。亦合缪仲淳"宜降气不宜降火"及唐容川"宁气即是宁血"之意。

(三)复旧

复旧者,缓则治其本也。夫血者,生化于脾,宣布于肺,总统于心,贮藏于肝,化精于肾,灌注百脉,循环无端。故血行清道多出于鼻,行浊道则多出于口,吐血多病在胃,呕血多病在肝,咯血多病在心,衄血咳血多病在肺,痰涎之血多病在脾,唾血多病在肾,尿血多病在膀胱;先便后血为远血,多由肠胃而来;先血后便为近血,多由肛门而出;更有瘀血在里,发黄如狂,乃三焦蓄血也。失血甫定,血去过多,脏腑经络气血俱已空虚,非用补养,不足以充实其空虚之所。当此之时,虚则补之,或调脏腑,或和阴阳,或理气血,扶正固本,使之永不覆辙。否则血止人亡,止血何益?此所谓复其旧也。亦合缪仲淳"血虚宜补之"及唐容川"补血"之意。血属阴物,失血之后,阴即虚也,阴为阳之守,阴虚则阳无所附,久则阳亦随之而散,致阴阳气血诸虚。故气血双补,救其不足之阴,而复其衰微之阳,养血补血兼顾阴阳,并视病变脏腑而调之,实乃治疗失血虚羸必须之法。然气血之虚,必有偏胜,当分孰轻孰重图治。血虚甚者,面色苍白,唇甲色淡,头目眩晕,心悸怔忡,疲倦乏力,或手足麻木,脉象细数。多见于断续反复之吐血、便血、尿血、崩漏及肌衄,四物汤加黄芪、阿胶、酸枣仁、仙鹤草养血止血。唐容川谓:"补血者,总以补肝为要。"肝者藏血,司主血海。肝血虚者,虚烦不眠,骨蒸梦遗,两胁苦满。此当遵缪仲淳"宜补肝不宜伐肝"之训,切莫妄投伐肝之剂,而应滋养肝血,清热除烦,习用逍遥散加减。《灵枢·决气》云:"中焦受气取汁,变化而赤,是谓血。"脾主统血,运行上下,为后天之本,气血生化之源,故补血当以补脾为主。然脾虚既有脾虚不摄及气虚下陷之别,又有脾阳虚弱与脾阴不足之殊,而以脾虚不摄和脾阳虚弱最为多见。脾虚不摄者,上下血皆可出现,归脾汤补气摄血;气虚下陷者,仅见于下窍出血,补中益气汤补虚升提。脾阳虚者,益气固摄,吐血用理中汤,便血选黄土汤,尿血宜暖肝煎。脾阴虚者,滋养脾阴,叶氏养胃汤或参苓白术散化裁。治脾之法,贵在运脾,常取黄芪升脾胃清气,苍术芳香运脾,二味加入补益剂中,补气健运,其效益彰。治肾之法,重在温肾,即使阴损及阳,肾不纳气之咯血、吐血,亦可用金匮肾气丸温阳滋阴,固摄止血。咳血、咯血,本为肺络所伤,补肺之法,亦不可偏废。出血既缘络伤,而络伤不复,膜损不愈,则血自难复,故对咳血、咯血、呕血、吐血、便血者,护膜固络之白及粉、糯米粉、三七粉、阿胶、凤凰衣、大黄粉等宜选用,其亦属复旧之列。血证后期,无论其原系属虚属实,大抵均以调理脾胃以建末功。此外尚可配合食疗,以食养尽之,并谨防食复与劳复。

三、小结

凡治血证,不能脱此三法。塞流虽为治标,但对实火血证亦有澄源之用,对气虚血脱更有澄源复旧之功;澄源虽为求本,然对出血不盛、病势较缓者,又有塞流之能,况求本亦即复旧;复旧虽为治本,但对虚性出血,可起塞流、澄源之效。清代吴澄《不居集》曰:"先贤著书,亦不过标示法则,而非有心执定其症必用某药也。"上述三法,各有所宜,诸家之法,俱在其内,均不可废;病有浅深,证有虚实,其间参合之妙,固由乎人。或塞流,或澄源,或复旧,或塞流与澄源同用,或塞流与复旧共施,或澄源与复旧并举,或先塞流,继之澄源、复旧,或先澄源,而后复旧。及至用药,轻重进退,温凉补泻,新久顺逆,随宜辄应,方可有的放矢。

(刊登于《中医研究》2008 年第 11 期,夏小军 作)

从中医学"血浊"理论探讨原发性血小板增多症

目前,中医对原发性血小板增多症的认识及治疗尚处于探索阶段。中医"血浊"理论与原发性血小板增多症的病理学存在一定的契合关系,本文试从血浊理论入手,探讨中医对该病的认识及治疗思路,以期为中医认识和治疗原发性血小板增多症提供一种新的思路与方法。

一、血浊的由来及血浊新内涵

"血浊"作为医学名词,始见于《黄帝内经》,如《灵枢·逆顺肥瘦》曰:"刺壮士真骨,坚肉缓节监监然,此人重则气涩血浊。"张志聪注曰:"其人重浊,则气涩血浊。"此注解之"血浊",普遍认为有血液浑浊不清之义。由于时代的局限性,古代医家尚无法从血细胞计数分析及血液生化检测等微观角度去认识血的"实质",仅从水谷精微、营气、津液、精髓四个方面宏观地把握其组成。对于血的病理认识也习惯于从"血瘀"、"血虚"及"血证"三个比较宏观的方面去考虑,加之受古代"百病多由痰作祟";"气血流通,百病不生";"痰瘀互结"等从重痰、瘀思想的影响,以至对于"血浊"的认识常被分解于痰、瘀等疾病的认识之中,所以长期以来,"血浊"未能被上升至与"血瘀"、"血虚"及"血证"并行而独立"证"的层面,或从理论的高度去认识和研究,以至古代文献资料对其论述极少。

近年来,由于科学技术的发展,现代医学先进检测手段的介入,加之新的主流病因的出现和疾病谱系的改变,唤起了更多的医务工作者开始重新关注"血浊"。如山东中医药大学王新陆教授对"血浊"概念赋予了新的内涵,首次提出"血浊"是血液受体内外各种致病因素的影响,失却其清纯状态,或丧失其运行规律,影响其生理功能,因而扰乱脏腑气机的病理现象。王氏这一论述突破了"血浊"单指血液浑浊不清的传统认识,明确指出"血浊"包括血的物质构成浑浊和由此所致的血循行紊乱两个方面。从一定程度上讲,其发展了"血浊"概念,也丰富了"血浊"理论。

二、以"血浊"为契合点谈中医对原发性血小板增多症的认识

(一)论诊断 病属血浊 内涵有二

随着血浊理论的不断完善和逐渐引用于临床,较多的一些现代疾病特别是代谢性和内分泌疾病如糖尿病、高血脂等,与传统中医理论有了新的契合点,从而在一定程度上实现了现代某些疾病与传统中医理论的重新整合,为中医认识及防治某些现代疾病拓宽了思路或提供了新方法。笔者认为,原发性血小板增多症因血小板持续增多,使血的物质构成发生浑浊,甚或由此诱发血之行紊乱,其符合"血浊"两个内涵实质,故原发性血小板增多症应归属于中医"血浊"范畴。

(二)审病因 正气不足 内外合因

王兴臣认为,产生"血浊"的因素既有外因,又有内因。外为风、寒、暑、湿、燥、火六淫,或大气污染及有毒秽浊之气侵袭;内则由惊、怒、忧、思之扰,饮食劳倦,酒色无节,损伤正气;内外因相合引起机体脏腑经络功能紊乱,气血失调,血液自清、自洁功能失常而产生血浊。笔者认为,原发性血小板增多症作为"血浊"范畴中的一个子病,其诱发因素符合上述一般"血浊"之内外合因之致病特点,但原发性血小板增多症之"血浊"病程中较其他"血浊"更易兼见虚损症状,因此,正气不足在该病发病因素中亦占据重要的地位。

(三)辨病位 责之脾肾 关乎他脏

脾为后天之本,气血生化之源,《景岳全书》曰:"血者水谷之精也。源源而来,生化于脾。"肾为先天之本,《诸病源候论》曰:"肾藏精,精者,血之所成也。"中医理论认为,水谷精微、营气、津液、精髓构成了化生血液的物质基础,但津液和营气都源自中焦脾胃消化吸收的水谷精微。所以就化生血液所需的物质基础而言,脾和肾起着至关重要作用,如脾、肾功能正常,气血化生有源,不易形成血浊。反之,任何因素引起脾之运化失司,统摄无权,或(和)肾之命门真火蒸化无力,则营气不清、津液停聚,化生血液之物质基础失于清纯状态,则易发血浊。故血浊为患,首责脾、肾;原发性血小板增多症病位主要在脾肾,然《景岳全书血证论》云:"生化于脾,总统于心,藏受于肝,输布于肺,施泄于肾。"说明血液的正常化生。储藏和循行也是五脏各自功能相互配合的结果,故临床辨证,亦要兼顾他脏,不可偏废。

(四)察病机 气血失调 浊郁内阻

气为构成机体的基本物质之一,气通过升、降、出、入活动,推动和调控各脏腑的正常生理活动。若气之运动形式或功能失常,则必致脏腑功能紊乱;反之,任何因素导致脏腑功能紊乱,则气之运动形式或功能必然受到影响。《不居集》曰:"气血不能相离,气中有血,血中有气,气血相依。"《丹溪心法》曰:"气血冲和,万病不生。"原发性血小板增多症患者脏腑功能紊

乱,气失其和,气病及血,气血不和,血之自清、自洁等自调功能被扰,以至血液浑浊不清,甚或由此诱发血的循行紊乱,故发血浊。诚如《素问·调经论》所言:"血气不和,百病乃变化而生。"浊存于血中,随血流注全身;浊性黏滞,留伏脉道,郁而不去,滞涩不散,清浊相干,易阻气机。亦如《灵枢·阴阳清浊》所言:"浊者其气涩。"

（五）观病程 分为三期 表现不同

浊为阴邪,客于血中,血失清纯,待新血又至,复养其脉,脉气复来,气机顺畅。故血浊致病,多隐匿出现,早期可无症状,或见轻微乏力、头晕、失眠、健忘、肢体麻木等。若血浊日久不去,清浊相干,一则血失濡养,致使乏力、头晕、失眠、健忘、肢体麻木等症进一步加重;二则"浊者其气涩",气涩则血涩,血涩则血瘀,"血积既久,亦能化为痰水"(《血证论》),痰瘀互结,或形成癥瘕积聚,亦或酿毒化热,故原发性血小板增多症患者临床可见脾大、血栓形成及出血倾向等表现。血浊发展至中后期,随着瘀、痰、湿、毒等病理产物不断出现,血浊程度及其临床表现也不断加重,加之在此期间机体正气进一步耗伤,易致阴阳俱损,变证层出,甚或转为坏病。

三、以"血浊"理论为指导治疗原发性血小板增多症的思路及方法

"血浊"存在于脉内,随气血流行无处不到,由于其所影响的脏腑或部位的不同,加之病程中瘀、痰、湿、毒等兼夹邪气的性质及转归也不相同,故其临床表现错综复杂,病机演变多端,寒热虚实病性常兼;但气血不调、浊郁内阻贯穿疾病的始末。故临证以此核心病机,确立以调和气血、化浊解郁为治疗原发性血小板增多症的根本大法,同时,针对所犯脏腑或部位,以及所兼夹之病邪,施以或补、或泻、或补泻兼施;或寒、或热、或寒热并用等治法,常获显效。具体应用时应注重以下几个方面。

（一）调和气血 以"和"为主

"和"者,《说文解字》曰:"相应也。"《广雅》曰:"谐也。"《广瘟疫论·卷四》则曰:"寒热并用谓之和,补泻合剂谓之和,表里双解谓之和,平其亢逆谓之和。"由此可见,就气血失调而言,凡能够使气血互济互用,不相为害,安行脉中的治疗手段均可视为"和"。故血虚者,补血以"和";血瘀者,祛瘀以"和";气虚者,补气以"和";气滞者,行气以"和";气血俱虚者,气血并补以"和";气滞血瘀者,祛瘀行气以"和";气虚血瘀者,补气化瘀以"和";气滞血虚者,行气补血以"和";气不摄血者,益气摄血以"和"。临床应用时,应仔细把握气血不和关键之所在,结合所犯脏腑或部位以及药性归经的不同,灵活选用相应的补血、活血、补气、行气等药物。

（二）化浊解郁 重在"浊"字

《金匮要略》曰:"诸病在脏,欲攻之,当随其所得而攻之。""浊"为有余之邪,与有形之血胶结,随血流注于脏腑经络、四肢百骸,皆可引发相应的病变。故治疗血浊,在调和气血的同时,亦当"损其有余",使浊邪尽去,病势已孤,郁阻自解,气血冲和,则脏腑、百脉得安,诸症皆平。浊邪致病,可分为瘀浊、痰浊、湿浊、毒浊、血浊、秽浊、溺浊等,诸浊邪亦可相兼为患。而原发性血小板增多症之血则易兼夹瘀浊、痰浊、湿浊和毒浊,故化浊解郁可从痰浊、湿浊、瘀浊和毒浊入手,采取活血化浊、祛痰化浊、利湿化浊、解毒化浊等方法。临床应用时,宜详辨所兼夹浊邪之性质,结合所犯脏腑或部位及药性归经的不同,选用相应的化浊药物。

（三）标本缓急 补泻兼施

"标"与"本"是一组相对的概念,若从发病的因果关系来讲,则"因"为"本","果"为"标"。原发性血小板增多症以"正虚"为本,以"浊实"为标。鉴于该病本虚标实之病理特点,治疗宜

以补泻兼施为大法,但在病情演变过程中,由于邪正盛衰程度和患者体质强弱有所不同,临证则应根据具体情况,采用或补虚兼以泻浊;或泻浊兼以补虚;或补泻并重等治疗手段。但在具体应用时,应注意如下两个方面。一则,"泻此即补彼,补此即泻彼。"《医碥》"补"与"泻"也是一组相对的概念,故临证时,遣药应尽量精炼,补泻宜灵活、适度;切忌蛮补、狠泻,以免敛邪或伤及正气。二则,出血兼脾大,或有血栓形成时,治疗极为棘手。此时应结合舌、脉、症,细察各自发病之由来,可分别采取调气、宁血、化痰诸法;除非特殊情况,勿盲目施以收敛止血或破血逐瘀之法,以免加重病情。

(四)衷中参西 各取所长

站在生命科学的角度来看,中医与西医研究的对象和目的是一致的。两种医学各有特色,各有千秋。就原发性血小板增多症的治疗而言,首先,在明确症状及体征的基础上,充分利用现代医学先进的检测手段,通过血液、骨髓等实验室检查尽早明确诊断或判断前期治疗效果;其次,在此基础上以血浊理论为指导进行辨证施治,做到宏观与微观相结合,辨病与辨证相结合;再次,在坚持以中医治"本"的同时,兼收某些西药以治其"标急",对于尽快控制病情进一步发展有着重要的意义。总之,只要明确中西医各自的优势与不足之所在,扬长避短,并将二者巧妙结合,方能拟定出更好的治疗方案,不致使治疗陷入被动地位。

四、讨论

原发性血小板增多症系骨髓增生性疾病,病因至今未明。临床以血小板持续增多,伴有自发性出血倾向,血栓形成,脾脏肿大及白细胞增多为特征。中医学虽无原发性血小板增多症之病名,但根据其临床表现及特征,常将其归属于"血瘀"、"血证"、"虚劳"、"积聚"等范畴。目前,现代医学已对该病有了明确的诊断及疗效标准,而且马利兰或羟基脲等西药短期治疗效果较好,所以该病一旦被确诊,临床医师易过分地依赖西药,而往往忽略中医辨证论治,以至于缺乏大量病例进行中医疗效观察,致使中医对原发性血小板增多症的认识及治疗尚处于探索阶段。故望此文能起到抛砖引玉之作用,唤起更多的医务工作者投入到该病的中医研究上来,从而探索出对原发性血小板增多症新的认识及治疗的新思路和新方法。

(刊登于《中医研究》2011年第4期,段赟、李雪松、夏小军 合作)

贫血性疾病中医病名探讨

贫血是指机体红细胞总量减少,不能对组织器官充分供养的一种病理状态。中医学尚无"贫血"病名,现代中医多以"虚劳"、"血虚"、"萎黄"、"虚黄"、"髓劳"等病证概括。笔者通过复习文献,结合临床实践,对贫血性疾病具有代表性的中医病证名称进行分析归纳,指出当前贫血性疾病中医命名中存在的问题,并提出建立贫血性疾病规范化中医病名体系的构想,以充实中医血液病理论。分述如下。

一、贫血性疾病具有代表性的中医病证名称

（一）虚劳

"虚"与"劳"始见于《黄帝内经》。《素问·通评虚实论》曰："精气夺则虚。"指出"虚"乃机体阴血与阳气的消耗不复。《素问·宣明五气》曰："久视伤血，久卧伤气，久坐伤肉，久立伤骨，久行伤筋，是谓五劳所伤。"指出"劳"是机体任何器官的过用，或动作过极而形成虚损劳伤。《金匮要略·血痹虚劳病脉证治》首次将虚劳合称，特指一定范围的"病"。如"虚劳失精梦交"、"虚劳腹痛"、"虚劳腰痛"、"虚劳不寐"、"虚劳风气百疾"、"虚劳干血"等。《诸病源候论》较详细地论述了虚劳的原因及各类症状，明确定义了虚劳五脏分类的概念及其内涵。虚劳涉及的内容很广，凡禀赋不足、后天失养、病久体虚、积劳内伤、久虚不复等所致的多种以脏腑气血阴阳亏损为主要表现的病证，均属于本病的范围。现代医学的"贫血"症状类似中医学的"虚劳病。"据此，部分学者及中医临床工作者习惯于将"虚劳"或"虚劳病"作为贫血性疾病的中医诊断病名，甚至屡见于某些中医、中西结合文献之中。笔者认为：中医病名是反映疾病全过程的总体属性、特征或演变规律的疾病诊断概念，它是由病因、病位、病性、主症或特征等某一方面或几方面综合命名的。其中病性与病位尤为重要。作为虚损性疾病，贫血归属于中医学"虚劳"范畴，但其不能体现病位在血液系统，更不能区分系外周性贫血还是骨髓性贫血。况且，也不足以明确各类贫血之间的区别。故以"虚劳"或"虚劳病"冠名，似有不妥。

（二）血虚

血虚之名始见《黄帝内经》。《素问·调经论》曰："气之所并为血虚，血之所并为气虚。"《素问·举痛论》曰："寒气客于背俞之脉则脉泣，脉泣则血虚，血虚则痛。"自汉代而降，医家多将归属"虚劳"之下，究其实质，血虚是体内血量不足，致使肢体、百脉、脏腑、筋骨失于濡养而出现一系列衰弱病证的总称，其专指阴血虚少。血虚之中，以心、脾、肝血虚较为多见。血虚证是由失血过多，或脾胃虚弱，或血液生化之源不足，或因瘀血阻滞、新血不生等原因所导致的血液不足或血液营养功能低下，脏腑组织器官失养的病理状态。临床常见面色淡白或萎黄，毛发不泽，唇舌，爪甲淡白，头昏，视物昏花，心悸，健忘，失眠，乏力等虚弱症候。中医学的"血"与现代医学的"血液"是两个不同的概念。中医学的"血"是在心气的推动下循行于脉道中的红色液体，由营气和津液组成，有着营养和滋润的作用，它内注于五脏六腑，外滋于四肢百骸，是构成人体和维持人体生命活动的基本物质之一。现代医学"血液"是指流动在心脏和血管内的不透明红色液体，主要成分为血浆、血细胞。2010年第11期《医药与保健》载："血虚或血虚证中所指的血，不仅代表现代医学的血液，还包括了高级神经系统的许多功能活动"。调查研究表明：中医血虚证患者中，有51.2%的患者属于现代医学的各类不同贫血；而现代医学的各类贫血患者中，有18.6%符合中医血虚证的诊断；故贫血不可以冠"血虚"或"血虚证"之名。

（三）萎黄

萎黄，义同痿黄，出自《金匮要略》。如《金匮要略·黄疸病脉证并治》曰："脉沉，渴欲饮水，小便不利者，皆发黄。腹满，舌痿黄，燥不得睡，属黄家。"亦如《金匮要略·腹满寒疝宿食病脉证治》曰："病者痿黄，躁而不渴，胸中寒实，而利不止者，死。"《金匮要略》所指萎黄乃身黄而不润泽之意。《临证要诀·五疸证治》言及萎黄曰："诸失血后，多令面黄……亦黄遍身黄者，但黄不及耳目。"此处之萎黄涉及贫血，此乃后世冠名贫血为"萎黄"之故也。1993年，国家中医药管理局颁布的《中医病证分类编码》将萎黄列为病证名，归属肝系病类。《中医内科学》将萎

黄附于黄疸章节之后进行分述,曰:"萎黄一证,与黄疸有所不同,其主要症状为:两目不黄,周身肌肤呈淡黄色,干萎无光泽,小便通畅而色不黄,倦怠乏力,眩晕耳鸣,心悸少寐,大便溏薄,舌质淡薄,脉象濡细。是由于虫积食滞导致脾土虚弱,水谷不能化精微而生气血,气血衰少,既不能滋润皮肤肌肉,又不能营养脏腑,以致肌肤萎黄无光泽。此外失血过多,或大病之后,血亏气耗,以致气血不足而发本病。"基于此,2008 年,中国中西医结合学会血液病专业委员会与中华中医药学会内科分会血液病专业组讨论建议,将缺铁性贫血与巨幼细胞性贫血暂以大类疾病命名为"萎黄病",特别说明其依据为均属造血原料缺乏导致,临床表现基本相同,以面色萎黄为主要临床表现。笔者认为,较之"虚劳""血虚"等,冠"萎黄病"为贫血中医病名,既沿用了中医古籍病名,保持了中医特色,又具有一定的特异性,符合规范化中医病名之要求。但萎黄或萎黄病均为肝系病证名,与诸多归属于萎黄而不存在贫血的消化系统疾病,容易混为一谈,甚至无法鉴别,其病位亦不够精确。故此建议有待进一步商榷。

(四)虚黄

《明医指掌·卷四》曰:"虚黄耳鸣口淡,怔忡微热,四肢无力,怠惰嗜卧,脚软脉沉细,四君子汤。"《医宗金鉴·黄疸病脉证并治》曰:"今男子黄而小便自利,则知非湿热发黄也,询知其人必有失血亡血之故,以致虚黄之色外现。"由于虚黄体现了"虚劳、黄疸"双重含义,与现代医学溶血性贫血症候颇为相似,故不乏有以"虚黄"作为溶血性贫血中医病名者。如陈如泉认为,免疫性溶血性贫血为虚黄血虚证;杨志一认为溶血性黄疸属于"虚黄"范畴;李达认为"虚黄"从字面上重点落在了疸,即黄疸病类方面,虚黄应归属于肝(胆)系疾病,溶血性贫血更多的含义属于劳病类范畴,应该突出虚劳之意。笔者认为,基于相似的症候,溶血性贫血与溶血性黄疸均可归属于"虚黄"范畴,但作为溶血性贫血中医病名缺乏特异性,同样不能明病位之所在。

(五)髓劳

髓劳一词首见于《本草求真》,其言及胡黄连时曰:"大伐脏腑骨髓淫火热邪,凡骨髓劳热,五心烦热,三消五痔,温疟泻痢恶毒等症,皆得以治。"《素问·阴阳应象大论》曰:"肾生骨髓。"《素问·生气通天论》曰:"骨髓坚固,气血皆从。"《灵枢·经脉》曰:"人之生,先有精,精成而脑髓生,骨为干,脉为营……脉道以通,血气乃行。"说明肾主骨、生髓、藏精、精可化血。现代中医多以此来认识并指导再生障碍性贫血的诊治。如丛培玮等认为,慢性再生障碍性贫血患者出现血液化生不足,主要是由肾精亏虚所致,精亏则无以化血,必致血液亏虚。周展翔等认为,再生障碍性贫血的中医诊断应固定为"虚(髓)劳"一病。再生障碍性贫血以髓枯精亏、气血虚(骨极、精极、血极)为主要矛盾,但髓亏是本,血虚是标,出血与高热是正气亏虚后的继发改变,单以"血虚""血证"诊断则不能概括髓亏这一本质改变,而以"虚(髓)劳"诊断则既可反映血虚、气虚血溢,又能提示"精极""骨(髓)极"的本质。由此,"髓劳"作为再生障碍性贫血的中医病名,被诸多学者或医务工作者所采用。2008 年,中国中西医结合学会血液病专业委员会与中华中医药学会内科分会血液病专业组讨论建议,将再生障碍性贫血暂以大类疾病命名为"髓劳"。2010 年,国家中医药管理局发布的《22 个专业 95 个病种中医诊疗方案》中将慢性再生障碍性贫血中医病名明确为"慢性髓劳"。笔者认为,国家中医药管理局将髓劳明确为再生障碍性贫血的中医病名,并有慢性髓劳与急性髓劳区分。此命名既能反映病位与病性,又可体现病势,故值得借鉴并推广运用。

（六）其他病名

除上述内容外，文献中亦有以"虚损"、"血枯"、"血亏"、"血疳"、"亡血"、"失血"、"血极"、"干血劳"、"髓枯"等概括贫血性疾病中医病名者，因其运用频次不高，或不具代表性，故不予赘述。

二、当前贫血性疾病中医命名中存在的问题

当前，对贫血性疾病常见中医病名的概括，或无病位，或无病性，或易于混淆等，均失之偏颇，难以从病名上反映出贫血性疾病的特点及区分各类贫血的特点，一定程度上妨碍了中医对疾病本质及其防治规律的进一步认识。笔者认为主要存在以下两个方面的问题：一是病名趋于笼统，概念的内涵与外延不够明确；二是一病多名或一名多病，缺乏特异性。因此，广大中医血液病工作者应当重新对贫血性疾病的中医命名进行探讨研究，以使其规范化、体系化。

三、建立贫血性疾病规范化中医病名体系的构想

近年来，规范贫血性疾病中医病名的呼声越来越高，学者们纷纷寻求贫血性疾病中医病名规范化的出路。梁贻俊等提出：采用血劳病来诊断以血的劳伤难复为主要表现的疾病，故而建议立血劳为诊断病名，区别其他系统疾病中的虚劳病，以求准确诊断因不同原因致虚，因虚致血损，因损而致血劳的发病过程与病因病机，并分型辨治。李达提出"两分法"命名，即外周性贫血疾病如营养不良性贫血、慢性病贫血、继发性贫血、慢性失血性贫血等总以"血劳"冠之，而骨髓性贫血疾病如慢性再生障碍性贫血、急性再生障碍性贫血、骨髓增生异常综合征等以"髓劳"冠之，总属虚劳病类范畴。

基于以上之认识，笔者试图以"血劳""髓劳"并列为纲，系于"虚劳"总纲之下，构建贫血性疾病规范化中医病名体系。建议将"血劳"分为慢性血劳和急性血劳；其中发病较缓、病程较长的缺铁性贫血和慢性病性贫血确定中医病名为慢性血劳；发病较快、病程较短的巨幼红细胞性贫血确定中医病名为急性血劳。将"血疳劳"作为创新性中医病名确定为溶血性贫血的中医病名；将"血脱劳"作为创新性中医病名确定为贫血导致休克、急性失血性休克的中医病名。另外，还建议将慢性血劳、急性血劳、血疳劳、血脱劳系于"血劳"纲之下；将已有初步定论的慢性髓劳（慢性再生障碍性贫血）、急性髓劳（急性再生障碍性贫血）、髓毒劳（MDS）作为并列的另一目，系于"髓劳"纲之下。

四、小结

目前，对中医病名的看法至少有三：原封不动全部继承；价值不大的证名代之；补充修订创造新名。笔者更多倾向于第三者，并呼吁在中医理论指导下，参照现代医学的认识，按照符合理论体系、临床实践、逻辑规律、科学原理及命名原则等对贫血性疾病的中医病名重新确定，使其规范化、体系化。如此一来，将更有利于临床实践、学术交流和中医血液病学的传承与发展。

（刊登于《中医研究》2014 年第 3 期，段赟、李雪松、夏小军 合作）

从任脉、督脉治疗慢性再生障碍性贫血

再生障碍性贫血（简称再障），是由于物理、化学、免疫等因素引起骨髓造血干细胞及造血微环境破坏，以全血细胞减少、骨髓造血功能衰竭为特征的临床综合征，属于中医"髓劳"、"虚劳"、"血虚"等范畴。中医理论认为，其发病主要是由于肝、脾、肾脏器功能障碍，气血生化无源，精气衰竭；或因有毒药物及理化因素侵袭，邪毒郁阻，新血不生而成，临床分为急性与慢性两型，其中以慢性再障最为多见。历代医家治疗慢性再障治疗主要从补益脾肾入手，多获良效。笔者试从任、督二脉论治慢性再障，以为其中医临床治疗开辟一条新途径。

一、血的生理病理

《灵枢·决气》曰："中焦受气取汁，变化而赤，是谓血。"《素问·五脏生成篇》曰："人卧血归于肝。"《素问·经脉别论》曰："食气入胃，浊气归心，淫精于脉，脉气流行，经气归于肺，肺朝百脉，输精于皮毛。"血是在心气的推动下，由水谷精微中精粹部分转化而成。脏腑如肝能藏血，故称为"血海"，可按人体生理需要量调节血量，人体安静血归于肝，以备不时之需；肝气疏泄可以调畅血行而不壅塞。脾主运化，将水谷精微上输于心肺，"奉心化赤"而为血，且可以统摄血液使之循脉而行；肺气宣降使之布达于百脉。清代张璐《张氏医通》曰："精不泄，归精于肝而化清血。"肾者主蛰，为"封藏之本"，藏精，主骨生髓，肾精在肝肾气推动下化血以补血之消耗，后天血之化生与肝肾亦关系密切。从上可见，血之生成与五脏有莫大关系。亦如《景岳全书·血证》曰："血者，水谷之精也，源源而来，而实生化于脾，总统于心，藏受于肝，宣布于肺，施泄于肾，而灌溉于一身。"

由此可见，血乃在心气推动下循行于脉道中之赤色液体，由营气和津液组成，其内注于五脏六腑，外滋于四肢百骸、五官九窍、皮肉筋骨，具有营养和滋润之功，为构成人体和维持人体生命活动的基本物质之一。

二、任督二脉生理、病理

经络是联系脏腑、体表及全身各部的通道，是人体功能的调控系统。经络将人体五脏六腑、四肢百骸连缀为一整体，主要由十二正经和奇经八脉，以及其附属于十二经脉的经别、经筋、皮部等构成。《素问·骨空论》曰："任脉者，起于中极之下，以上毛际，循腹里，上关元，至咽喉，上颐，循面入目。"《难经·二十八难》曰："督脉者，起于下极之输，并于脊里，上至风府，入属于脑。"任脉与督脉皆属于奇经八脉，二者与冲脉皆起于胞中，同出"会阴"，称为"一源三岐"。任脉和督脉可以统帅、引导全身经脉气血循行、协调脏腑及经脉阴阳平衡。

任脉循行于胸腹正中，上抵颏部，通过经络与全身阴脉交会于膻中穴，妊养六经，调节全身阴气和精血，为阴脉之海。督脉循行于腰背头面正中，贯脊属肾，总督六阳经，调节全身阳气和真元之气，为"阴脉之海"。任脉行于身前，主一身之阴；督脉行于人身之后，主一身之阳。任督二脉交会于龈交穴，循环往复，周流不息，维持脏腑和经脉阴阳相对平衡。

任脉主治病症实证表现为疝气、带下、腹中结块；督脉主治病症实证表现为脊柱强痛，角弓反张。任督二脉所治实证多为奇经经脉不通，气血痹阻所致。元代罗天益《卫生宝鉴》云：

"老年腰膝久痛,牵引少腹两足,不堪步履。奇经之脉,隶于肝肾为多。"清·叶天士《临证指南医案》亦云:"医当分经别络,肝肾下病,必留恋及奇经八脉,不知此旨,宜乎无功。"指出奇经与肝肾关系较为密切。任脉、督脉亏虚,人体十二经脉、五脏六腑皆失去气血阴阳的温煦濡养,肝肾亏耗,八脉空虚,精血耗竭,导致奇经虚损证,表现为遗精、不孕不育、腰背痠软、足踝浮肿、胎漏、内伤发热等阴虚内热证;日久阴损及阳,导致阳虚、阴阳两虚。对此,叶天士提出当采用"通"和"补"二法治疗。

三、任督二脉与慢性再障的相关性

慢性再障主要表现为贫血、出血、全血细胞减少,且容易感染邪毒,以慢性病程为临床特征。其发病主要由于饮食失调,烦劳过度,或情志失调,感染邪毒等,影响五脏气血阴阳,尤其是波及肾和骨髓,出现精血亏竭,而成虚劳气血亏虚之证。其病机重点是肝肾亏虚。清代沈金鳌《杂病源流犀浊·虚损痨瘵源流》曰:"气虚者,肺脾二经虚也……血虚者,心肝二经虚……而阳虚,阴虚,则又皆属肾。"十二经脉把五脏六腑产生的气血精微通过奇经八脉运送到奇恒之腑,化生为"元精"、"元气",奇经八脉把"元精"、"元气"通过十二经脉输送到各脏腑。以维持脏腑和经脉阴阳气血的相对平衡。慢性再障患者临床常见面色萎黄或苍白,眼睑、口唇、指甲淡白,疲乏无力,头晕心悸,腰痠膝软,或伴形寒肢冷,阳痿滑精,妇女闭经,大便溏薄,舌淡体胖,舌苔薄白,脉沉细或弱;或伴口干咽燥,手足心热,遗精便秘,皮肤瘀点、瘀斑,牙龈出血,月经过多,舌淡少苔,脉细数或弦数,以及程度不等的发热等症状,均为肝肾亏损,精血枯竭,不能濡养脏腑百脉所致。

基于以上理论认识,吾师夏小军主任医师集二十余年临床经验,遵照"虚者补之"(《素问·三部九候论》),"劳者温之……损者益之"(《素问·至真要大论》)和"形不足者,温之以气;精不足者,补之以味"(《素问·阴阳应象大论》)的治疗原则,从肝肾同源、精血互化理论入手治疗慢性再障,提出以调补任督,补益肝肾为主的治疗思路,通过补益肝肾,使精血互化;研制出治疗慢性再障的再障滋补胶囊和再障温补胶囊,临证再根据脏腑气血阴阳的偏盛偏衰,灵活选择,应用于治疗慢性再障,取效明显。

肝肾精血阴阳俱不足,治宜补益,在补益肝肾精血的基础上,选用血肉有情之品填补精髓,兼以补肝肾,用药如紫河车、鹿角胶、龟板胶、阿胶、猪骨髓、牛骨髓、杜仲、川断、枸杞子等"通补奇经"。任督虚损,阴阳气血不足,补任脉之阴气不足,首选滋阴潜阳补肾之龟板或龟板胶,缘"龟体阴,走任脉"(《临证指南医案》)。亦如《本草衍义补遗》所云:"下甲补阴,主阴血不足……治劳倦四肢无力。"调补督脉之阳气不足,首选鹿角、鹿角霜、鹿角胶等温壮元阳之品,盖"鹿性阳,入督脉";"鹿茸壮督脉之阳,鹿霜通督脉之气。"(《临证指南医案》)亦如元代朱丹溪《本草衍义补遗》所云:"治虚劳,当以骨蒸药佐之,气虚加补气药,血虚加补血药。"

再障滋补胶囊主要用于治疗任督虚损,肝肾阴虚型再障,由二至丸(《医方集解》)、当归补血汤(《内外伤辨惑论》)、生脉散(《医学启源》)加味而成。方中熟地、山萸肉、女贞子、旱莲草滋补肝肾;岷当归、红芪,养血益气,均为当地特产,其中红芪又名多序岩黄芪,性味甘温,功同黄芪,现代药理学研究其主要成分是黄芪多糖,能升高正常大鼠红细胞的比容,增加红细胞数;人参、麦冬、五味子益气敛阴;鸡血藤、茜草补血活血,止血不留瘀;白术健脾益气,生山楂消食散瘀,使全方补而不滞;配入血肉有情之品龟板胶味甘性平,滋阴养血、益肾补心,紫河车味甘咸性温,养血益气,补肾填精。诸药合用,阳中求阴,则"阴得阳升而泉源不竭",滋补肝肾、填精益髓、养血益气,精、气、神"三宝"并治。

再障温补胶囊主要用于治疗任督亏损、肾阳虚型再障，亦由当归补血汤加减而成。方中红芪、岷当归益气养血；人参、白术健脾益气，以气旺血生；菟丝子、仙灵脾、肉苁蓉、肉桂、熟地温补脾肾、填精养血；肉桂"通阴跷、督脉"（《得配本草》）；鸡血藤、茜草补血活血；山楂活血散瘀；鹿角胶味甘咸性温，益肝肾、填精血，《得配本草》"补阴中之阳道，通督脉之血舍"（《得配本草》）；阿胶味甘性平，补血止血，滋补肝肾之阴。诸药合用，阴中求阳，则"阳得阴助而泉源不竭"，共凑温补肾阳、生精益髓之效。以上二方分别选用鹿角、龟板胶作为主药，以峻补阴阳而化生精血，调补任督，使肝肾精血旺阳平和，疾病乃愈。

四、结语

任督二脉虽属奇经八脉，其与人体五脏六腑及气血阴阳息息相关，尤其是肝肾关系密切。慢性再障可归于叶天士所谓"奇经病"范畴，故可从任督二脉进行论治，采用调补任督、补益肝肾之法，为临床治疗慢性再障提供新的思路。

（刊登于《中国中医药现代远程教育》2014年第6期，刘志强、夏小军、刘长斌　合作）

蓄血证兼小便不利之探析

小便自利与小便不利为蓄血证和蓄水证鉴别要点之一，蓄血证则小便自利，而蓄水证常见小便不利，但临证亦有蓄血证兼小便不利之见症，因此，亦有学者对蓄血证与蓄水证的认识颇具存疑，有时二证不能正确区分，更有甚者否定蓄水证和蓄血证理论的正确性。有鉴于此，笔者将试从蓄血证与蓄水证并病的角度来阐述蓄血证兼小便不利这一特殊情况。

一、蓄血证兼小便不利认识之存疑

蓄水证与蓄血证是《伤寒论》太阳腑证中的两大病变。其病因病机，一般认为，是由于太阳表邪不解，邪热循经入腑，一方面热与水结影响膀胱气化功能，水蓄下焦形成蓄水证；另一方面热与血结致瘀，蓄于下焦形成蓄血证。二者病位均在膀胱或其临近的下焦器官，临床均有程度不同的少腹胀满里急、烦躁等症。一般而言，蓄水证因病邪影响至膀胱的气化功能，故常见小便不利；而蓄血证病邪未影响至膀胱气化功能，故常小便自利。张仲景在《伤寒论》有关条文中对此也作出明确阐述，如第125条，"太阳病身黄，脉沉结，少腹硬，小便不利者，为无血也，小便自利，其人如狂者，血证谛也，抵当汤主之。"故后世常以小便自利与小便不利作为蓄血证与蓄水证鉴别要点之一，更有学者提出小便自利与小便不利为蓄血证与蓄水证的"分水岭"。因此，亦有学者习惯于将蓄血证与蓄水证作为两个完全割裂、互不兼容的病证去看待，所以临证一旦遇到蓄血证兼有小便不利之特殊情况时，以至二证不能正确区分，甚至对蓄水证和蓄血证理论的正确性产生怀疑。亦如钱天来《伤寒溯源集·太阳篇》所云："血蓄膀胱之说，恐尤为不经……且膀胱为下焦清道，其蒸腾之气，由气化而入，气化而出，未必能蓄血也……若果膀胱之血蓄而不行，则膀胱瘀塞，下文所谓少腹硬满，小便自利者又何自出乎？"

二、蓄血证与蓄水证并病则小便不利

张仲景在《伤寒论》中，对蓄血与蓄水从两个独立的证的角度进行了阐述，并提出小便不利与小便自利的鉴别要点，虽未提及蓄血证兼有小便不利之特殊情况，但并不代表张师否认其客观存在性。笔者认为，蓄血证则小便自利，而蓄水证常见小便不利，临证若见蓄血证兼见小便不利，乃蓄血证与蓄水证并病之故。现就蓄血证兼有小便不利之特殊情况，从证的对立统一关系与水瘀互患理论两个方面略抒己见。

（一）从证的对立统一关系看蓄血证兼小便不利

"证"是疾病发生、发展过程中机体整体的一种反应状态，是对疾病所处一定阶段的病因、病位、病性、病势、病机等所作的病理性概括。"证"具有相对的稳定性与独立性，因此，证与证是对立的。而病的复杂性决定了不同的两个或几个证可同时存在于某一疾病中，所以，证与证又是统一的。如肾阳虚与肾阴虚，作为两个不同的证，二者是相互对立的，但二者又可合而为病，同时存在于肾阴阳两虚患者的病程中，并表现出各自不同的见症。由此观之，蓄血证与蓄水证作为两个独立的证，亦是如此。二者可分别为病，亦可并病。当二者并病时，蓄血证则可见小便不利，亦如《温疫论》所云"小便不利，亦有蓄血者"。又如《本草经疏》所云："血蓄膀胱，则水道不通。"因此，学习《伤寒论》或临证时，不能因蓄血证与蓄水证的小便自利与不利这一鉴别要点，只看到二者的对立关系，却忽视其统一的一面，以至犯形而上学的错误。

（二）从水瘀互患理论来看蓄血证兼小便不利

《素问·调经论》云："孙络水溢，则经有留血。"《金匮要略·水气病篇》云："血不利则病水"。说明水饮与血瘀既是病理产物，亦是致病因素，临床上常可杂合致病，相互为患。唐容川《血证论》"水为血之倡，气行则水行，水行则血行"。进一步说明水和瘀是通过气的作用而相互为患的。侯志旺指出："若以单纯的观点来解释，太阳蓄血证应属血病，而小便不利（蓄水证）应归为水病，因此想要了解太阳蓄血证是否小便自利首先须从水与血的关系着手。"单纯的蓄血证，瘀热虽结于下，但瘀热未及于气，气未及于水，膀胱气化功能正常，所以小便自利；若病情发展过程中，一旦在下之瘀热阻碍气机，则膀胱气化不利，热与水结，蓄于膀胱，故小便不利。此时，血病及水，致使蓄血证与蓄水证并病，则见小便不利。

三、小结

临证辨识蓄血证与蓄水证时，要看到二证的对立统一关系。二者既可单独为患，亦可合而为病。同时，又要重视疾病发生发展过程中血病及水、水病及血之水瘀互患等现象。治疗时遵守"有斯证，用是方"；"法因证出，方随证立"等明训，做到灵活变通，随证治之，方可奏效。

（刊登于《中医研究》2010 年第 12 期，段赟、李雪松、夏小军　合作）

第二章 名师真传

裴正学诊治白血病经验

业师裴正学教授系国内著名的中西医结合专家,善治疑难杂症,尤在血液病的治疗方面有独到的见解。兹就其诊治白血病的经验总结如下。

一、阐病因 邪袭毒蕴脏腑虚损

白血病是造血系统的恶性增殖性疾病。其特点是白血病细胞在骨髓中恶性增生,并浸润至全身其他组织器官,从而产生一系列临床症状,主要有发热、贫血、出血、肝、脾和淋巴结肿大等。中医学虽没有白血病这一病名,但与白血病相关的临床表现在历代医籍中均有论述。其中急性白血病与"急劳"的证候相似,慢性白血病与"虚劳"的证候相似。裴师认为,导致白血病的原因是多方面的,主要与感受外邪、热毒内蕴及脏腑虚损有关。先天不足或后天失调,容易感受外邪,邪毒外袭,犯卫气;入里化热,陷营血;热毒内蕴,深入骨髓,乃发斯证。疾病初起,多有外感见证;或从虚损而起,临床证候表现多样。亦正如《圣济总录》所言:"急劳者……缘禀受不足,忧思气结,荣卫俱虚,心肺壅热,金火相刑,藏气传克,或感受外邪,故烦躁作热,颊赤心忪,头痛盗汗,咳嗽咽干,骨节疫痛,久则肌肤销烁,咯涎唾血者,此其候也"。

二、论病机 本虚标实不可偏废

裴师认为,白血病的病变部位在骨髓,涉及五脏,热毒为其基本的病理产物,兼夹瘀血。病机属性本虚标实,虚实夹杂;病情演变邪正斗争,消长变化。热毒伤络,血不循经,故见出血;热毒蕴伏骨髓,髓热熏蒸,可见壮热不已;热毒流注,与瘀血互结,则致骨关节肿痛;热毒侵袭脏腑,蕴结胁下,脏腑气机不利,气滞血瘀,则见癥积、肝脾肿大;热炼津液为痰,而成痰核;热毒内伏骨髓,耗灼精血,而致贫血虚损。可见,本病症状复杂,不是一个纯实或纯虚之证,常常表现为本虚标实,虚实夹杂,邪愈盛,正愈虚,故其病机以虚为本,实为标。疾病演变转归,取决于邪正的消长盛衰,邪正斗争的胜负,决定着疾病的进退。就目前广泛关注的病毒学说和细胞凋亡学说而言,在一定程度上,前者则重于"邪"的含义;后者包含着"正"的内容。

三、谈辨证 五脏相关不能忽视

裴师认为,白血病时,作为血中主要成分之一的白细胞系统,出现极度增生活跃的状况,这说明血已失去"静"、"守"的常态,必然会使脏腑气机紊乱,功能失调。鉴于此,他在辨证时注重五脏相关,特别在扶正方面总结出五脏虚劳辨证施治规律。如在肺肾型的辨证中分肺肾阳虚和肺肾阴虚两类,并观察到前者末梢血之白细胞计数常呈低下,后者常趋增高,但其骨髓象的变化,二者尚无显著差异。再如肺肾肝型中分肺肾阴虚、肝阴不足及肺肾阳虚、肝风内动两类,前者除白细胞上升之外,其他血象指标均见下降;后者则多出现脑膜白血病证候。肺肾肝脾型分肺肾虚、肝木克土及肺肾肝虚、脾不统血两类,前者常见肝脾肿大;后者常发慢性出血。五脏交病型则分五脏失调、实火在肝,五脏失调、虚寒在心及五脏失调、阴亏阳陷三类。其中五脏失调、实火在肝者多系虚中夹实,肝脾肿大不易消退;五脏失调、虚寒在心者血象均在常规以下,多见于白血病晚期;五脏失调、阴亏阳陷者白细胞、红细胞均属低下,或因化疗后骨髓抑制过度所致。这种对中医的"肺"与白血病的认识,以及五脏失调与白血病的关系,充实了白血病的中医辨证理论,将微观辨证与宏观辨证有机结合的实例,则是其数十年临床经验之结晶。

四、话治则 扶正祛邪贯穿始末

裴师认为,白血病的发生既与五脏有密切的关系,病情发展中又有邪正盛衰的变化,故在治疗上既要按脏腑虚象以扶正,又要按病邪盛衰以祛邪。这种扶正祛邪既不是单一的扶正,也不是单一的祛邪,而必须是扶正与祛邪有机结合,相互为用,两者不可偏废。根据白血病的病机特点,扶正以治虚,祛邪则治实;缓则扶其正,急则祛其邪。扶正之法以补气养血、调和阴阳为主;祛邪之法不外清热解毒、活血化瘀两端。在具体方法上,扶正之法常按脏腑气血阴阳虚实辨证用药,并配合以适当的对症治疗。如肾阴虚多选用熟地、枸杞子、桑椹子、女贞子等;肾阳虚多选用山萸肉、补骨脂、仙灵脾、巴戟天、鹿茸、肉苁蓉、鸡血藤等;气虚多选用生黄芪、人参、党参、太子参、白术等;阴虚液亏多选用沙参、西洋参、天冬、麦冬、金石斛、玄参、龟板胶等;血虚多选用当归、熟地、白芍、何首乌、龙眼肉、大枣等;血热出血多选用生地、赤芍、川连、黄芩、白茅根、紫草、大小蓟等;出血不止多选用地榆炭、茜草炭、侧柏炭、阿胶、仙鹤草、三七、藕节、焦山栀、乌贼骨等。由于白血病以虚为本,以实为标,特别是急性白血病临床常见一派风热、实火证候,且多具温病特征,故在祛邪时尤重清热解毒之品的应用,如金银花、连翘、薄荷、蒲公英、板蓝根、紫花地丁、七叶一枝花、桑叶等均为其临床所习用,并根据热毒侵袭的部位不同而随证选药。同时,常在以上基础上酌加具有抗癌作用的清热解毒药,如白花蛇舌草、半枝莲、龙葵、猪秧秧、喜树根、重楼之类;还可加入雄黄、蟾蜍等具有辛温性质的解毒抗癌药。此外,对于全身骨节疼痛、胸骨压痛明显、肝脾肿大、舌暗、脉涩,或合并低热者,当从瘀血论治,多选用三棱、莪术、黄药子、景天三七、蛇六谷、山慈菇等;合并高热不退者,酌加生石膏、寒水石等,但均应从临床实际出发,根据邪正的盛衰,脏气的虚实,病程的长短,灵活辨证施治,务求攻而不伤正,补而不助邪。

五、创新方 中西合参灵活变通

作为国内卓有影响的中西医结合主要学术流派的代表,裴师早在20世纪60年代就提出"西医诊断、中医辨证、中药为主、西药为辅"的中西医结合"十六字方针",体现在白血病治疗的全过程。他认为,白血病与其他恶性肿瘤相对而言,其诊断标准明确,治疗上的缓解指标清楚,检验的方法比较方便等,都是突破白血病防治难关的有利条件。就白血病而言,特别是急性白血病,由于其起病急骤,病势凶险,某些情况下还需要配合西药化疗,以急则治其标,并为中医治本赢得时间。鉴于此,他在继承前人整体观、扶正观的基础上,又积极引进现代医学的新技术、新方法,师古而不泥于古,发展而又有创新,拟定的多张中药处方配合化疗治疗白血病效果显著,扶正固本的兰州方是其代表方之一。该方系裴师60年代组创,曾因以此为基础治愈1例急性粒-单细胞白血病患者,在1974年苏州全国血液病会议上被定名。由滋阴补肾的生地、山药、山萸肉,健脾益气的党参、人参须、北沙参、太子参,调和营卫的桂枝、白芍,收敛安神的浮小麦、甘草组成。若白细胞偏低可加肉桂、附子;红细胞计数偏低加女贞子、旱莲草;血小板计数偏低加玉竹、黄精;兼有纳差、腹胀者加木香、草蔻;发热者加半枝莲、白花蛇舌草、生石膏、寒水石;出血者加丹皮、赤芍、三七、阿胶。主要用于白血病血细胞总数偏低者。对于白细胞总数增高者,自拟紫龙合剂治疗,方药为紫草、龙胆草、金银花、马齿苋、寒水石、生石膏、三棱、莪术、贯众、马钱子1枚(油炸)。并认为马钱子苦、寒,有大毒,能通络止痛,散结消肿,油炸之后去其毒性,留其疗效。此外,还用蟾酥、雄黄少许,制成青叩胶囊,以毒攻毒,重在祛邪。数十年临床实践证明,急性白血病在应用西药化疗的同时,如再合用中药扶正之剂,往往获得异常满意之疗效。至于慢性白血病,则单用中药扶正与祛邪相结合,便可获得完全缓解,较之西药化疗副作用少,又多远期效果。兰州方配合化疗治疗白血病确能起到增敏减毒的效果,化疗间歇期于兰州方中加入马钱子(油炸)、土大黄、水蛭三味,则可熔扶正、化瘀为一炉,攻补兼施,喜获良效。

(刊登于《新中医》2006年第1期,夏小军　作)

裴正学治疗再生障碍性贫血经验

业师裴正学教授系国内著名的中西医结合专家,幼承庭训,博综岐黄,于血液病,尤为精专。兹将其治疗再生障碍性贫血(AA)之经验总结如下。

一、辨病辨证合参

AA是由多种原因引起的骨髓造血干细胞、造血微环境损伤以及免疫机制改变,导致骨髓造血功能衰竭,出现以全血细胞减少为主要表现的疾病。属中医"虚劳"、"虚损"、"血虚"、"血证"等范畴。裴师认为,在诸多病因中,先天不足、药毒、疫毒为其主要病因;虚损虽在脾肾二脏,但病位却在骨髓,髓腔空虚,气血难以化生是其主要病机。疾病发展为虚、劳、损、极连续过程,外在表现为气血阴阳虚极。因其病位在骨髓,且以全血细胞减少为特征,故辨病主要辨别骨髓及末梢血象中白细胞、红细胞及血小板减少的程度,并以此作为临证拟方的主要依据。与血液系统其他疾病相对而言,AA的诊断及疗效标准明确,治疗上的缓解指标清楚,检验的方法比较方便等,都为辨病论治增添了科学依据,也是突破AA防治难关的有利条件。又因其病变主要涉及脾肾两脏,外在表现主要为气血阴阳虚极,故辨别脾肾气血阴阳虚、劳、损、极孰重孰轻是辨证论治的主要内容。西医辨病的长处在于能够从微观上注意到病原的致病性和局部反应,中医辨证的长处在于能够从宏观上注意到机体的统一性和全身反应,单一的辨病论治或单一的辨证论治均不能取得理想的治疗效果。只有将二者有机地结合,做到宏观与微观相结合、病原观与机体反应观相结合、整体观与局部观相结合,才有利于全面掌握病情,提高疗效。鉴于此,裴师在长期的临床实践中,提出了"壮阳升'白',养阴升'板',补气养血升'红'"的朴素概念,验之临床,辄可取效。提升白细胞多用肉桂、附片、苦参、党参、补骨脂、鸡血藤、黄芪、西洋参、小茴香等;提升血小板多用玉竹、黄精、大枣、生地、阿胶、龟板胶、连翘、土大黄等;提升红细胞多用归脾汤、人参养荣汤、太子参、人参须、党参、黄芪、何首乌、山萸肉、龙眼肉、鸡血藤、女贞子、旱莲草等。

二、健脾补肾权变

《素问·五运行大论》曰:"肾生骨髓"。《灵枢·决气》云:"中焦受气取汁,变化而赤,是谓血。"基于以上论述,裴师提出肾主骨髓、脾主末梢的概念,认为骨髓渐成于胎中,末梢之血萌动于产后。欲使 AA 患者之骨髓象获得改善,当从补肾着眼,体会到六味地黄汤确能调节骨髓造血功能,其中山萸肉用量大至 30g,作用似明显。欲使末梢血象获得改善,当以健脾益气为主,首选归脾汤,方中龙眼肉用量大至 30g,则疗效更佳。健脾与补肾孰轻孰重,当以临床辨证为依据。一般而言,小儿及青壮年患者,元气多未亏损,应以健脾为主,补肾为辅;老年患者,元气大多亏虚,则以补肾为主,健脾为辅。且新病重健脾,久病重补肾,健脾补肾权变较单纯健脾或补肾可明显提高疗效。同时,裴师还遵明代绮石"有形之血难以骤生,无形之气须当急补"及《内经》阴阳互根之旨,养血勿忘益气,益气不忘养血;温阳兼顾养阴,养阴顾及温阳;急性者急固元阳以治标,慢性者健脾补肾以固本,以期气血双补,阴阳相济而取效。补气药中首选太子参,裴师谓"此物味淡气雄,可入血分"。其次是吉林参、北沙参、党参、黄芪等。其中吉林参价昂,以人参须代之,裴师谓"须者形尖气锐,径入血分"。又因气为阳之根,气虚既久,必致阳虚,故在补气药中,辄加仙灵脾、补骨脂、菟丝子、沙苑子等壮阳之品,每能相得益彰。经济条件许可者,配合鹿茸 3g 极细末冲服则效更佳。

三、扶正祛邪相兼

益气健脾与补肾壮阳为治疗 AA 固本之大法,但由于 AA 的基本病理机制在于骨髓多能造血干细胞及微环境损伤,以及免疫机制的改变,故在疾病过程中常见瘀血及易出现感染发热、出血等证候。瘀血既可作为发病原因,又可在病变过程中产生。瘀血停滞体内,阻滞经络,气血运行不畅,败血不去,新血不生;气血亏虚日久,因虚生瘀,则加重血虚,引发出血。故临床上除见脾肾两虚、气血不足的表现之外,尚有瘀血内阻的见证。对此,裴师临证时常在健脾补肾的基础上,加入当归、鸡血藤、丹参、赤芍、红花等活血化瘀之品,同时冲服破血逐瘀的水蛭粉 10g,则能增加患者之恢复速度,促进疾病向愈。然当出现感染发热、出血等证候时,往往病情较急,多见一派内火炽盛、热迫血行之表现。此时除气虚不摄者用健脾益气摄血法为主之外,裴师力主泻火凉血以急则治其标,认为三黄泻心汤乃 AA 泻火、止血之首方。此方一派苦寒,直折实火,寓止血于泻火之中,辄加生地 20g,意在凉血,使其止血之力更大;加生石膏 30~60g,使其泻火之力更强。同时提出"缓则健脾补肾,急则泻火凉血"的经验,以扶正不忘祛邪,标本兼顾,故而疗效显著。

(刊登于《中医杂志》2006 年增刊,同年在成都召开的全国中医药研究与临床经验学术会议上大会交流,夏小军 作)

王自立主任医师调理脾胃法血液病应用体会

业师王自立主任医师从医40余载,学验俱丰,于脾胃病,尤为精专。临床善用调理脾胃法治疗疾病,尤在治疗疑难杂症方面见解独到,疗效显著。受王师启发,笔者采用调理脾胃法治疗血液系统疾病,每获良效,兹将应用体会介绍如下:

一、红细胞疾病

贫血既是各类贫血性疾病的首要症状,又是其他血液病,如急慢性白血病、出血性疾病等的主要症状之一,故在红细胞疾病中最为多见,属中医血虚、虚黄、虚劳等范畴。中医学对血液与脾胃的认识及关系,早在春秋战国时期的《黄帝内经》中就有记载。《灵枢·决气》曰:"中焦受气取汁,变化而赤,是谓血。"《灵枢·营卫生会》亦曰:"中焦亦并胃中,出上焦之后。此所受气者,泌糟粕,蒸津液,化其精微,上注于肺脉,乃化而为血,以奉生身,莫贵于此。"中焦包括脾胃,脾胃接受了饮食中的气和精微物质,再经过变化过程,造成血液。后天之本脾胃在血液的生成方面占有十分重要的地位。胃主受纳,脾主运化,若饥饱无度,或瘦身节食,或暴饮暴食,或七情所伤,或虫栖肠中,皆可损伤脾胃。脾胃虚弱则胃不能腐熟,脾不能运化、吸收,可导致水谷精微不足,化血无源,出现气血不足征象;脾喜燥恶湿,脾虚湿盛,湿邪阻滞中焦,影响水谷精微物质吸收和利用,也可致气血生化无源。此外,过量应用有毒药物也可直接损伤气血或脾胃,而发血虚。临床上证属脾胃虚弱者,治宜健脾和胃,香砂六君子汤加减;心脾两虚者,治宜补益心脾,归脾汤加减;脾肾阳虚者,治宜温补脾肾,十全大补汤加减;胃阴不足者,治宜滋养胃阴,益胃汤合生脉散加减;肠道虫积者,治宜健脾驱虫,四君子汤合化虫丸加减;脾虚发黄者,治宜健脾退黄,四君子汤合茵陈术附汤加减。同时,若属缺铁性贫血,在上述辨证论治的基础上,加用含铁剂的中药如绿矾、皂矾等效果良好;再生障碍性贫血采用脾肾双补之法,较单纯健脾或补肾收效明显。

二、出凝血疾病

特发性及继发性血小板减少性紫癜、过敏性紫癜等出血性疾病、血液系统恶性肿瘤、原发性血小板增多症,以及血友病等遗传性疾病,其发病原因不同,但多以出血为主要症状,或病变过程中有不同程度的出血。故皆属中医"血证"范畴。《黄帝内经》曰:"脾统血","夫脾健则能摄血"。《杂病广要·诸血病》亦曰"出血诸症,每每以胃药收功。盖心主血,肝藏血,胃者又所以生其血而能使真气归元,故其血自止"。若饮食不节或不洁,饮酒过多,或过食辛燥之品,以致燥热蕴积胃肠,化火扰动血络而外溢,可形成吐血、衄血、便血;郁怒伤肝,肝气横逆犯胃,损伤胃络,迫血上逆可致吐血;劳倦过度,损伤脾气,脾不统血,气失统摄,血无所归,上逆而致吐血、衄血,下泄则为便血。可见,形成血证的原因虽多,但归纳起来不外虚实两大类。急性型多属实热,慢性者多属虚证。故其急性型多以清热解毒、凉血止血为主论治。如属胃热之鼻衄或齿衄,治宜清胃泻火、凉血止血,玉女煎加减;胃中积热之吐血、便血,治宜清胃泻火、化瘀止血,泻心汤合十灰散加减;肝火犯胃之吐血、便血,治宜泻肝清胃、凉血止血,龙胆泻肝汤加减。其慢性者,如见经久不愈的便血、尿血、肌衄、月经过多等证属气虚者,治宜健脾益气摄血,归脾汤加减;气虚下陷者,治宜升脾益气,补中益气汤加减;脾气虚寒者,治宜健脾温中、养血止血,黄土汤加减;脾肾阳虚者,治宜温补脾肾,右归丸加减。在治疗病因的同时,均需加入止血药,且应注意不宜过用寒凉,更伤脾胃。

三、白细胞疾病

白细胞减少症和粒细胞缺乏症均属中医虚损、虚劳范畴。疾病本质是脾肾虚损,亦可兼夹外感湿热之实证。《素问·玉机真脏论》曰:"脉细、皮寒、气少、泄利前后、饮食不入,此为五虚。"故在无感染发热的情况下,补法是其基本治疗原则。证属心脾两虚者,治宜补益心脾,归脾汤加减;脾肾阳虚者,治宜温补脾肾,黄芪建中汤合右归丸加减;合并口腔溃疡者,加用清胃泻火之品;纳呆食少者,加入健脾益胃之品。白血病等造血系统的恶性肿瘤性疾病,属中医"急劳"、"虚劳"、"癥积"等范围。发热、贫血、出血、肝脾淋巴结肿大为其主要症状。联合化疗作为治疗造血系统恶性肿瘤的主要手段,目前已被广泛采用,但化疗祛邪亦伤正,轻则妨碍化疗的继续进行,重者危及生命。中医药配合化疗具有其独特的优势,化疗前调理脾胃可化生气血,增强体质,为化疗作先期准备。消化道反应是化疗中最常见的并发症,由于化疗药物易致脏腑功能失调,脾胃功能紊乱,出现食欲不振、恶心呕吐、腹胀腹泻等,故在化疗过程中正确配合应用调理脾胃的中药,可起到调和中焦气机,恢复脾胃化生气血、运化水谷、升清降浊等功能,以保证化疗的顺利进行。同时,对于因强化治疗而引起的骨髓抑制,更应健脾益气,填精补髓。化疗后调理脾胃则可起到提高机体免疫功能,增强抗病能力,促进疾病康复及防止复发的目的。鉴于此,笔者在临证中常选用王自立老师创立的运脾汤,疗效显著。药用党参30g、白术15g、茯苓10g、佛手15g、枳壳30g、麦芽12g、菖蒲20g、甘草6g、大黄1g。呕吐甚者加竹茹、生姜,纳差明显者加炒麦芽、炒谷芽。对于恶性淋巴瘤等应用放疗或放化疗联用者,配合应用此方也效果显著。贫血、出血等证属脾运失健、升降失常者,应用此方仍然有效。

(2006年在兰州召开的甘肃省中医药学会、针灸学会学术会议上大会交流,夏小军 作)

王自立主任医师调理脾胃法儿科血液病应用体会

业师王自立主任医师善用调理脾胃诸法治疗疑难杂症。2001年深秋,全省中医药学术交流会在庆阳召开,会议之暇,笔者曾就中医药治疗血液病有关问题请教于王师,并促膝长谈至深夜。当谈及中医药治疗再生障碍性贫血疗效欠佳之时,王师仔细分析原因后曰:"你们现在采用的治疗方法太注重补肾,而忽视了健脾。尽管目前国内对再障的中医辨证仍分肾阴虚、肾阳虚及肾阴阳两虚三型,但治疗上还应脾肾双补,先后天兼顾。至于其他血液病,在治疗过程中也应顾及脾胃"。受王师启发,我在此后的血液病临床工作中,也善于灵活应用调理脾胃法,并取得了满意疗效。兹就调理脾胃法在儿科血液病临床中的应用体会浅谈如下。

一、脾胃的生血功能和特点

中医理论认为,胃主受纳,脾主运化;胃为水谷之海,脾为后天之本,气血生化之源。《黄帝内经》曰:"血者,水谷之精也,生化于脾。""五谷之精液,合而为血。"说明饮食是生血原料的唯一来源。脾是指消化系统功能而言,水谷之精微要靠"中焦受气取汁,变化而赤,是谓血"。表明只有中焦脾胃功能正常,才能腐熟水谷,运化水谷之精微,然后通过造血器官生成血液。以微观分析,饮食(水谷)中应含有蛋白质、铁、铜以及维生素等生血所必需的营养物质及微量元素,才能维持生血所需。若饮食中所含生血原料不足,或脾胃虚弱而功能减退,则消化、吸收障碍,均能使生血原料缺乏而导致营养性贫血等血液病的发生。脾脏除生血功能外,还有统摄血液的功能,使血液循行脉内而不溢于脉外。亦正如《血证论·脏腑病机论》所言:"脾统血,血之运行上下,全赖于脾。"若脾气虚弱,则统摄失职,可使血液不循常道而溢于脉外,便可发生如特发性血小板减少性紫癜、过敏性紫癜等出血性疾病。

二、小儿脾常不足的生理病理特点

小儿脏腑娇嫩,形气未充;生机蓬勃,发育迅速。《灵枢·逆顺肥瘦篇》说:"婴儿者,其肉脆、血少、气弱。"明代万全《育婴家秘》亦说小儿"脾常不足"。脾常不足的主要原因是小儿尤其是婴幼儿的脾胃娇嫩,气血未充,亦即脾胃的发育尚未完善,因此,腐熟运化水谷和输布水谷精微的功能相对不足。从其形态学而论,小儿消化器官发育尚不够完整,食道、胃肠黏膜柔嫩,胃蛋白酶、胰液、解脂酶等消化液的分泌均较成人低,随着年龄的增长,消化液也随之分泌增多。故年龄越小,脾胃消化吸收食物的功能潜力也愈小。在脾胃功能潜力很小的情况下,又必须担负着日益生长所需营养物质的运化任务。若此时外感时邪或内伤饮食,即可导致脾胃功能紊乱,引发多种血液病。如喂养不当,喂食过多或过少,或饮食搭配不当,或单调饮食等均可引起消化紊乱并可转成脾虚型营养不良性贫血;单纯喂食淀粉类而少蛋白饮食,可使小儿虚胖,苍白无力;添加辅食如蔬菜、肉、蛋类过晚亦可引起营养缺乏等。此外,小儿时期脾胃功能相对虚弱,即消化道免疫功能相对不足,抵御外邪能力较差,故不论是风寒还是暑湿外邪,均易侵袭脾胃而引起脾运失司,致使水谷之精微消化、吸收障碍而引起营养紊乱。同时,时邪外袭又是导致白血病、再生障碍性贫血等疾病复发及加重的主要原因之一。由此可见,脾胃虚弱或脾胃功能失调在小儿血液病的发病中占有十分重要的地位。

三、调理脾胃法临床应用体会

脾胃为后天之本,强调了脾胃在小儿血液病中举足轻重的作用。临床治疗中,其意义有四,分述如下:

(一)应该注意时刻维护脾胃之气

脾胃功能未亏时当防其损;脾胃功能不调时当和其中;脾胃功能受抑时当启其运;脾胃功能已衰时当温其气。如在小儿恶性肿瘤中占居首位的急性白血病,病变初期多表现为一派邪毒炽盛、痰瘀互结之证,此时若一味采用清热败毒、活血化瘀、化痰散结之法攻邪,所用药物势必损伤小儿脾胃;小儿特发性血小板减少性紫癜、过敏性紫癜等出血性疾病,急性期多辨证为血热妄行,且多选用清热解毒、凉血止血之品治疗,过用苦寒亦极易损伤小儿脾胃。如果在上述辨证治疗的同时加入一些健脾和胃之品,如党参、茯苓、白术、山药、山楂、枳壳等,则可起到事半功倍之效。小儿急性白血病化疗过程中出现的胃肠道反应,中医多辨证为脾胃不和、肝脾不调之证,治疗过程中加入一些具有理气健脾和胃之品如木香、枳壳、砂仁、陈皮、白术等,或用王自立老师创立的运脾汤治疗,不仅能够保证联合化疗的顺利进行,而且能够增进饮食、增强体质,起到增敏减毒的效果。又如小儿慢性再生障碍性贫血、慢性白血病等需要长期服药治疗者,疾病初期脾胃功能亏损症状一般不十分明显,此时用药亦应时时顾及脾胃,以"先安未受邪之地"。若脾胃功能已受损者,则宜扶脾而不宜伐脾,特别在运用攻邪治疗时更应注意护卫、扶助脾胃之气,方不致于脾胃既伤于病,又伤于药。常选用四君子汤、六君子汤、参苓白术散等。再如小儿慢性再生障碍性贫血,小儿营养不良性贫血,以及某些遗传性血液病等疾病过程中出现脾阳不振、脾肾阳虚的证候时,则可选用附子理中汤、温脾汤等以温补脾阳。

（二）应该注意小儿健脾贵在运而不在补

小儿脾胃生生之气旺盛,故在治疗用药时宜助运而不宜壅补。"脾宜升则健,胃宜降则和",由于补脾之品往往甘厚壅中,容易使小儿娇嫩的脾胃负担加重,因此,不能将健脾单纯地理解为补脾,健脾贵在运。临床常选用王师创立的运脾汤,健脾可选用香砂六君子汤,消积也可选用资生健脾丸、枳术丸等,这一点充分体现在小儿营养不良性贫血的治疗中,在应用血肉有情之品如阿胶、紫河车等品时则更显得重要。再如小儿缺铁性贫血,长期服用补铁的西药,极易造成脾胃功能受损,出现食欲不振、恶心,甚至腹泻等症状,此时在服用健脾助运方药的同时,再加用含有铁剂的中药如煅绿矾、皂矾等,取效常较单纯服用西药明显,且无碍脾之嫌。

（三）应该注意疑难病症治从调理脾胃入手

重病久病、病情复杂,治疗上进退两难时,可以从调理脾胃入手,借助脾胃功能旺盛,鼓舞正气,截断病情演进,促进病体康复。如小儿骨髓增生异常综合征症情复杂,若欲以攻邪为主治疗,则末梢血象化验指标偏低;若欲以扶正为主治疗,则骨髓象中有异常白细胞。故在健脾益气养血之法为主的方药中,再加用一些具有清热解毒、活血化瘀的中药,取效明显,并可防止病情传变。又如小儿急性白血病诱导化疗缓解之后治疗匿法,小儿溶血性贫血需长期配合激素治疗等,均给临床用药带来一定的困难。此外,小儿慢性特发性血小板减少性紫癜等疾病本身也多由脾气虚弱、脾不统血所致。此时若从调理脾胃入手,调补后天,亦常获显效。

（四）应该注意食疗的重要性

水谷是气血生化之源泉,饥则机体气血得不到足够的补充,久则气血亏损为病;而饮食过量,超过了机体的消化功能,就会损伤脾胃,使营血不和,致使其他血液病发生或病情加重。俗语说:"药补不如食补。"由于血液病与脾胃功能息息相关,故食疗在小儿血液病的预防、治疗和病后调养中也显得尤为重要。食疗一般应遵循定时定量进餐,避免偏嗜,饮食宜松软易化;食物应含热量,蛋白质与维生素必须丰富,避免化学性或机械性刺激物,如香料、辛辣、咖啡,或生冷、粗糙不易消化之食物等,同时强调因时、因地、因人制宜。只有这样,才能使机体脾胃功能尽快恢复,促进小儿血液病早日痊愈。

(2006年在兰州召开的甘肃省中医药学会、针灸学会学术会议上大会交流,夏小军　作)

夏小军主任医师治疗血虚遣药六法

夏小军是庆阳市中医医院主任医师,甘肃中医学院客座教授,全国优秀中医临床人才,享受国务院特殊津贴专家。夏主任从事血液病临床研究工作20余年,学验俱丰。其治疗血虚处方遣药善从补气健脾、养血益髓、调理气血、消导利湿、导心化赤及养荣和脉等六个方面入手,笔者现将此六法从理论基础到临床应用总结介绍如下。

一、补气健脾

(一)理论基础

《灵枢·决气》曰:"中焦受气取汁,变化而赤是谓血。"《四圣心源·天人解》曰:"水谷入胃,脾阳磨化,渣滓下传,而为粪溺,精华上丰,而变气血。"以上论述高度概括了血液化生的机理,同时也强调了中焦脾胃在血液生成中的主导作用。《不居集》曰:"人之一身,气血不能相离,气中有血,血中有气,气血相依,循环不息。"道明了"气为血之帅"、"血为气之母"的气血关系。《素问·调经论》曰:"是故气之所并为血虚,血之所并为气虚。"阐述了气病及血、血病及气、气血同病的发病机理。《素问·阴阳应象大论》曰:"形不足者,温之以气,精不足者,补之以味。"《名医方论》曰:"以有形之血不能自生,生于无形之气故也。"以上均说明"补气生血"的治疗原则。因脾为"后天之本"、"气血生化之源",故补气健脾乃治疗血虚之根本大法。如《内外伤辨惑论》之当归补血汤,以大宗黄芪大补脾气,而佐以少量当归养血和血立方,并以其显著的疗效名垂千古。

(二)临床应用

临证遣药时,不论何种血虚,均宜黄芪、党参、白术、甘草、大枣补气健脾,黄芪用量宜大,一般20~30g;兼痰湿或风湿者,白术易苍术;兼有气阴两虚者,酌减白术用量,党参易太子参。

二、养血益髓

(一)理论基础

《难经本义》曰:"气与血不可须臾相离,乃阴阳互根,自然之理也。"说明气血阴阳互根关系。血虽"生于无形之气",但《素问·阴阳应象大论》云:"孤阴不生,独阳不长。"故从气血阴阳互根关系的角度讲,治疗血虚补气同时,佐以养血和血之当归、川芎、鸡血藤等,更显其效。经云:"精血同源。"又云:"精不足者,补之以味。"可见填精益髓具有补血作用。若在治疗血虚补气健脾同时,佐以熟地等补肾药物,其效更宏,亦如《珍珠囊》所言:熟地"主补气血,滋肾水,益真阴。"《太平惠民和剂局方》之四物汤,即用熟地益髓补血。然须注意补血药性多黏腻,补而不和,则妨碍消化,影响气血生成。

(二)临床应用

临证使用补血药时,尽量选用既可补血又可活血的药物,如当归、鸡血藤之辈。熟地为滋阴益髓药,其性黏腻,有阻滞脾胃运化之弊,故用量不宜过大,8~12g便可。凡兼有气滞痰多、脘腹胀痛、食少便溏者,须配合消导药物"和之";若兼消化道出血者,则弃之不用。

三、调理气血

（一）理论基础

"气为血之帅，血为气之母"，血虚者，气亦易衰。气虚则推动无力，血行不利。《吕氏春秋·尽数》曰："流水不腐，户枢不蠹，动也。形气亦然。形不动则精不流，精不流则气郁。"说明血行不利又可致气郁。《儒门事亲》曰："气血流通为贵。"《不居集》曰："血不自行，随气而行，气滞于中，血因停积，凝而不散。"故治疗血虚，在补气养血的同时，当兼行气以调血，方可使营血运行不息、运化无穷，同时又防止"补药"黏滞之弊端。由于"血得温而行，得寒而凝"，加之气血生化源于中焦，故用药当以温中行气之辈为宜。

（二）临床应用

临证遣药，多用陈皮理气调中，若气滞明显者，可酌加枳实、砂仁等。《本草纲目》说："川芎，血中气药也。""燥湿，止泻痢，行气开郁。"故临证若无明显阴虚火旺，或血热妄行等症状者，即可用此气血并调，但鉴于其性温燥，故剂量不宜偏大，以 3~8g 为宜。

四、消导利湿

（一）理论基础

《灵枢·痈疽》曰："中焦出气如露……津液和调，变化而赤为血。"说明中焦为气血津液生成的主要场所。《灵枢·营卫生会》则对中焦的功能概括为"中焦如沤"，《四圣心源·卷五》作解为"而气水变化之源，出于中焦，中焦者，气水之交，气方升而水方降，水欲成气，气欲成水，气水未分，故其形如沤"。进一步阐明了中焦脾胃升降功能正常，水气得分，并各行其道，气血津液方可顺利化生。血虚之人，脾气亦虚，脾虚不升，津液不布，湿浊内停，中焦气机受阻，继而胃失和降。吴鞠通以中焦"升降之枢"为依据，在《温病条辨》中提出了"治中焦如衡，非平不安"的治疗原则。故治疗血虚，在补气健脾助升、助运的同时，当兼以消导利湿以助和降，如此"平之"，则中焦升降平衡，气机调畅，气血生化源源不断。

（二）临床应用

临床具体应用时，用生姜配茯苓，一利一散，使中焦水气得分，气机得畅。亦如《血证论》所言"中焦水停则谷不化，故加姜、苓以别水，水谷既化，中焦之汁自生矣"。夏师经验，方中加入消食导滞之焦三仙之类，则更能提高胃的"和降"功能。若湿邪较重伴有浮肿者，可加泽泻、车前子以加强利水消肿之功；湿郁化热伴有黄疸者，可加茵陈蒿汤增强利湿退黄之效。

五、导心化赤

（一）理论基础

《医碥·血》曰："血色独红者，血为心火之化。"《血证论·阴阳水火气血论》亦曰："血色，火赤之色也。火者，心之所主，化生血液，以濡周身，火为阳而生血之阴。"以上所谓"化赤"实乃心"主血脉"功能，即中焦脾和胃的消化吸收而形成的水谷精微，通过气化作用，变成营气和津液，一部分营气和津液（其中的另一部分在肾气的作用下化为精，而存于肾）在心火（气）的推动及进一步气化下，与在肺之自然界清气相结合，生化成血液，并在肺"朝百脉"的协助下而入脉，以营养全身。今气血虚衰，心失所养，必致心气（火）不足，影响其"主血脉"功能。故在补气血同时，稍佐温通心阳、交通心肾之剂，以固心"主血脉"功能。

（二）临床应用

《血证论》云："加桂心、远志，启导心火，以助其化赤之令，补中者，开血之源也，导心者，化血之功也。"临证遣药时，可守此法，然桂枝其性辛温，有伤阴助火之弊，应用时剂量宜小，

3~8g 足矣。若阴虚火旺及血热妄行者弃之不用,仅用远志即可。

六、养荣和脉

(一)理论基础

荣即营血。《医宗金鉴·订正仲景全书》说:"荣即血中之精粹者也。"脾和胃通过消化吸收而形成的水谷精微,经气化变成营气和津液,脾又在桂枝、远志"化赤"作用的协助下,将其上奉于心。然桂枝、远志其性火热,又有升散之功,为防其过而伤及血脉,故须佐以性凉收敛之剂以"和"之,使其升中有降,散中有收,百脉方能调和。亦如《血证论》所言:"若必令其奉心化血,则宜芍、味以敛之,使荣脉中,而不外散。"《绛雪园古方选注》又说:"以远志通肾,使阴精上奉于心,佐以五味收摄神明,一通一敛,则营有所主而长养矣。"

(二)临床应用

具体应用时,白芍 10g 左右即可,如兼腹痛者,白芍用量可加至 30g,以增强缓急止痛之效;五味子 5~10g 为宜,如湿热症状明显者,应当慎用,以防敛邪。

七、结语

夏师认为,以上"六法"为临床治疗血虚处方遣药提供了思路,但不必拘泥。《景岳全书·传忠录·藏象别论》曰:"气血为人之橐籥,是皆人之所同也。若其同中之不同者,则脏气各有强弱,禀赋各有阴阳。""夫不变者,常也;不常者,变也。人之气质有常变,医之病治有常变。"故临证时,应结合邪正盛衰矛盾主要方面的侧重不同及患者体质的差异,或采取强化,或减弱其中的某一"法"。譬如,溶血性贫血一般湿热偏重,故宜加强"消导利湿"作用,而应减弱具有收敛之功的"养荣和脉"作用。总之,要"观其脉证,知犯何逆,随证治之",方能活学活用。

(刊登于《新中医》2010 年第 10 期,段赟、李雪松、夏小军　合作)

夏小军主任医师辨治溶血性贫血之"三要"与"三药"

夏小军主任医师是庆阳市中医医院主任医师,甘肃中医学院教授,全国优秀中医临床人才,享受国务院特殊津贴专家。夏师从事血液病临床研究工作 20 余年,学验俱丰。笔者跟师学习 6 载,感悟颇多。现将其辨治溶血性贫血经验重点从"三要"与"三药"两个方面介绍如下。

溶血性贫血是红细胞过早、过多的破坏,超过骨髓造血代偿能力时所发生的一种贫血,临床上具有贫血、黄疸等特点,与祖国医学中的"虚黄"、"脱力黄"证候相似。《明医指掌·卷四》载:"虚黄耳鸣口淡,怔忡微热,四肢无力,怠惰嗜卧,脚软脉沉细。"《杂病源流犀烛·诸疸源流》又载:"力役人劳苦受伤,亦成黄胖病,俗名脱力黄。"

一、病因病机分析

中医理论认为,溶血性贫血的发病机理是由于脾胃虚弱,运化无力,气血不足,加之复感外邪,或因内伤、饮食、情志,致使脾虚下陷,清阳不升,浊阴不降,聚而成湿,迫使脾色外露,故见面色萎黄无华,或兼颜面浮肿。由于感受外邪性质的不同,或(和)患者体质阴阳属性的不同,故病情若进一步发展,湿邪就有"从化"的不同。亦如《医贯·湿论》所言:"有太阴脾土所化之湿,不从外入者也。阳盛则火胜,化为湿热;阴盛则水胜,化为寒湿。"此外,由于气虚推动无力,寒湿凝滞,气血运行不利,遂致血瘀。综上所述,溶血性贫血属本虚标实,虚实夹杂之证,其病机可归纳为脾虚下陷,湿浊内生,气机失常,兼有血瘀。

二、确立基础方

《内经》云"劳者温之""损则益之"。《金匮要略》云:"黄家所得,从湿得之。"又云:"诸病黄家,但利其小便。"依据以上明训,结合该病"血虚"及"黄疸"之特点,确立以益气健脾,利湿退黄,标本同治的治疗原则,方用补中益气汤合茵陈五苓散加减。其中补中益气汤升阳举陷,使脾运得健,水湿自去;又以茵陈五苓散利湿退黄,使湿邪尽去,而脾气自复。两方合用,补中有泻,泻中寓补,相得益彰,共奏其效。

三、辨治不忘"三要"

(一)正虚邪实 主次要分

由于本病系本虚标实,虚实夹杂之证,湿盛与血虚,作为本病的"标"与"本",在临床表现上侧重有所不同,故临证时,需四诊合参,仔细审查虚实轻重,分清主次。凡见黄疸重者,伴有浮肿、舌苔滑或腻、脉滑或沉紧之症者,治疗当以五苓散利湿退黄为主,补中益气汤益气补血为辅;凡见黄疸不甚,浮肿轻微或不伴浮肿、舌淡少苔、脉细或沉细者,治疗当以补中益气汤益气补血为主,五苓散利湿退黄为辅。

(二)从寒从热 属性要辨

若患者素体阳气不虚,内湿郁久则化热,或因湿热外邪直中,内外湿邪互结,亦从火化,从火而化即是湿热,湿热熏蒸,肝胆疏泄异常,胆汁外溢,浸溢肌肤,遂发此病。若患者素体阳气不足,内湿郁久邪则易寒化,或寒湿外邪直中,内外寒湿互结,亦从寒化,从寒而化即是寒湿,寒湿伤阳伤气,肝失所养,疏泄失职,胆汁外溢,浸溢肌肤,亦发此病。

从热者类似"阳黄",临床多见,症见面色萎黄,甚至身、目俱黄、口舌干燥、渴而欲饮、大便秘结,舌质淡,苔薄黄或黄腻,脉细有力等;从寒者类似"阴黄",临床以老年患者居多,症见身、目俱黄,黄色晦暗不泽,或如烟熏,口不渴或渴喜热饮,可伴泄泻,舌苔白腻,脉濡缓等。以上所举之补中益气汤合茵陈五苓散,其性偏温,临证须审别阴阳,随证加减寒热之品,方能奏效。如从热者,减桂枝用量,重用茵陈,加入大黄;从寒者,减茵陈用量,酌增桂枝用量,加入干姜。

(三)因虚致塞 气血要通

《医碥·补泻论》云"人身气血,贵通而不贵塞",又云:"盖万病非热则寒,寒者气不运而滞;热者,气亦壅而不运,气不运则热郁痰生,血停食积。"血虚之人,其气必虚,气虚则推动无力,血行不利,加之湿浊内阻,邪又从热、从寒而化,更使气血运行不畅,故因虚致瘀、因湿致瘀贯穿本病始末。夏师认为,本病湿从热化之类似"阳黄"者,兼见血瘀者不多,或症不显;而湿从寒化之类似"阴黄"者,兼见血瘀者多,盖血"得温则行"、"得寒则凝"故也。故临证切忌"蛮补",而应兼顾"通塞"。

四、临证活用"三药"

(一)桂枝作用 神应无穷

桂枝其用途较广,《本经疏证》归纳为"能利关节,温通经脉……其用之道有六:曰和营,曰通阳,曰利水,曰下气,曰行瘀,曰补中,其功最大,施之最广"。而本病用桂枝,其作用主要表现在"化血"、"制水"、"散寒"及"祛瘀"四个方面。由于该病具有虚实夹杂、从热、从寒之特点，又鉴桂枝辛温发散之性，故宜禀"失血家，不可发汗"、"发热动血，阳盛则毙"之训，具体应用时，剂量要小，常取3~8g足矣。若湿从热化而类似"阳黄"者，剂量3克为宜；若湿郁化火兼阳明腑实证者，或兼衄血者，可弃之不用，若用之，则加入白芍以制其温散之性。

1. 化血

《灵枢·决气》曰："中焦受气取汁，变化而赤是谓血。"经过脾胃消化吸收而形成的水谷精微，需在心阳(气)的参与下，才能进一步生成气血，此乃心"主血脉"功能在气血化生方面的具体体现。《血证论》将这一功能概括为"化赤"或"化血"。如《血证论·卷七》云："加桂心、远志启导心火，以助其化赤之令。补中者，开血之源也；导心者，化血之功也。"今虚黄之人，气血必虚，心失所养，心气(阳)不足，心"主血脉"功能相对不足，故加入归心经之桂枝，温补心阳，增强心之"化赤之令"，则更有利于气血生化。

2. 制水

水湿形成的原因很多，而本病之水湿，其根源在于脾虚，继而影响至心及膀胱功能异常，致使水湿不去或水湿加重。若脾虚不升，津液不布，湿浊内停；子病及母，心阳受损，心火不能下达于肾水，心肾不交，肾水上逆而犯；又若湿浊内阻，或感受外邪，致使膀胱气化不利，水道不通，水湿出路无门。《血证论·卷七》云："须知桂枝其色赤，其气温，纯水火之气，助火化水是其所长。"今取桂枝辛温之气以助阳，使脾阳得健，清气可升，浊阴可降，水湿自去；再使心阳得振，心肾可交，肾水不致上逆；更使膀胱气化得利，水道以通，水湿从小便而解去。

3. 散寒

湿性本寒而黏滞，如从寒而化，便成寒湿，寒湿伤阳，故取桂枝辛温之性，使寒湿得散，阳气以复，气血生化有序，肝胆濡养有源，气机畅和调达，则"虚黄"自平。仲景对桂枝极为推崇，《伤寒论》中，桂枝入方43次；《金匮要略》中，桂枝入方56次。而用于散寒者，不胜枚举，如金匮肾气丸、桂枝甘草附子汤、乌头桂枝汤、桂枝加附子汤等，皆取"益火之源，以消阴翳"之意。故知桂枝散寒之效确然。

4. 祛瘀

气无形而血有形，血随气相伴而行。今患者气虚，又兼湿邪，气机不畅，血行不利，若湿从寒而化，"气寒而行迟则血涩滞"，故因虚致瘀即发。桂枝辛散而温补心气，用于气血虚兼寒湿之证，一药多功，使寒湿散而血脉通。观仲景之桂枝茯苓丸、桃核承气汤等名方，便知桂枝祛瘀之功。

(二)柴胡剂量 随症而变

1. 升举

本病根源在于脾虚下陷，采用补中益气汤升阳举陷，柴胡、升麻功不可没。《名医方论》谓："胃中清气下沉，用升麻、柴胡气之经而味之薄者，引胃气以上腾复其本位，便能升浮以行生长之令矣。"柴胡作升阳举陷用时，其剂量宜小，6~8g即可。

2. 疏肝

因湿热熏蒸或肝胆失养，终致肝胆疏泄异常。柴胡具有疏肝解郁之功。《医学衷中参西录》云："柴胡……禀少阳生发之气，为足少阳主药，而兼治足厥阴。肝气不舒畅者，此能舒之；胆火甚炽盛者，此能散之。"病程中如"口苦、咽干、嘿嘿不欲饮食、头晕、目眩"或"胸胁苦满"等症明显者，可酌加黄芩、半夏、生姜等，取小柴胡汤和解少阳之意，中等用量，10~15g为宜。

3. 退热

由于该病脾虚湿盛又兼气血不足,湿邪易从热化,若感受外邪亦易郁表,故病程中或出现太阳表郁不解之"郁热",或少阳枢机不利之"往来寒热",或阳明气分之"壮热",或阳明腑实之"日晡潮热",亦或见少阴之阴虚发热。《本经》云:柴胡"主时疾内外热不解"。临证若发热明显者,需配合他经之药一起使用,则退热效著,但剂量要大,常用30g左右,如发热属"骨蒸潮热"者,宜用银柴胡。

(三)大黄入药 进退取舍

1. 调和

本病的基础方为补中益气汤合茵陈五苓散,观该方寒热药物配伍比例,则知其方药性偏温,具体应用时,若加入适量大黄,和(或)增加茵陈用量,其方则变为寒热平剂,适用于不耐受温补之人;若用大剂量生大黄,其方则偏寒,适用于湿蕴化火,或兼有阳明腑实证者。总之,临证时,大黄是否入药及其使用剂量多少,要依据患者正虚、邪热程度及病情发展变化等情况,进退取舍,灵活加减。

2. 退黄

大黄退黄,疗效确切。《本草纲目》云大黄用治:"下痢赤白,里急腹痛,小便淋沥,湿热燥结,潮热谵语,黄疸,诸火疮。"临证凡"虚黄"黄疸较重,而血虚较轻又无脾虚泄泻者,大黄均可入药退黄。如"虚黄"偏热、类似"阳黄"者,可酌加栀子,取"茵陈蒿汤"之意;如"虚黄"偏寒、类似"阴黄"者,可酌加制附子,取"大黄附子汤"之意。使用此法,要遵守黄退即止的原则,以免伤及正气;部分病人腹泻,轻微者不予特殊处理,腹泻重者,停止大黄使用,减茵陈用量。

3. 通滞

《说文解字》曰:"滞,凝也。"滞,即凝聚不通之意。由于本病病理特点的特殊性,病程中可能会出现"湿蕴"、"气郁"、"血瘀",既为病理产物,亦是致"滞"因素。滞而不通,气血难生,黄疸难退,故治"虚黄",必兼"通滞"。《神农本草经》言大黄:"下瘀血,血闭寒热,破癥瘕积聚,留饮宿食,荡涤肠胃,推陈致新,通利水谷,调中化食,安和五脏。"明谓大黄具有较强的"通滞"作用。临床应用时,生用或酒制,先下或后下,泡服或久煎,以及剂量多寡等,因人之虚实、病邪性质而定,切勿误用、久用,而耗伤正气。

(刊登于《新中医》2010年第12期,段赟、李雪松、夏小军 合作)

夏小军主任医师四步辨治MDS经验总结

骨髓增生异常综合征(MDS)是一组异质性克隆性造血干细胞疾病,其生物学特征是髓系细胞(粒系、红系、巨核系)一系或多系发育异常(或称病态造血)和无效造血,可以伴有原始细胞增多。其主要临床表现为贫血、感染和出血,可伴有肝脾肿大。目前常用的药物尚不能治愈本病,大量临床实践证明,以中医药为主治疗本病,对改善临床症状、提高生活质量及延缓其转化为白血病,有着确切的疗效。

夏小军主任医师现为甘肃省庆阳市中医医院血液病科学术带头人，系甘肃中医学院教授、硕士生导师，是全国首批优秀中医临床人才、甘肃省名中医。其临证 20 余载，经验丰富，在辨治 MDS 方面经验丰富，现总结如下。

一、审查病因　分类有三

中医学将疾病的病因可归纳为三类，即内因、外因和不内外因。夏小军老师认为 MDS 之病因亦有内因、外因、不内外因三端。内因多由先天禀赋不足，邪毒内蕴骨髓，或后天调养失宜，脏腑气血亏虚；外因为邪毒乘虚侵袭，伤及气血骨髓；不内外因为理化药毒伤体，邪毒直中骨髓。老师又指出 MDS 发病是内外合因的结果，邪毒能否致病，在相当程度上还取决正气强弱。但不内外因中的药毒，常可直入骨髓而致病，疾病初期未必有正虚之象。

二、病机演变　有规可循

（一）正虚为本　邪实为标

目前，对于 MDS 的基本病机已取得较为一致的看法，即正虚邪实，虚实夹杂。但对虚与实的标本问题尚有争论。《难经·八难》曰："气者，人之根本也，根绝则茎叶枯矣。"从疾病产生的因果关系上来讲，因为本，果为标。故夏小军老师认为，MDS 因正虚感邪而发病，正虚为本、邪实为标为其病机特点。

（二）正虚感邪　诱发斯病

《素问·刺法论》曰："正气存内，邪不可干"；《素问·评热病论》曰："邪之所凑，其气必虚。"正虚复感外邪，势必造成"血弱气尽，腠理开，邪气因入，与正气相搏，正邪分争"的病理局面。据此，夏小军老师认为，MDS 因正虚感受邪毒所致，又指出由于先天禀赋不足、后天失养、劳倦内伤、久病不复，致使机体正气不足，卫外不固，六淫转化之毒、或环境之毒，乘虚而入，由表及里，蓄积转盛，耗血伤髓，乃发此病；或脏腑功能失调，毒瘀内生，伤及骨髓，亦发斯病。

（三）病机演变　正虚邪进

正虚与邪实贯穿于 MDS 的始末，而正与邪又存在相互消长的关系。MDS 之正虚主要为人体气血阴阳之亏耗，以及由此导致相关脏腑功能的失调。夏小军老师认为，气血阴阳之亏虚在 MDS 病机演变中是有一定规律的，一般为气虚→气血虚→气血阴虚→气血阴阳俱虚的转化顺序。基于此，老师阐明了 MDS 气虚失养、邪毒不实→气血不足、邪毒不盛→气血阴虚、毒瘀转盛→正气衰败、毒瘀炽盛的病机演变规律。此病机演变反映了邪毒由浅入里逐步加深的过程，又体现了正虚邪进之疾病进展的趋势。MDS 经有效治疗后，邪毒可呈现由里及外、深居简出的过程，则体现了正复邪退之疾病向愈的特点。但在特殊情况下，MDS 病机演变过程可出现某些环节的缺省，如药毒等不内外因致病，因直入骨髓，越过之前某些阶段直接过渡到正气衰败、毒瘀炽盛的阶段。故临证审察病机，四诊合参的同时，要注重体质、病因种类、外邪性质及合并症等因素对病机演变的影响。

（四）病理产物　多毒瘀痰

夏小军老师认为，MDS 正气虚弱，日久因虚致瘀血；或内伏胎毒与外来之毒相合，侵袭机体，流注经络，或离经之血入络，阻碍气血运行，日久导致血液瘀滞。邪毒化热，炼液为痰，痰瘀互结，亦酿毒化火。瘀、毒、痰既成之后，更能加重气机阻滞，进一步使气血阴阳及脏腑功能紊乱。所以病程中，瘀、毒、痰交织互见，互为因果，且贯穿于疾病始终。

三、辨证辨病　四步治疗

现代医学 FAB 分型系统将 MDS 分为难治性贫血(RA)、难治性贫血伴环状铁粒幼细胞(

RARS)、难治性贫血伴原始细胞增多(RAEB)、难治性贫血伴原始细胞增多转变型(RAEB-T)、慢性粒单核细胞白血病(CMML)5个亚型。除CMML亚型之外，病程中其他亚型可以相互转化，大多数情况下按RA或RAS→RAEB→RAEB-T顺序转化，但由于治疗或其他未知因素的影响，亦可由RAEB-T→RAEB→RA或RAS顺序转化。MDS亚型转化特点与夏小军老师认识MDS病机演变过程的四个阶段有异曲同工、殊途同归之妙。据此，老师采用辨证与辨病相结合的原则，采用四步辨治MDS的方法，其思路分述如下。

（一）气虚失养 邪毒不实

临证所见：气虚症状较为明显，血虚不显，无阴、阳之虚者，此乃邪毒始入尚浅。其病机特点为：气虚失养、邪毒不实，毒瘀未成。此阶段相当于MDS的RA亚型或RARS。治以补气生血，兼清毒瘀，鼓邪外出，方用黄芪当归补血汤合香砂六君子汤，加鸡血藤、土鳖虫、半枝莲、白花蛇舌草等。临证加减：兼食欲不振者加焦三仙；痰湿者，加苍术；浮肿者，可加泽泻、车前子；黄疸者，加茵陈蒿。

（二）气血不足 邪毒不盛

临证所见：气病及血，气血两虚现象，阴虚不显，又无阳虚者，此为邪毒内陷不深。其病机特点为：气血不足、邪毒不盛，毒瘀较轻。此阶段相当于MDS的RAS亚型。治以气血双补，健脾补肾，兼清毒瘀，方用十全大补汤，加鸡血藤、土鳖虫、补骨脂、半枝莲、白花蛇舌草等。临证加减：兼瘰疬、痰核者，加半夏，夏枯草、昆布；腹泻便溏者，去半枝莲、白花蛇舌草，加炒山药，砂仁；兼失眠多梦者，加酸枣仁、茯神。

（三）气血阴虚 邪毒转盛

临证所见：气血阴虚，阳虚不露。此时邪毒内陷已深，伤及骨髓。其病机特点为：气血阴虚、邪毒转盛，毒瘀夹痰，邪实正虚参半。此阶段相当于MDS的RAEB亚型。治以益气养阴、解毒化瘀、健脾和胃之法，方用回生Ⅱ号方合八珍汤，加生地、首乌、黄精等。加减：兼虚热者，加地骨皮、知母、银柴胡；恶心呕吐明显者，加制半夏、竹茹、生姜；肝功损害者，合茵陈五苓散；并发鹅口疮者，加黄连、栀子、肉桂。

（四）正气衰败 邪毒炽盛

临证所见：气血阴阳俱虚，正气衰败，不能胜邪，邪毒炽盛，或痰瘀已结。病机特点为：正气衰败、邪毒炽盛，或毒瘀夹痰互结。此阶段相当于MDS的RAEB-T亚型或RAEB亚型。

（1）治疗初期临床表现以邪实为主，急则治标，以攻为主。治以清热败毒、祛瘀化痰、兼以补虚。方用回生Ⅰ号方合黄芪当归汤补血汤。高热不退者，加生石膏、知母、黄芩；出血甚者，加紫草、茜草、大小蓟；胁下痞块者，加丹参、三棱、莪术、红花；颈项、腋下及胯腹瘰疬痰核者，加制半夏、胆南星、浙贝母；骨痛明显者，加栝蒌、薤白、牛膝。

（2）邪毒减退后，以正虚为主，缓以图本，以扶正为主。治以补气养血、益肾填髓、扶正化毒之法。方用回生Ⅲ号方或回生Ⅱ号方加减化裁。加减：血虚较重者，酌加龟板胶、何首乌；阳虚较重者，酌加鹿角胶、肉桂；并发鹅口疮者，酌加黄连、栀子、肉桂。

四、结语

由于MDS临床见症多端，截至目前，中医对其辨证分型尚未取得统一，但根据其发病特点，临床特征及病机的演变，结合现代医学分型及实验检查所见，采用辨病及辨证相结合的原则治之。临证要做到因病、因人、因时灵活权变而不教条，处方遣药应仔细把握正虚与邪实关键之所在，结合邪毒、正虚性质的不同，涉及脏腑、气血阴阳或部位的不同以及药性归经的不同,用药也灵活多变而不拘泥。另外,老师还主张对于 MDS 患者病情进行综合分析,判定预后评分指数,主张个体化治疗。对于中高危组患者,还提倡利用现代医学治疗手段尽快控制病情,以防恶性转变。

(刊登于《中医临床研究》2015 年第 5 期,段赟、李雪松、夏小军　合作)

夏小军主任医师用柴胡桂枝汤治疗唾血并蛇串疮 1 例

　　夏小军主任医师系全国优秀中医临床人才,享受国务院特殊津贴专家,从事血液病临床研究工作 20 余年,学验俱丰。笔者曾治疗唾血并蛇串疮 1 例,因初治失宜,使新患未平,宿疾"顽痹"又起,以致产生"坏病"。后在吾师夏小军主任医师指导下,采取分经论治的原则,结合《伤寒论》相关条文,处以柴胡桂枝汤治之,使新患宿疾得平。

一、典型病例

　　患者,女,47 岁,农民。主因"舌面渗血半月,右胁区灼痛 1 周",于 2010 年 4 月 3 日就诊。患者于 4 年前出现四肢关节疼痛,于 2008 年 5 月曾于某医院确诊为"类风湿关节炎",遵医嘱间断性服用尼美舒利、雷公藤总甙、强的松等(具体剂量不详)治疗 1 年,近半年来仅服用强的松(5mg/d)维持治疗,病情较稳定。半月前无明显诱因出现舌面渗血,未予重视;1 周前自觉右胁区烧灼样刺痛,继而出现疱疹,故来诊。血常规检查:血小板计数 33×10⁹/L,白细胞、红细胞计数均正常。骨髓检查:符合血小板减少性紫癜骨髓象。肝肾功能检查均正常。

　　刻下:舌面渗血,血随唾出,色淡红,量不多,右侧胸胁刺痛,胁区疱疹呈带状分布,部分溃破兼有渗血,伴乏力倦怠、头晕目眩,大便溏薄,舌质淡,苔薄黄,脉弦细。四诊合参,诊断为"唾血"、"蛇串疮",辨证为肝火上炎,血热妄行之证,治以清泻肝火,凉血止血之法。方拟龙胆泻肝汤加减:龙胆草 6g,黄芩 10g,栀子 10g,泽泻 10g,车前子 10g,当归 6g,生地黄 10g,柴胡 10g,生甘草 6g,马齿苋 10g,板蓝根 10g,白茅根 30g,败酱草 15g。3 剂水煎服,每日 1 剂,分 2 次服用。

　　上方试投 3 剂,舌面渗血略减,右胁区已溃疱疹少许收敛,但刺痛加重,仍大便溏薄、纳食不佳。上方去生地,龙胆草用量减至 3g,加川楝子 8g、元胡 8g,更进 5 剂后,胁区刺痛未减,又出现四肢关节疼痛伴屈伸不利,大便次数明显增多,乏力倦怠,畏寒肢冷,舌质淡,苔薄白,脉弦细。考虑施治失宜,苦寒伤及脾阳,诱发宿疾"顽痹",使病情复杂变坏而产生"坏病"。进退两难之际,请夏师会诊。

　　夏师认为,患者由于长年劳作,阳气受损,卫外不固,风寒湿邪乘虚而入,客于经脉,气血运行不畅,筋骨支节失养,绌急而痛,遂成"痹证"。日久则阴寒凝滞,困遏脾阳,故见便溏;脾气不足,摄血无权,血溢脉外,则见唾血;脾运不健,湿邪内生,胆腑气机被遏,疏泄失常,少阳相火妄动,循经上炎,与表里之寒湿邪气搏结,蕴而化毒,客舍胁里,经脉瘀滞不利,故见胁肋刺痛;火毒外发,则见右胁区疱疹呈带状分布,"蛇串疮"始作。总之,本病起初,病位在脾和胆;病性为本虚标实,寒热错杂,以标实为主;病机为脾阳不足,湿浊内生,阻遏气机,相火上犯,湿热搏结,蕴毒外发。本当从健脾益气、和解枢机而治,但初治忽视本虚,而着眼标实,治以清泻肝火,凉血止血,因此宿疾顽痹即发。

另外,夏师认为,临证若见病情复杂、审证不清、治疗不知何从之时,可采取六经辨证,分经而治,常可取效。通过以上病因病机分析,可知病先犯太阴脾经,继而影响至少阳胆经,以至形成太阴少阳并病。因重投清肝泻火之剂,致使其出现四肢关节痛之兼变证。《伤寒论》第247条所述:"太阴中风,四肢烦痛,脉阳微阴涩而长者,为欲愈。"276条又云:"太阴病,脉浮者,可发汗,宜桂枝汤。"说明太阴病,可出现"四肢烦痛"之表证即太阴中风证,桂枝汤可治之;《伤寒论》第146条云:"伤寒六七日,发热,微恶寒,肢节烦疼,微呕,心下支结,外证未去者,柴胡桂枝汤主之。"说明少阳证未解而兼见"肢节烦疼",乃少阳兼表证,柴胡桂枝汤主之。

综上所述,本病属太阴少阳合病并兼表证,故治以疏解少阳、通络止痛、解肌祛风、调和营卫之法。方拟柴胡桂枝汤:柴胡15g,桂枝10g,黄芩10g,党参10g,半夏10g,生姜10g,大枣4枚,甘草6g。

上方连服3剂,患者"肢节烦痛"大减,屈伸得利,右胁区刺痛亦有所减轻,溃破之疱疹基本收敛,唾血已止,大便次数减少。知药中病机,效不更方,原方更进5剂,四肢关节疼痛消失,活动自如,右胁区疱疹已消失,仅转侧翻身则胁区轻微作痛。复查血小板计数亦升至65×10^9/L。遂上方加川楝子、元胡各8g,蒲黄、五灵脂各10g,蜈蚣1条,以增其行气止痛、化瘀祛风之功。服至7剂之后,诸症皆消,血小板计数108×10^9/L。又予补中益气丸益气健脾补中半月,巩固其效。停药随访2月,病情未复发,并多次复查血小板计数均正常。

二、讨论

本病例为唾血合并蛇串疮,初治因审证不清,着眼标实之表象,弗顾本虚之根本,重投清肝泻火之剂,损伤中阳,以至诱发宿疾"顽痹",使病情复杂变坏而产生"坏病"。此时若温补脾阳、祛风散寒,因其温散之性,一则有助血妄行之弊,可加重唾血;再则恐其加重火热"疮毒",而致胁部"串疮"溃而不收。故遵"治病必求于本"、"经之所过,病之所治"之明训,采取分经论治的原则,结合《伤寒论》相关条文所述,治以疏解少阳、通络止痛、解肌祛风、调和营卫之法,方用柴胡桂枝汤治之而获良效。

(刊登于《中国中医药信息杂志》2011年第3期,段赟、李雪松、夏小军 合作)

夏小军主任医师辨治髓劳并阳明津伤水热互结证验案

夏小军主任医师系全国首批优秀中医临床人才,享受国务院特殊津贴专家,甘肃省名中医、甘肃中医学院硕士研究生导师、甘肃省"五级"中医师承教育指导老师。临证所遇一"髓劳"并发呕吐、咳嗽、小便不利之三焦同患病例。初治不得法,未效,后在导师夏小军指导下,依据舌脉症之表现,结合《伤寒论》相关条文所述,辨证为阳明津伤水热互结证。本文介绍夏师髓劳合并阳明津伤水热互结证验案1例,以飨同道。

一、病案举例

患者,男,62岁,2010年9月28日初诊。主诉:确诊为慢性再生障碍性贫血(CAA)并治疗后2年余,伴腹泻半月,胃脘部痞满1周。现病史:患者于2年前因困乏无力、头晕等,于外院行骨髓涂片及骨髓组织病理等检查确诊为慢性再生障碍性贫血,遵医嘱口服康力龙、环孢素胶囊(用量不详)等治疗1年余,症状减轻后自行停药。半月前,因夜卧着凉后即出现腹泻、腹胀、乏力等症,无腹痛、里急后重、黑便等,自服诺氟沙星400mg/次,2次/d,口服5d,腹泻、腹胀缓解。近日又出现胃脘痞满不适,吞酸时吐,不欲饮食,故来诊。查体:面色萎黄,呈中度贫血貌,咽红肿,扁桃体不大,双肺可闻及少量湿性啰音,心率93次/min,律齐,未闻及病理性杂音,剑突下压痛(+),肝脾肋下未触及,双下肢轻度凹陷性水肿。辅助检查:血常规:WBC 2.98×10⁹/L, Hb 73g/L,PLT 62×10⁹/L;尿、粪常规提示正常;肝肾功能、血糖、电解质提示大致正常;腹部B超:腹水少量,泌尿系B超:前列腺炎,电子胃镜:胆汁反流性胃炎,HP(++);胸部X线片:支气管炎;心电图:心肌供血不足;骨髓涂片:慢性再生障碍性贫血治疗后骨髓象。考虑慢性再生障碍性贫血病程中合并消化道症状突出,故暂缓原发病的治疗,先后输注红细胞悬液600ml,并予抗炎、抑酸、止吐等治疗3d,患者反酸、乏力症状略减轻,但仍胃脘痞满不适,2d未进饮食,时吐黄色浠水样胃内容物,伴口苦、口干。继续在原西医治疗的基础上,四诊合参,辨证为"痞症"、"呕吐",采取和中降逆,开泄消痞之法,处以半夏泻心汤加竹茹、生姜治疗3d,症状未减轻,故请夏师会诊。症见:恶心呕吐,咳嗽痰黏,发热多汗,渴欲饮水,小便不利,烦躁不眠,舌质红,苔微黄,四诊合参,夏师诊断为"髓劳并阳明津伤水热互结证",治宜清热利湿,育阴润燥,给予猪苓汤加味,药物组成:猪苓15g,茯苓15g,泽泻12g,阿胶10g,滑石15g,车前子15g,麦冬15g。上方连服3剂,口渴大减,小便得利,脘痞减轻,可进少量流质饮食。知药中病机,效不更方,原方更进3剂,精神好转,身热已退,汗出正常,夜卧得安。但仍自觉乏力,纳食欠佳,时发干咳,观舌淡、少苔,脉细,此乃邪去大半而正气未复之象,遂上方去滑石,车前子,阿胶,加黄芪20g,五味子15g,砂仁5g,以益气生津、健脾助运。服至7剂之后,症状缓解出院。门诊口服补中益气丸益气健脾以固疗效,1月后,嘱其陆续加服中药再障温补胶囊(甘肃省庆阳市中医医院院内制剂)及西药康力龙、环孢素等以治原发病,随访2月,病情未反复。

【按】 夏师认为,患者老年男性,久病髓劳,气血两虚,阳气不足,卫外不固,夜卧着凉,即发腹满时泻,因无明显恶寒发热表现,知寒邪直中太阴。如《伤寒论》273条所言:"太阴之为病,腹满而吐,食不下,自利益甚,时腹自痛。若下之,必胸下结硬。"若邪犯太阴,若无里热,或寒湿未化热之前,可予温中健脾之法治之。《伤寒论》277条明言:"自利不渴者,属太阴,以其脏有寒故也,当温之,宜服四逆辈。"该患者太阴病始作,经服上述中西药物治疗后,腹满、下利缓解,又先后出现心下逆满,恶心呕吐,小便不利,身热多汗,咳喘痰黏,咯吐不爽,渴不欲水,入口即吐,虚烦不眠,舌根部苔厚腻而干、舌中前部光剥无苔,脉浮滑等症。由此推断太阴病已"阴病出阳","脏邪还腑",传至阳明,依据六经辨证结合舌脉症表现,应辨为阳明津伤水热互结证。亦如《伤寒论》182条所言:"问曰:阳明证云何?答曰:身热,汗自出,不恶寒,反恶热也。"《伤寒论》223条明确提出阳明津伤水热互结证的治法为:"若脉伏,发热,渴欲饮水,小便不利者,猪苓汤主之。"依据以上条文所述,故夏师治以清热利湿、育阴润燥治法,方用猪苓汤治之。

本病例因寒邪伤及中阳,中焦枢机不利,升降失常,水湿中阻,或因初治失宜,或因疾病本身进展,使上、下二焦亦同时受累,出现三焦同患的病理状态。因涉及病位广泛,加之症状复杂多变,寒热虚实夹杂,故临证辨治十分棘手,所以寻求合适的突破口是治疗该病的关键所在。鉴于该病例发病始于中焦,病程中中焦症状最为凸显,初治从中焦入手,采取和中降逆、开泄消痞之法似乎得法,然使用半夏泻心汤后病情加重,故从中焦辨治,切入点似乎不对。

二、小结

夏师擅于从整体上把握并认识疾病,认为"湿"、"肿"、"痰"为该病例主要病理特点,仔细推究,此乃水邪内停,出路无门之故也。而病初之下利、呕吐,以及之后之多汗、痰喘等见症,均可视为机体驱邪外出的某种表现形式。所以,采取以降逆,或者补益为主的治疗,只能加重水邪内聚而不得外越,以致气机不畅,资生变证。基于以上之认识,夏师抓住"小便不利"这一主症,以下焦为切入点,果断采取利小便法,结合《伤寒论》相关条文,辨证为阳明津伤水热互结证,治以清热利湿,育阴润燥之法,方用猪苓汤加味,使水邪从下焦而解,而获良效。综上所述,临证若遇虚实夹杂之证,应注意因势利导,给邪以出路,以求邪去而正气自复,不必见虚即补,也不必盲从于简单的对"症"下药。

(刊登于《中医研究》2013 年第 2 期,段赟、李雪松、开金龙等合作,夏小军 指导)

夏小军主任医师采用中西医结合
治疗霉菌性败血症 1 例

夏小军主任医师系甘肃省医疗卫生系统学术技术带头人,全国优秀中医临床人才,享受国务院特殊津贴专家,从医二十余年,学验俱丰。笔者有幸随师侍诊,颇有体会,择其采用中西医结合治疗霉菌性败血症 1 例介绍如下。

一、病案举例

患者,男,52 岁,2005-05-18 初诊。主诉:持续性发热伴腹痛 1 个半月,加重 10 d。现症:体温 38.6 ℃,上腹部疼痛阵作,痛无定处,精神差,纳差,大便秘结,舌质红,苔薄,脉数。血常规化验示:WBC 22.0×10⁹/L,N 0.82,L 0.18,Hb 142 g/L,PLT 125×10⁹/L。腹部 B 超及 X 线片检查均无异常发现。给予注射用青霉素钠(由哈药集团制药总厂生产,批号 A050201516)、注射用头孢他啶(由山东罗欣药业股份有限公司生产,批号 0406230)等肌内注射,以及清热解毒、泻火凉血、通下散瘀之中药口服,治疗 10 d,均无效,且并发口腔溃疡。2005-05-28 会诊,症见:体温 38.8 ℃,身热灼手,面色欠华,气怯乏力,肢体倦怠,腹痛隐隐,口腔内遍布白屑状物,擦之不去,进食时疼痛尤甚,偶发干咳,食纳减少,便少溲黄,舌红少津,苔薄,脉虚数。血常规化验示:WBC 18.6×10⁹/L,N 0.80,L 0.60。咽试子培养示:有霉菌生长。骨髓象、胸腹 B 超及 X 线片检查均无异常发现。诊断为霉菌性败血症,采用中西医结合治疗。停用抗生素,给予制霉菌素片(由浙江震元制药有限公司生产,批号 040410),每次 100 万单位,每日 2 次,口服;同时加服桂枝汤,处方:桂枝 10 g,白芍 10 g,炙甘草 6 g,当归 10 g,红参 10 g,黄芪 30 g,茯苓 10 g,柴胡 10 g,沙参 10 g,麦冬 10 g,生姜 10 g,大枣 6 枚。3 剂,水煎服,每日 1 剂。2005-06-01 二诊,身热始退,精神明显好转,口腔疼痛减轻,唯偶发咳嗽,舌苔微腻,脉细。继续口服制霉菌素片,每次 100 万单位,每日 2 次;桂枝汤上方去红参、黄芪,续服 2 剂。2005-06-04 三诊,身热已退,腹痛消失,诸症明显好转,偶有轻微咳嗽,舌苔白,脉细。此乃邪热渐退,气阴两虚之证,治宜益气养阴加止咳。继续口服制霉菌素片,每次 100 万单位,每日 2 次;桂枝汤上方加款冬花 10 g,五味子 10 g,更进 3 剂。2005-06-07 四诊,症状皆消,鹅口已愈,血常规化验提示正常,停服制霉菌素片及中药汤剂,给予贞芪扶正颗粒(由甘肃扶正药业科技股份有限公司生产,批号 050303),每次 5 g,每日 2 次,口服 1 月后停药,随访 2 月病情未复发,疾病告愈。

〔按〕 本例患者乃脾胃气阴亏虚,气虚则推动无力,阴亏则胃肠失于濡润不降,肠道气机运行不畅,不通则痛,故腹痛阵作;"六腑以通为用",肠道气机不畅,导致浊邪内聚不散,久而化热酿毒,加之长期大量应用抗生素,药毒内壅化热,正邪相争,故发热持续不退,热毒上窜熏蒸口腔,发为鹅口;邪毒外散,肺为娇脏,当先受之,故见干咳、少痰。综观舌脉症,总属本虚标实、虚实夹杂之证。此时,若通腑泻下,则毒邪愈陷;若宣肺透散,则气阴更伤。《素问·刺法论》曰:"正气存内,邪不可干。"《素问·评热病论》曰:"邪之所凑,其气必虚。"说明在正常状态下,机体保持动态平衡,正气充内,而不生疾病,一旦发病,多提示正气不足。张仲景指出"四季脾旺不受邪",李东垣亦指出"百病皆由脾胃衰而生也",均强调了正气的盛衰很大程度上取决于脾胃功能的强弱。夏师认为,久病之躯,正虚邪愈难解,加之反复应用抗生素类药物,机体正气被郁,此时若单纯以表之"标急"为主治疗,而忽视机体正气,单一地围绕着病毒、霉菌给予相应的药物,治疗上易处于被动地位;而采用中西医结合治疗,各尽所长,治疗方可游刃有余。故夏师针对本病致病菌——霉菌给予敏感抗霉菌药物——制霉菌素片,发挥西药治"标急"之特长,同时,又坚持中医辨证论治以"治本"。桂枝汤出自《伤寒论》,方中桂枝散寒解肌;芍药益阴敛营;生姜既能助桂散寒解肌,又能和胃;大枣益气补中,滋脾生津;甘草益气和中,调和诸药。该方为"仲景群方之魁",具有调和营卫、调和阴阳、调和脾胃之作用。本例患者乃脾胃气阴亏虚,中焦气机不畅,浊邪内聚不散,导致营卫、脾胃不和,故给予桂枝汤,切中病机之要害,并随证加减,共奏外和营卫、内安脏腑之效,使诸症皆消,而获良效。

二、小结

中医学无霉菌性败血症之病名,根据其临床表现及特征,可将该病归属于"内伤发热"、"鹅口"、"腹痛"、"咳嗽"等范畴。该病多继发于某些细菌感染、术后、肿瘤等,主要诱因是大量或滥用抗生素。由于原发病的不同,故霉菌性败血症临床表现各异,但大多数患者常伴有发热、口腔溃疡等症状。由于该病临床少见,死亡率高,一旦确诊,临床医师易过分依赖西医抗霉菌治疗,而忽略中医辨证论治,以至于缺乏大量病例进行中医疗效观察,故中医对霉菌性败血症的认识及治疗尚处于探索阶段。笔者认为,不管该病继发于何种疾病,但正虚邪实、营卫(或阴阳、脾胃)不和是该病的一大特点,故治疗时应着重于扶正祛邪或(和)调和营卫(或阴阳、脾胃)。同时,笔者呼吁更多的中医临床工作者关注并投入到霉菌性败血症的中医研究上来,以期为中医或中西结合治疗霉菌性败血症提供一些新的思路与方法。

(刊登于《中医研究》2010 年第 10 期,段赟、李雪松合作,夏小军 指导)

第三章 医话杂谈

调理脾胃法在血液病临床上的应用

脾胃学说起源于《黄帝内经》(简称《内经》),形成于东垣,历代医家多有发挥。调理脾胃法作为中医一大治则,临床各科应用颇为广泛。兹就调理脾胃法在血液病临床上的应用体会浅淡如下。

一、理论依据

中医学对血液与脾胃的认识及关系,早在春秋战国时期的《黄帝内经》中就有记载。在血液的生成方面,认为"人以水谷为本";"阴之所生,本在五味";"五谷之精微,和而为血"。明确指出了饮食中的精微物质是造血的原料。"血者水谷之精也,生化于脾";"中焦受气取汁,变化而赤是谓血";"中焦亦并胃中……泌糟粕,蒸精液,化其精微,上注于肺脉,乃化而为血,以奉生身,莫贵于此。"中焦包括脾胃,"脾合胃",脾胃接受了饮食中的气和精微物质,再经过变化过程造成血液。脾胃为后天之本,气血生化之源,气机升降之枢纽,在血液的生成方面占有十分重要的地位。如果脾胃功能失调,可以影响血液的生成,且人"有胃气则生,无胃气则死",可见脾胃的重要性。在血液的调节方面,认为"脾藏营";"营出中焦";"夫脾健则能摄血"。若脾气虚弱,则气不摄血,血失所统而妄行脉外,发生出血。在病因病机方面,认为"夫百病之所生者,必起于燥湿寒暑风雨,阴阳喜怒,饮食起居"。故外感六淫、饮食起居及内伤七情等因素,皆能引起脾胃功能失调,而血液病的发生又与脾胃功能失调息息相关。如寒邪外袭,可直中三阴,足太阴脾经为三阴之首;寒为阴邪,易伤阳气,脾阳受损,则气血生化乏源,而致气血两虚。"诸湿肿满,皆属于脾";"脾恶湿"。湿为阴邪,蕴阻中焦则脾胃运化无权,水湿不化而影响气血之生化,发生血虚;湿浊内生,聚而成痰,痰阻气机,血行不畅而成瘀积。"饮食自倍,肠胃乃伤";"思伤脾";"用力过度……肠胃之经络伤,则血溢于肠外"等论述,皆说明脾胃损伤则健运失常,均可影响气血之化生而发血病。在治则治法方面,提出"虚者补之","劳者温之";"形不足者,温之以气,精不足者,补之以味";"脾欲缓,急食甘以缓之"等大法,强调用温补之法,从脾肾论治虚劳。至汉代,张仲景在《金匮要略》中对于虚劳的治疗抓住脾肾,以建中汤类甘温补中;对于下血,治分远近,属于脾寒不能统血者,用黄土汤治疗等,均为后世所效法。北宋杨士瀛《仁斋直指方》更有"一切血证,经久不愈,每每以胃药收功"之说。宋金时期李东垣充实了脾胃学说,强调人体以胃气为本,指出"内伤脾胃,百病由生";"百病皆由脾胃衰而生也"等观点,并在《内经》"有所劳倦,形气衰少,谷气不盛,下脘不通,胃气热,热气熏胸中,故内热"等理论的基础上,制定补中益气丸升阳益气、甘温除热,作为治疗虚劳发热及气不摄血的有效方剂沿用至今。明代张三锡《病机部》亦说"一切血症、血虚,皆当调理脾胃为主"。至清代,叶天士创立了养胃阴之法,提出"胃为血证之要道,若胃有不和,当先治胃也";"凡咳血之脉,右坚者,治在气分,系震动胃络所致,宜薄味调养胃阴"等论点,既继承了《内经》的理论,又充实了东垣学说,为调理脾胃法治疗血液病提供了理论依据。

二、调理方法

血液病是指原发于造血系统的疾病,或影响造血系统伴发血液异常改变的疾病。凡涉及造血系统病理生理,并以其为主要表现的疾病均属于血液病范畴,其临床症状主要表现为贫血、出血、发热、肝脾淋巴结肿大,属于祖国医学"虚劳"、"虚损"、"血虚"、"血证"、"亡血"、"急劳"、"症积"、"瘰疬"等范畴。调理脾胃包括补脾胃和调脾胃两大法则。据此,可将血液病临床常用的调理脾胃法归纳为如下八法。

(一)健脾益气法

适用于内伤脾气、脾不健运之血虚、虚劳诸症,以及吐血、便血或急劳化疗后表现为脾气虚弱者。治以健脾益气,调胃安中。方选四君子汤或香砂六君子汤加减。

(二)健脾摄血法

适用于脾气虚弱、气不摄血之鼻衄、齿衄、肌衄、便血、尿血、崩漏等属慢性轻型者。治以健脾摄血。方选归脾汤加减。

(三)升脾益气法

适用于元气亏损、中气下陷之便血、尿血、崩漏等,亦可用于气血两虚之发热。治以升脾益气。方选补中益气丸或升陷汤加减。

(四)温补脾阳法

适用于脾阳不足、阴寒偏胜之血虚、虚劳、吐血、月经量多等。治以温补脾阳。方选理中丸或大、小建中汤加减。便血者方选黄土汤加减。胃寒者治以温胃祛寒,方选吴茱萸汤或良附丸加味。

(五)健脾渗湿法

适用于湿困中焦、脾失健运之虚黄、萎黄,以及急劳发作期证属脾蕴湿热者。脾虚湿困者治以运脾化湿,方选胃苓汤加减。脾蕴湿热者治以清热利湿,方选茵陈五苓散加减。

(六)滋养脾阴法

适用于吐血、衄血、便血以及急劳化疗后证属中土受戕、津少阴伤者。治以甘养脾阴,培土生津。方选参苓白术散加减。偏于胃阴虚者,治以滋养胃阴,方选益胃汤加减。

(七)健脾和胃法

适用于血虚、出血、急劳、虚劳的各个阶段,尤以急劳化疗过程中最为常用。其属积滞伤胃者,治以消食导滞,健脾和胃,方选保和丸加减。胃气上逆者,治以和胃降逆,方选大半夏汤或橘皮竹茹汤加减。

(八)清胃泻火法

适用于胃内积热、热伤胃络之吐血,胃火上炎之衄血以及急劳化疗时并发口糜的治疗。治以清胃泻火,凉血止血。方选清胃散或玉女煎加减。

由上可见,凡生血、摄血、调血,均与中焦脾胃有莫大的关系。上述调理脾胃八法虽为血液病临床所习用,但脾胃的功能必须和其他脏腑共同合作才能完成,特别与心、肾、肺、肝四脏关系密切。肾为先天之本,脾为后天之本。故凡各种原因引起的血虚、出血、虚劳、急劳等证属脾肾阳虚者最为多见,治以温补脾肾,方选桂附八味丸或十四味建中汤加减。心脾两虚者,治以补益心脾,方选归脾汤加减。肺脾气虚者,治以健脾益肺,方选六君子汤加减。肝郁脾虚者,治以舒肝解郁、健脾和胃,方选逍遥散或柴胡舒肝散加减。肝胃不和者,治以舒肝和胃,方选柴平煎加减。

三、临床应用

血液病范围包括各类贫血,红细胞及血红蛋白的异常,各种良、恶性白细胞疾病,各类出、凝血疾病,以及血浆中各种成分发生异常所致疾病。

(一)红细胞疾病

贫血既是各类贫血性疾病的首要症状,又是其他血液病的主要症状之一,故在红细胞疾病中最为多见,属中医"血虚"、"虚黄"、"虚劳"等范畴。例如缺铁性贫血,多由饮食不节损伤脾胃,或平素脾胃虚弱,或七情所伤,或虫栖肠中,大量吸收人体精微,致使脾胃功能减退,胃不能腐熟,脾不能运化吸收,导致精微不足,化血无源而发生。健脾补肾为本病的基本治疗原则,临床多分脾气虚弱、心脾两虚、脾肾阳虚三型辨证治疗,并在此基础上加用含有铁剂的中药如绿矾、皂矾等效果良好。巨幼细胞性贫血多因饮食欠缺或饮食偏颇,致使摄入不足,加之脾胃功能虚弱所致。故调理脾胃法可贯穿于整个疾病的始末。再生障碍性贫血的病变机理虽较复杂,但总以血虚为本,疾病过程中常有疲乏无力、头晕、气短、心悸、纳差、舌淡苔白等气血不足、脾肾两虚的见证,治疗上除用补肾药之外,再加入健脾益气养血之品取效明显。自身免疫性溶血性贫血、阵发性睡眠性血红蛋白尿等获得性血液病,多由素体之虚,复感湿热外邪,或由于脾胃虚弱,湿浊内生,郁而化热,湿热相搏,伤及气血而发黄疸及气血两虚之证。疾病本质仍为气血、脾肾两虚,兼以湿热、血瘀等。临床上则分气血两虚、脾肾阳虚、湿热内蕴三型辨治。地中海贫血、葡萄糖—6—磷酸脱氢酶缺乏症等遗传性血液病,除与先天不足、肾精亏虚关系密切之外,亦无不与后天脾胃虚弱有关。加之该类疾病多见于小儿,小儿脾常不足,故在治疗时更应标本兼顾,急性重型以清利湿热退黄为主,佐以活血化瘀;急性轻型治以健脾化湿、泄热退黄;缓解期治以健脾和胃、益气补血。慢性起病属寒湿中阻者治以健脾化湿;脾虚血亏者则以健脾温中、补益气血为主进行治疗。其他疾病引起的继发性贫血亦可参此辨证施治,并视其病因,积极治疗原发病。

(二)出、凝血疾病

特发性及继发性血小板减少性紫癜、过敏性紫癜等出血性疾病,其发病原因不同,但均以出血为主要症状,故属中医"血证"范畴。急性型多属实热,慢性者多属虚证。素体特异、肺脾肾虚损为其发病基础,瘀血贯穿于疾病始末。其急性型多以清热解毒、凉血止血为主论治,如属胃热鼻衄或齿衄,治以清胃泻火、凉血止血;血热吐血治以清热凉血、和胃降逆。其慢性者如见经久不愈的便血、尿血、肌衄、月经过多等属气虚者,治以健脾益气摄血;气虚下陷者,治以升脾益气;脾气虚寒者,治以温补脾阳;脾肾阳虚者,治以温补脾肾。在治疗病因的同时,均需加入止血药。

(三)白细胞疾病

白细胞减少症为常见血液病,属中医"虚损"、"虚劳"范畴。疾病本质是脾肾虚损,亦可兼夹外感湿热之实证。故在无发热感染的情况下,补法是其基本治疗原则。证属心脾两虚者,治以补益心脾;脾肾阳虚者,治以温补脾肾;合并口腔溃疡者,加用清胃泻火之品;纳呆食少者,加入健脾益胃之品。白血病是造血系统最常见的恶性肿瘤之一,属于中医"急劳"、"虚劳"、"癥积"等范畴。发热、贫血、出血、肝脾淋巴结肿大为各类白血病的主要症状。其中贫血、出血可参照"血虚"、"血证"辨证治疗。联合化疗作为治疗白血病的主要手段,目前已被广泛采用,但化疗祛邪亦伤正。中医药配合化疗又具有其独特的优势,化疗前调理脾胃可化生气血,增强体质,为化疗作先期准备。由于化疗药易致机体脏腑功能失调,脾胃功能紊乱,出现食欲不振、恶心呕吐、腹胀腹泻等消化道反应,故在化疗过程中正确配合应用调理脾胃的中药,可起到调和中焦气机,恢复脾胃化生气血、运化水谷、升清降浊等功能,以保证化疗的顺利进行。同时,对于因强化治疗而引起的骨髓抑制,更应健脾益气,填精补髓。化疗后调理脾胃则可起到提高机体免疫功能,增强抗病能力,促进疾病康复及防止复发的目的。可见,在白血病治疗的各个阶段均应顾护脾胃。至于造血系统其他恶性肿瘤性疾病,亦可参此辨治。

四、应用注意

(一)辨病辨证结合

由于血液是以液体状态存在,它不是一个定型的器官,而是由功能各异的细胞和血浆成分构成的综合体,同时具有不同的生理功能和协调功能。因此,血液病的症状和体征常无特异性,常见血液病的症状和体征如贫血、出血、肝脾淋巴结肿大等也可见于其他许多疾病。全身性疾病都能引起血象的改变。实验室检查对血液病的诊断和治疗提供了科学依据。故在采用调理脾胃法治疗血液病时必须坚持辨病与辨证相结合、宏观与微观相结合、局部与整体相结合、祛邪与扶正相结合的原则,既可同病异治,又可异病同治。

(二)遣方用药灵活

对于各类血液病的治疗不能拘泥于常规大法,一成不变,特别在调理脾胃方面尤需灵活配伍方药。由于脾与胃相表里,一般而言,若脾运失常,当先治脾;纳降失常,当先治胃;纳运同病,应脾胃同治,但还需究其孰主孰次。如血液病临床常见的脾气虚弱,脾胃虚寒,脾气下陷三证,证有不同,治各有别,但均需甘温补气。阳虚者应加辛热温阳之品,下陷者应加升提之品,出血者则加入止血之品。遣方用药宜灵活掌握,同时应注意防止苦寒败胃、辛散耗气,做到祛邪不伤正,滋补不碍脾。

(三)注意脏腑相关

血液病的发生原因是多方面的,所涉及的脏腑也是多方面的。有些疾病是直接由于脾失健运引起,也有些疾病是因其他脏腑疾病间接影响脾胃而引起;有些疾病开始就出现脾胃症状,也有些疾病当发展到一定阶段方出现脾胃症状。因此,在应用调理脾胃法治疗时必须分清这几方面的相互关系,注意脏腑之间的相关性。只有这样,才能提高疗效。

(刊登于《中医药学刊》2006 年第 1 期,夏小军 作)

中医对白血病化疗后口腔溃疡的认识及治疗

目前,中医对白血病化疗后口腔溃疡的认识与治疗尚处探索阶段。文中在古、现代中医对口腔溃疡认识与治疗探讨的基础上, 对白血病化疗后口腔溃疡中医临床及研究现状作以简述,对白血病化疗后口腔溃疡的中医病名、病因病机、治法治则及方药进行了深入探讨;并建议应加强白血病化疗后口腔溃疡中医病因病机的深化研究,以形成统一的辨证证型标准。

口腔溃疡是血液科临床,尤其是各类白血病化疗后最为常见的并发症之一。据报道,接受标准化疗剂量的患者,口腔溃疡发生率约为 40%,接受大剂量化疗的患者,口腔溃疡发生率约为 100%。化疗后,口腔溃疡不仅影响营养供给和治疗的连续性,还影响患者生活质量,更重者则会发展至菌血症、败血症,直接影响治疗的成败。因此,在白血病治疗中,口腔溃疡的防治尤为重要。目前,可用于治疗化疗后口腔溃疡的方法很多,主要有抗菌、消炎、抗病毒、黏膜保护、补充维生素 B 等,其疗效并不尽如人意。因此,发挥中医药优势,加强对白血病化疗后口腔溃疡的防治是目前广大中医药工作者的一项重要任务。

一、中医对口腔溃疡的认识

（一）口腔溃疡中医病名

中医学尚无口腔溃疡之病名, 其特指的证候体征群散见于古代医学文献 "口疮"、"口糜"、"口疡"、"口破"、"鹅口"相关论述之中。由于化疗为现代医学的一种治疗手段,故古代医学文献无白血病化疗后口腔溃疡方面的记载,但基于相似的临床症候,放化疗后口腔溃疡可归属于中医学"口疮"范畴。

（二）古代医家对口腔溃疡的认识

"口疮"之名始见于《黄帝内经》,如《素问·气交变大论》中曰:"岁金不及,炎火上行……民病口疮,甚则心痛。"并首次指出口腔溃疡以火热为基本的发病因素。后世医家在此基础上,对其病因病机的认识逐渐深入。如隋代巢元方在《诸病源候论·口舌疮候》中云:"心气通于舌,脾气通于口,热乘心脾,气冲于口与舌,故令口舌生疮也。"明确指出本病与心脾热盛有关。宋代《圣济总录·口齿门》曰:"口疮者,由心脾有热,气冲上焦,熏发口舌,故作疮也。又有胃气弱、谷气少、虚阳上浮而为口疮者,不可执一而论,当求所受之本也。"指出了口腔溃疡不但与心脾热盛有关,而且还与脾胃虚弱、虚阳上浮有关。明代赵献可《医贯·口疮》曰:"口疮,上焦实热,中焦虚寒,下焦阴火,各经传变所致。"指出上焦实火或虚热熏灼、中焦虚寒、下焦阴火上炎皆为本病之病机。清代吴谦《医宗金鉴》曰:"口糜由阳旺阴虚,膀胱湿水泛溢脾经,湿与热瘀,郁久则化为热,热气熏灼胃口,以致满口糜烂,甚于口疮。"充分肯定了阴虚阳亢的发病机制,同时又指出肾阳不足,制水无权,水犯中焦,郁而化热,熏灼胃口,则亦发口疮的致病机理。

综上所述,古代医家对在口腔溃疡认识方面,可概括为火热为患、邪有源头、病分虚实 3 个方面。

（三）现代医家对口腔溃疡的认识

现代医家在口腔溃疡的认识方面各抒己见；但普遍的观点认为口腔溃疡病虽生于口，实与脏腑经络密切相关。缘脾开窍于口，心开窍于舌，肾脉连咽系舌本，两颊及齿根属胃与大肠经。由于饮食、劳倦、情志、药毒等因素所伤，造成脏腑功能失调，心脾蕴热，胃火炽盛；或气阴亏虚，阴虚火旺；或脾肾阳虚，无根之火上浮，熏蒸口舌，均可导致本病的发生。进一步完善了病因病机内容。另外，在认识方面也突破了实火虚火的辨证分型，充实了从症状特点、脏腑偏胜、临床症状结合现代医学某些理化指标等微观辨证内容。

二、中医对口腔溃疡的治疗

（一）古代医家对口腔溃疡的治疗

关于口腔溃疡的治疗，针对其不同的病因病机，古代医家提出了相应的治疗方案，其中不乏诸多行之有效的外治之法。《神农本草经·卷一》最早记载了治疗口疮的中药："香蒲，味甘平，主五脏，心下邪气，口中烂臭。"元代朱震亨《丹溪心法·口齿》曰："口舌生疮，皆上焦热壅所致，宜如圣汤或甘桔汤，加黄芩一钱，仍用柳花散掺之。"明代陈实功在《外科正宗·大人口破》中指出："治疗口破实火者，色红而满口烂斑，甚者腮舌俱肿，脉实干……宜凉膈散，外搽赴筵散，吐涎则愈。"明代龚廷贤《寿世保元·口舌》中指出："作渴痰唾，小便频数，口疮者，下焦阴火也，六味地黄丸主之。如食少便滑，面黄肢冷，火衰土虚也，八味丸主之。若热来复去，昼见夜伏，夜见昼伏，不时而动，或无定处，若从脚起，乃无根之火也。亦用八味丸及十全大补汤，加麦冬、五味，更以附子末，唾津调，搽涌泉穴。若概用凉药，损伤生气，为害为轻。"

综上所述，古代医家治疗口腔溃疡主要采取辨证论治的手段，但同时亦重视局部治疗或外治法的运用，如文献所载"柳花散掺之"、"外搽赴筵散"、"更以附子末唾津调"及"搽涌泉穴"等，为后世外治法提供了宝贵经验。

（二）现代中医对口腔溃疡的治疗

现代中医在口腔溃疡的治则用药上较为灵活，既注重传统的清热解毒、滋阴降火，又强调活血化瘀、益气养阴、补肾健脾等治法。同时，治疗手段呈多元化，不仅仅有中医的辨证分型施治、内服验方，更配合了针灸、中成药、外用方等的治法，均取得了一定的成效。

三、白血病化疗后口腔溃疡的中医临床及研究现状

虽然国家中医药管理局1995年实施的《中医病证诊断疗效标准》与高等医学院校教材确定了"口疮"中医辨证分型，但由于白血病化疗后口腔溃疡病因病机的复杂性、变证多端性等诸多因素的影响，致使该"标准"与白血病化疗后口腔溃疡临床似有一定差距，以至临床辨治往往无法可遵。另外，在临床研究方面，由于缺乏统一的辨证证型标准，目前主要以描述性研究为主（如病例报告，病例分析以及经验总结），前瞻性的临床试验存在明显的方法问题，组方用药的药理机制实验研究尚不多不透。所以，中医药防治白血病化疗后口腔溃疡的临床研究尚处探索阶段。

四、白血病化疗后口腔溃疡认识及治疗

（一）白血病化疗后口腔溃疡的认识

笔者认为，基于相似的临床症候，化疗后口腔溃疡亦属中医学"口疮"范畴。但因其继发于白血病之后，与传统"口疮"仍有一定差距。故认识及治疗该病应在全面了解白血病病机演变特点的基础上进行把握。夏小军认为，白血病发病与正气不足，感受邪毒有关，正虚与邪实贯穿于白血病的始末，但正虚与邪实偏颇程度在病机转归的不同阶段有所不同。根据白血病

化疗的不同时期,将白血病病机演变归纳为邪毒炽盛、痰瘀互结期,邪毒渐退、气阴两虚期和邪毒已退、阴阳两虚期 3 个阶段。笔者经过多年的反复临床观察研究,认为白血病化疗后口腔溃疡多发生于邪毒渐退、气阴两虚阶段。在此前提下,进一步探讨化疗后口腔溃疡的病因病机,笔者认为化疗药物为"药毒"之品,性烈刚燥,易生"毒火",侵袭机体,耗气伤津,气阴两虚,虚火上炎,灼伤血络,发为口疮;或"毒火"循经上攻,直犯口腔,灼伤血络,又发为口疮;或虚火夹"毒火"共同为患,上犯口腔,亦发口疮。

综上所述,药毒侵袭,气阴两伤,虚火上炎,"毒火"上攻,灼伤血络为白血病化疗后口腔溃疡的主要病机。其病性为本虚标实、虚实夹杂之证,病位涉及胃、脾、心、肾等。其主要表现为唇、舌、口腔黏膜局部红肿、疼痛、糜烂,以及舌红少苔、脉细数等症状。以上之病因病机特点及舌、脉、症表现为我们科学组方提供了依据。

(二)白血病化疗后口腔溃疡的治疗

基于以上之病机认识,临床辨治抓住虚火和"毒火"两大关键病理因素,确立以清热解毒、滋阴降火、祛腐生肌为治疗原则。筛选以金银花、野菊花、天花粉、甘草为方药组成,并冠名复方银菊合剂。方中金银花,甘寒,归肺、心、胃经,清热解毒,为君药;野菊花,苦、辛、微寒,清热解毒,消肿以增强主药之功效,为臣药;天花粉,苦、微甘、寒,清热生津,消肿排脓、生肌疗疮,为佐药。甘草,味甘,性平;归心、肺、脾、胃经,补气健脾,清热解毒,调和诸药,为使药。上述诸药相合,苦寒泻火以解毒,甘寒化阴以补虚,标本兼顾,共奏清热解毒、滋阴降火、祛腐生肌之效。

笔者采用复方银菊合剂外用含漱的局部给药方法,药物有效成分可直捣病所,作用直接,多次重复给药而不影响脾胃功能,从而起到很好的防治白血病化疗后口腔溃疡的作用。另外,局部给药还克服了传统汤剂口服治疗普遍存在的起效缓慢、胃肠道反应重、患者依从性差等缺点。经反复临床实践证实对白血病化疗后口腔溃疡有很好的防治作用。

五、小结

白血病化疗后口腔溃疡属中医学"口疮"范畴。由于其病机的复杂性,现行"口疮"辨证分型标准(《中医病证诊断疗效标准》)与白血病化疗后口腔溃疡临床似有一定差距。故加强白血病化疗后口腔溃疡中医病因病机的深化研究,形成统一的辨证证型标准,对临床辨治及科学研究该疾病均有重要的意义。

(刊登于《中医研究》2014 年第 1 期,段赟、李雪松、夏小军 等 合作)

中成药治疗白血病概况

白血病是一种造血系统的恶性肿瘤。其特征是某一种血细胞或多种血细胞自发地无限制增生和幼稚化,并广泛浸润于体内其他器官组织。临床常有发热、贫血、出血、感染、肝、脾及淋巴结肿大等表现。祖国医学中虽无此病名,但根据其临床表现而包括在"虚劳"、"温病"、

"血证"、"癥积"、"痰核"等范畴。自20世纪60年代以来,应用传统的中医药治疗白血病取得了一定的成就。本文拟将中成药治疗白血病的临床及实验研究进展作一概述。

一、当归芦荟丸

出自《宣明论方》。由当归、龙胆草、芦荟、黄芩、山栀、黄连、黄柏、大黄、青黛、木香、麝香组成。功能清热、利湿、通便。1966年中国医学科学院血液病组在辨证施治慢性粒细胞白血病时发现当归芦荟丸有效,并单独用其治疗慢性粒细胞白血病28例,缓解16例,进步6例。多数患者服药至开始呈现疗效的时间约需17~30d。16例缓解病例的缓解期最短1个月,最长达1年以上,平均4.9个月,且病程短者疗效好。用量每日服3~4丸,能耐受者则逐渐增加到每日6~9丸。有腹泻反应时加服红枣5~6个,每日2次。1974年通过实验研究,确认是该方中青黛起主要作用,并于1977年成功地提取有效成分靛玉红,用于临床有效率达60.5%,与马利兰相比较,近期缓解率虽稍差,但远期疗效优于马利兰,且长期使用无毒副反应,成为我国首创治疗慢性粒细胞白血病最为有效的药物。彭光斌报道用当归芦荟丸配合化疗治疗慢性粒细胞白血病39例,并设对照组41例,结果中西医结合组中的生存期为57.5个月,而化疗组为28个月,中西医结合组中缓解期为10个月,化疗组只有3个月。

二、大黄䗪虫丸

出自《金匮要略》。由大黄、地鳖虫、干漆、生地、甘草、水蛭、白芍、杏仁、黄芩、桃仁、虻虫、蛴螬虫等组成。功能祛瘀生新、缓中补虚。陈兆孝用大黄䗪虫丸每日2~3丸,配合马利兰治疗慢性粒细胞白血病16例。并与单独用化疗药物组20例进行对照,4周为1疗程,共治疗1~8个疗程不等。结果用大黄䗪虫丸组完全缓解8例,部分缓解6例,总缓解率为87.5%;化疗组完全缓解4例,部分缓解6例,总缓解率为50%。两组疗效相比差异非常显著(P<0.01)。作者认为,大黄䗪虫丸对慢性粒细胞白血病患者缩小脾脏,抑制幼稚细胞,提高缓解率有一定的临床作用。

三、梅花点舌丹

出自《外科全生集》。由藏红花、珍珠、牛黄、麝香、熊胆、蟾蜍、血竭、沉香等21味药物组成。功能清热解毒、活血化瘀。戴锡孟报道用梅花点舌丹治疗白血病16例,根据病情每日服18~36粒,连服10~60d,至白细胞下降至正常再停药,结果完全缓解3例,部分缓解10例,无效3例,总有效率为81%。一般服用7~10d天血象改善,继而症状改善,肝、脾及淋巴结缩小。

四、六神丸

《中国医学大辞典》引雷氏方。由犀黄、腰黄、珠粉、麝香、冰片、蟾蜍组成。功能清热解毒、消肿止痛。天津中医院血液组用六神丸每日90~120粒,分3~4次服治疗急性白血病9例,结果完全缓解2例,进步5例,部分缓解1例,无效1例。用药10d后白细胞总数开始下降,脾脏缩小,随之自觉症状减轻或消失,血红蛋白、血小板上升。在治疗过程中虽有一些副作用,但未发生骨髓抑制,对原有口腔溃疡合并感染者也有治疗效果。刘秀文用六神丸每日90~180粒,分2次口服配合HOAP方案治疗急性白血病,完全缓解率达80.96%。唐由君等对六神丸抗急性白血病复发进行了观察。方法是对白血病缓解后患者给予六神丸或加服益气养阴解毒或健脾补肾方药,成人每日30~180粒,分2~3次服,小儿酌减,15~21d为1疗程。通过对275例患者3年的观察,结果显示抗急性白血病复发的1、2、3年生存率在86.31%~61.38%之间,两组疗效无显著差异。实验研究表明,六神丸具有明显的抑制和杀伤实验白血病小鼠白血病细胞的作用,具有缓解、减轻白血病细胞对肝脾的浸润,明显延长白血病小鼠生存期的作用,并可提高实验白血病小鼠白血病抑制率,提高 GM-CFU-C 产率,减轻白血病引起的染色体畸变。张若英等亦通过实验研究证实六神丸具有明显抗急性白血病的作用,其主要作用于白血病细胞的 S 期,具有减轻白血病细胞对肝脾的浸润作用,尤其是肝脏。

五、云南白药

为伤科常用中成药。功能活血化瘀、消肿止痛,张珑英报道用云南白药每日 16g 口服,同时服六味地黄汤加多种补阳滋阴药之煎剂治疗急性髓性白血病,用药 3 日后血小板开始上升,白细胞、红细胞亦逐渐增加,约 3 周后缓解。后改为每日 8g,仍合用煎剂,3 个月后恢复工作。停药后有复发,按原方法治疗有同样疗效。

六、牛黄解毒片

为一种清热攻下药。由大黄、生石膏、黄芩、桔梗、甘草、雄黄、牛黄、冰片组成。功能清热解毒、疏风止痛。上海市白血病防治研究协作组曾用牛黄解毒片治疗慢性粒细胞白血病 15 例,有效率 86%。剂量每日 6~8 片,分 2 次服,维持量每日 4~6 片。因久服可引起肝功能损害、骨髓抑制,甚至出现再障,故在服药期间应密切观察。

七、抗白丹

原名"七星丸",原载于古典医书《铃医》上。由雄黄、巴豆、生川乌、乳香、郁金、槟榔、朱砂、大枣等组成。郑金福用抗白丹成人每日服 4~8 丸,小儿 1~4 丸,连服 3~5d,休息 1d,一般以小剂量开始,逐步加大,保持大便每日 4~5 次为宜。单用本法治疗 6 例中有效 2 例,配合化疗 4 例中有效 3 例。其 5 例有效者中,急性粒细胞白血病 4 例,红白血病 1 例。

八、青黄散

《世医得效方》、《景岳全书》、《奇效良方》等医书中均有记载。由青黛、雄黄组成。功能解毒、凉血、散瘀、消癥积。周霭祥等将青黄散(青黛:雄黄按 9:1 研末装胶囊或压片)治疗 25 例慢性粒细胞白血病,诱导缓解每日 4~14g,维持缓解每日 3~6g 分 2~3 次口服,并随外周血象进行调节。结果完全缓解 18 例,部分缓解 7 例。用药过程中部分患者有胃肠道反应,色素沉着,皮疹,皮肤干粗、增厚等,重者停药,待副作用消失后减量继服。继后,周氏等又用青黄散(青黛:雄黄按 7:3 或 7:2 组成)诱导缓解每日 8~18g,维持缓解每日 4~6g,配合杀癌七号方(龙葵、苡仁、黄药子、乌梅、甘草、白花蛇舌草、三七)治疗急性粒细胞白血病 6 例,完全缓解 3 例,其缓解时间分别为 33d、46d、180d。其中 2 例已存活 4 年以上。药物生化研究表明:青黄散对 L615 和 S180 细胞 DNA 及 RNA 均有不同程度抑制作用,且抑制随药物的增强而增强。揭示青黄散治疗白血病的机制是抑制白血病细胞 DNA 及 RNA 的合成,并对小鼠 CFU-S、CFU-C、CFU-E 骨髓有核细胞计数 3H-TDR 掺入及外周三系血细胞无明显抑制作用,得出与化疗相比较,有杀灭白血病细胞的作用而不损伤正常造血功能。

九、复方丹参注射液

由丹参、降香组成。功能活血通络、清热凉血。朱海洪用复方丹参注射液 20ml 加入 10% 葡萄糖溶液 500ml 中静滴,同时服用中药益气养阴汤剂,配合化疗治疗复发性难治性白血病 9 例,每日用药一次,从化疗前一天开始,直至化疗结束,并与单纯化疗组 12 例作对照,结果治疗组完全缓解 5 例,部分缓解 3 例,总有效率 88.8%;对照组完全缓解 2 例,部分缓解 3 例,总有效率41.6%。两组相比有明显差异。

十、癌灵Ⅰ号注射液

由砒石、轻粉组成。功能去腐、解毒、生新。张亭栋等用癌灵Ⅰ号注射液肌注或静滴,配合清热解毒、清利湿热中药(金银花、连翘、黄连、黄柏、水牛角、生石膏等)治疗急性粒细胞白血病81例,完全缓解22例,其中以急性早幼粒细胞白血病效果最为显著。孙鸿德等应用癌灵Ⅰ号注射液结合中医辨证治疗急性早幼粒细胞白血病32例,完全缓解21例,部分缓解4例,总缓解率为78.1%。实验研究发现癌灵Ⅰ号能通过血脑屏障,对骨髓造血功能亦无抑制,很少有消化道不良反应,动物实验证实其对小鼠肉瘤180,肉瘤37及艾氏腹水瘤皆有明显抑制作用。徐敬肃等通过体外抗癌活性检测,证实该药对白血病细胞膜的破坏,DNA、RNA的合成以及克隆增殖能力的丧失具有较强的作用。

十一、苦参注射液

由苦参组成。功能清热、祛湿、解毒。王来慈用苦参注射液静滴,治疗老年急性粒细胞白血病26例,完全缓解4例,部分缓解8例,总缓解率为46.15%。与小剂量阿糖胞苷治疗组对比,无显著性差异($P>0.05$)。苦参碱为苦参注射液的主要成分,肖诗鹰等用苦参碱对20例慢性粒细胞白血病患者进行了外周多向造血祖细胞集落抑制作用的研究,表明有显著抑制作用,且对不同证型的慢性粒细胞白血病抑制效果一致。

(刊登于《中医药信息》1995年第5期,夏小军　作)

从五脏辨治鼻衄

鼻衄乃血液不循常道,上溢于清道鼻窍而出者,系血证中最常见的一种。究其病因,不外乎时邪外袭或饮食劳倦内伤,且以火热迫血妄行所致者多见,因之历代医家多从肺热、胃热、肝火及脾虚论治。余以为鼻衄一证,虽责之于肺、胃、肝、脾者居多,然与心、肾诸脏亦有密切关系,故在临证时通过脏腑辨证遣方用药,每获良效。

一、热邪犯肺

《外科正宗》卷四云:"鼻中出血,乃肺经火旺,迫血妄行,而从鼻窍出。"外感风热燥邪,热邪伤肺,耗阴伤络,血热妄行,上循清窍,故发鼻衄。证见鼻燥而衄,血色鲜红,伴口干咽燥,或兼有身热、咳嗽痰少、便秘等症,舌质红,苔薄黄,脉数。治宜清泻肺热,凉血止血。方选桑菊饮,加黄芩、栀子以清泻肺热,仙鹤草、白茅根、丹皮凉血止血,生地养阴清热。

二、胃热炽盛

《景岳全书·血证·衄血论治》曰:"阳热怫郁于足阳明而上热,则血妄行为鼻衄,此阳明之衄也。"足阳明胃经,起于鼻之交预中,旁约太阳之脉,下循鼻外。饮酒过多或恣食辛辣厚味,热蕴于胃,或湿浊化热,胃火上炎,热伤络脉,迫血妄行而致鼻衄。证见鼻衄量多,或兼见齿衄，血色鲜红，伴鼻干、口干臭秽、渴而欲饮、烦躁、便秘、舌红苔黄、脉数。以清胃泻火，凉血止血。方用玉女煎，加生地、芦根清热养阴，生大黄泻热通便，藕节、大蓟、小蓟凉血止血。

三、肝火上炎

《圣济总录·久衄》载："肝藏血，肺主气，今气与血俱热，故气溢则血妄行而为鼻衄。"忧思恼怒过度，肝气郁滞。气郁日久，化火上炎，追血妄行而成鼻衄。证见鼻衄色红量多，伴面红目赤、口苦咽干、头痛目眩、烦躁易怒、舌红苔黄、脉弦数。治予清肝泻火，凉血止血。选用龙胆泻肝汤为主方，加白茅根、茜草凉血止血，丹皮、白芍清血热而活血，菊花清上焦之火。

四、心火亢盛

《玉机微义·血证·论衄吐血泄为火热所致》中说："心火热极则有血余，热气上甚则为血溢。"七情郁结，气郁化火，或火热之邪内侵，或恣食肥甘厚味及烟酒过度，久而化热生火，导致心火亢盛，血热妄行，上溢清窍，发为鼻衄。证见鼻衄或兼舌衄，伴心胸烦热、口渴面赤、口舌生疮、小便赤涩刺痛等症，舌赤少苔干裂，脉细数。治当清心泻火，凉血止血。方予导赤散，加黄芩、黄连泻心胃之火，丹皮、白茅根凉血止血，石斛清热生津，牛膝引血下行。

五、肺阴不足

《平治荟萃·血属阴难成易亏论》谓："阴气一亏伤，所变之证妄行于上则吐衄。"久咳伤肺或他病后期，阴津亏耗，致使肺阴不足，虚而生内火，灼伤血络而发鼻衄。证见鼻衄或兼咯血，血色鲜红，伴发热、口燥咽干，或见咳嗽痰少、颧红、盗汗等症。治用养阴清热，凉络止血。方投养阴清肺汤，加桑白皮、黄芩清肺泻火，白茅根、茜草凉血止血，青蒿、白薇以清虚热。

六、脾虚失摄

《医门补要》指出："肺主气，脾统血，脾虚血不外护，脾虚血失中守，若阴络一伤，逼血上溢清道而出"。劳倦过度，或饮食所伤，损伤脾气，脾气虚弱，统摄无权，血无所主，溢于鼻窍以致鼻衄。证见鼻衄反复发作，或兼齿衄、肌衄，血色淡红，遇老加剧，伴面色萎黄，神疲乏力，头晕心悸，舌质淡，边有齿痕，苔薄白，脉细无力。予健脾益气摄血之法，归脾汤为主方，加阿胶、山萸肉滋阴补血，仙鹤草、紫草收敛止血，陈皮理气，防止其他药物滋腻。病程日久、症状不重者可以丸剂缓图。

七、肾虚不固

《景岳全书》卷三十认为："衄血虽多火，而唯于阴虚者为尤多，正以劳损伤阴，则水不制火，最能动冲任阴分之血。"久病或病之后，或劳欲过度，肾阴亏损，虚火上炎，追血上逆，甚则阴损及阳，命门火衰，火不归元，无根之火浮炎于上，追血妄行，鼻衄乃作。症见鼻衄时作，常兼齿衄，头昏目眩，腰酸耳鸣，颧红潮热，两足痿弱，或见遗精，光红少津，脉细数。当用补肾益精、滋阴降火之法，大补元煎加味主之，加鳖甲、地骨皮养阴清热，女贞子、旱莲草养阴止血，藕节、黄芩炭凉血止血。

《景岳全书·血证·论证》认为血"生化于脾，总统于心，藏受于肝，输布于肺，施泄于肾，灌溉于身，无所不及"。可见血液是脏腑的生理功能来产生和维持的，鼻衄原因虽多，但均与脏腑功能失调有关，归纳起来不外乎虚实两大类。病机主要为火与虚两个方面，火有实火与虚火之分，虚主要为气虚和阴虚。治疗鼻衄，当以止血为先，《血证论》曰："存得一分血，便保得一分命。"否则导致血亏虚，气随血脱，危及生命。亦正如《医学正传·衄血》所云："夫衄血之病,虽属平常,若出而不止,阴阳离脱,亦有死者,临病施治,常须识此,不可忽也。"临床体会,止血虽为治疗鼻衄之大法,急性出血,更应以止血为先,但切不可见血专重止血,只顾塞流,不澄其源则后患无穷。鼻衄多因血热妄行,清热泻火之法临床常用,但芩、连、栀子等苦寒之品则不宜久用及多用,否则会损伤脾阳,或寒凝血滞,留有瘀血。《金匮要略》云:"衄家不可发汗"汗血同源,若发汗则阴血重伤,且阳气随汗而泄,而见亡阴亡阳之变,即使邪在表,实火盛者,也应忌用荆、防之类发散,以免气火升腾,鼻衄加重,若确需用时,也应炒炭,以缓其性,且能止血。若鼻衄兼有腹满、便秘者,硝、黄类通下药自当慎用,特别是失血过多或久病体弱者,更应审慎。温燥之品易耗血动血,只有在准确辨证为脾肾阳虚,并在清泄药配伍以制其弊时酌情应用。鼻衄患者,血之既动,精血必耗,而人之精血,主要来源于谷气,且脾有统血之能,"胃气一回,血自循于经络矣"。故在辨证用药同时,应时时兼顾胃气,且在血止之后,可用四君子、参苓白术、归脾之类以善其后。《血证论》又曰:"离经之血,虽清血、鲜血,亦是瘀血。"因此,临证时无论何种鼻衄均应少佐丹皮、茜草、紫草、丹参等凉血活血之品,以散其瘀,而破血之三棱、莪术类临床少用,恐其攻伐太过,耗血动血。鼻衄患者,皆可配合鼻腔填塞法以止血,可用湿棉条、血余炭、三七粉或云南白药等药粉塞入鼻孔,压迫止血。鼻衄不止者,可用湿毛巾或冰袋冷敷前额及鼻根部,或用热水洗脚,亦可用大蒜泥或附子末作饼贴敷于同侧涌泉穴,以引血归元导血下行。

（刊登于《庆阳卫校校刊》2001 年第 1 期,夏小军 作）

浅谈炭药止血

炭药止血,是中医药治疗血液病的特色之一。其历史悠久,远在春秋战国时期的《五十二病方》中就有"止出血者燔发"的记载;战国至秦汉时期的《黄帝内经》中所说的"角发"、"燔治",即是最早的炭药——血余炭。至元代,葛可久在《十药神书》中首先提出炭药止血的理论:"大抵血热则行,血冷则凝……见黑则止。"著名的十灰散就是该书的代表方剂之一。清代赵学敏《本草纲目拾遗》和唐容川《血证论》中均记载了相当数量的炭药,并在张仲景"烧灰存性"的基础上明确提出"炒炭存性"的要求,从此,炭药止血有了相当大的发展,很有特色,并沿用至今。余临证时亦善用炭药止血,体会如下。

一、止血用炭药 存性须掌握

炭药有炒炭与煅炭之别。所谓炒炭,是指将药物置炒制容器内,用武火或中火加热,炒至外表焦黑色(又称炭黑色),内部棕褐色或深褐色(又称老黄色)为度。这样就使药物一半炭化,不能灰化;另一半存性,而且能尝出药物固有的气味,花、叶、草等炒炭后仍可清晰辨别药物原形,如生地炭、地榆炭、槐角炭、荆芥炭等。所谓煅炭,系指将药物直接放于无烟炉或适当的耐火容器内燃烧,煅至炭化,防止灰化,如血余炭、棕榈炭、荷叶炭等。临床常用于止血的炭药有凉血止血的地榆炭、槐角炭、茅根炭、大蓟炭;收敛血的棕榈炭、侧柏炭、藕节炭;化瘀止血的蒲黄炭、茜根炭、血余炭;温经止血的艾叶炭、炮姜炭;清热凉血的生地炭、丹皮炭、栀子炭、黄芩炭、金银花炭;祛风止血的荆芥炭、防风炭;理气止血的枳壳炭、橘皮炭;涩肠止血的乌梅炭、诃子炭;补血止血的熟地炭、当归炭以及泻火化瘀的大黄炭等。

炭药止血,其理有二:一是水为黑之色,血色红赤,逢黑必止,取其水克火之义;二是烧炭存性,保持药物原有的作用。中医理论认为,药物炒炭之后,虽然其四气、五味及升降浮沉等性能均发生了一些变化,但其原有主要作用或某一方面的作用未发生变化,此所谓"存性"。例如黄芩,生用味苦性寒,清热泻火力专,多用于热病邪入气营等;炒炭后味苦性涩,性微寒,清热止血力胜,多用于吐血、衄血等证,其清热之功犹存。生大黄味苦泻下;炒炭后味苦微涩,长于止血行瘀,其化瘀之效仍在。乌梅生用味酸生津、敛肺;炒炭后味酸微苦涩,长于涩肠止血,其收敛之性未减。生荆芥主升浮,能解表祛风;炒炭后偏主沉降,能止血宁络,取其祛血分风邪之力。槐角生用味苦性寒,泻热凉血力胜,多用于血热妄行之吐、衄;炒炭后味苦微涩,性偏平和,止血安络力强,多用于便血、痔血及崩漏等。炒炭的目的是使药物增强或产生止血作用。现代药理研究表明,多数药物炒炭后微量元素呈下降趋势,鞣质含量多呈上升趋势,而鞣质在医疗上常作为收敛剂,具有收敛止血、止泻等作用。例如荆芥主含挥发油,炒炭后挥发油散失,生成的碳素可以止血,内服能使实验动物的出、凝血时间缩短;大黄炒炭存性后结合性大黄酸绝大部分均被破坏,而大黄酚及大黄素-6-甲醚的含量增高,故有止血之功等。另据报道,药物炒炭后其理化性质虽产生了变化,但只要处理恰当,则无致癌危险;对于部分具有刺激性的药物还可缓和药性。例如艾叶炒炭后辛散之性大减,缓和对胃的刺激性,增强温经止血作用等。此外,对于血余炭、棕榈炭而言,其生品不能入药,煅制的目的是为了改变药性而止血。从上可见,炭药止血并非以"血见黑即止"一概而论,更重要的还在于"存性"。亦正如清代名医陈修园所说:"今药肆中止知烧灰则色变黑,而不知存性二字……"见解深刻,不可不崇。

二、用药不在多 方法宜灵活

尽管目前临床常用于止血的炭药只有二十余种,但其用途却比较广泛,用法也非常灵活。既用于各种血液病引起的出血,又用于其他疾病并发的出血,既可入煎剂,又可入丸、散之剂;既能口服,又能外用。用于外治者如唐代孙思邈《备急千金要方》中用血余炭研细末吹鼻治鼻衄,明代王玺《医林类证集要》中以火烧莲房吹鼻治鼻衄,张必禄《医方辨难大成》中用蒲黄炭涂舌治舌衄等。亦正如唐容川所言:"衄血病在经脉,兼用外治法,亦能取急救。"其单用者,如唐代王焘《外台秘要》治便血的栀子炭;宋代《圣济总录》治吐血的槐花炭;严用和《重订严氏济生方》治便血的乌梅炭;明代王肯堂《证治准绳》治便血尿血的诃子炭;武之望《济阴纲目》治尿血便血的荆芥穗炭及夏枯草炭;近代名医邓铁涛治疗崩漏的"一味血余炭"等。合用者,如宋代杨士瀛《仁斋直指附遗方论》治诸窍出血的黑散子(莲蓬炭、棕榈炭、血余炭);元代葛可久《十药神书》治疗诸血的十灰散(大蓟、小蓟、荷叶、茅根、茜根、侧柏叶、山栀、大黄、牡丹皮、棕榈皮,烧灰存性);朱震亨《丹溪手镜》治疗便血的越桃散(栀子炭、槐花炭、炮姜炭、大枣炭);明代戴思恭《证治要诀及类方》治疗便血的三灰散(侧柏叶炭、棕榈炭、桐子炭);近代名医刘炳凡治疗诸血的"刘氏三炭"(蒲黄炭、五灵脂炭、荆芥炭)等。组为复方者,则如宋代陈自明《妇人良方》治疗血崩所用肠风黑神散中的棕榈炭,清代傅山《傅青主女科》治疗腹痛吐血所用顺经汤中的荆芥炭;张锡纯《医学衷中参西录》治疗咳血所用化血丹中的血余炭;近代名医柳学株治疗血友病的"二炭一粉"(生地炭、茅根炭、三七粉)等。笔者体会,炭药用于外治时,一般以单用为主,内服时既可单用,又可合用,然而应用最多的是一、二味或数味炭药与其他药物配合,组为复方应用。例如凉血止血药,通常生品凉血力胜,炒炭后则止血作用强,具体运用时若病人血热较盛,且方中已有足够的凉血止血药时,选加部分炭药可增强止血固涩作用;反之,若病人出血量较多,血热又不太盛,但方中已有足够的止血炭药时,选加部分生药以增强清热凉血之功。可见,炭药止血,不在于多,而在于精;方法灵活,贵在变通。亦正如明代张介宾《景岳全书》所云:"治血之药,凡为君为臣,或宜专用,或宜相兼,病有深浅,方有轻重,其间参合之妙固由乎人,而性用之殊知其矣。"可谓一言中的。

三、急则治其标　辨证犹为要

《灵枢·百病始生篇》曰:"阳络伤则血外溢,血外溢则衄血;阴络伤则血内溢,血内溢则后血。"宋代窦材《扁鹊心书》又曰:"失血之证,世人所畏,而医人亦多缩手……唯在辨其阴阳,权衡其虚实,温清补泻各得其宜。"明代赵献可《医贯》更说:"凡血证,先分阴阳,有阴虚,有阳虚……既分阴阳,又须分三因。"止血乃血证之治疗大法之一,清代吴澄《不居集》中列举降气、导瘀、温中、温散、补气、补益、阻遏、升阳等治血八法,明人盛启东又有"见血休治血"的诫告,意寓治病必求于本。临床体会,止血虽为血证常见治法之一,但只有当出血量较多之际,则无论任何原因引起,总以止血为首要,所谓急则治其标。炭药性多收涩寒凉,属阻遏之品,用于止血多为治标之法。辨证论治是中医的一大特色,由于证有阴阳虚实之别,药又有寒热温凉之分,故作为治疗出血不止时应急之炭药,应用时必须根据血证之性质、缓急、轻重、上下而分治之,并应充分考虑到药物的性能,用之得当,见效迅速;用之不当,变证多端。亦正如清代名医张锡纯所云:"吐衄之证,最忌重用凉药及药炭,强止其血。因吐衄之时,血不归经,遂以凉药及药炭,则经络瘀塞,血止之后,转成血痹虚劳之症。"余在临床时,常遵循清代程履新《程氏易简方论》"治上溢……阻遏之方则兼用之,治下渗……而阻遏之方多用之"的原则,对于辨证为实热出血者,善用炭药止血;对于虚热及气虚出血者,可暂用而不可久用,以免耗气伤阴;至于瘀血出血者,则较少应用。此外,炭药止血,并非一成不变。如《金匮》柏叶汤,由柏叶、艾叶、干姜、马通汁组成,原系温阳和血、引血归经之剂,用治吐血不止。近代名医李寿山将原方三味生药炒炭,并以童便代之马通汁用治各种咳血,均获良效。岳美中教授也以其炒炭治疗小儿鼻衄收效甚捷,余常崇之。再如,清代唐容川治疗衄血"用十灰散塞鼻,并吞咽十灰散,为极稳妥"。余临证时对于因热邪较盛引起的出血,除按原方用法应用之外,也常将方中诸药生用,水煎作汤剂服,取效亦良。总之,炭药止血虽为治标之法,但临证若辨证准确,用药及时恰当,标本兼顾,就能取得较好的疗效。否则,亦正如元代葛可久《十药神书》所言:"治吐血者……何今日之医,动以引血归经为谈,不可概用止血之味,甚至有血溢于外,吐出亦美,壅反为害,遂令病者信之,迁移时日,阴虚阳旺,煎熬不止,至于不救,果谁之咎?"此之谓也。

(刊登于《甘肃中医》2005年第2期,夏小军　作)

童便止血刍议

人尿入药,首载于梁·陶弘景《名医别录》。取健康人之小便,"童男者尤良",故常用儿童之尿,又称为童便。其味咸性寒,用"疗寒热头疼温气"。《太平圣惠方》中有"斩头取尾"的采集方法。《不居集》谓"以瓷器盛之"。《诸证辨疑》曰:"但取十二岁以下童子,绝其烹炮咸酸,多与米饮,以助水道。"并称其有"滋阴降火,消瘀血"之效。《大明本草》谓其"滋阴降火甚速"。《本草拾遗》言其"止劳渴,润心肺,疗血闷热狂,扑损,瘀血在内运绝,止吐血鼻衄"。《本草衍义》谓"热劳方中用之"。《日华子本草》用治"吐血鼻洪"。《太平圣惠方》用治"齿缝衄血"。《千金方》用治"金疮出血不止。"《新修本草》用治"打伤瘀血攻心。"李时珍则说其"能治肺病,引火下行";且"味咸而走血,治诸血病也。"可见,童便具有清热凉血、滋阴降火、兼清瘀血之功效,主要用于治疗各种出血,以及骨蒸劳热、跌仆血瘀等。此外,凝结在尿桶或尿缸中的灰白色无晶形薄片或块片,称人中白,历代也多用于治疗血证。《医方考》曰:"人中白……其味咸寒,咸则能入血,寒则能胜热。其味厚于人便,故其奏功尤捷。"《杂病源流犀烛》中更有"衄至五七日不止者,宜人中白散"的记载。其功用亦同于童便。用量一般5~10g,外用适量。另外,古有淡秋石一物,系石膏浸入童便中制成,其与人中白不同。而今多数地区用生人中白漂净,日晒夜露,去净臭味称淡秋石。故现之生人中白与淡秋石是异名同物,其作用不及童便。亦如《本草纲目》所言:"若炼成秋石,真元之气渐失,不及童便矣。"

童便止血,其用已久。早在南齐褚澄《褚氏遗书》中就有治疗诸血"饮溲溺则百不一死,服寒凉则百不一生"之说。元代滋阴派代表朱丹溪治疗吐血、呕血诸方中多用童便。明代张介宾《景岳全书》曰:"吐血凡属火证,皆宜童便。"清代吴谦等《医宗金鉴》谓:"产后口鼻黑而衄,胃绝肺败药难医,参兰丹膝生熟地,童便多冲冀万一。"吴澄《不居集》说:"童便者,浊阴归下窍,兼有行瘀之能。"且"诸虚吐衄等血症药中,每入童便半合,其效甚速,或单用童便,无不应效。"唐容川《血证论》更说:"童便尤能自还神化,服制火邪以滋肾水,大有功用……本人小便,清晨服一碗,名回龙汤,各种随笔,赞回龙汤之妙者甚多,病家皆所当服也。"其作用机制,亦如李时珍《本草纲目》所言:"凡人精气,清者为血,浊者为气;浊之清者为津液,清之浊者为小便。小便与血同类也,故其味咸而走血,治诸血病也。"清代张必禄《医方辨难大成》言其"载药下行,即引药入肾。"民国名医范文甫亦言"用童便既有祛瘀生新之功,又能制约辛温有过,同时对真寒假热之证亦有反佐之功"等。对此持不同见解者,也不乏其人。如明代梁学孟《国医宗旨》说:"世俗谓病痰火者,唯服童便最好。余治火病,每禁服童便。盖童便降火虽速,而损胃多矣"。武之望《济阴纲目》说"如肠风,不用童便。"清代罗美《名医汇粹》亦说"中气既弱,断不宜童便之沉寒"等。由此可见,童便咸而走血,寒能清热,对于因血热妄行,阴虚火旺、虚火上炎,或兼有瘀血的各种出血,可起到清热凉血、滋阴降火之功,且祛邪不伤正,止血不留瘀,并可防治产后或跌打损伤等原因所致的出血,既能止血,又能防止厥脱。

现代药理研究证实,正常人尿的成分复杂而多变,但其主要成分为尿素及氯化钠、钾、磷等,另外,尚有微量的维生素和多种激素。服之虽有异味,但却无毒副作用,且价廉易得。今人只知此乃人体之排泄物,认为不洁,多弃之不用,实觉憾矣!近代名医蒲辅周先生云:"童便对阴虚痨怯,吐、衄、咳、唾诸血病,余用之皆有效,且不妨其虚。凡骨蒸劳热,内热入血诸证用之皆效。惜乎世人以秽浊目之,殊不知乃浊中之清,真良药也。产后服之,诸恙皆息,百病不生。又跌打损伤,单服此一味即愈。"当代名医刘渡舟亦云:"童便属'血肉有情之品',易被吸收而直接为人所用,是草木滋阴之品所不能比拟的。其既不损阴,也不碍阳,实乃平和有效之药"。余在临证时也常遵是说,应用童便治疗多种血证,每获良效。

究其用法,灵活多样。单用者,如《千金方》"饮人尿三升";《新修本草》"煎服一升";《太平圣惠方》"温热含之";《本草纲目》"当热饮,热则真气尚存,其行最速,冷则惟有咸寒之性而已"等。合用者,如《日华子本草》"人溺姜汁和匀,服一升";《诸证辨疑》"每用一盏,入姜汁或韭汁二三点,徐徐服之,日进二三服。寒天则重汤温服,久服有效也"。然而应用最多者,除单用外,则是以童便送服其他汤剂或丸散之剂。此外,还可用于炮制其他止血药物,以导血下行,引药归经。其为治标之法,故应中病即止,脾胃虚寒及"气血虚无热者,尤不宜多服(《诸证辨疑》)"。观其用量,古人用 1~3L 不等,今用鲜者 1~2 杯即可,同时宜取中段尿液,温服为宜。但总应因人、因病而异,辨证施用,不必拘泥。

(刊登于《中医药学刊》2005 年第 12 期,夏小军　作)

鲜 药 止 血 小 议

忆余少时曾与邻里孩童嬉耍,一伙伴不慎跌仆,双侧鼻孔流血不止。适逢同村一长者过此,见状后嘱余等速拔刺蓟草。时值盛夏,不时便成堆采得。长者令患儿抬头,随手拈起此草一把,拧汁滴鼻并口服,并将汁渣敷于额头及鼻上,尔顷血止,堪称神奇。后涉足医林,方知此草乃药用之小蓟,民间常以其鲜品或干品烧灰止血,验之临证,效果不菲,鲜药止血亦为余平日所留意。

浏览浩如烟海之中医古籍,对鲜药止血论述颇多。如治鼻衄,有唐代名医孙思邈《备急千金要方》中的鲜生地汁、鲜小蓟汁、韭根汁及用于滴鼻的鲜葛根汁;王焘《外台秘要》鲜苍耳茎叶。宋代严用和《重订严氏济生方》生葛散(生葛根汁、小蓟根汁);《圣济总录》生地黄饮(生地黄汁、生姜汁、生藕汁、生蜜);王怀隐《太平圣惠方》鲜牛蒡汁、生麦冬汁及滴鼻的葱汁加香墨。明代虞抟《医学正传》萱草叶加生姜汁;龚居中《红炉点雪》"活血行血"的茜根汁、滴鼻的莱菔汁以及"清水洁源之要药"的鲜藕节汁;龚廷贤《寿世保元》大蚯蚓汁;周之干《慎斋遗书》生地汁、薄荷叶、藕节汁、柏叶汁、茅根汁、生姜汁合之加京墨;清代陈念祖《医学实在易》鲜竹茹等。如治齿衄,有清代唐容川《血证论》中的鲜莱菔汁;费伯雄《医醇賸义》鲜甘蔗汁等。如治舌衄,有宋代《圣济总录》中的鲜刺蓟汁。明代孙一奎《赤水玄珠》鲜香薷汁等。如治肌衄,有清代程履新《程氏易简方论》中的鲜生姜汁等。如治吐血、呕血,有唐代王焘《外台秘要》中的麦门冬饮(生麦门冬汁、生地黄汁、小蓟汁、伏龙肝)。宋代《圣济总录》鲜茜草汁、补肺百花煎(生地黄汁、生姜汁、藕汁、黄牛乳);严用和《重订严氏济生方》大蓟汁饮(大蓟汁、生地黄汁、姜汁、生蜜)。明代龚廷贤《寿世保元》十汁饮(藕汁、梨汁、茅根汁、韭根汁、萝卜汁、生地黄汁、竹沥、蜜、童便、京墨);孙一奎《赤水玄珠》龙肝膏(生地黄汁、麦门冬汁、小蓟汁、藕汁、姜汁、伏龙肝、蜜)。清代何惠川《文堂集验方》益母草汁合童便;张锡纯《医学衷中参西录》二鲜饮(鲜茅根、鲜藕)、三鲜饮(二鲜饮加小蓟根);赵晴初《存存斋医话稿》七汁饮(甘蔗汁、藕汁、芦根汁、白果汁、白萝卜汁、梨汁、鲜荷叶汁、西瓜汁)等。如治咳血,有明代张三锡《治法汇》中的生萝卜汁加盐。清代何惠川《文堂集验方》侧柏叶汁加童便及酒;吴澄《不居集》鲜桑白皮汁加糯米等。如治咯血,有清代叶桂《临证指南医案》中的鲜枇杷叶、鲜荷叶汁;龚自璋《医方易简新编》乌梅汁、梨汁、萝卜汁、款冬花乳汁;顾金寿《吴门治验录》八汁饮(青皮甘蔗汁、藕节汁、梨汁、白果汁、白萝卜汁、青侧柏叶汁、竹沥汁、生姜汁)等。如治唾血,有宋代《圣济总录》中的生地黄汁。如治血汗,有宋代陈言《三因极一病证方论》中的葎草汁等。如治尿血,有唐代王焘《外台秘要》中的益母草汁。宋代王缪《是斋百一选方》酸草自然汁;王怀隐《太平圣惠方》鲜车前草汁加砂糖。元代朱震亨《丹溪心法》生地黄汁加生姜汁;危林亦《世医得效方》镜面草汁。明代陈文治《诸证提纲》二叶饮(车前草叶汁、金陵草叶汁)。清代鲍相璈《验方新编(增辑)》鲜萝卜汁加京墨;龚自璋《医方易简新编》鲜地骨皮汁等。如治便血,有宋代《圣济总录》生地黄汁加小蓟汁。明代戴思恭《秘传证治要诀及类方》血见愁加姜汁。清代龚自璋《医方易简新编》鲜枸杞根加绍酒等。如治崩漏,有明代李时珍《本草纲目》中的益母草汁、血见愁加姜汁等。此外,还有一些血证统治方,如明代徐春甫《古今医统大全》中的鲜百合汁;龚信《古今医鉴》全生饮(藕汁、梨汁、茅根汁、生地黄汁、韭菜汁、刺刺莱汁、萝卜汁、生姜汁、竹沥、童便);清代陈念祖《医学实在易》"是以竹之脉络通人之脉络而为治"的鲜竹茹等。

今人崇尚鲜药止血者也不乏其人。如浙江名医叶永清介绍其父用鲜冬青树叶(即女贞子树叶)捣汁治疗实火之鼻衄,效果显著;并拟清暑止血汤(鲜扁豆花、鲜茅根草、鲜藕节、鲜芦根)专治暑热出血;江苏名医傅宗翰治诸血证善用鲜生地、鲜芦根;广州沈炎南教授将生藕节汁加童便作为治疗大出血的急救方;重庆名医龚志贤用鬼针草嫩叶加鸡蛋治疗肠风下血;湖南李聪甫研究员治疗肺胃热盛之咳血、咯血、吐血时喜用鲜茅根及鲜芦根,治疗各种血热之证则多用鲜藕汁;上海胡建华教授力主生药止血,尤推荐《妇人良方》四生丸(鲜荷叶、鲜艾叶、鲜侧柏叶、鲜生地);吴瀚香教授也擅用四生丸加归脾汤治疗鼻衄;北京焦树德教授将鲜地骨皮捣汁,用治因血分有热而致的咳血、衄血、尿血等;河南孙一民教授自拟生地合剂(鲜生地、鲜白茅根等)治疗急性白血病出血效果良好等等,不胜枚举。

失血证,乃血液不循常道,或上溢于口鼻诸窍,或下流于前后二阴,或外渗于肌肤等一类的病证。其范畴,既专指各出血疾病,也包括因其他病证而继发的出血症状。历代医家对鲜药止血积累了丰富的临床经验,余临证时亦善用鲜药止血,且多遵前方,用之得当,效如桴鼓;用之不当,耽误病情,贻害无穷。兹就临床体会浅谈如下。

一、鲜药可止血

因鲜品性凉味浓,药效不受加工炮制的影响,其止血作用专一,故对一些急性出血,特别是上部出血者,取效显著。其可单用,亦可二、三味同用,还可组成复方使用,方法灵活;既用于鼻衄、齿衄、舌衄、肌衄,又用于吐血、呕血、咯血、咳血、唾血、血汗,更用于尿血、便血及妇人崩漏,范围广泛;既能直接绞汁口服、含漱、滴鼻,使药物直达病所,还能入煎剂,或入丸散之剂,或冲服它药以引血归经、引药归经,形式多样。使用时剂量亦大,宜冷服或微温服,还可与米汤、白蜜等同服,以顾护胃气。但须根据药物性味、归经及配伍之不同而辨证选用。

二、其证多实热

清代唐容川对治血的大纲提出"止血、消瘀、宁血、补虚"四法，凡一切出血，当急予止血为要务，且"存得一分血，便保得一分命"，否则血失过多，气随血脱，形成血涸气竭，可危及生命。大抵任何部位之出血，都不外乎实热、虚热、气虚不摄及瘀血四种类型，且以实热者多见。而用于止血的鲜药中，又以清热凉血之品居多，清热养阴、清热解毒之类次之，益气摄血、温经止血之药鲜见，故多用于实热出血，症见出血骤起，量多，色鲜红，发热，舌苔黄燥，脉数有力等；少用于虚热出血，以防寒凉克伐；对于气虚不摄及瘀血引起者则不相宜，若确要应用，则应四诊合参，辨证加入相应的药物同用。

三、急则治其标

鲜药止血，多为治标之法，所用药物亦多属寒凉及甘寒清热养阴之品。根据血"遇寒则凝"的特征，如果过用则可使血液凝结而或瘀血，甚至影响新血的生成和加重出血；同时过用寒凉，也易伤中焦脾胃，有碍气血生化。故在临证时须根据具体病因辨证论治，标本兼治，且应中病即止，不可过剂。部分药食同用者，尚可久服。

四、用药宜灵活

明代王肯堂治春冬衄，用鲜生地汁加生蒲黄、砂糖；治秋夏衄，用鲜车前草加生姜、蜜，捣汁后饮用，药渣塞鼻。近人叶永清自拟清暑止血汤，专治暑热出血。李时珍说，药物"生产有南北，节气有早迟，根苗异收采，制造异法度"。我国地大物博，药物生长季节迥异，各地用药习惯也不尽相同。鲜药止血虽简、便、验、廉，但均应结合药物之生物学特征及生态习性，因人、因时、因地制宜，不能盲从。同时，提倡在鲜药采集季节，可在其主产地采用现代制剂生产工艺，将鲜药加工为制剂，用时唾手可得，只有这样，才能保持特色，提高疗效。

（刊登于《甘肃中医》2005 年第 1 期，夏小军　作）

仙鹤草可除疳止汗升血小板

仙鹤草始载于《图经本草》。《本草纲目拾遗》言其能"疗吐血各病……疟疾、喉痹、闪挫、肠风下血、崩痢、食积、黄疸、疔肿痛疽、肺痈、乳痈、痔肿"。笔者在治疗小儿疳积、小儿虚汗及各种原因引起的血小板减少时常加用本品，取效明显，介绍如下。

一、小儿疳积

小儿疳积，多因饮食失节或多种疾病影响而成。病位责之脾胃，并可累及它脏。症见面黄形瘦，毛发黄枯，厌食或嗜异，烦躁易怒，夜寐不安，脘腹胀大，便结或溏，或两目干涩，或口舌糜烂，甚则面浮肢肿，舌质红，苔薄黄而干，脉弦细。表现为一派本虚标实、虚实夹杂之证。治以健脾益气、消积和中之法。常用：仙鹤草、太子参、茯苓、苍术、山药、炒谷芽、神曲、陈皮。用量依据年龄大小及虚实轻重而选择，每日 1 剂，水煎频服。由于仙鹤草具有消食积及补虚之功，性平不偏，故在此方中加入 5~10g，消补兼施，且滋补不壅滞，消导不伤中，用药同时配合饮食调理,屡收捷效。如治高某,男,3岁半,2001年6月5日初诊。10月前患痢疾,经当地医院治疗2周后痊愈,继之出现食欲不振,渐见面黄形瘦,情绪烦躁,口渴喜饮,肋缘外翻,腹部膨隆,吮指磨牙,睡眠不安,大便时而溏薄,舌质淡红,苔薄微黄,脉细数。诊为土虚木亢、虚实夹杂之疳积。治以消积理脾、和中清热之法,上方加胡黄连5g,连进18剂而愈。

二、小儿虚汗

小儿虚汗,往往自汗盗汗并见。多因先天禀赋不足,阴阳气血虚弱,卫外不固,营不内守引起;或因后天喂养失调,脾胃虚弱及病后体虚,气虚不能敛阴,血虚心失所养而发。症见时时汗出,遍身浸泽,动则尤甚,或寐则汗出较多,以头身部为著,手足心热,伴面色少华,神情倦怠,胃纳不佳,平素易感冒,舌质红或淡红,苔薄白或少,脉细弱。治以益气养阴、固表止汗之法。常用方:仙鹤草、黄芪、防风、白术、太子参、麦冬、五味子、浮小麦、白芍、大枣、甘草。实验研究证实,仙鹤草所含主要成分仙鹤草素能增加小鼠、家兔等抵抗力,故在此方中加入具有收敛补虚之性的仙鹤草5~10g,不仅可以治疗小儿虚汗,而且对反复呼吸道感染者具有明显的防治作用。如治朱某,女,8岁,1998年12月6日初诊。自幼汗出较多,近3年因反复感冒,致使汗出加重。就诊时面色少华,形体瘦弱,神情倦怠,多汗肢冷,纳食欠佳,舌质淡,苔薄白,脉细。理化检查排除结核、风湿等疾病。诊为卫阳虚弱、营卫不和之虚汗。治以益气固表、调和营卫之法,上方调理月余虚汗愈,诸症平。后又服原方20余剂以固疗效。随访3年未发感冒,即使剧烈活动后亦未见汗多之象。

三、小儿血证

免疫性血小板减少性紫癜属中医"血证"范畴,多因外感风热燥火疫毒等不正之气,内扰营血,灼伤血络所致;或由于饮食、劳倦,或患病后失治、误治等因素,导致脏腑气血虚损,尤以脾虚气不摄血为要。其属实者,紫癜色紫红暗瘀,出血部位以上半身为主,多见鼻衄、齿衄、舌衄等,出血量较多,常伴发热,舌质红,苔黄腻,脉滑数有力。属虚者,紫癜颜色淡红,苔薄,脉细数或弱。实热证治以清热解毒、凉血止血,常用仙鹤草加清瘟败毒饮化裁;虚损者补气摄血、滋阴凉血,常以仙鹤草合归脾汤加减。然增加血小板数量与延长血小板寿命是治疗本证之根本。研究表明,仙鹤草内含维生素K,其醇浸出液动物实验有增进血液凝固及增加血小板等作用。故余在治疗无论何种原因引起的小儿或成人血小板减少时均加入仙鹤草,以期达到升提血小板而止血的目的,且用量宜大,小儿用量一般为15~30g。如治张某,男,12岁,1998年4月24日初诊。半年前因全身皮下瘀点瘀斑,伴鼻衄,赴某医院经血象、骨髓象化验,确诊为免疫性血小板减少性紫癜。遂应用泼尼松为主治疗,半月后出血止,但家人嫌其副作用较大而自行停药,又屡服偏方、单方等多方医治罔效,血小板计数始终在20~50×10⁹/L之间。现患儿仍偶发鼻衄,全身皮下无紫癜,精神欠佳,面色萎黄,乏力嗜睡,纳差,舌质淡,苔薄白,脉细弱。血小板计数32×10⁹/L。诊为气不摄血之鼻衄。治以健脾益气摄血之法,处方:仙鹤草30g、黄芪15g、当归、党参、龙眼肉各10g、茯苓、远志、炒枣仁、阿胶(烊化兑服)、炙甘草各6g、大枣5枚。服药24剂,鼻衄未发,诸症消失,血小板计数115×10⁹/L,疾病告愈。又以原方更进18剂,后改用人参归脾丸连服2月以善其后。随访3年未复发。

(1999年在甘肃省庆阳市中医学会学术研讨会上大会交流,夏小军 作)

紫草浓煎液外用防治血栓性浅静脉炎

紫草首载于《神农本草经》，并列为上品。梁代陶弘景《名医别录》言其可"治恶疮瘑癣"。唐代甄权《药性本草》谓其能"治斑疹痘毒，活血凉血，利大肠"。清代赵学敏《本草纲目拾遗》则说其"煮汁洗疮肿，除血长肤"。受此理论启发，笔者在临床上采用紫草浓煎液外搽防治化疗引起的血栓性浅静脉炎，效果显著，介绍如下。

方法：取市售紫草饮片 200g，加凉水 1000ml，浸泡 2h，后用文火煎煮 40~50min，至药液为 250ml 左右时过滤，收其滤液，装瓶备用。使用时以棉签蘸药液涂搽患处。每日 4~6 次，症状严重者每日可涂搽 10 次以上。若作为预防，则在每次静脉输液后即用上述方法沿血管走向涂搽，每日 2~4 次，且只能凉用，不能加热后涂搽。

如治李某，因患急性单核细胞白血病 2 年，已分别应用 DA3-7、HOAP 方案化疗 7 疗程，致使左前臂 2 处、右前臂 1 处并发血栓性浅静脉炎。症见局部血管变硬呈条索状，色暗红，刺痛明显，周围轻度肿胀，用上法涂搽 10 天后疼痛肿胀及条索状突起完全消失，局部色泽转正常。此后每次静脉化疗或输液前后均用以上方法涂搽，未见血栓性浅静脉炎发生。

血栓性浅静脉炎是静脉化疗病人常见的并发症之一。其特点是穿刺部位及化疗药物途经的血管产生疼痛，变硬或成条索状，周围皮肤呈充血性红斑，有时可伴水肿。若不及时治疗，不仅妨碍化疗的继续进行，而且给患者带来新的痛苦。根据其临床特征，属中医血瘀证范畴，依据"通则不痛"的原理，拟定以上方法防治而获效。同时，还可用于长期静脉输液引起的血栓性浅静脉炎，以及药物外渗等，且方法简、便、验、廉，值得推广。

（1999 年在甘肃省庆阳市中医学会学术研讨会上大会交流，夏小军　作）

从犀角地黄汤谈犀角的代用品

犀角地黄汤，源出唐代孙思邈《备急千金要方》，由犀角、生地黄、芍药、牡丹皮四味药物组成，用"治伤寒及温病，应发汗而不汗之内蓄血者，及鼻衄吐血不尽，内余瘀血，面黄，大便黑"等，并强调其功效为消瘀血。此后，该方被公认为凉血散瘀的代表方剂，历代医家运用及论述颇多。考该方与晋代陈延之著、高文柱辑校《小品方辑校》中的芍药地黄汤方名虽不同，但在药物组成及功能主治方面却完全相同，推测可能是孙氏认为方中主药为犀角而不是芍药而已。金代李杲《东垣试效方》曰："呕吐血出于胃也，实者犀角地黄汤主之。"明代吴昆《医方考》云："劳心动火，吐血、衄血者，此方主之……生犀能解心热，生地能凉心血，白芍、丹皮酸寒之物也，酸者入肝，寒者胜热。"张介宾《景岳全书》又说："治伤寒血燥血热，以致温毒不解，用此汁最捷，人所不知。"陈文治《诸证提纲》认为："治上焦有热，口舌生疮，或血热妄行，或吐衄,或下血,及不嗽而血自来者,或大便黑,面色萎黄,俱宜服此。"至清代,著名温病学家叶天士《温热论》中提出"入血就恐耗血动血,直须凉血散血"的治疗大法,犀角地黄汤作为治疗温病邪入血分的首选方沿用至今。该方还可用于外治,如清代吴师机《理瀹骈文》中就有"吐血属胃火,膏(清阳膏)亦贴胸口、背心,或照衄血方用犀角地黄汤煎抹后帖"的记载。此外,在部分医籍中还载有与该方方名相同而药物组成略有异者,如明代秦昌遇《病因脉治》中治外感吐血的犀角地黄汤中有山栀、荆芥;《景岳全书》中"治胃火,血热妄行、吐衄,或大便下血"的犀角地黄汤中有炒黄芩、升麻;清代罗定昌《医案类录》中治火热鼻衄的犀角地黄汤中有栀子、黄芩等。但无论如何变化,其组成中均有犀、地、丹、芍四药,治疗范围亦多为热伤血络的吐衄、便血等。

方中犀角,咸寒入心,既可凉血,又可清心火解热毒,心火得清,诸经火平,其血自可宁谧,为主药;生地清热养阴,凉血止血,芍药、丹皮凉血散瘀,均为辅佐。方中芍药至六朝之后始分赤、白二种,后世一般用赤芍,若热伤阴血较甚者,可用白芍。四药合用,共奏清热解毒、凉血散瘀之功效。临床上主要用于热伤血络引起的吐血、衄血、便血、尿血等证;还可用于热扰心营之神昏谵语、斑色紫黑、舌绛起刺、脉细数等;此外,尚可用于瘀血内停之蓄血,症见面色萎黄、大便黑者。由于该方专为热入血分而设,若阳虚失血或脾不统血之出血证,则不宜使用。正如明代赵献可《医贯》所言:"今人一见吐衄,便以犀角地黄汤为必用之药,然耶否耶?曰:"犀角地黄汤乃是衄血之主方,若阴虚火动吐血与咳咯者,可以借用成功;若阳虚劳力及脾胃虚者,俱不宜。"用法则如明代萧京《轩岐救正论》所说:"犀角地黄汤乃专治胃经积热实证,只可暂用,中病便止,而非疗血之刚剂也。"

作为清热凉血要药的犀角,在我国应用已有数千年的历史。其首载于《神农本草经》,并列为中品。唐代甄权《药性本草》言其可"镇心神,导大热……疗时疾如火烦,毒入心,狂言妄语。"孟诜《食疗本草》曰:"磨汁,治吐血,衄血,下及,及伤寒蓄血,发狂谵语。"明代李时珍《本草纲目》谓其"能疗诸血"。可见,犀角总以清心、肝、胃三经大热,又凉血解毒,特别是清心凉营为其主要特点,且畏川乌、草乌。其又属稀有的珍贵药材,主产于国外,故多锉为细末冲服或磨汁服用,用量一般 1.5~6g。200 年来,由于世界上人口不断地增加,自然环境的改变,使犀牛的生息繁衍受到一定的限制,加之人类不断猎取,从而使犀牛更为稀有,犀角越来越短缺。20 世纪 80 年代,根据联合国《濒危野生动植物种国际贸易公约》第五次成员国大会的决定,禁止国际间做商业性质的贸易,我国为保护野生动物,维护国际信誉,已不再进口。因此,寻找和研究犀角的代用品十分必要。在犀角的代用品上,历来有三种不同的观点:以升麻代者,有宋代朱肱、元代朱震亨及明代赵献可等人;以玳瑁代者,有明代李时珍;而近人则多以水牛角代之,现分述如下。

一、升麻

首载于梁代陶弘景《名医别录》,并列为中品。《本草纲目》言:"因其叶似麻,其性上升,故名。"性味甘、苦、平、微寒,归肺、脾、大肠、胃经。具有发表透疹、清热解毒、升阳举陷之功效。唐代孙思邈《千金翼方》治"产后恶血不尽,或经月半年。以升麻三两,清酒五升,煮取二升,分半再服"。金代张元素《珍珠囊》谓其"为足阳明、太阴引经药",用治"牙根浮烂恶臭,太阳鼽衄,为疮家圣药"。元代王好古《汤液本草》曰其"消斑疹,行瘀血,治阳陷眩晕,胸胁虚痛,久泄下痢,后重遗浊,带下崩中,血淋下血,阴痿足寒"。明代孙一奎《赤水玄珠》载"治老人小儿尿血不止,川升麻,水煎服"。《本草纲目》则说:"升麻,同柴胡,引生发之气上升;同葛根,能发阳明之汗。"升麻代犀角,首见于宋代朱肱《类证活人书》,其言:"瘀血入里,吐血衄血者,犀角地黄汤,乃阳明经圣药。如无犀角,以升麻代之。二物性味相远,何以代之? 盖以升麻能引地黄及余药同入阳明也。"元代朱震亨《丹溪治法心要》说:"衄血,大抵与吐血同。大概是血被热气所逼,而随气上行,以散气退热为主,凉血行血为主。入方以犀角地黄汤入郁金同用。如无犀角,升麻代之。"至明代,赵献可《医贯》又说:"犀角、升麻气味形性迥不相同,何以代之?曰:此又有说焉。盖缘任冲二脉,附阳明胃经之脉,亦入鼻中,火郁于阳明而不得泄,因成衄者,故升麻可代。升麻阳明药,非阳明经衄者,不可代。"对此持不同见解者则如清代唐笠山纂辑的《吴医汇讲》中载唐迎川之论,曰:"夫犀角乃清透之品,升麻乃升透之味,一重于清,一重于升,其性不同,其用自异,未尝闻有异味而可代者也。"升麻代犀角自清代以后多不用,而今人则极少用之,仅在治疗因胃热、胃火引起的衄血、吐血时可代,取其清热解毒,引血归经、引药归经之功;此外尚可替代于治疗中气下陷之崩漏,取其升阳举陷之效。使用时均入煎剂,用量宜小,防止升发太过。

二、玳瑁

始见于宋代《开宝本草》,原名"瑇瑁"。性味甘、寒,归心、肝经,具有清热解毒、平肝定惊之功效。宋代寇宗奭《本草衍义》曰:"玳瑁色赤入心,故所主者,心风惊热,伤寒狂乱,痘毒肿毒,皆少阴血分之病也……入药者生用,性味全也,既经汤火,即不堪用,与生、熟犀义同。"《日华子本草》言其"破癥结,消痈毒,止惊痫"。闻人规《痘疹论》载:"痘疮黑陷,乃心热血凝也。用生玳瑁、生犀角同磨汁一合,入猪心血少许,紫草汤五匙,和匀,温服。"明代王肯堂《证治准绳》中的二宝散"治痘紫黑,发热,鼻衄,小便如血,口渴乱语。犀角、玳瑁二味磨汁,顿服即愈"。玳瑁代犀角,最早见于《本草纲目》,其言:"玳瑁解毒清热之功,同于犀角,古方不用,至宋时至宝丹始用之也。"今人亦有以玳瑁代犀角者,如广东名医何炎燊在用犀角地黄汤加减治疗肌衄时,常以玳瑁代之,取其清热解毒之功。可见,只有在治疗温病热扰心营引起的神昏谵语、斑色紫黑、痘疮黑陷或衄血尿血时,可以玳瑁代之,使用时多入煎剂,宜先煎,用量一般以 3~6g 为宜。

三、水牛角

牛角入药,首见于《神农本草经》中列为中品的牛角鰓,又名"胎角"。《本草纲目》曰:"此即角尖中坚骨也。牛之有鰓,如鱼之有鰓,故名胎者,言在角内也。"性味苦、咸、寒,具有清热、凉血、解毒之功效。唐代陈藏器《本草拾遗》说:"牛有数种,本经不言黄牛、水牛,但言牛尔。南人以水牛为牛,北人以黄牛、乌牛为牛。牛种既殊,入药当别。"对于牛角鰓的记载,如唐代王焘《外台秘要》"牛角鰓灰散治卒下血"。《本草纲目》"牛角鰓,筋之粹,骨之余,而鰓又角之精也。乃厥阴、少阴血分之药,烧之则性涩,故止血痢、崩中诸病"。对于水牛角的记载,最早见于梁代陶弘景《名医别录》"水牛者燔之,治时气寒热头痛"。唐代《日华子本草》"煎汁,治热毒风及壮热"。宋代张杰《子母秘录》"血上逆心,烦闷刺痛。水牛角烧灰,酒服方寸匕"。《本草纲目》将其附于牛项下,用其"治淋破血"。牛既有水牛与黄牛之分,入药亦有牛角鰓及牛角之别,但角中含鰓,古人用牛角鰓者居多,且多烧灰冲服。水牛角入药,其用已久,古籍中虽无以其代犀角之说,但因其功效似犀角,故有犀角之用。今人则多以其代犀角,如广东沈炎南教授擅用犀角地黄汤加味治疗大出血,并以水牛角 30g 代犀角;重庆名医龚志贤治疗鼻衄时常用犀角地黄汤加减,重用水牛角尖久煎以代犀角;北京名医王文鼎用犀角地黄汤加减治疗血液病出血时也以大剂量水牛角代犀角等。另据报道,广东、天津、江西等地用水牛角代犀角,治疗温病及小儿热证,效果良好,实验研究亦表明其药理作用与犀角相似,故 1977 年版《中国药典》始将其收载,作为犀角的雷同品应用至今。可见,在世界范围内大力提倡保护濒危野生动物的今天,功效似犀角且不受资源所限的水牛角,是犀角较为理想的代用品。使用时锉碎先煎,亦可锉末冲服,煎剂用量一般 30~60g。

(刊登于《甘肃中医学院学报》2004 年第 4 期,夏小军　作　)

第四章 施治方略

中医药治疗急性白血病的思路与方法

根据急性白血病的症状体征和疾病特点,认为其宜从中医"虚劳"中的"急劳"命名。将其病因总结为先天、后天、痘疹及病后、外感、境遇、医药之因等六个方面;病机特点包括病理因素为邪毒,病变部位在骨髓,疾病属性虚夹实,病机演变看正邪,病势发展急而速,病理产物瘀和痰六个方面。临床辨证分为邪毒炽盛、痰瘀互结,邪毒渐退、气阴两虚,气血不足、阴阳两虚三型。在挖掘民间单方验方的基础上,拟定出以当地特产中草药天蓝苜蓿、墓头回,抗癌中药龙葵,补益中药紫河车为基本方的中药回生汤系列,共奏清热败毒、宁血祛瘀、益肾填髓之功效。在防护方面提出了八项切实可行的原则。

一、病名

白血病是起源于造血干、祖细胞的造血系统恶性肿瘤。具有增殖和生存优势的白血病细胞在体内无空性增生和集聚,逐渐取代了正常造血,并浸润其他器官和系统,使患者出现贫血、出血、感染和浸润征象,最终导致死亡。根据白血病细胞的成熟程度和自然病程,将白血病分为急性和慢性两大类。中医学虽无白血病名称,根据其病证分析,急性白血病多属于中医学"虚劳"、"温病"、"血证"、"积聚"、"瘰疬"、"痰核"等范畴。但由于其病因病机十分复杂,临床表现涉及五脏六腑、四肢百骸,且病情严重,进展迅速,治疗难以速效,死亡率较高,故宜以"虚劳"中的"急劳"命名。

二、病因

(一)先天之因

先天之因者,或因父母体弱多病,感受邪毒,潜伏体内,遗传下代;或由胎中失养,水谷精气乏源,孕育不足,导致禀赋薄弱而成;亦可因母食毒物或用药不当,邪毒内伏,传于胎儿而发。内伏胎毒既可因虚而发,又可与外来邪毒相合而成急劳。故胎毒内伏,禀赋薄弱是急劳发生的关键因素之一。

(二)后天之因

在正常状态下,人体会保持动态平衡,正气充足,则不生病。若因烦劳过度,饮食不节,七情失宜,或疾病失治、误治等皆可造成正气虚弱,气血、阴阳、津液虚少或逆乱,脏腑功能失调,即生本病,或使疾病复发。邪毒之所以能够入侵内伏,必是人体抗病能力的减弱,或者外邪过强,导致正不胜邪,难以抵抗而发病。故急劳的发病与人体正气密切相关。

（三）痘疹及病后之因

内禀胎毒,外感时行疫毒是痘、疹发病的主要原因;大病失治、误治,形成久病不复,或由于病后失于调理,食复、劳复则致阴精或阳气受损难复。而胎毒内伏或诸虚不足又可导致急劳,或使疾病复发;某些疾病失治、误治亦可转化为急劳。故痘疹及病后失于调理也是急劳发病的主要原因之一。

（四）外感之因

正气亏虚,无以抗邪,急劳之病,或因邪毒太盛,由表入里,侵及五脏,损及精血,造成毒聚脏腑、骨髓,伏酿而发;或外邪引动内伏胎毒而诱发,或外邪引动骨髓余毒而复发。特别在脏腑娇嫩、骨髓精气未充,卫外不固的小儿,更易为邪毒或时邪外感而使急劳病情发作或加重。

（五）境遇之因

境遇之因,其意有二:一则情志过激,内伤五脏,机体气血阴阳失调,造血紊乱,则发急劳;二则长期居住有毒环境影响之地,受环境之毒或接触毒物滋扰,邪毒入里,损阴及阳,侵犯五脏,累及骨髓,急劳乃作。

（六）医药之因

因医药者,或辨证有误,或选药不当,或过食、误食有毒药物,药毒入体,精气暗耗,直接损伤气血、阴阳,中伤脾胃,累于肾,波及骨髓,而发急劳。

三、病机

（一）病理因素为邪毒

从病因分析可见,急劳的病因主要为邪毒为患,是由于温热邪毒或胎毒内伏伤髓入血,由里外发,波及全身所致。在临床治疗中,邪毒得到控制,则诸症减轻,病情可以得到缓解;邪毒鸱张,难以控制,则诸症俱增,致使病情复发或加重。故邪毒为其基本的病理因素。

（二）病变部位在骨髓

急劳的发生与发展虽涉及五脏六腑,四肢百骸,但究其病位,仍以骨髓为主。髓为血源,较血分部位尤深。由于外来和内在的因素,致使髓海空虚,邪毒深伏骨髓,发于血分,故见耗精动血之证。其发病后有从骨髓—血分—营分—气分—卫分的传变倾向,甚则一发病即见髓、血、营、气、卫俱病,迅及全身,危及生命。故其发病部位主要在骨髓。

（三）疾病属性虚夹实

急劳症状复杂,其总体病性虽为虚,而在疾病发生与发展过程中可出现邪毒集聚、血瘀阻滞、痰浊凝聚等一系列实证。其虚证主要为气血亏损,累及阴阳,最终导致气血阴阳俱虚。而实证主要是在虚证基础上发生的病理转机,或外感邪毒过盛,正气无力抗邪,或虚证与实证交织,虚、毒、瘀、痰互结,侵及骨髓,阻滞经脉,影响脏腑及阴阳气血。故急劳常表现为一派本虚标实、虚中夹实、虚实夹杂的临床证候。

（四）病机演变看正邪

急劳起病急骤,初期多以邪实为主,继之邪毒未祛而正气大伤,转为邪实正虚之证;若正不胜邪,则气血大伤,阴阳衰竭;若经有效治疗,则表现为一派邪去正虚之象。故其病情演变决定于正邪斗争的消长状况。

（五）病势发展急而速

急劳起病急，病状重，病程短，进展迅速，特别在脏腑娇嫩、形气未充的小儿表现尤为突出。且多因先天胎毒内伏，机体内在失衡，复感外邪，或药毒所伤，邪毒入髓，耗气伤血所致。若经及时而有效的治疗，可使病情趋于长期缓解，否则危殆立至。

（六）病理产物瘀和痰

急劳之人，邪毒内蕴，正气虚弱，或内伏胎毒与外来之毒相合，侵袭机体，流注经络，或离经之血入络，阻碍气血运行，日久导致血液瘀滞。邪毒化热化火，热灼痰凝，加之七情所伤，气滞痰聚，或血液凝滞为痰为毒，故瘀与痰常可互见。瘀与痰既成之后，更能加重气机阻滞，进一步使脏腑气血阴阳紊乱。如是互为因果，促进因瘀滞或痰瘀互结造成的诸虚不足、精髓不复又可进一步加重，致使疾病迁延不愈。故瘀和痰是急劳疾病过程中的主要病理产物，既可单独出现，又可交织互见，且贯穿于疾病始终。

四、辨证论治

回生汤系列基本方：天蓝苜蓿30~60g，墓头回15~30g，龙葵10~20g，紫河车粉1~3g（装空心胶囊冲服）。

方中天蓝苜蓿清热利湿、凉血止血，墓头回清热燥湿、止血祛瘀，龙葵清热解毒、活血消肿，紫河车补气养血、填精补髓。四药合用，共奏清热败毒、宁血祛瘀、益肾填髓之功效，且祛邪不伤正，扶正不碍邪，止血不留瘀。

（一）邪毒炽盛　痰瘀互结

相当于疾病初期，未进行化疗或化疗诱导阶段。病情特点是邪实正盛或正虚不明显，以邪实为主。

症状：起病多急，壮热烦渴，头痛，唇焦，鼻衄或尿血、便血，皮肤瘀点瘀斑，尿赤，便秘，瘰疬痰核，胁下痞块坚硬胀满，胸闷骨痛，甚则神昏谵语，或口舌生疮，咽喉肿痛，牙龈肿胀，咳嗽黄痰，或肛门肿痛，舌质红绛或有瘀斑，苔黄腻，脉数或涩。

病机分析：邪毒已炽盛，正气尚未衰，邪正相争，热盛伤津，营血受扰，迫血妄行，甚则邪毒蒙蔽心窍；热毒煎熬津液为痰，壅滞骨髓，瘀阻络脉，气血运行障碍，痰瘀交阻，滞于胁下，或结于颈旁、腋下、胯腹等处。此时最为危急。

治法：以祛邪为主。用清热败毒，活血化瘀，化痰散结之法。

方药：回生汤Ⅰ号方。基本方加半枝莲、白花蛇舌草各20~40g，夏枯草、仙鹤草、白茅根各15~30g，虎杖、山豆根、赤芍、炙鳖甲（先煎）各10~20g，青黛3~6g（冲服）。

方药分析：方中半枝莲、白花蛇舌草、虎杖、山豆根、青黛清热败毒；仙鹤草、白茅根凉血止血；赤芍凉血活血；夏枯草、炙鳖甲化痰软坚散结。

（二）邪毒渐退　气阳两虚

相当于疾病中期或缓解后的巩固强化治疗阶段。病情特点是正虚邪不盛，标本同病。

症状：低热不退，午后潮热，五心烦热，头晕耳鸣，汗出乏力，纳呆痞满，或恶心呕吐，腰膝酸软，皮下瘀点瘀斑，鼻齿衄血，口咽干燥，身痛骨痛，胁下痞块缩小或消失，舌质红或淡红，苔少，脉细数或虚数。

病机分析：邪毒虽渐退，正气已受损，热毒内郁日久，势必耗气伤阴；水不涵木，肝肾阴血俱亏；心气不足，鼓动无力，血不上荣；阴血亏损，虚火滋生，内热熏蒸，湿热内蕴，脾胃受损，运化失常，气逆不降。此时标本同病，病情仍重，容易感受客邪。

治法:扶正祛邪,标本同治。用解毒化瘀,健脾和胃之法。

方药:回生汤Ⅱ号方。基本方加太子参、黄芪、女贞子、旱莲草、生地黄、半枝莲、白花蛇舌草各 15~30g,茯苓、白术各 10~20g。

方药分析:方中黄芪补气生血;太子参益气养阴;女贞子、旱莲草、生地黄滋补肝肾之阴;半枝莲、白花蛇舌草清热解毒;茯苓、白术健脾益气和胃。

(三)气血不足 阴阳两虚

相当于疾病后期或缓解后的维持治疗阶段。病情特点是邪去正衰,以正虚为主。

症状:面色萎黄或苍白无华,倦怠乏力,心悸气短,动则尤甚,汗出,四肢不温,唇甲色淡,纳呆或虚烦,或有瘀点瘀斑,舌质淡,舌体胖大或有齿痕,苔薄白,脉虚大或见濡细。

病机分析:邪毒虽去大半,气血随之而虚,脾胃虚弱则气血生化乏源,无以滋养五脏六腑、四肢百骸;久病消耗,肺气更虚;气虚血少,心神失养,鼓动无力;肾气不足,精乏气养,骨髓空虚;肝肾阴虚,精不化血,甚则阴损及阳,精气两伤。此时正气未复,余邪未清,容易复发。

治法:以扶正为主,兼清余邪。用补气养血,益肾填髓,扶正化毒之法。

方药:回生汤Ⅲ号方。基本方加黄芪 20~40g,党参、当归、熟地黄各 15~30g,补骨脂、鸡血藤、菟丝子、土茯苓各 10~20g,阿胶 10~15g(烊化)。

方药分析:方中黄芪、党参补气生血;当归、阿胶滋补阴血;熟地黄、山茱萸填精补髓;补骨脂、菟丝子补肾益髓;鸡血藤补血活血;土茯苓解毒利湿。

以上三型是根据急性白血病疾病发展中各个不同阶段的辨证特点而划分的,型与型之间没有明确的界限,每个病人也不可能自始至终表现为一个类型。因此,遣方用药时必须根据临床证候变化及邪正的消长而随时调整治则与方药,分清证候,抓住重点,解决主要矛盾,灵活掌握"扶正祛邪"、"急则治标"、"标本同治"等治疗原则。只有这样,才能提高疗效。

五、防护

(一)有病早治

急劳起病急骤,变化迅速,病情凶险,故应争取及早发现,及早治疗,严密观察病情变化,特别要警惕急劳的一些早期症状和体征及并发症、医源性疾病和药物的毒副作用,做到提前预防和妥善处理。

(二)谨防外感

由于急劳初起多表现为一派虚实夹杂证候,若复感外邪,病情发展很快,正气日衰,热毒更甚,病情由轻转重;后期以正虚为主,更易感受外邪。同时,复感外邪又是诱发疾病复发的主要因素之一,故对急劳患者,应做到冷暖适宜,特别是儿童患者,尽量不要到公共场所,慎避外感。

(三)调其饮食

急劳之人,饮食应营养丰富而易消化,并应讲究饮食卫生,避免进食硬性食物及熏、烤、腌等类食物,尤其是疾病获得缓解之后更不能骤然暴食,以防食复。同时,还可选择适当的药物制作药膳,以达到营养与治疗的双重效果。

(四)畅其情志

急劳之人,多数病情较重,病情复杂,有的迁延日久,反复发作。因此,病人多数有心理负担,情绪往往焦虑不安,忧郁、悲观、易怒等心态常见。故应充分理解病人内心痛苦,配合心理疏导,不断地进行良性暗示,引导患者摆脱或淡化白血病,分散注意力,帮助其树立信心,战胜疾病。

(五)慎避毒气

急劳之人,应避免接触 X 线及电离辐射,避免接触含苯的清洁剂、去渍剂、汽油、油漆以及农药、杀虫剂等,并应避免使用染发剂,戒烟戒酒。

(六)起居有常

急劳之人,应养成起居有定时,生活有规律,工作学习有计划,保持劳逸结合、有张有弛的生活习惯。并可在力所能及的前提下进行散步、练气功、打太极拳等活动,但也不能劳累过度,以防劳复。

(七)审施药治

由于化学药物可引起人类急劳的发生业已被人们重视,烷化剂、细胞毒药物亦可继发急劳也较肯定,故对可能引起急劳的氯霉素、保泰松等药物应谨慎服用;在一些非恶性疾病,如免疫疾病等应用细胞毒药物治疗时也要特别谨慎。

(八)持之以恒

由于急劳邪毒深伏,遍及全身,不易荡尽,且易复发,实属顽难之症,故应持之以恒,长期坚持治疗,不能半途而废。

(刊登于《西部中医药》2016 第 4 期,夏小军 作,段赟 整理)

中医药治疗小儿急性白血病的思路与方法

白血病发病率在儿童恶性肿瘤中居首位,是 5 岁以上小儿死亡的主要原因之一。按其病程缓急及白血病细胞分化成熟程度,有急性和慢性之分。小儿白血病以急性为主,其中急性淋巴细胞白血病约占 75%。祖国医学中虽无白血病病名,但根据其发病急,感染、发热、出血、贫血,肝脾淋巴结肿大等症状及体征,多将急性白血病归属于"热劳"、"急劳"、"血证"之范畴。正如《圣济总录》所说:"热劳之证,心神烦躁,面赤、头痛……身体壮热,烦渴不止,口舌生疮,食饮无味,肢节痠痛,多卧少起,或时盗汗,目渐羸瘦者是也。"又说:"急劳之病与热劳相似,而得之差暴也。"

一、病因病机

现代医学研究表明,急性白血病的发病与病毒感染、电离辐射、化学物品、遗传等因素有关,其病理变化主要是白血病细胞的增殖和浸润、出血、组织营养不良和坏死、继发感染,以及抗白血病治疗的影响等。中医认为,小儿脏腑娇嫩,形气未充,对外来病毒、细菌或化学药物,或放射线等邪毒因素,均较成人敏感。每当机体正气不足时,或先天已有"胎毒"内伏,邪毒外袭,伤及营阴,骨髓受损,发生血虚;阴精受损,内热熏蒸,灼伤脉络,迫血妄行;或由于病久耗伤气血,气虚不能摄血,形成血证;纯阳之体,感邪之后易从热化,营血热炽而见高热持久不退;热灼津液,煎熬为痰,病程日久,气血更虚,气滞血瘀,痰瘀互结,脉络瘀阻形成癥积或瘰疬痰核,或发为骨痛。小儿肝常有余,邪毒泛滥,侵及厥阴,肝阳上逆,上扰清窍则见头痛、眩晕、呕吐、颈项强直,甚至抽搐、昏迷等证。又因小儿脏气清灵,随拨随应,罹患本病经治疗后,邪毒由盛转衰,正气渐复,病情可以缓解;由于邪毒未尽,当正气内虚时,常易复发。

二、辨证论治

基本方:天蓝苜蓿、墓头回各15~20 g,龙葵10~15 g,紫河车(装空心胶囊服)1~3 g。

(一)邪毒炽盛 痰瘀互结

相当于疾病初期,未进行化疗或化疗诱导阶段。病情特点是邪实正盛或正虚不明显,以邪实为主。证候表现:起病多急,壮热烦渴,头痛,唇焦,鼻衄或尿血、便血,皮肤瘀点瘀斑,尿赤、便秘,瘰疬痰核,或胁下痞块坚硬胀满,胸骨闷痛,甚则神昏谵语,或口舌生疮,咽喉肿痛,牙龈肿胀,咳嗽黄痰,肛门灼痛。舌质红绛或有瘀斑,苔黄腻,脉数或涩。此期邪毒已炽盛,正气尚未衰,邪正相争,热盛伤津,营血受扰,迫血妄行,甚则邪毒蒙蔽心窍;热毒煎熬津液为痰,壅滞骨髓,瘀阻络脉,气血运行受阻,滞于胁下,结于颈旁、腋下、胯腹等处。此时最为危急。治以祛邪为主,用清热败毒、活血化瘀、化痰散结之法。方药:基本方加半枝莲、白花蛇舌草各15~20 g,仙鹤草、白茅根、虎杖、夏枯草各10~15 g,赤芍、山豆根、炙鳖甲(先煎)各5~10 g,青黛(冲服)3~6 g,每日1剂,水煎服。

(二)邪毒渐退 气阴两虚

相当于疾病中期或缓解后的巩固强化治疗阶段。病情特点是正虚邪不盛,标本同病。证候表现:低热不退,或午后潮热,五心烦热,头晕耳鸣,汗出乏力,肢体酸软,纳呆痞满,或恶心呕吐,皮下瘀点瘀斑,鼻齿衄血,口咽干燥,身痛骨痛,胁下痞块缩小或消失。舌质红或淡红,苔少,脉细数或虚数。此期邪毒虽渐退,正气已受损,热毒内郁日久,势必耗气伤阴;水不涵木,肝肾阴血俱亏;虚火滋生,内热熏蒸,湿热内蕴,脾胃受损,运化失常,气逆不降。此时标本同病,病情仍重,容易感受客邪。治以扶正祛邪,标本同治,用益气养阴、解毒化瘀、健脾和胃之法。方药:基本方加黄芪、女贞子、旱莲草、半枝莲、白花蛇舌草各15~20 g,太子参、当归、生地黄各10~15 g,茯苓、白术各5~10 g。

(三)气血不足 阴阳两虚

相当于疾病后期或缓解后的维持治疗阶段。病情特点是邪去正衰,以正虚为主。证候表现:面色萎黄或苍白无华,倦怠乏力,心悸气短,动则尤甚,汗出,四肢不温,唇甲色淡,纳呆,虚烦,或有瘀点瘀斑。舌质淡,舌体胖大或有齿痕,苔薄白,脉虚大或见濡细。此期邪毒虽去大半,气血随之而虚,脾胃虚弱则气血生化乏源,无以滋养五脏六腑、四肢百骸;久病消耗,肺气更虚,气血虚少,心神失养,鼓动无力;肾气不足,精乏气养,骨髓空虚;肝肾阴虚,精不化血,甚则阴损及阳,精气两伤。此时正气未复,余邪未清,容易复发。治以扶正为主,兼清余邪,用补气养血、益肾填髓、扶正解毒之法。方药:基本方加黄芪、鸡血藤各15~20g,党参、当归、熟地黄、补骨脂各10~15g,山茱萸、菟丝子、土茯苓、阿胶(烊化兑服)各5~10g。

三、病案举例

患者,女,9岁。1998年2月17日初诊。因头痛、头晕乏力2月,伴突眼、呕吐7d来我院住院治疗。查体:T 38.0℃,P 90次/min,R 27次/min,BP 14.0/9.0kPa(1kPa=7.5mmHg)。贫血貌,双侧眼球突出,全身皮肤无黄染,双下肢散在皮下瘀点瘀斑,浅表淋巴结不肿大,胸骨压痛明显,肝右肋下3 cm,脾左肋下3 cm,质软无压痛,神经系统未见阳性体征。舌质淡红,苔薄,脉细数。实验室检查:Hb 95g/L,RBC $3.4×10^{12}$/L,WBC $12.4×10^9$/L,N 0.60,L 0.25,M 0.15,BPC

58×10⁹/L,骨髓象:增生明显活跃,红系增生明显受抑,以单核细胞增生为主,原始及幼稚单核细胞 0.62,过氧化物酶染色阳性。脑脊液化验:压力高(128 滴/min),潘氏试验(+),WBC 24×10⁹/L。诊断:急性单核细胞白血病合并中枢神经系统白血病。证属邪毒炽盛、痰瘀互结,用上述清热败毒、活血化瘀、化痰散结方药,每日 1 剂,水煎服;同时鞘内注射氨甲喋呤加地塞米松各 10 mg,共 5 次,未进行全身诱导化疗。至 1998 年 4 月 9 日经周围血象、骨髓象检查达完全缓解(CR),脑脊液正常,突眼已愈。此后仍坚持以中医辨证分型治疗,并将汤剂浓缩为蜜丸剂,每次 18 g,每日 2 次,1 年半后减半量服用至今。其间配合应用 DA、HOAP 方案化疗各 3 次以固疗效,经先后 6 次骨穿复查,疾病一直处于 CR 之中。

四、讨论

小儿罹患急性白血病之后起病急、变化快之特点尤为突出。故对小儿急性白血病一经发现,必须及早进行治疗,防止传变。联合化疗作为治疗小儿急性白血病的主要手段,目前已被广泛采用。但化疗祛邪亦伤正,轻则妨碍化疗的顺利进行,重则危及生命。传统的中医药治疗小儿急性白血病具有其独特的优势。一方面,化疗过程中正确配合应用中药,可减轻化疗药物的毒副作用,增强其治疗效应,提高机体的抗病能力,从而保证化疗的顺利进行;另一方面,对于部分不能接受化疗或对化疗药物不敏感者,可单独应用中药治疗而达到缓解,并可长期生存。因此,应用中药或与化疗药物联合应用作为治疗小儿急性白血病的一种重要手段,越来越受到人们的重视。

基本方中天蓝苜蓿(Medicago Iupulina L)清热利湿,凉血止血;墓头回(Patrinia heterophlla Bunge)清热燥湿,化瘀止血;龙葵清热解毒,活血消肿;紫河车益气养血,填精补髓。四药合用,共奏清热败毒、宁血化瘀、益肾填髓之功效,且祛邪不伤正,扶正不碍邪,止血不留瘀。其中天蓝苜蓿及墓头回均系我地特产中草药,经体外药敏试验,表明均具有抗急性白血病细胞的作用。药理研究表明,龙葵具有抗癌作用,紫河车不仅可调节免疫,增强机体抵抗力,而且能促进凝血和刺激骨髓造血。根据急性白血病疾病过程中体内白血病细胞贯穿始终这一病理特点,结合临床常见贫血、发热、出血及肝、脾淋巴结肿大等症状特点,将基本方用于小儿急性白血病治疗的始末,异中寓同,以期最大限度地杀灭白血病细胞;具体应用时再根据疾病不同阶段病机的转变、邪正的盛衰,结合临床及实验室所见,综合分析后加入相应的药物,同中有异,随证变化,灵活应用。只有这样,才能提高临床疗效。

(刊登于《中医研究》2005 年第 1 期,夏小军　作)

中医药治疗慢性髓系白血病的思路与方法

慢性髓系白血病属中医"虚劳"、"积聚"、"癥瘕"、"瘰病"等范畴。其病因病机为先天禀赋不足,邪毒内蕴骨髓;后天失于调理,邪毒入血伤髓。临床辨证为邪毒内蕴、气血暗耗,痰瘀互结、气阴两虚,毒瘀交阻、阴精亏损及毒瘀炽盛、阴阳两虚四型;分别选用自拟慢粒系列方进行治疗;临证应注意辨病辨证有机结合,清热解毒贯穿始末,消癥积须清热解毒,正确掌握轻重缓急四点。

慢性髓系白血病(chronic myelocytic leukemia,CML)是一种起源于多能干细胞的髓系增殖性肿瘤,t(9;22)(q34;q11)是CML特征性染色体改变并在分子水平上导致BCR-ABL融合基因形成。我国年发病率为0.36/10万,占白血病的第3位,发病年龄大多在20~60岁,以老年人居多,5~20岁仅占10%左右,男性略多于女性。

CML的特点为显著的粒细胞过度增生,乏力、消瘦、发热、肝脾肿大为其主要临床表现,多属中医"虚劳"、"积聚"、"癥瘕"、"瘰疬"等范畴。

一、病因病机

CML的发生多因先天禀赋不足,气血功能失调,邪毒内蕴骨髓;或后天失于调理,脏腑功能紊乱,邪毒入血伤所致。邪毒为发病的主因,包括先天胎毒、外感六淫化毒、毒药、毒气及饮食所化之毒等;机体气血失调,脏腑功能紊乱,正气虚损为内伤发病的基础,其始发病位在骨髓,涉及气血,常侵犯肝脾二脏,并可累及五脏六腑、四肢百骸。本病起病阴袭,进展缓慢,为虚实夹杂之证,一般初病多实,久病多虚;正虚、邪毒、瘀血、痰浊相互交织、衍生和转化为其主要病机。

(一)先天禀赋不足 邪毒内蕴骨髓

若父母淫欲之火,隐于父精母血,遗于胎儿;或父母患病,传于胎儿;或孕妇恣食辛热甘肥、移热于胎;或孕母忧思郁怒,五志化火,影响胎儿;或孕母调护不周,外感六淫化毒,积伏于胎,皆致邪毒蓄积体内,波及于血,深入骨髓,蕴而待发,及至出生,乃至长大,一旦正气亏虚,或外毒侵袭,致蕴毒泛溢,始发本病。亦如宋代《小儿卫生总微论方·胎中病论》所云:"母食毒物,胎有所感,至生下之后,毒气发而为病。"

(二)后天失于调理 邪毒入血伤髓

1.情志不遂 气滞血瘀

情志抑郁,肝气不舒,脏腑失和,气机阻滞,脉络受阻,血行不畅,气滞血瘀,日积月累,久积成块,发为本病。积聚日久,均可导致正虚,则致疾病缠绵难愈。亦如清代尤怡《金匮翼·积聚统论》所云:"凡忧思郁怒,久不得解者,多成此疾。"

2.饮食不节 痰瘀互结

饮食失调,或过食肥甘,或饮酒过度,或饥饱失宜,均致脾胃损伤,脾失健运,不能输布水谷之精微,湿浊内生,凝聚成痰,痰阻气机,血行不畅,脉络壅塞,痰瘀互结,乃成本病。亦如明代张介宾《景岳全书·痢疾·论积垢》所云:"饮食之滞,留蓄于中,或结聚成块,或胀满硬痛,不化不行,有所阻隔着,乃为之积。"

3.起居失宜 外邪侵袭

起居无常,寒温不调,感受外邪,六淫及疫疠之邪过盛,化为邪毒,伤及机体,或积伏待发,或引动内蕴之邪毒泛溢,内外合邪,皆致脏腑功能不利,气血失和,久则经络闭涩,血瘀脏腑,乃发斯病。亦如《灵枢·五变》所云:"寒温不次,邪气稍止,蓄积留止,大聚乃起。"

4.脏腑失调 邪毒直中

素体虚弱,调摄失宜,或长期工作及居住在有毒环境影响之地,或长期接触有害毒物,或误用大量有毒药物,或误食过期有毒食物,皆致邪毒伤及气血,直中骨髓,或引动内蕴之邪毒泛溢,阻滞气机,闭涩经脉,而发本病。亦如清代张璐《张氏医通·积聚》所云:"李士材曰,按积之成也,正气不足,而后邪气踞之。"

二、辨证论治

CML属虚实夹杂之证,早期以邪实为主,晚期以正虚为主,故其治疗,早期当以祛邪为主,佐以扶正;晚期则以扶正为主,佐以祛邪。现代医学依据CML的临床症状、体征及实验室检查所见,将其分为慢性期、加速期、急变期三个阶段,其中慢性期治疗当以中药为主,可配合西药化疗、干扰素、酪氨酸激酶抑制剂等治疗,加速期及急变期则应按急性髓系白血病的西医治疗方案为主,配合应用中药治疗。

(一)邪毒内蕴 气血暗耗

症状:或偶感神疲乏力,或面色欠华,或心悸气短,或胁下癥块小而质软,舌质淡红,或见瘀点瘀斑,苔薄白,脉象有力。

病机分析:先天禀赋不足,邪毒内蕴骨髓,日久气血暗耗,故偶见神疲乏力,或面色欠华,或心悸气短;邪毒久蕴,气血失和,经络闭涩,则胁下癥块小而质软,舌有瘀点瘀斑。舌质淡红、苔薄白、脉象有力皆为正气尚未大虚之象。此型多见于CML早期,患者一般情况尚好,邪气虽实而不甚,但据实验室检查知病已内生。

治法:以攻邪为主,用清热解毒、活血化瘀之法。

方药:慢粒解毒活血汤。

墓头回20g,青黛3g(冲服),虎杖10g,土茯苓10g,半枝莲15g,白花蛇舌草15g,黄芪20g,当归15g,鸡血藤10g,莪术10g,山楂10g,丹参20g,甘草6g。

方药分析:方中墓头回、青黛、虎杖、土茯苓、半枝莲、白花蛇舌草清热解毒;黄芪、当归补气生血;鸡血藤补血活血;丹参活血祛瘀;莪术破血祛瘀,行气消积;山楂消食化积,活血散瘀;甘草健脾和中。

加减:若合并颈项、腋下瘰疬痰核者,加夏枯草、浙贝母、生牡蛎以清热化痰,软坚散结;手足心热,心烦失眠者,加地骨皮、麦门冬、酸枣仁以清热养阴,养心安神。

(二)痰瘀互结 气阴两虚

症状:面色欠华,头晕目眩,神疲乏力,心悸气短,自汗盗汗,手足心热,纳呆腹胀,胁下癥块逐渐增大,或颈项腋下瘰疬痰核,唇甲无华,或兼见出血,舌淡晦黯,苔薄白或少苔,脉细或细数。

病机分析:邪毒内蕴骨髓日久,气血暗耗,不能充养荣润,则面色欠华,头晕目眩,神疲乏力,心悸气短,唇甲无华;若饮食不节,聚湿或痰;或情志不遂,气滞血瘀,痰阻气机,脉络壅塞,痰瘀互结于胁下、颈旁、腋下、脐腹等处,则见胁下癥块及瘰疬痰核逐渐增大,舌质晦黯,纳呆腹胀;邪毒耗气伤阴,则自汗盗汗,手足心热,舌淡苔少,脉细或细数;气不摄血,则兼见出血。此型常见于CML慢性期,正气渐衰而邪气渐盛,正虚邪实,虚实夹杂。

治法:扶正祛邪,用益气养阴、解毒散结之法。

方药:慢粒益气养阴散结方。

党参15g,黄芪30g,山药15g,当归15g,生地黄10g,山茱萸10g,醋炙鳖甲10g(先煎),墓头回15g,青黛3g(冲服),夏枯草15g,川贝母10g,鸡血藤10g,莪术10g,山楂10g,甘草6g。

方药分析:方中党参、黄芪、山药健脾益气;当归、鸡血藤补血活血;生地黄、山茱萸养阴生津;醋炙鳖甲滋阴清热,软坚散结;墓头回、青黛清热解毒;夏枯草、川贝母化痰软坚;莪术、山楂活血化瘀;甘草解毒和中。

加减:若气虚甚者,党参易西洋参,加茯苓、白术以健脾益气;阴虚甚者,加女贞子、旱莲草以滋阴益肾;血虚甚者,加阿胶、熟地黄以滋补阴血;胁下癥块肿大明显者,加三棱、丹参以活血消癥;虚热明显者,加地骨皮、青蒿以养阴清热;食少纳呆者,加炒麦芽、白扁豆以健脾消食。

(三)毒瘀交阻 阴精亏损

症状:形体消瘦、面色晦黯、乏力倦怠,心悸气短,失眠健忘,口舌干燥,潮热盗汗,五心烦热,多梦遗精,纳呆腹胀,胁下癥块肿大坚硬,舌质红,苔黄而少,脉细数。

病机分析:六淫之邪化毒,或毒药、毒气及饮食所化之毒直中骨髓,与内蕴之邪毒内外合邪,更伤气血,则乏力倦怠,心悸气短,失眠健忘;耗伤阴精,则形体消瘦,面色晦黯,口舌干燥,潮热盗汗,五心烦热,多梦遗精;邪毒集结,毒瘀交阻,则面色晦黯,胁下癥块肿大坚硬。舌质红,苔黄而少,脉细数均为阴精亏损之象。此型多见于 CML 加速期,以正虚为主,阴精虽已亏损但尚未虚极,邪实亦较明显。

治法:攻补兼施,以滋养阴精、解毒化瘀之法。

方药:慢粒滋阴解毒化瘀方。

龟板胶 10g(烊化),阿胶 10g(烊化),醋炙鳖甲 10g(先煎),党参 10g,黄芪 20g,当归 15g,熟地黄 15g,山药 15g,山茱萸 10g,墓回头 15g,青黛 3g(冲服),莪术 10g,丹参 20g,山楂 10g,甘草 6g。

方药分析:方中龟板胶、醋炙鳖甲滋阴清热,软坚散结;阿胶、熟地黄滋阴养血,补精益髓;党参、黄芪补中益气健脾;当归补血活血;山药、山茱萸补肾益阴;墓回头、青黛清热解毒;莪术、丹参活血化瘀,软坚散结;山楂消食化瘀,使补而不滞;甘草解毒和中。

加减:若虚热症状明显者,加地骨皮、白薇、青蒿以退虚热;纳呆腹胀甚者,加炒麦芽、白扁豆、大腹皮以健胃消食宽中;毒瘀较甚者,亦可酌加地龙、水蛭等以破血逐瘀。

(四)毒瘀炽盛 阴阳两虚

症状:形体羸瘦,面目虚浮,午后潮热,食欲不振,脘腹胀满,腹大如鼓,胁下癥块肿大明显,质地坚硬,或高热持续不退,或骨骼刺痛,或吐、衄、便血,舌质黯淡,脉象虚极。

病机分析:邪毒交织,痰瘀互结,正气更虚,气血耗损,阴阳俱伤,则形体羸瘦,午后潮热,面目虚浮;虚、毒、瘀、痰相互搏结、衍生和转化,毒瘀炽盛,滞留不散,则脘腹胀满,腹大如鼓,胁下癥块肿大明显,质地坚硬,或骨骼刺痛;正气虚弱,复感外邪,则高热不退;热迫血行或气不摄血,则吐、衄、便血。舌质黯淡,脉象虚极均为阴阳虚损之象。此型多见于 CML 急变期,以虚极为本,正气大虚而邪气实甚,并可见高热、出血等并发症。

治法:以扶正为主,用滋阴温阳、解毒化瘀之法。

方药:慢粒滋阴温阳散结方。

龟板胶 10g(烊化),鹿角胶 10g(烊化),醋炙鳖甲 10g(先煎),制附子 10g(先煎),肉桂 10g,熟地黄 10g,黄芪 20g,当归 15g,山茱萸 10g,山药 15g,鸡血藤 15g,墓回头 20g,青黛 3g(冲服),山楂 10g,炙甘草 6g。

方药分析:方中龟板胶、熟地黄、山茱萸、山药滋补肾阴;鹿角胶、制附子、肉桂温补肾阳;黄芪、当归补气生血;鸡血藤补血活血;墓回头、青黛清热解毒;山楂散瘀消食;醋炙鳖甲滋阴清热,软坚散结;炙甘草补中缓急。

加减:若兼见高热持续不退者,加生石膏、知母、水牛角、金银花以清热解毒凉血;兼见吐、衄、便血者，去鹿角胶、炮附子、肉桂，加三七粉、仙鹤草、白茅根、牡丹皮以凉血活血止血；有虚脱征象者，加人参、麦门冬、五味子以益气养阴固脱。

三、体会

（一）辨病辨证有机结合

治疗 CML，只有在全面掌握病史、病程、临床症状和体征的基础上，结合现代医学实验室检查结果及对本病的分期、疗效的判定等内容，做到辨病与辨证相结合，宏观与微观相结合，局部与整体相结合，因人而异遣方用药，才能有的放矢，提高临床疗效。

（二）清热解毒贯穿始末

由于 CML 具有白血病细胞贯穿始终的特点，故清热解毒药物可应用于疾病治疗的始末，以期最大限度地杀灭白血病细胞。以上自拟方中的墓回头、青黛系余临证常用之品，经数十年应用发现，其对降低白细胞及杀灭白血病细胞均有效。

（三）消癥积须清热解毒

脾脏肿大是 CML 最突出的体征，但 CML 之肝脾肿大，虽为气滞血瘀、痰瘀互结、毒瘀互结等原因所致，采用活血化瘀、化痰散结等方法治疗亦可见效，但究其原因，仍主要为白血病细胞的恶性增殖与侵润所致，亦即毒瘀交织而成，故活血化瘀、化痰散结不能作为单一的治法，而应配合清热解毒之品以解毒化瘀，则癥积自消。某些情况下，当瘀血、痰浊症状不明显时，单纯应用清热解毒之品可使白细胞计数降低，活血化瘀之品可使肿大脾脏缩小。

（四）正确掌握轻重缓急

由于 CML 病程较长，病情进展缓慢，虚实夹杂之病性特征贯穿疾病的全过程，故辨别虚实轻重及标本缓急在疾病治疗过程中占有十分重要的地位。扶正在于益气养血，气阴双补，滋阴填精，调理阴阳；祛邪在于清解邪毒，消除血瘀，祛除痰浊。只有将二者有机地结合，全面调理患者整体脏腑气血阴阳功能，匡复正气，清除邪毒，消除血瘀，祛除痰浊，疾病才能向愈。同时，在整个治疗过程中应时时顾护胃气，特别是以祛邪为主的治疗时，应遵循"衰其大半而止"之训，保其元气，顾其胃气，并加强调护，方能使患者病情向愈或长期稳定于慢性期阶段，从而达到长期存活的目的。

（刊登于《西部中医药》2018 年第 2 期，夏小军 作，段赟 整理）

中医药治疗骨髓异常增生综合征的思路与方法

骨髓异常增生综合征属中医"虚劳"、"髓劳"等范畴。其病因有内因、外因、不内外因三端。内因多由先天禀赋不足，邪毒内蕴骨髓，或后天调养失宜，脏腑气血亏虚；外因为邪毒乘虚侵袭，伤及气血骨髓；不内外因为理化药毒伤体，邪毒直中骨髓。发病机理为邪毒伤及骨髓，血液生化乏源，脏腑失其滋养，气血阴阳失调，各种辨证丛生。根据其发病特点，临床特征及病机的演变，结合现代医学分型及实验检查所见，本病可分为初、中、末三期进行辨证，并分别选用自拟虚劳系列方进行治疗。

骨髓增生异常综合征（myelodysplastic syndrome，MDS）是一组异质性后天性克隆型疾病,其基本病变是克隆性造血干、祖细胞发育异常,导致无效造血以及恶性转化危险性增高。其主要临床表现为贫血、感染和出血,可伴有肝脾肿大。中医学对本病虽无专门论述,但依据其临床表现及证候演变,可归属于"虚劳"、"髓劳"等范畴。目前常用的药物尚不能治愈本病,大量临床实践证明,以中医药为主治疗本病,对改善临床症状、提高生活质量及延缓其转化为白血病,有着确切的疗效。

一、病因病机

MDS 之病因,有内因、外因、不内外因三端。内因多由先天禀赋不足,邪毒内蕴骨髓,或后天调养失宜,脏腑气血亏虚;外因为邪毒乘虚侵袭,伤及气血骨髓;不内外因为理化药毒伤体,邪毒直中骨髓。

其发病机理为邪毒伤及骨髓,血液生化乏源,脏腑失其滋养,气血阴阳失调,各种变证丛生。或因阴精受损,内热熏蒸,灼伤脉络,迫血妄行,加之病久耗气伤血,血失统摄,形成各种出血;或因正气虚弱,卫外不固,六淫或疫毒之邪外感,营血热炽而见高热持久不退;或因热灼津液,煎熬为痰,病程日久,气血更虚,因虚生瘀,痰瘀互结,脉络瘀阻,形成癥块或瘰疬痰核。

(一)先天禀赋不足 邪毒自内而生

肾为先天之本,精血之脏,血之源头,藏精而主骨生髓;精能生髓,髓可化血,精髓乃血液生化之源。父母罹患疾病,精血亏虚,六淫或疫毒之邪外袭,遗毒于胎;或孕妇失于调摄,恣食辛辣炙煿及肥甘厚味,或乱服药石,或郁怒悲思过度,五志化火,皆致邪毒自内而生,变生胎毒,遗于胎儿,传于下代,蕴而待发。致生之后,及至长大,或因劳倦过度,或因情志不舒,或因外邪感触,乃发本病。尤其是年高之人,肾精亏虚,气血不足,卫外力弱,阴阳失调,则更易罹患斯病。

(二)后天调养失宜 邪毒乘虚侵袭

脾胃为后天之本,气血生化之源。后天饮食失调,生血原料匮乏;或患脾胃疾病,久病缠绵未愈;或操劳过度,劳伤心脾;或情志不畅,肝气犯脾,皆可损伤中焦脾胃,生化乏源,气血更虚,而致本病发作,或使病情加剧。亦可因调摄不固,六淫或疫毒之邪外袭;或久居有毒环境,或常触有害物品,或乱服毒性药物,均可使邪毒直中骨髓,波及气血,殃及五脏,因时日久,亦可引起或诱发本病。

二、病性病期

MDS 主要致病因素为邪毒,五脏六腑气血亏虚是其发病的基础;主要病变部位在骨髓,波及气血,涉及五脏六腑。疾病性质属于本虚标实、虚实夹杂,邪毒之邪实及血虚之正虚贯穿于疾病始末;瘀血作为一种病理产物,亦可见于整个疾病过程中。本病之本虚中又有气虚、血虚、阴虚、阳虚之分,更有气血两虚、气阴两虚、阴阳两虚、阳虚血脱之别,但以血虚为主;邪实中又有邪毒、热毒、瘀血、痰浊之分,更有毒热蕴结、毒夹瘀血、瘀而化热、痰瘀交阻等变证,但以邪毒为主,瘀血次之。

本病经治疗后,邪毒由盛转衰,正气渐复,病情可以缓解;但由于邪毒未尽,当正气内虚时,常可复发,反复发作,则易发生多种变证。

根据细胞形态学特点,FAB 协作组将 MDS 分为 5 个亚型:(1)难治性贫血(RA);(2)难治性贫血伴环形铁粒幼细胞增多(RARS);(3)难治性贫血伴原始细胞增多(RAEB);(4)转变中的难治性贫血伴原始细胞增多(RAEB-t);(5)慢性粒单核细胞白血病(CMML)。

由于 MDS 临床见症多端,截至目前,中医对其辨证分型尚未取得统一,但根据其发病特点,临床特征及病机的演变,结合现代医学分型及实验检查所见,本病可分为初起、中期、末期三期进行辨证论治。

(一)初期

MDS 患者,一般起病多缓慢,大多数是以乏力气短、头晕心悸、面色苍白等气血两虚症状而就诊。询问病史,约有半数以上者出现上述症状已达一年以上,且乏力气怯之气虚症状最早出现,继之出现头晕、心悸、面色苍白诸症,且常易伴发热、咳嗽等外感症状,少数可伴有不同程度的出血。是知疾病初期,当以正虚为主;正虚之中,又以气虚为先,特别是缘先天禀赋不足所致者,其气虚之象则更易显现。气虚日久,则血无气以生,故血随之而虚,而呈气血两虚。由此可见,此期之本虚,多有由气虚→血虚→气血两虚的演变过程,但诸虚之象多不显著。

由于本病的发病,具有先天不足,邪毒内生,蕴而待发;或后天失养,邪毒侵袭,或邪毒直中等特点,故疾病初起,即有邪毒,但多不著。又因其起病缓慢,因虚生瘀,故作为标实之瘀血,在此期亦可出现,但亦不著。此期主要表现为邪毒内蕴,气血亏虚,以虚为主,虚中夹实。病情特点是正虚邪不盛,多见于 RA 及 RARS 型。

(二)中期

随着 MDS 病情的发展,疾病中期,其邪正交争、虚实夹杂之征象更加明显。一方面,由于机体正气虚弱,气血不足,正不胜邪,致使邪毒蕴而发作;卫外不固,易使邪毒有可乘之机,或外袭,或直中,而使邪毒更著,疾病加重。另一方面,由于邪毒或蕴而发作,或外袭,或直中,直接损伤骨髓,耗气伤血,致使脏腑气血更虚,五脏阴阳虚损,虚象更显。此期之本虚,多有由气血两虚→肝肾阴虚→脾肾阳虚→阴阳两虚的演变过程。其阴虚多与肝、肾两脏有关;阳虚主要表现在脾肾两脏;而阴阳两虚则涉及五脏六腑。此期主要表现为邪毒已盛,脏腑阴阳气血亏虚,虚实夹杂。病情特点是正虚邪实,多见于 RA、RARS 及 RAEB 型。

(三)末期

由于失治误治等因素,致使 MDS 病情进一步发展,疾病后期,邪毒更加炽盛,气血生化之源枯竭,脏腑阴阳虚衰,在阴阳两虚的基础上,又会出现阳微阴竭、亡阴之阳等危候,以及毒热蕴结、热迫血行、痰瘀交阻等诸多变证。此期主要表现为邪毒炽盛,气血阴阳衰竭,且虚无纯虚,实无纯实。病情特点是正衰邪炽,多见于 RAEB 及 RAEB-t 型,以及其他各型有严重合并症者。

三、辨证论治

(一)初期 – 邪毒内蕴　气血亏虚

此期病情相对轻浅,经合理治疗,常可有效控制病情发展。

症状:以气虚为主者,多见神疲乏力,呼吸气短,语言低微,少气懒言,纳谷少馨,或见面色㿠白,头晕目眩,心悸自汗,舌质淡,边有齿痕,脉虚细无力。以血虚为主者,多见面色无华或萎黄,口唇爪甲色淡,头晕目眩,心悸,失眠,手足发麻,女子月经量少,衍期,甚则经闭,舌质淡,脉沉细无力。兼见以上两种症状者,则为气血两虚。

病机分析:先天禀赋不足,精血亏虚,元气虚弱,邪毒自内而生,蕴而待发,损伤气机,气虚日久,生血无力,而致气血两虚;后天调养失宜,邪毒乘虚侵袭,或直中骨髓,耗气伤血,波及脏腑,脾胃受损,气血生化乏源,致使气血两虚之证加重而彰显。

治法:以扶正为主,兼清邪毒。用补气养血,清热解毒之法。

方药:虚劳补血解毒汤。

黄芪 30g,党参 15g,当归 15g,熟地黄 15g,白芍 10g,川芎 10g,茯苓 10g,炒白术 10g,阿胶 10g(烊化),鸡血藤 10g,大青叶 15g,墓头回 15g,白花蛇舌草 15g,龙葵 10g,炙甘草 10g。

方药分析:方中黄芪补气以生血;当归、熟地黄、白芍、阿胶滋补阴血;鸡血藤、川芎补血活血,生新防瘀;党参、茯苓、炒白术健脾益气;大青叶、墓头回、白花蛇舌草、龙葵清热解毒,凉血止血;炙甘草健脾和中,使补而不滞。诸药合用,祛邪不伤正,扶正不碍邪,补血不留瘀。

加减:若瘀血征象明显时,则以赤芍易白芍,并可选用当归尾以补血活血,酌加丹参、莪术以加强活血化瘀;兼见出血明显者,去川芎,加仙鹤草、旱莲草、紫草以凉血止血;兼发热咳嗽者,加金银花、连翘、生石膏、竹沥以清热解毒,清泄肺热。

临证体会:此期若单用补血,则取效不显;若合以补气生血之品,则取效明显,且补气宜在补血之先。方中黄芪用量宜大,以无形而生有形。纯用补益气血,则易助长邪毒。故须在补气养血的基础上适量加用清热解毒之品,方中大青叶、墓头回、白花蛇舌草、龙葵四味,经多年观察,用治血病之邪毒效显,故多用之。

(二)中期 – 邪毒已盛 阴阳亏虚

此期病情相对较重,经有效治疗,疾病可获好转,多能回转至气血两虚阶段;亦可减少或延缓恶化。某些情况下还应配合西药治疗。

1.邪毒已盛 肝肾阴虚

症状:面色萎黄或㿠白,唇甲色淡,头晕目眩,心悸气短,倦怠乏力,腰膝酸软,少寐多梦,颧红咽干,五心烦热,低热盗汗,或腹部癥块,或颈旁瘰疬,或伴肌衄、齿衄、鼻衄,舌尖红,苔少,脉细数。

病机分析:邪毒内蕴骨髓日久,或邪毒外袭或直中,耗伤精血,气血更虚,阴精亏耗,脏腑虚损,肝肾阴虚,内热熏蒸,或虚火上炎,迫血妄行;或久虚则瘀,瘀血阻滞,结于胁下;或痰瘀互结,聚于颈旁,致生斯证。

治法:扶正祛邪,标本同治。用滋补肝肾,清热解毒之法。

方药:虚劳滋阴解毒汤。

生晒参 15g(另煎),山茱萸 30g,当归 10g,熟地黄 15g,醋炙鳖甲 10g(先煎),枸杞子 10g,女贞子 10g,旱莲草 10g,阿胶 10g(烊化),炒白术 10g,大青叶 20g,墓头回 20g,白花蛇舌草 20g,龙葵 15g,炙甘草 10g。

方药分析:方中生晒参益气养阴;山茱萸、枸杞子、女贞子、旱莲草补益肝肾之阴以养血;醋炙鳖甲滋阴潜阳,软坚散结;熟地黄降相火,益精血;当归、阿胶滋补阴血;大青叶、墓头回、白花蛇舌草、龙葵清热解毒,凉血止血;炒白术、炙甘草健脾益气和中。诸药合用,滋阴而不滋腻,寒凉不伤脾胃。

加减:若发热甚者,加生石膏、知母、栀子、黄芩以加强清热解毒;出血明显者,加仙鹤草、牡丹皮、赤芍以凉血止血;腹部癥块及颈旁瘰疬明显者,加生牡蛎、莪术、夏枯草以化痰活血,软坚散结。

临证体会:此期若一味滋阴,则易助邪为患;盲目清热解毒,则有伤正之虞。故宜祛邪扶正并用。方中大剂山茱萸填精补髓,以滋化源;选用益气养阴见长的生晒参,以补气生血,补而不燥;且清热解毒之品用量宜大,以控病势。

2 邪毒已盛 脾肾阳虚

症状:面色㿠白无华,形寒肢冷,心悸气短,头晕乏力,腰膝酸软,小便清长,大便溏薄,男子遗精、阳痿，女子月经量少或不调，舌质淡，舌体胖大，边有齿痕，苔薄白，脉沉细无力。

病机分析：邪毒入体，病程日久，气血更伤，阴病及阳；脾阳虚则不能运化，致使气血更虚；气不足而阳继虚，阳虚生内寒；肾阳虚而上不能蒸煦脾阳，致令脾阳虚而健运失职，终致脾肾阳虚。

治法：扶正祛邪，标本同治。用温肾健脾，清热解毒之法。

方药：虚劳温阳解毒汤。

红力参 10g(另煎)，鸡血藤 30g，当归 10g，熟地黄 15g，鹿角胶 10g(烊化)，制附子 10g(先煎)，肉桂 10g，菟丝子 15g，肉苁蓉 15g，山茱萸 10g，大青叶 20g，墓头回 20g，白花蛇舌草 20g，龙葵 10g，炙甘草 10g。

方药分析：方中红力参大补元气，复脉固脱，益气摄血；鸡血藤补血活血；鹿角胶、肉苁蓉温补肾阳，补益精血；制附子、肉桂补火回阳，引火归元；菟丝子补阳益阴；当归、熟地黄、山茱萸养血滋阴，以阴中求阳；大青叶、墓头回、白花蛇舌草、龙葵清热解毒，凉血止血；炙甘草益气和中。诸药合用，补阳而不燥，苦寒不伤中。

加减：若邪毒较盛者，加莪术、半枝莲、虎杖、金银花以加强清热解毒；兼见出血者，加仙鹤草、旱莲草、紫草、茜草以凉血止血；胁下痞块者，加醋炙鳖甲、生牡蛎、夏枯草以化痰活血，软坚散结。

临证体会：此期若一味补阳，一则易助火势，恐有出血之虞；二则更耗阴血，易致阴阳两虚，出现危候。故宜酌加滋阴养血之品，以阴中求阳。方中鸡血藤苦甘性温，既能活血，又能补血，补血而不留瘀，故用量宜大；红力参既补元气，又能固脱，更能防止出血；再加大剂清热解毒之品，以攻补兼施。

(三)末期－邪毒炽盛　脏腑虚衰

此期病情危重，并发症多，部分患者经及时合理的治疗，可回转至肝肾阴虚或脾肾阳虚阶段，但多数患者仍需配合以西医之抗感染、输血及对症支持治疗，甚至化疗，方可逆转病势。

1. 邪毒炽盛　营血热燔

症状：壮热，烦渴，喜冷饮，热不为汗解，头痛头晕，形体憔悴，气短懒言，或兼口舌生疮，咽痛音哑，肛周疼痛，便秘溲赤，脘腹胀满，或有衄血、尿血、便血，甚者神昏谵语，舌质偏红或红绛，苔黄厚腻或无苔，脉虚大或弦滑而数。

病机分析：病至末期，邪毒炽盛，气血更耗，脏腑虚损，卫外不固，外邪或疫毒之邪入侵，营血热燔，则壮热不退，且不为汗解；热毒内攻，则咽痛音哑，肛周疼痛，便秘溲赤；热迫血行，则出血、神昏等变证丛生。

治法：以祛邪为主，兼用扶正。用清热败毒，凉血养阴之法。

方药：虚劳败毒清热汤。

水牛角 30g(先煎)，生石膏 30g(先煎)，知母 20g，生地黄 20g，牡丹皮 10g，赤芍 10g，连翘 15g，栀子 10g，黄芩 10g，紫草 15g，大青叶 20g，墓头回 20g，白花蛇舌草 20g，龙葵 10g，甘草 10g。

方解：方中水牛角、生地黄、牡丹皮、赤芍、紫草清营凉血；生石膏、知母清热养阴；连翘、栀子、黄芩泻火解毒；大青叶、墓头回、白花蛇舌草、龙葵清热败毒，凉血止血；甘草解毒和中。

加减：若出血甚者，另吞服三七粉或中成药云南白药以加强止血；神昏谵语者，可选择应用中成药"凉开三宝",以开窍醒神。

临证体会:MDS之发热,可见于疾病任何一期,多缘邪毒伤髓,化热生火;或耗气伤血,卫外不固,时邪外袭,正邪相争所致。特别是病至晚期者,多见邪热鸱张而壮热不退,若不及时救治,往往危及生命。此期虽五脏阴阳气血虚衰,但因邪毒鸱张,营血热燔,病势较急,故宜以祛邪为主,急则治其标,待热退身凉之后,再用扶正祛邪。方中水牛角、生石膏用量宜大,以气营两清,凉血救阴。

2. 邪毒炽盛 痰瘀互结

症状:面色萎黄,头晕眼花,心悸失眠,乏力气短,消瘦纳差,或颈旁、腋下、胯腹等处瘰疬痰核,或胁下痞块坚硬胀满,或胸闷骨痛如针刺,或伴鼻衄、肌衄,舌质黯淡,或有瘀点瘀斑,苔厚腻,脉细涩。

病机分析:气血虚弱之体,邪毒内蕴日久,势必化热生火,热灼津液,煎熬为痰;病程日久,毒蕴血瘀,因虚生瘀,痰瘀交阻,或滞于胸部、胁下,或结于颈旁、腋下、胯腹,乃发痞块或瘰疬痰核。

治法:祛邪扶正,标本同治。用清热败毒,化痰活血之法。

方药:虚劳败毒消癥汤。

醋炙鳖甲15g(先煎),生牡蛎20g(先煎),丹参20g,黄芪20g,当归尾15g,桃仁10g,红花10g,莪术10g,夏枯草15g,鸡血藤10g,大青叶20g,白花蛇舌草20g,墓头回20g,龙葵15g,甘草10g。

方药分析:方中醋炙鳖甲软坚散结;生牡蛎、夏枯草化痰软坚;黄芪益气生血;丹参、当归尾、鸡血藤活血养血;桃红、红花、莪术活血化瘀;大青叶、墓头回、白花蛇舌草、龙葵清热败毒,凉血止血;甘草解毒和中。

加减:若出血症状明显时,加仙鹤草、旱莲草、紫草以凉血止血;伴发热者,加生石膏、知母、水牛角以养阴清热凉血;亦可加服中成药鳖甲煎丸(《金匮要略》方)。

临证体会:痰瘀互结可见于疾病任何一期,但以末期最为多见,症状亦重。故无论何期,若有痰瘀互结征象时,均可以本方加减化裁。由于病至末期,邪毒炽盛,五脏虚衰,故治疗时应标本兼顾,祛邪扶正,而不能一味祛邪,以防更伤气血。方中醋炙鳖甲、生牡蛎、丹参三药用量宜大,以祛瘀化痰,软坚消癥。

3. 脏腑虚衰 血不循经

症状:面色萎黄或㿠白,形体憔悴,消瘦乏力,头晕目眩,气短懒言,心悸失眠,或鼻衄、肌衄,或吐血,或尿血、便血,妇人月经量多,甚或崩漏不止,舌质淡,苔薄,脉细弱。

病机分析:病至末期,邪毒炽盛,五脏虚极,气虚无力统血,阳虚无力固摄,或阴虚火旺,热迫血行,均可引发出血,或使原有出血症状加重,甚至出现阳虚血脱等危候。

治法:以扶正为主,兼用祛邪。用益气养血,凉血止血之法。

方药:虚劳败毒摄血汤。

黄芪30g,当归20g,党参20g,阿胶10g(烊化),山茱萸10g,三七粉3g(冲服),仙鹤草20g,生地黄15g,鸡血藤10g,大青叶20g,墓头回20g,白花蛇舌草20g,龙葵10g,炙甘草10g。

方药分析:方中黄芪、党参益气补血;当归、阿胶补血止血;仙鹤草、山茱萸收敛止血;生地黄凉血止血;三七粉活血止血;鸡血藤养血活血止血;大青叶、白花蛇舌草、龙葵清热败毒;

墓头回清热解毒,凉血止血;炙甘草益气和中。

加减:若出血伴发热者,加水牛角、牡丹皮、生石膏以清热泻火,凉血止血;有阴虚火旺之证者,加紫草、旱莲草、龟板胶以滋阴降火止血;瘀血征象明显者,加茜草、赤芍、牡丹皮以化瘀止血。

临证体会:本病之任何一期,均可出现出血见症,特别是病至晚期,脏腑虚极,血失统摄,往往出血量大,部位多,症状重,故急当以止血为第一要务,血止之后或出血减轻后再治其本。方中黄芪、党参用量宜大,以益气摄血,并防气随血脱。

(刊登于《西部中医药》2015年第10期,夏小军 作,段赟 整理)

中医药治疗多发性骨髓瘤的思路与方法

多发性骨髓瘤属中医"骨痹"范畴。其发病是由于脏腑经络失调,阴阳气血亏损,气机阻滞,痰瘀互结,热毒内蕴所致。其病位在骨,病本在肾,为本虚标实之证;以五脏亏虚为本,气滞、痰阻、血瘀、毒结为标;早期以邪实为主,后期以本虚为主。辨证为肝肾阴虚、气血两虚、热毒炽盛、痰毒瘀阻、脾肾阳虚五型,分别选用自拟骨痹系列方进行治疗。临证还应注重证候特征辨证,以培本固肾为根本治疗大法,同时勿忘邪毒及瘀血为患。

多发性骨髓瘤(multiple myeloma,MM),是常见的造血系统恶性肿瘤,因浆细胞恶性增生,浸润骨髓和髓外组织,产生大量异常单株免疫球蛋白(Ig)和轻链;临床表现为骨痛、骨质破坏和病理性骨折、贫血、高血钙症、高黏滞综合征及肾功能不全等。我国尚无MM发病率的确切流行病学资料,一般估计与周边的东南亚和日本的发病率相近,约为1/10万中国医学科学院报道的MM发病高峰年龄为55~65岁,男女之比为2.35∶1。MM属于中医学的"骨痹"、"骨蚀"、"虚劳"、"血证"、"癥瘕"等范畴。

一、病因病机

MM的发病是由于脏腑经络失调,阴阳气血亏损,气机阻滞,痰瘀互结,热毒内蕴所致。其病位在骨,病本在肾,为本虚标实之证;以五脏亏虚为本,气滞、痰阻、血瘀、毒结为标;早期以邪实为主,后期以本虚为主。

(一)禀赋薄弱 精气亏虚

先天禀赋薄弱,肾气亏虚,不能化精生髓,而致精气亏虚,易为外邪所伤,或因七情内伤,更耗精气,邪毒侵入骨髓,气血运行不畅,瘀毒内结,发为本病。

(二)后天失调 瘀毒内阻

后天失于调理,或烦劳过度,伤及肝肾;或思虑过度,损伤心脾;或饮食不节,湿热内蕴;或情志怫郁,皆可损及五脏,阴阳失调;邪毒内侵,潜伏经络,阻碍气机运行,致使瘀自内生;瘀毒内阻,深达骨髓,发为本病。

(三)久病体虚 邪毒外袭

素有沉疴痼疾,久病体质虚弱,五脏功能失调,邪毒乘虚而入,内搏于骨,深入骨髓,正邪交争,正虚邪盛,乃发本病。

（四）痰瘀交阻　热毒蕴结

久病属痰,久病多瘀,久虚致瘀,或脾虚失运,痰浊内生,痰瘀化火;或心气不足,推血无力,血行受阻,皆致痰瘀交阻,热毒蕴结,而发本病。

二、辨证论治

由于 MM 证属本虚标实,病位在骨,病本在肾,以邪毒内犯骨髓,出现气滞血瘀、痰瘀交阻、毒瘀互结、痰阻血热等病理变化为标,故治疗当以补虚治本为主,活血化瘀、化痰散结、清热解毒、疏肝泄热等治疗为标的原则。

（一）肝肾阴虚

症状:骨骼疼痛,腰膝痠痛不止,肢体屈伸不利,头晕耳鸣,低热盗汗,骨蒸潮热,五心烦热,口渴咽干,舌质黯红或有瘀斑,苔少,脉弦细数。

病机分析:素体不足或中老年人,劳欲过度,耗伤阴血,致肝肾阴虚,筋骨失养,则发骨痛,举止无力,腰膝痠痛不已;阴虚生内热,则午后潮热盗汗,骨蒸,五心烦热,口渴咽干;精血亏损,不能上荣,则头晕耳鸣。舌质黯红或有瘀斑,苔少,脉弦细数均为阴虚内热兼有瘀阻之象。

治法:滋补肝肾,活络止痛。

方药:骨痹滋补肝肾汤。

熟地黄 15g,山茱萸 15g,女贞子 15g,旱莲草 15g,枸杞子 15g,山药 15g,麦门冬 15g,怀牛膝 12g,杜仲 12g,鸡血藤 15g,虎杖 20g,大青叶 15g,黄柏 10g,甘草 6g。

方药分析:方中熟地黄、山茱萸、女贞子、旱莲草、枸杞子滋补肝肾之阴;杜仲补益肝肾,强壮筋骨;麦门冬养阴生津;怀牛膝活血散瘀止痛,兼能清热解毒;鸡血藤养血活血,舒筋止痛;虎杖清热解毒,散瘀定痛;大青叶清热解毒凉血;黄柏清热泻火解毒;山药补肾生津,补脾益胃,以防他药伤中。

加减:若阴虚症状较甚者,加生晒参以益气养阴;阴虚火旺症状明显者,加龟板胶、知母、生地黄以滋阴清热;伴血虚者,加当归、白芍、龙眼肉以滋补阴血;瘀血征象明显者,加丹参、莪术、红花以活血祛瘀;疼痛症状明显者,加木瓜、川断、桑寄生以强筋壮骨止痛。

（二）气血两虚

症状:筋骨疼痛,绵绵不止,遇劳加剧,面色苍白,头晕目眩,神倦乏力,心悸气短,自汗,或皮下瘀点瘀斑,舌质胖,苔薄白或少苔,脉沉细无力。

病机分析:劳倦内伤,失血过多,或久病体虚,气血暗耗,脾肾亏虚,生化无力,气虚血亏,骨失濡养,则筋骨疼痛,绵绵不止;劳累则更耗气血,故遇劳加剧;血不上荣,则面色苍白;气血不能上奉于脑,清阳不升,故头晕目眩;血少气弱,不能滋养心神血脉,则神倦乏力,心悸气短,汗出;气血虚弱,摄血无力,血溢脉外,则皮下瘀点瘀斑。舌质淡体胖,苔薄白或少苔,脉沉细无力均为气血不足之象。

治法:益气养血,兼清毒瘀。

方药:骨痹益气养血汤。

黄芪 30g,人参 15g(另煎),当归 15g,阿胶 10g(烊化),熟地黄 15g,山茱萸 15g,山药 15g,炒白术 10g,鸡血藤 15g,虎杖 15g,怀牛膝 12g,大青叶 20g,炙甘草 10g。

方药分析:方中人参大补元气;黄芪补气生血;当归、阿胶、熟地黄、山茱萸滋补阴血,益肾填精;山药、炒白术健脾益气;鸡血藤养血活血,舒筋止痛;怀牛膝补肝肾,强筋骨,活血止痛;虎杖清热解毒,活血通络;大青叶清热解毒,凉血消斑;炙甘草益气和中。

加减:若兼阴虚者,人参易生晒参,加女贞子、旱莲草以益气养阴,补益肝肾;兼阳虚者,人参易红力参,加制附子、桂枝、仙灵脾以温肾壮阳;瘀血征象明显者,加丹参、莪术、郁金以活血化瘀,行气止痛;疼痛症状明显者,加木瓜、川断、桑寄生以强筋壮骨止痛;伴发出血者,加仙鹤草、墓回头、茜草以凉血活血止血。

(三)热毒炽盛

症状:骨痛剧烈不止,烦躁不安,高热神昏,心悸气促,胸胁疼痛,或咳吐黄痰,口渴引冷,或齿鼻衄血,肌肤发斑,舌质深红或绛,苔黄厚腻或无苔,脉虚大而数。

病机分析:机体正气虚弱,邪毒乘虚而入,郁而化火,热毒炽盛,扰乱神明,轻则烦躁不安,甚则高热神昏;邪毒蕴结,瘀阻经络气血,不通则痛,故骨痛剧烈不止,或胸胁疼痛;热毒聚液为痰,故咳吐黄痰;热盛伤津,则口渴引冷;热盛迫血妄行,故齿鼻衄血,或肌肤发斑。舌质红绛,苔黄厚腻或无苔,脉虚大而数均为热毒炽盛、虚中夹实之象。

治法:清热败毒,凉血散瘀。

方药:骨痹清热败毒汤。

水牛角 30g(先煎),生石膏 30g(先煎),知母 20g,生地黄 15g,牡丹皮 15g,黄芩 10g,连翘 15g,大青叶 20g,玄参 15g,虎杖 20g,鸡血藤 15g,怀牛膝 10g,甘草 10g。

方药分析:方中水牛角、生地黄、牡丹皮、大青叶清热解毒,凉血止血;生石膏、知母、玄参清热养阴;黄芩、连翘清热解毒泻火;虎杖清热解毒活血;鸡血藤养血活血,舒筋止痛;怀牛膝补肾健骨,活血止痛;甘草解毒和中。

加减:若神昏谵语者,可选择应用中成药"凉开三宝",或用中成药清开灵注射液静脉滴注,以开窍醒神;出血症状明显者,加仙鹤草、三七、墓回头、赤芍以凉血活血止血,或加服中成药云南白药以止血化瘀;骨痛剧烈难忍者,加乳香、没药、延胡索以活血化瘀止痛;阴伤口渴明显者,加麦门冬、天花粉以养阴生津止渴;咳吐黄痰明显者,加鱼腥草、竹沥以清肺止咳化痰。

(四)痰毒瘀阻

症状:腰背四肢剧痛,固定不移,拒按,或兼头痛,胸胁疼痛,痛处有大小不等的肿块,或胁下癥块,面色苍黄而黯,倦怠乏力,脘腹胀满疼痛,纳食不佳,舌质淡紫或有瘀点瘀斑,苔腻,脉弦滑或沉细涩。

病机分析:正虚日久,气血津液运行无力,邪毒与之搏结,滋生痰浊,或成败血,痰毒瘀结,阻遏气机,结于腰背胸胁四肢等处,则局部疼痛拒按,痛处有大小不等之肿块,固定不移;痰瘀交阻,结于脘腹,聚于胁下,则脘腹胀满疼痛,纳食不佳,久则胁下形成癥块;中焦受阻,脾失健运,气血生化乏源,加之痰毒瘀阻骨髓,精血生化无力,则致气血更虚,不能充养荣润,故面色苍黄而黯,倦怠乏力。舌质淡紫或有瘀点瘀斑,苔腻,脉弦滑或沉细涩均为痰毒瘀阻,气血衰微之征。

治法:涤痰散结,化瘀解毒。

方药:骨痹涤痰化瘀汤。

生牡蛎 30g(先煎),丹参 20g,清半夏 15g,浙贝母 15g,玄参 15g,莪术 15g,枳壳 10g,夏枯草 15g,鸡血藤 15g,虎杖 15g,大青叶 15g,延胡索 12g,山楂 10g,桂枝 6g。

方药分析:方中生牡蛎、浙贝母、玄参清润化痰,软坚散结;炙半夏燥湿化痰;夏枯草清热解毒,化痰软坚;丹参、鸡血藤活血补血;莪术活血化瘀,软坚散结;枳壳、延胡索行气活血止痛;虎杖清热解毒,通络消癥;大青叶清热解毒,凉血止血;桂枝温阳化血活血;山楂活血消食和中。

加减:若痰瘀互结,伤及气阴者,加黄芪、党参、沙参、麦门冬以益气养阴;血虚症状明显者,加熟地黄、阿胶以滋补阴血;纳差者,加神曲、炒麦芽以健胃消食;癥瘕痰核明显者,加昆布、海藻、胆南星以化痰消肿,软坚散结;胁下癥块肿大明显者,可加服中成药鳖甲煎丸(《金匮要略》)以活血消癥,消补兼施。

(五)脾肾阳虚

症状:腰膝酸软疼痛,骨痛或有包块,面色苍白无华,形寒肢冷,神疲乏力,小便清长,大便溏薄,四肢浮肿,或心悸气短,气喘不能平卧,舌质淡体胖,苔薄或白滑,脉沉细。

病机分析:患病日久,脾肾阳气更虚,不能温通血脉,寒凝气滞,瘀血闭阻,则骨痛或有包块;阳不化气,水湿不运,则四肢浮肿;阳虚失于温煦,则面色苍白无华,形寒肢冷,神疲乏力,腰膝酸软,小便清长,大便溏薄;阳虚水泛,上凌于心,则心悸气短,或气喘不能平卧。舌质淡体胖,苔薄或白滑,脉沉细均为脾肾阳虚或兼有水湿之象。

治法:温补脾肾,益气养血。

方药:骨痹温补脾肾汤。

制附子10g,桂枝6g,黄芪20g,党参15g,当归15g,炒白术10g,菟丝子15g,仙灵脾15g,山茱萸15g,枸杞子15g,鸡血藤15g,怀牛膝10g,大青叶15g,炙甘草10g。

方药分析:方中制附子补火助阳,散寒止痛;桂枝温阳化血,活血利水;黄芪、党参、炒白术健脾益气行水;菟丝子、仙灵脾温补肾阳;山茱萸、枸杞子滋补肾阴,以阴中求阳;当归补血和血;鸡血藤养血活血;怀牛膝补肾活血,强筋健骨;大青叶清热解毒凉血;炙甘草健脾和中。

加减:若骨痛症状明显者,加乳香、没药、延胡索以行气活血,舒筋止痛;浮肿明显者,加茯苓、猪苓、泽泻以利水消肿;大便溏稀者,加砂仁、肉豆蔻以温脾止泻;畏寒肢冷明显者,去桂枝,加肉桂、干姜以温阳散寒;兼恶心呕吐者,加大黄、陈皮、竹茹以化浊降逆止呕;气喘不能平卧者,加五味子、蛤蚧、补骨脂以补肾纳气,降逆平喘。

三、体会

(一)应注重证候特征辨证

MM的病因各异,病变机理复杂,临床可有多种辨证类型,其证候亦随辨证分型不同而有不同的表现。疾病初期,病程较短者多为肝肾阴虚,或阴虚夹瘀,少数病例可表现为气血两虚,或热毒炽盛;病程日久,气血两虚,脾肾亏损,痰浊与邪毒交固,则以痰毒瘀阻、气血两虚、肾精亏损为多见;后期可出现阴阳两虚。由于本病证属本虚标实,临证所见,各辨证分型之间可以互相重叠及相互转化,同一患者也不可能自始至终表现为一种类型,而是随着病情的变化,各型之间可互相转化。因此,临证必须灵活掌握MM疾病的证候特征及证型演变规律,抓住主要矛盾,分清邪正消长变化情况,而施以不同的治法。

(二)培本固肾为根本大法

本病病位在骨,病本在肾。肾阴不足,毒蕴骨髓,致气血亏虚,肝失所养,肝肾亏损;肾阳虚弱,脾失温煦,气血精微失其化源,而见脾肾俱损。故临证治疗时首当治肾,以培本固肾为根本治疗大法,根据其阴虚、阳虚之不同,分别采用补益肝肾、填精益髓,温补脾肾、补养气血等法。然本病往往虚无纯虚,实无纯实,临证常多种证候夹杂,虚实兼见。此时若一味补虚,则会助邪为患;一味攻邪,则正气更伤,气血津液难复。故临证治疗须谨察病机,当出现热毒炽盛或痰瘀互结等标实之证时,则应在清热解毒、活血化瘀、化痰散结的基础上,酌加培本固肾之品,以攻补兼施,标本同治。

(三)勿忘邪毒及瘀血为患

中老年之体,肾精亏损,气血阴阳生化不足,正气虚弱,卫外不固,外邪易乘虚而入,深传至骨,邪毒痰浊阻闭,血行不畅,毒瘀互结,而致本病发作。病深日久,正气更虚,极易复感外邪,而出现本虚标实的热毒炽盛,或致气血更耗,阴阳俱虚;瘀血作为一种病理产物,反过来又会成为一种病因,阻闭经脉,新血不生,进一步加重气血阴精之耗损,致使病情加重,缠绵难愈。故在治疗时必须时时注意邪毒及瘀血为患,而分别加用清热解毒及活血化瘀之品,确能减轻症状,提高疗效。清热解毒常选用大青叶、半枝莲、白花蛇舌草、败酱草等品;活血化瘀常选用丹参、牛膝、莪术、鸡血藤等品;而具有活血定痛、清热利湿解毒之功的虎杖,为余临证所常用,且用量宜大。

(刊登于《西部中医药》2015年第12期,夏小军 作,段赟 整理)

中医药治疗再生障碍性贫血的思路与方法

再生障碍性贫血属中医"虚劳"、"血虚"、"虚损"、"血证"、"血枯"等范畴。其病因病机为先天禀赋不足、肾之精血亏虚,饮食饥饱无常、气血生化乏源,外感六淫邪毒、耗气伤血损髓,烦劳房劳过度、阴精气血亏损,药毒邪毒损伤、血虚髓枯精竭,久病瘀血阻滞、新血生成不足六个方面。临床辨证为热毒蕴结、肾阴亏虚、肾阳亏虚、肾阴阳两虚四型,用自拟再障系列方加减治疗。同时应注意首辨病情缓急、注重阴阳互根、因人因时制宜。

再生障碍性贫血(aplastic anemia,AA)简称再障,是由化学、物理、生物因素或不明原因引起的骨髓造血功能衰竭,以骨髓造血细胞增生减低和外周全血细胞减少为特征,骨髓无异常细胞浸润和网状纤维增多,临床以贫血、出血和感染为主要表现。根据病因不同,AA可分为先天性和获得性,后者又可根据是否存在明确诱因,进一步分类为原发性和继发性。获得性AA占绝大多数,常无明确病因可查,为原发性。如无特殊说明,AA通常是指获得性AA。依据其发病急缓、病情轻重及骨髓受损程度等情况,临床分为急性再障、慢性再障,且慢性多于急性。急性再障属中医学"急劳髓枯"、"发热"等范畴,而慢性再障则属于中医学"虚劳"、"血证"、"血虚"、"虚损"、"血枯"等范畴。

一、病因病机

中医理论认为,或因先天禀赋不足,或在外感六淫邪毒、内伤七情、饮食不节、劳倦过度、药物毒邪等因素的作用下,伤及脏腑阴阳气血,尤其是肾、脾、肝及骨髓,而发再障。其病变部位在骨髓,髓腔空虚,气血难以生化,以至髓枯精竭为其主要病机;肾之气血阴阳虚、劳、损、极的连续病理过程为其主要的外在表现。

(一)先天禀赋不足 肾之精血亏虚

肾为先天之本,主骨生髓。先天禀赋不足,肾气不盛,精虚髓亏,精血转化无能,致使血虚不足,而成虚劳。

（二）饮食饥饱无常　气血生化乏源

脾胃为后天之本,气血生化之源。饮食不节,饥饱无常,损及脾胃之气,饮食精微不能化生气血,气血不足,内不能调和五脏六腑,外不能洒陈营卫经脉,渐至表里俱虚,而发虚劳。

（三）外感六淫邪毒　耗气伤血损髓

调护不周,或因外感六淫之邪,侵入机体,损伤正气;或因外感疫毒之气,耗伤机体气血;或缘居处不慎,邪毒自口鼻皮毛而入,伤及营血,波及骨髓,皆可耗气伤血,引发虚劳。

（四）烦劳房劳过度　阴精气血亏损

烦劳过度,或房事不节,形神过耗,损及脏腑,五脏机能失调,阴精气血亏损,遂成虚劳。

（五）药毒邪毒损伤　血虚髓枯精竭

或因用药不慎,药毒耗血伤髓,致使髓枯精竭,引发虚劳;或因防护不周,误触农药、乱用染发剂等,皆可致邪毒直中骨髓,耗气伤血,髓竭源绝,而成虚劳。

（六）久病瘀血阻滞　新血生成不足

或外感邪毒,或内伤情志,或病久不愈,皆致瘀血停滞体内,阻滞经络,气血运行不畅;败血不去,新血不生,则脏腑受损,气血阴阳亏虚,发为虚劳。

二、辨证论治

清代沈金鳌《杂病源流犀烛·虚损痨瘵源流》云:"五脏所藏,无非精气,其所以致损者有四:曰气虚、曰血虚、曰阳虚、曰阴虚,阳气阴血,精又为血本,不离气血,不外水火……而阳虚、阴虚则又皆属肾。阳虚者,肾之真阳虚也……阴虚者,肾中真阴虚也。"髓为肾所主,精血所化生,再障虽多表现为气血阴阳不足的证候,而其本质则是骨髓生血功能障碍,肾虚是其病机之关键。

（一）热毒蕴结

症状:起病急骤,进展迅速,面色无华或萎黄,头晕乏力,心悸气短,心烦口苦,舌出血疱,伴发口臭、便结溺黄,易患外感,甚或高热不退,神昏谵语,汗出不解,口渴引饮,全身泛发皮下瘀点瘀斑,齿鼻衄血,或尿血、便血,妇女月经量多,甚或九窍出血,舌质红绛,苔黄而干,脉洪大数疾或虚大无力。此型多见于急性再障初期及慢性再障转化为急性再障者。

病机分析:先天禀赋不足,或后天失于调理,致使机体气血不足,卫外不固,六淫或疫毒之邪外侵,充斥表里内外,正气奋起抗邪,则见发热,甚或高热不退,神昏谵语,且起病急骤,进展迅速;热毒耗气伤血,深入骨髓,生血无力,致使气血更虚,不能滋养荣润,则面色不华或萎黄,头晕乏力,心悸气短,且易外感;邪热弥漫三焦,则心烦口苦,伴发口臭,便结溺黄;耗气伤津,则汗出热不解,口渴引饮;邪热迫血妄行,则发皮下瘀点瘀斑,齿鼻衄血,舌出血疱,或尿血、便血,妇女月经量多,甚或九窍出血。舌质红绛,苔黄而干,脉洪大数疾或虚大无力皆为一派邪毒内盛,卫气营血同病之象。

治法:清热解毒,凉血止血。

方药:再障清热败毒汤。

水牛角 30g(先煎),生石膏 30g(先煎),生地黄 15g,牡丹皮 15g,赤芍 15g,金银花 15g,知母 15g,蒲公英 15g,麦门冬 15g,茜草 15g,紫草 15g,黄芩 10g,甘草 10g。

方药分析:方中水牛角清热解毒,凉血止血;生石膏、知母清热养阴;生地黄、麦门冬滋阴清热,凉血止血;牡丹皮、赤芍、茜草、紫草凉血活血止血;金银花、蒲公英、黄芩清热解毒泻火；甘草解毒和中。

加减：若病势较急、病情较重者，加羚羊角粉每次 1g 冲服，或加用中成药清开灵注射液静滴，以增清热解毒凉血之功力；热势较甚者，加栀子、黄连、败酱草以清热泻火解毒；出血严重者，加三七粉、仙鹤草、墓头回、白茅根以凉血活血止血；伴发咽痛者，加连翘、射干以清热解毒利咽；便秘者，加大黄以通腑汇泄热，引火下行；神昏谵语者，加用中成药安宫牛黄丸（《温病条辨》方）以清热解毒，镇惊开窍。

（二）肾阴亏虚

症状：面色苍白或萎黄，唇甲色淡，头晕乏力，心悸气短，耳鸣如蝉，少寐多梦，盗汗，五心烦热，或午后低热，腰膝痠软，鼻燥咽干，口渴而不欲多饮，皮下瘀点融合成片，或齿鼻衄血，或见尿血，舌质红或淡而无华，苔少，脉细数或滑数。此型多见于慢性再障。

病机分析：肾主藏精，主骨而生髓，肾之真阴不足，久虚不复，肾精亏耗，无以主骨生髓以化血，而致血虚；血虚失于滋养，则面色无华或萎黄，唇甲色淡，头晕乏力，心悸气短；肾开窍于耳，肾阴不足，肾虚失养，则耳鸣如蝉，少寐多梦，盗汗，腰膝痠软；阴虚生内热，则五心烦热，或午后低热；热灼津液，则鼻燥咽干，口渴而不欲多饮；阴虚火旺，热灼血络，迫血妄行，则皮下瘀点融合成片，或齿鼻衄血，或见尿血。舌质红或淡而无华，苔少，脉细数或滑数均为肾阴亏虚之象。

治法：滋补肾阴，养血填髓。

方药：再障滋补汤。

龟板胶 15g（烊化），熟地黄 15g，生晒参 15g（先煎），黄芪 30g，当归 15g，麦门冬 15g，五味子 10g，女贞子 15g，旱莲草 15g，鸡血藤 15g，茜草 15g，山茱萸 20g，紫河车 3g（装空心胶囊冲服），炒白术 10g，山楂 10g。

方药分析：方中龟板胶、熟地黄滋阴养血，益肾填髓；女贞子、旱莲草、山茱萸补益肝肾，养阴益精，以精血互生；黄芪、当归益气生血，和血固表；生晒参、麦门冬、五味子益气生津，敛阴止汗；鸡血藤补血活血，茜草凉血化瘀止血，二者一温一凉，止中寓补，补中寓消；紫河车性温，补气养血，填精补髓，以阳生阴长，阳中求阴；炒白术健脾益气生血；山楂消食散瘀，并防他药补而滋腻。

加减：若阴虚症状明显者，加阿胶、枸杞子以滋阴补血，补益肝肾；阴虚火旺症状明显者，加知母、黄柏以滋阴降火；出血明显者，加仙鹤草、紫草、墓头回以凉血止血；瘀血征象明显者，加丹参、赤芍、三七粉以活血化瘀。

（三）肾阳亏虚

症状：面色苍白或㿠白，畏寒肢冷，气短懒言，腰膝痠软，食少纳呆，小便清长或遗尿，大便稀溏，或腰以下浮肿，或男子阳痿滑精，女子带下清冷，舌质淡，体胖，边有齿痕，苔白，脉沉细或细弱。此型亦多见于慢性再障。

病机分析：久病积虚成损，肾之真阳渐衰，不能温养五脏六腑、四肢百骸，则畏寒肢冷；肾阳虚衰，精气不化，气血生化乏源，血虚不能上荣于面，则面色苍白或㿠白；气虚则阳气不展，故气短懒言；肾阳虚衰，无以生髓养骨，则腰膝痠软；不能温养脾土，则食少纳呆，大便稀溏；气化不力，则小便清长或遗尿，或腰以下浮肿；肾关不固，则男子阳痿遗精，女子带下清冷。舌质淡，体胖，边有齿痕，苔白，脉沉细或细弱均为肾阳亏虚之象。

治法：温补肾阳，益髓生血。

方药:再障温补汤。

鹿角胶 15g(烊化),肉桂 10g,红力参 15g(先煎),菟丝子 15g,仙灵脾 15g,肉苁蓉 15g,补骨脂 15g,黄芪 30g,当归 15g,熟地黄 15g,鸡血藤 15g,茜草 15g,阿胶 10g(烊化),炒白术 10g,山楂 10g。

方药分析:方中鹿角胶、肉桂温肾助阳,益精生血;菟丝子、仙灵脾、肉苁蓉温补肾阳,益肾填精;补骨脂温补脾肾;黄芪、当归益气生血,和血固表;红力参温阳益气,摄血固脱;鸡血藤、茜草去瘀生新,兼以止血;阿胶、熟地黄滋阴润燥,补血止血,以阴中求阳;炒白术健脾益气生血;山楂消食散瘀,并防他药补而滋腻。

加减:若阳虚症状明显者,加制附子、巴戟天补肾助阳;脾虚症状明显者,加茯苓、砂仁以健脾益气和胃;出血症状明显者,加仙鹤草、三七粉、墓头回以凉血活血止血;伴虚胖浮肿者,加茯苓、泽泻、桂枝以温阳利水;阳痿滑精及尿频明显者,加锁阳、沙苑子、山茱萸以补肾固精。

(四)肾阴阳两虚

慢性再障,劳损过极,久虚不复,肾之阴阳俱亏,正气大衰,是其病理变化的最后转归,甚者可致肾气败绝,阴阳离绝之危候。此型大多病程较长,阴虚内热与阳虚畏寒两大主症可相互掩盖,但其他阴虚及阳虚证候可出现。故其治当滋阴济阳,阴阳双补,根据肾之阴阳偏胜偏衰的程度,灵活加减应用再障滋补汤和再障温补汤,以急挽垂危之阴精及阳气。

三、体会

(一)首辨病情缓急

再障的临床表现,主要为渐重性血虚、乏力,体表及内脏出血,易感外邪及邪毒,故临证首当辨别病情轻重缓急。一般而言,急证发病急,进展快,症状多样且严重,短期内治疗不当可引起死亡;缓证发病慢,症状较轻,病程较长,经及时合理地治疗可长期生存。

(二)注重阴阳互根

由于再障的主要病变部位在骨髓,髓腔空虚,气血难以生化,以致髓枯精竭为其主要病机,肾之气血阴阳虚损为其主要外在表现,故其辨证当以肾为中心,分别采用滋补肾阴或温补肾阳之法;肾之阴阳两虚者,则以补肾培本之法,阴阳双补。然临证所见,肾阴不足,水不涵木,可致肝肾阴虚;亦可因肾阴不足,龙雷之火升腾,又感温热之邪,燔灼营血,出现热毒蕴结。肾阳不足,不能温煦脾阳,也会导致脾肾阳虚。故在治疗上急证当以清热凉血为主,缓证则应以补肾为主。证属肾阴虚者,还应顾及肝阴之虚,不能一味滋补肾阴;证属肾阳虚者,亦应顾及脾阳之虚,不能一味温补肾阳。同时,应注重阴阳互根,或阳中求阴,或阴中求阳,以求阴阳互济,滋生气血。

(三)因人因时制宜

小儿纯阳之体,阳常有余,阴常不足,故罹患再障之后不宜长期大量应用温补肾阳之剂,若确要应用,则可少佐滋补肾阴之品。老年人多阳气不足,所患再障多属肾阳虚型,故宜长期服用温补肾阳之剂。治疗再障,滋补肾阴之剂宜早上服用,温补肾阳之剂宜晚上服用。夏季天气炎热,温补肾阳之剂不宜长时间大剂量应用,或可少佐滋补肾阴之品;冬季天气寒冷,滋补肾阴之剂亦不宜长期大量应用,而温补肾阳之剂则可多用。只有这样,才能提高临床疗效。

(刊登于《西部中医药》2016 年第 8 期,夏小军 作,段赟 整理)

中西医结合治疗慢性再障研究中存在的问题及对策

毋庸置疑,中西医结合治疗慢性再障已取得显著的成就,已被人们所公认。但在治疗研究方面尚存在如下问题:一是有的诊断标准及疗效标准不够统一,特别在中医辨证分型方面,有沿用1989年大连全国中西医结合血液病学术会议讨论标准的,有用自拟标准的,也有引用某种书籍资料拟定标准的等,缺乏统一性。二是有的对所应用的中药未进行辨证施治。由于慢性再障的治疗疗程长,配合应用的西药如雄激素等长期应用易出现肝功损害、男性化、皮肤色素沉着等副作用,中医证型也随之而发生变化,但治疗过程中都固定一法一方等,缺乏灵活性。三是有的未分别分析对急性再障和慢性再障的疗效,也未设阳性对照组,数据资料未进行统计学处理等,缺乏精确性。四是有的对所应用的中药或制剂未进行毒理及相关的药效学实验,即使长期应用某些含有毒性成分的中药也未进行毒理学试验等,缺乏科学性。五是有的虽采取了中西医结合治疗,但在总结报道中对所配合应用的西药避而不谈,只提中药的疗效,致使有效率和治愈率过高,令人难以置信等,缺乏可信性。六是有的片面强求用药后实验检查数据的变化,未重视临床症状的改善,甚至于部分患者常年卧床,部分患者通过长期大量输血维持生命,生活质量低下等,缺乏整体性。七是有的对于临床某种证型确实行之有效的中药处方,未进行有效药物的筛选及有效成分的提取,未研制出对该证型有特效的药物等,缺乏先进性。八是有的虽介绍了一些新的给药途径及方法,但多数仍以口服中药汤剂为主,服用量大,味道较苦,不便于长期服用,对于新型剂型及给药途径的研究较少等,缺乏实用性等等。

针对以上问题,我们在中西医结合治疗慢性再障的研究中,提出对策如下:一是早期诊治。由于慢性再障有远心端骨髓损伤较重、较早,近心端骨髓损伤较轻、较晚等病理特点,如不及时发现,及早治疗,骨髓的损坏会向近心端发展,病情由轻到重,从易治到难治。因此强调早期诊断,早期治疗。对于有进行性加重的困倦乏力、心悸头晕、面色苍白或伴有皮肤黏膜出血,月经过多,或有发热等临床症状和体征者,应及时作血常规及网织红细胞化验检查。若全血细胞减少,分类中有中性粒细胞减少,淋巴细胞增多,网织红细胞减少者,则应及时进行骨髓穿刺,并排除其他引起全血细胞减少的疾病,早期进行诊断。诊断及疗效标准应统一,一般多采用张之南主编的《血液病诊断及疗效标准》(1998年第2版)。确诊之后及时进行治疗,防止转变。二是中西结合。慢性再障一经确诊,则应首选中西医结合疗法进行治疗,治疗原则遵循国内知名中西医结合专家裴正学教授提出的"西医诊断,中医辨证,中药为主,西药为辅"十六字方针,做到辨病与辨证相结合,祛邪与扶正相结合,宏观与微观相结合,局部与整体相结合。三是分型治疗。中医辨证分型按照1989年大连全国中西医结合血液病学术会议讨论的标准,分肾阴虚、肾阳虚及肾阴阳两虚三型辨证施治。西医方面也应注意分型治疗,如属慢性再障I型的儿童及青春期妇女,可先用中药辨证分型治疗,半年无效者加用雄激素治疗;而非青春期女性及男性则多用中药辨证加雄激素的方法治疗,雄激素首选康力龙、丙酸睾丸素或安雄中的一种,并在使用足量雄激素6个月无效者,加用或改用环孢菌素A(CSA)

治疗。有出血倾向时加用肾上腺皮质激素。如属慢性再障Ⅱ型者,可采用脐血移植、外周血造血干细胞移植、异基因骨髓移植等新型疗法,移植后加用环孢菌素或合用雄激素,有明显出血者加用肾上腺皮质激素。在以上治疗的同时均应配合辨证应用中药。四是坚持治疗。由于慢性再障的治疗周期较长,一般而言,中西医结合的有效病例至少连续治疗3~6个月后方可出现疗效,有的病例在1年以上则出现显著疗效,所以无论医者或患者,都必须树立信心与耐心,坚持正规治疗,切忌有病乱投医,耽误治疗。五是维持治疗。慢性再障患者血象的恢复一般是先红细胞,再白细胞,后血小板的顺序进行,其中血小板恢复最慢,需时更长,也有少数三系同步恢复者。但无论恢复情况如何,达到正常后仍需较长时间的继续治疗,短者1年以上,长者3年以上,所用药物的数量和剂量可逐渐递减,中药还可丸散之剂缓图,以降低复发率,提高远期疗效。六是综合治疗。中西医结合可取长补短,也是慢性再障药物治疗的最佳途径,但也不能忽视输血、成分输血、脐血、胎肝、骨髓移植等新型非药物疗法。同时,心理治疗、饮食调理及生活起居调摄等相关治疗也至关重要。事实也证明,综合治疗比单一方法治疗见效快,效果好。七是尊重科学。对待工作必须树立严肃、严密、严格"三严"的科学态度,尊重客观,切忌主观,不可粉饰。无论临床研究或实验研究,必须设立对照组,要做到随机分组,两组具有可比性,对比数据要进行统计学处理,实验室检查数据力求精准。同时不能忽视患者临床症状、体征及生活质量的变化,要进行远期跟踪访查。临床研究的药物应进行毒理学及相关药效学试验,特别是组方中含有毒性成分的药物或制剂,更应重视毒理学试验。有苗头的方药应进行有效药物的筛选及有效成分的提取;并充分利用现代先进的制剂工艺进行剂型改革,既服用方便,又减少药源浪费。八是团结协作。相对而言,慢性再障发病率较低,病例积累过程较长,加之临床机构实验研究力量不足,实验研究机构又无临床阵地。因此,有苗头的课题要组织大协作,缩短科研日程,力争早出成果。

(刊登于《中医药临床研究杂志》2003年第2期,夏小军 作)

中医药治疗白细胞减少症的思路与方法

白细胞减少症属中医"虚劳"、"血虚"、"虚损"等范畴。其发病是由于先天禀赋不足,体质虚弱;后天失于调理,耗伤气血所致。疾病乏源于脾,病本于肾;肾与脾的虚损是本病发病之关键。病久不愈可出现毒热入血、热毒败血等病机变化;虚、瘀、热是其主要病理表现;阴、阳、气、血亏损是其主要病机演变的特点。临床辨证为气血两虚、肝肾阴虚、脾肾阳虚、正虚血瘀四型,分别采用自拟升白系列方进行治疗。同时应注意辨证论治,审证求因;调补脾肾,以治其本;气血互生,阴阳互根;活血化瘀,贯穿始终;擅用诸参,活用人参;顾护胃气,健脾调中六点。

白细胞减少症是一组由不同病因导致的外周血白细胞计数持续低于正常(4×10^9/L)的综合征。其临床一般呈慢性过程,少数可无症状而在体检时才发现;多数有乏力、头晕、精神萎靡、食欲减退、记忆力减退、心慌,或见低热等症状,有的病人可反复感染,如口腔炎、上呼吸道感染、支气管炎、肺炎、中耳炎、泌尿系感染等,常反复发作而又不易治愈;但有的病人却无反复感染的表现。本病属祖国医学"虚劳"、"虚损"、"温病"等范畴。

一、病因病机

中医理论认为,白细胞减少症常由先天禀赋不足,体质虚弱;后天失于调理,耗伤气血;或劳倦过度,损及五脏;或饮食不节,伤及脾胃;或大病久病之后体虚,感受四时不正之邪;或用药不当伤及正气,气血生化之源被抑;或理化邪毒伤及气血,骨髓生血功能受损而引发。疾病源于脾,病本于肾;先天之本肾与后天之本脾的虚损是本病发病之关键。病久不愈,则因虚生瘀,或因虚感邪,或正气不足,邪毒内生,可出现毒热入血、热毒败血等病机变化,故虚、瘀、热是其主要病理表现;阴、阳、气、血亏损是其主要病机演变的特点。凡以气血失调为主者,当以脾为主进行辨证;以阴阳盛衰为主者,则应以肾为主进行辨证。

(一)内因

1. 禀赋薄弱　形气不足

男精女血结合,乃能受孕成胎。若父母不能谨守聚精养血之道,或恣情纵欲,或房事不节,均可损伤肾气,戕伐生机,暗耗精血;或母体受孕之后,饮食不节,损伤脾胃,精血无以生化,致使胎中失养,即生之后,及至长大,则脏腑不健,体质虚弱,且易为病邪所损,而发本病。亦如清代何炫《虚劳心传·虚证类》所云:"有童子患此者,则由先天禀受之不足,而禀于母气者尤多。"

2. 久病劳倦　耗伤精血

后天失于调理,或忧思不解,或劳倦过度,损伤心脾,耗伤气血;或房劳过度,虚败精液,真元耗散,精髓不得滋化气血;或大病久病,失于调理,精血耗损,皆致脏腑功能失调,阴阳气血俱虚,而发本病。且病久不愈,脉络痹阻,正虚血瘀,致病无愈期。亦如清代程曦《诊家四要·病机约论》所云:"曲运神机则劳心,尽心谋虑则劳肝,意外过思则劳脾,遇事而忧则劳肺,色欲过度则劳肾。"

3. 饮食不节　伤及脾胃

脾胃为后天之本,气血生化之源。饮食不节,或暴饮暴食,或嗜欲偏食,或饮酒过度,皆可损伤中焦脾胃;久则脾胃功能衰退,不能化生气血,致使气血亏虚,内不能调和五脏六腑,外不能洒陈营卫经脉,渐至表里俱虚,阴阳失调,乃发斯病。亦如清代唐大烈《吴医汇讲》引汪缵功《虚劳论》所云:"盖精生于谷,饮食多自能生血化精……若脾胃一弱,则饮食少而血不生,阴不能以配阳,而五脏齐损。"

(二)外因

1. 正气虚弱　外感六淫

营卫不和之体,易感六淫之邪,时邪侵入机体,邪正交争日久,正虚邪进,营卫俱虚,脏腑气血功能失调,则发本病。若迁延失治,病邪久羁,正气更伤;或病邪入里,损及营血,伤及骨髓,生血之源被遏,终致病情加重,且缠绵难愈。亦如清代陈念祖《医学从众录·虚痨续论》所云:"虚痨之人,必有痰嗽,亦最多感冒。"

2. 用药不当　脏腑损伤

素有痼疾需久服药者,药物蓄积;或长期服用有毒药物,或误服毒药,直接损伤气血;或形气不足之体,妄投苦寒、金石之类,败伤脾胃,损及肝肾,皆致生血之源被抑,精血耗损,而发本病。亦如明代汪绮石《理虚元鉴·虚症有六因》所云:"因医药者,本非劳症,反以药误而成。"

3. 邪毒直中　骨髓受损

长期工作或居住在有毒环境影响之地,或长期接触有害毒物,邪毒直中,耗气伤血,损及阴阳,伤及脾肾,波及骨髓,气血精髓失其化源,乃发本病。亦如清代吴澄《不居集·上集》所云:"惟有一种先因劳倦所伤,外邪乘虚,直伤中气,但觉困惫,饮食无碍,只不知味,面带阴惨,肌肤萧索,有类于阴乎,又有类乎气血两虚。"

二、辨证论治

根据白细胞减少症的病因病机及临床特点,临证可将其归纳为气血两虚、肝肾阴虚、脾肾阳虚、正虚血瘀四型辨证论治。

(一)气血两虚

症状:面色萎黄无华,乏力气短懒言,语言低微,头晕目眩,失眠多梦,或心悸怔忡,纳呆食少,倦怠汗出,易于外感,舌质淡,苔少,脉细微。此型多见于疾病早期,症状较轻。

病机分析:先天禀赋不足,精气素虚;或后天失于调理,气化乏源,脾肾受损,精髓失其化源,气血不能滋养荣润,则面色萎黄无华,乏力气短懒言,语言低微,头晕目眩,失眠多梦,或心悸怔忡;脾失运化,则纳呆食少;形气不足,则倦怠汗出,易于外感。舌质淡,苔少,脉细数均为气血亏虚之象。

治法:补气养血,填精益髓。

方药:补气养血升白汤。

党参 15g,黄芪 30g,当归 15g,熟地黄 15g,鸡血藤 30g,阿胶 10g(烊化),茯苓 10g,炒白术 10g,菟丝子 15g,山茱萸 10g,白芍 10g,山药 10g,炙甘草 10g。

方药分析:方中党参、黄芪、茯苓、炒白术、山药、炙甘草健脾益气,并防他药滋腻碍脾;当归、熟地黄、阿胶、白芍滋补阴血,填精益髓;鸡血藤补血活血,使补而不滞;菟丝子补肾固精,以助生化;山茱萸填精益肾,以资化源。

加减:若头晕目眩明显者,加枸杞子、决明子以养肝明目;心悸怔忡明显者,加炒酸枣仁、远志以养血安神;纳呆食少明显者,加炒麦芽、山楂以健胃消食;自汗较多者,加生牡蛎、浮小麦以固表敛汗;因体虚而易于外感者,加防风、板蓝根、贯众以祛风固表;感邪之后贼伤元气者,亦可选用薯蓣丸(《金匮要略》)加减,以扶正祛邪。

(二)肝肾阴虚

症状:面色少华,两颧潮红,神疲乏力,头晕目眩,耳鸣如蝉,腰膝酸软,五心烦热,潮热盗汗,或咽干口燥,虚烦少寐,梦多遗精,或胁肋胀痛,或妇女月经量少,舌质红,苔少,脉细数。此型多见于疾病中期,症状较重。

病机分析:病程日久,五脏之伤,穷及肝肾;肝肾真阴亏损,精髓不能化生气血以滋养全身,则面色少华,神疲乏力;阴虚不能制阳,虚阳浮越,则两颧潮红,潮热盗汗;虚阳上扰清窍,则头晕目眩,耳鸣如蝉;肾精失充,则腰膝酸软,男子梦遗,女子月经量少;肾阴亏损,虚火上炎,则咽干口燥;心肾不交则虚烦少寐;肝阴不足,肝失条达,则胁肋隐痛。舌质淡,苔少,脉细数均为肝肾阴虚之象。

治法:滋补肝肾,益气养血。

方药:滋补肝肾升白汤。

生晒参 15g,黄芪 20g,当归 10g,鸡血藤 30g,熟地黄 15g,菟丝子 15g,枸杞子 10g,山茱黄 10g,龟板胶 10g(烊化),女贞子 15g,旱莲草 10g,山药 15g,炙甘草 10g。

方药分析:方中生晒参峻补气阴;黄芪、当归补气生血;熟地黄养血滋阴,补精益髓;龟板胶滋阴潜阳,补肾养血,兼能软坚祛瘀;枸杞子、山茱萸、女贞子、旱莲草滋养肝肾之阴;菟丝子补肾固精,鸡血藤补血活血,二药相用,既阳中求阴,又补而不滞;山药、炙甘草补脾益气,防止伤中。

加减:若精血枯竭,耳鸣耳聋明显者,加紫河车、阿胶以填补精血;阴虚内热、烦热盗汗明显者,加地骨皮、生地黄以泄热养阴,虚烦少寐者,加炒酸枣仁、黄连以清心宁神;口干咽燥明显者,加沙参、麦门冬以滋养肺胃;梦遗明显者,加黄柏、生牡蛎以降火潜阳;胁肋隐痛明显者,加白芍、川楝子以柔肝疏泄;妇女月经量少者,加阿胶、益母草以养血调经;伴纳差者,加炒麦芽、炒白术健脾调中,以助运化。

(三)脾肾阳虚

症状:面色苍白,精神萎靡,形寒肢冷,神疲自汗,腰膝酸冷,食少便溏,小便清长,或下肢肿胀,或脘腹冷痛,舌质淡胖,边有齿痕,苔薄白,脉沉细。此型多见于疾病后期,症状重。

病机分析:劳伤脾气,气血生化乏源,滋养荣润无力,则面色苍白,精神萎靡,神疲自汗;久虚不复,损及肾阳,或因肾阳先虚,精失闭藏,则腰膝酸冷,小便清长;命门火衰,不能温煦脾土以运化水谷精微,则体衰食少,大便溏泻;脾肾阳虚,机体失于温养,则畏寒肢冷,或脘腹冷痛;脾肾化气行水无权,水液失于输布,则可见下肢肿胀。舌质淡,边有齿痕,苔薄白,脉沉细均为脾肾气阳虚衰之象。

治法:温补脾肾,益气养血。

方药:温补脾肾升白汤。

红参 15g,黄芪 20g,当归 10g,鸡血藤 30g,熟地黄 15g,菟丝子 15g,补骨脂 15g,肉桂 10g,鹿角胶 10g(烊化),山茱萸 10g,枸杞子 10g,山药 10g,炙甘草 10g。

方药分析:方中红参大补元气而温阳;黄芪、当归补气生血;熟地黄养血滋阴,补精益髓;鹿角胶温补肾阳,补养精血;肉桂补命门之火而助阳;补骨脂、菟丝子温脾阳以止泻,补肾阳而固精;鸡血藤补血活血,使补而不滞;山茱萸、枸杞子养阴生精,阴中求阳,使补而不燥;山药、炙甘草补脾益气,防止伤中。

加减:若形寒肢冷明显者,酌加炮附子、干姜以补火助阳,散寒止痛;腰膝酸冷者,加杜仲、续断以补肾壮骨;脾虚明显,乏力纳差者,加炒白术、炒麦芽以益气健脾;下利清谷明显者,去熟地黄、当归,加五味子、肉豆蔻以温脾暖肾,固肠止泻;下肢肿胀者,加茯苓、白术以利水消肿;兼见头晕耳鸣者,加潼蒺藜、淫羊藿以补肾固精,清肝明目。

(四)正虚血瘀

症状:面色晦黯,或肌肤甲错,乏力纳少,心悸气短,畏寒肢冷,头晕耳鸣,腹胁积块,腰膝冷痛,或身体某部刺痛不移,或鼻齿衄血,或午后低热,妇女月经量少,甚或经闭,舌质黯红,有瘀点瘀斑,脉细涩。此型可见于疾病任何时期,或按以上三型辨证治疗无效者。

病机分析:病久缠绵不愈,脾肾两虚,阴阳失调,气机不畅,行血无力,甚或阳气虚衰,血行涩滞,脉失温养,则畏寒肢冷,腰膝冷痛;或阴虚火旺,迫血妄行,则鼻齿衄血;瘀血成块,脉络痹阻,血不得上行于头面,则面色晦黯,头晕耳鸣;或邪毒直中,阻遏气机,气滞血瘀,则肌肤甲错,乏力纳少,或身体某部位刺痛不移,或午后低热,妇女月经量少,甚或经闭;瘀血滞于胁下,日久则渐成腹胁积块。舌质黯红,有瘀点瘀斑,脉细涩均为瘀血阻滞之象。

治法:活血化瘀,益气养血。

方药:活血化瘀升白汤。

党参 15g,黄芪 30g,当归 15g,鸡血藤 30g,熟地黄 10g,菟丝子 10g,桃仁 10g,红花 10g,川芎 10g,赤芍 10g,郁金 10g,山楂 10g,炙甘草 10g。

方药分析:方中党参、炙甘草健脾益气和中;黄芪、当归补气生血;鸡血藤补血活血;熟地黄养血滋阴,补精益髓;菟丝子补肾固精;桃仁、红花、川芎活血化瘀;赤芍凉血活血;郁金活血行气止痛;山楂活血消食化积散瘀,并防他药滋腻。

加减:若畏寒肢冷、腰膝冷痛明显者,加炮附子、干姜以温阳化瘀;心悸气短,甚或疼痛者,加丹参、延胡索以活血定痛;鼻齿衄血者,加仙鹤草、茜草、墓头回以凉血止血;午后低热明显者,加地骨皮、麦门冬、益母草以养阴清热,活血化瘀;腹胁积块疼痛者,加丹参、三棱、莪术、炙鳖甲以软坚散结;妇女月经量少,甚或经闭者,加川牛膝、益母草以活血通经。

三、体会

白细胞减少症的基本治疗原则是"虚则补之",故在无感染并发症的情况下,补法是其主要的治疗方法。若有发热感染等并发症出现时,则需按外感热病进行辨证施治,待热退身凉,感染解除之后,再按以上四型辨证论治。临证治疗,还须注意以下几点。

(一)辨证论治 审证求因

一般而言,由理化因素、药物因素引起的继发性白细胞减少症,如能早期及时诊断,尽快除去病因,辨证论治,多能取效;若因血液肿瘤等原发病所致,或并发严重感染者,辨证论治一般不易短期取效,而应根据原发病的性质和特点,辨病论治与辨证论治相结合进行治疗,某些情况下还需加用西药,其预后也与原发病的治疗有关。故对本病的治疗,首先必须审证求因,辨证论治必须建立在审证求因的基础上进行。

(二)调补脾肾 以治其本

无论何种原因引起的白细胞减少症,其病因不外乎内伤和外感,病机不外乎先天及后天。脾为气血生化之源,肾主骨生髓而化精,脾肾双亏,气血虚弱,则发本病。故调补脾肾,补气生血为本病的治本之法,临证需灵活掌握应用,切不可一味健脾,更不能单纯补肾。

(三)气血互生 阴阳互根

本病初起,多以气血亏虚为证候特征,或先伤其气,后病及血;或先损其血,血病累气,以致气血俱虚,五脏不足,病久则出现阴阳两虚之证。偏于阳盛阴亏者,精不化血;偏于阴盛阳衰者,气不化精;或为阴阳俱虚,血失滋化。故治疗时应顾及气血阴阳之间的关系,或补气以生血,或补血以生气;或阴中求阳,或阳中求阴,从多从少之活法,贵在临证处裁。

(四)活血化瘀 贯穿始终

本病之脾肾亏虚、气血不足及阴阳失调诸型,皆可因久虚不愈而因虚生瘀;因虚致瘀后,瘀血阻滞又可使气血运行不畅,化气生血障碍,而使正虚血瘀加重,致使病程缠绵难愈。故无论疾病任何时期,均可选择应用活血化瘀之品。活血化瘀药首选鸡血藤,其苦甘性温,既能补血,又能活血,无论血瘀、血虚,皆可用之,且对血虚兼有瘀滞之证者,用之最佳。其用量宜大,一般 20~40g,最大量可用至 60g。

(五)擅用诸参 活用人参

黄芪、当归、熟地黄、菟丝子诸药,系余治疗白细胞减少症常用之品,参类更是必用之品。然用参类,必须熟识其性,如证属气血两虚及血瘀正虚者,多用性平之党参,以补中益气,养血生津;脾虚不运、食少便溏者,用之对症;即使体虚外感之虚实夹杂之证,亦可选用太子参,取其清补之性,防止气滞碍中。证属阴虚者,多用生晒参,取其性寒不温,补气养阴,清火生津之功;证属阳虚者,则选用红参,取其性温,大补元气,回阳救逆,益气摄血之功。

(六)顾护胃气 健脾调中

明代李中梓《医宗必读·虚劳》云:"大都虚劳怯弱之症,当审其阴阳气血受病之处而温平调剂之,切勿有求速效之心……最要保其胃气,胃气不伤,病终可救。"本病以正虚为主,治疗上多选用补法,而补气生血、益精填髓之品性多滋腻,易碍脾胃,加之其病程进展缓慢,久服滋腻之剂更有伤中之虞,故治疗用药须时时顾护胃气,宜适当选择应用健脾调中之品,如党参、茯苓、炒白术、山药、炒麦芽、山楂、陈皮、甘草等,特别在疾病恢复期,还应积极配合食疗,以"食养尽之",巩固疗效。

(刊登于《西部中医药》2016 年第 7 期,夏小军 作,段赟 整理)

中医药治疗营养不良性贫血的思路与方法

营养不良性贫血属中医"血虚"、"虚劳"的范畴。其发病多由于先天禀赋不足,脏腑失健,形体薄弱;后天失于调理,饮食不节、长期失血、烦劳过度、妊娠失养、病久虚损或虫寄体内等,引起脾胃虚弱,气少血衰而成。临床辨证为脾胃虚弱、气血两虚、肝肾阴虚、脾肾阳虚四型,用自拟生血系列方加减治疗。同时应重视病因治疗,辨证辨病结合,并加强生活调摄。

营养不良性贫血包括缺铁性贫血 (iron deficiency anemia,IDA) 和巨幼细胞性贫血 (megaloblastic anemia,MA)。缺铁性贫血是指由于体内储存铁消耗殆尽,不能满足正常红细胞生成的需要时发生的贫血。其特点是骨髓及其他组织中缺乏铁,血清铁蛋白及转铁蛋白饱和度均降低,呈现小细胞低色素性贫血。巨幼细胞性贫血是指由于血细胞 DNA 障碍所致的一种贫血,其共同的细胞形态学特征是骨髓中红细胞和髓细胞系出现"巨幼变",叶酸和(或)维生素 B_{12} 缺乏是引起 MA 最常见原因。两者的发病机理虽不相同,但在临床上均表现为面色萎黄或苍白,倦怠乏力,心慌气短,头晕耳鸣等症状,故同属于中医"血虚"、"虚劳"等范畴。

一、病因病机

中医学认为,本病的形成多由于先天禀赋不足,脏腑失健,形体薄弱;后天失于调理,饮食不节、长期失血、烦劳过度、妊娠失养、病久虚损或虫寄体内等,引起脾胃虚弱,气少血衰而成。

(一)先天禀赋不足

男精女血结合,乃能受孕成胎;受孕成胎之后,全赖母体气血滋养。若父母体质素虚,过早嫁娶,精气未充,气血未盛;或纵情多欲,耗其精血;或素患他疾,羸弱不健,皆致禀赋不足,精血亏虚,致生小儿,发为血虚。胎孕期间,若起居不慎,或饮食失调,或感触外邪,或房事不节,或药毒损伤等,亦可损伤胎儿,致胎儿失养,脏气虚损,出生之后,发生血虚。

（二）后天失于调养

脾胃为后天之本,气血生化之源,而气血精微主要来源于饮食。素体脾胃虚弱,或脾胃久病,胃失受纳,脾失健运,均致摄入不足,气血生化亦随之不足;饮食偏嗜,营养单调,精气乏源,则气血无以化生,日久皆致血虚。或烦劳过度,损伤五脏,因劳致虚;或虫寄体内,吮吸水谷精微,扰乱肠胃功能,而致血少气衰;或长期失血,新血不生;或妊娠失养,消耗过多;或大病久病,失于调理,皆致阴血耗损,发生血虚。

二、辨证论治

（一）脾胃虚弱

症状:面色萎黄或㿠白,口唇色淡,爪甲无泽,四肢无力,头晕耳鸣,食欲不振,大便溏薄,或恶心呕吐,舌质淡,苔薄而腻,脉细弱。

病机分析:禀赋不足,素体虚弱,或饮食不节,劳倦虚损,或吐泻太过,伤及胃气,或大病初愈,调养失宜等,皆可损伤中焦脾胃,致使气血生化乏源,而发血虚。胃气损伤,受纳和腐熟功能减弱,则食欲不振,或恶心呕吐;脾气虚弱,健运失职,气血生化乏源,血虚不能外荣,则面色萎黄或㿠白,口唇色淡,爪甲无泽,四肢乏力,头晕耳鸣,大便溏泻。舌质淡,苔薄而腻,脉细弱均为脾胃虚弱之象。

治法:健脾和胃,益气养血。

方药:健脾生血汤。

党参15g,茯苓10g,炒白术10g,黄芪20g,当归15g,熟地黄10g,山药15g,陈皮10g,炙半夏10g,炒麦芽10g,神曲10g,大枣3枚,炙甘草5g。

方药分析:方中党参、茯苓、炒白术、炙甘草、黄芪、山药健脾益气;当归、熟地黄、大枣滋补阴血;陈皮、半夏行气消痞;神曲、炒麦芽健胃消滞。

加减:若腹泻便溏者,加砂仁、薏苡仁以健脾止泻;恶心呕吐者,加竹茹、生姜以降逆和胃止呕;食滞腹胀者,加鸡内金、莱菔子以消食导滞;兼心悸失眠者,加远志、龙眼肉以养血安神。

（二）气血两虚

症状:面色苍白,疲乏无力,头晕目眩,少气懒言,心悸失眠,爪甲脆裂,或肌肤甲错,毛发稀疏枯槁,妇女月经失调,经量过少,舌质淡,舌体胖,苔薄或无苔,脉细无力。

病机分析:饮食劳倦内伤,或久病不愈,或失血耗气,皆使气血生化之源不足,而致气血两虚。气虚不能充盛,则疲乏无力,少气懒言;血虚无以上荣头面,则面色苍白,头晕目眩,毛发稀疏枯槁;血不养心,则心悸失眠;气不生血,血虚不充,则爪甲脆裂,或肌肤甲错,妇女月经失调,经量过少。舌质淡,舌体胖,苔薄或无苔,脉细无力均为气血两虚之象。

治法:补益气血,健运脾胃。

方药:益气生血汤。

人参10g,黄芪20g,炒白术10g,山药15g,当归15g,阿胶10g(烊化),熟地黄10g,白芍10g,鸡血藤10g,龙眼肉10g,炒麦芽10g,大枣3枚,炙甘草10g。

方药分析:方中人参、黄芪补气生血;炒白术、山药健脾益气补血;当归、熟地黄、阿胶、龙眼肉、白芍养血补血;鸡血藤补血活血;炒麦芽健胃消滞;大枣、炙甘草和中补血。

加减:若心悸、失眠明显者,加远志、炒酸枣仁以养血安神;脱发明显者,加何首乌、枸杞子以补肾养血;肌肤甲错伴瘙痒者,加赤芍、防风以凉血活血祛风。

（三）肝肾阴虚

症状:面色苍白,头晕眼花,耳鸣,心悸气短,乏力倦怠,健忘失眠,腰膝酸软,或肢体麻木不仁,或手足蠕动,或伴低热,或五心烦热,潮热盗汗,口干咽燥,或见齿鼻衄血,舌质红,舌痛,无苔或镜面舌,脉细数。

病机分析:久病血虚,失治误治;或房劳过度,生育过多,耗伤肾精,精不化血,而致阴血不足,乃发斯证。肝肾亏虚,不能上充于脑,脑髓失养,则头晕耳鸣;肝血不足,不能上养于目,则见眼花;肾阴不足,肾水不能上承于心,心肾不交,则发心悸、失眠健忘;阴虚生内风,则肢体麻木;血不养筋,筋骨失养,则腰膝酸软,手足蠕动;阴虚火旺,则五心烦热,潮热盗汗,口干咽燥;虚火迫血妄行,灼伤脉络,则齿鼻衄血。舌红舌痛,舌光无苔,脉细数均为一派阴虚火旺之象。

治法:滋补肝肾,养阴生血

方药:滋阴生血汤。

熟地黄 15g,山茱萸 15g,山药 10g,枸杞子 15g,龟板胶 10g(烊化),当归 15g,白芍 10g,女贞子 10g,旱莲草 10g,龙眼肉 10g,鸡血藤 10g,炒麦芽 10g,炙甘草 5g。

方药分析:方中熟地黄、山茱萸、枸杞子、龙眼肉补益肝肾,滋补阴血;当归、白芍、炙甘草补血和血;龟板胶滋阴潜阳,补肾健骨;鸡血藤补血活血,阳中求阴;女贞子、旱莲草滋补肝肾,凉血止血;山药、炒麦芽健脾益胃,并防他药滋腻伤胃。

加减:若头晕眼花、心悸气短、失眠健忘明显者,加阿胶、炒酸枣仁以滋阴养血,宁心安神;腰痛及下肢不仁者,加川牛膝、何首乌以补益肝肾,活血通络;阴虚火旺灼伤血络而出血较甚者,加生地黄、紫草、仙鹤草以清热凉血,养阴止血;伴盗汗者,加知母、黄柏以滋阴降火。

（四）脾肾阳虚

症状:面色萎黄或苍白无华,唇甲淡白,形寒肢冷,腰膝瘘软,头晕耳鸣,心悸气短,动则加剧,下肢浮肿或周身浮肿,甚则可有腹水,或便溏消瘦,或男子阳痿,女子经闭,舌质淡胖,或有齿痕,苔薄或少苔,脉沉细。

病机分析:先天禀赋不足,肾脏素虚,或房劳、烦劳过度,损伤肾脏,均致肾虚精不化血,亦不能温煦脾阳以化生气血;后天失于调养,脾胃受损,气血生化乏源,亦不能奉养先天之精,皆致脾肾阳虚,而发斯证。血虚失于荣润,则面色萎黄或苍白无华,唇甲淡白;脾肾阳虚,不能化气行水,水湿内停,泛溢肌肤,则见浮肿,甚则可有腹水;水饮上凌于心,则心悸气短,动则耗气,病情加重;肾阳虚衰,则男子阳痿,女子经闭;不能温养四肢,则形寒肢冷,腰膝酸软无力;不能温煦脾阳,则饮食不化,便溏消瘦。舌质淡体胖为脾肾阳虚、水饮内停之象;阳虚推动血脉无力,故脉沉细。舌质淡胖,或有齿痕,苔薄或少苔均为一派脾肾阴虚之象。

治法:温补脾肾,益气养血。

方药:温阳生血汤。

熟地黄 10g,山茱萸 10g,当归 15g,黄芪 30g,茯苓 10g,炒白术 10g,制附子 10(先煎),肉桂 10g,菟丝子 20g,鹿角胶 10g(烊化),山药 10g,炙甘草 10g,鸡血藤 20g。

方药分析:方中熟地黄、山茱萸填精补髓,阴中求阳;黄芪补气生血;当归、鸡血藤补血活血;鹿角胶温补肝肾,益精养血;制附子、肉桂温阳补肾,化气行水;茯苓、炒白术、山药、炙甘草健脾补肾,益气行水;菟丝子补肾固精。

加减:若水肿甚者,加猪苓、泽泻以利水消肿;腹泻明显者,加炒扁豆、薏苡仁以健脾止泻;心悸气短,动则加剧者,加补骨脂、蛤蚧以补肾纳气;腰膝酸软明显者,加肉苁蓉、杜仲以补肾助阳,温阳通经。

三、体会

营养不良性贫血属中医"血虚"、"虚劳"等范畴,其病性属虚,病位早期在脾,进一步发展则累及于肾,涉及脏腑气血阴阳。故其治疗当在辨证论治的基础上,结合病因治疗、辨病治疗、饮食调理三方面的内容,并积极防治并发症。

(一)重视病因治疗

营养不良性贫血临证多见,病因各异,故在辨证论治的基础上审因论治,尤为重要。凡因长期慢性失血引发者,当截断失血,以防继续丢失,加重血虚。缘脾胃疾患所致者,宜积极治其宿疾,促进脾胃受纳、腐熟、运化、吸收之功能,以资生气血。由虫积肠道而致者,多有嗜食异物之症状,则先予驱虫,后予补虚;驱虫常选用槟榔、使君子、南瓜子、雷丸、榧子等品,驱虫之后,再投健脾生血汤以调理脾胃,补益气血;若全身一般情况较差者,则宜先补养气血,待全身情况好转之后再行驱虫。

脾胃为后天之本,气血生化之源。营养不良性贫血无论病因为何,证属何型,治疗时,皆应注意调理脾胃,并在遣方用药时顾护胃气,使补而不滞,以防阻碍脾胃化生气血之功能。

(二)辨证辨病结合

由于 IDA 的发病机制为各种原因引起的缺铁,故有效治疗是去除导致缺铁的原因,再就是补铁治疗。补充铁剂又分为西药补铁与中药补铁两种。临证除选择应用西药补充铁剂之外,中药补铁生血法亦不可偏废。一般而言,当患者病情不重时,可选用中药补铁结合辨证论治进行治疗,其中含铁量最高的补铁中药为皂矾及醋煅针砂;当病情较重,或单用中药无效,或并发出血者,当在中药辨证论治的基础上加用西药铁剂进行治疗。无论何种方法补铁,在具体应用过程中均须时时顾护脾胃。皂矾又名绿矾,其味酸性凉,归肝、脾经,具有解毒燥湿、杀虫补血之功,入丸散剂,煅用,常用量 0.8~1.6g。但肾病及三个月内有呕血史者不宜服,孕妇禁用,服药期间忌饮茶。醋煅针砂又名钢砂、铁砂,其味酸、辛,性平,归脾、大肠经,具有补血、除湿、利水之功,常用量入煎剂 15~20g,或入丸散剂。皂矾是天然的硫酸亚铁,醋煅针砂是人工合成的醋酸亚铁。元代朱震亨《丹溪心法》中的大温中丸、小温中丸,以及罗天益《卫生宝鉴》中的皂矾丸,多用皂矾、醋煅针砂、白术、神曲、枣肉之类,补铁生血与健脾养胃相得益彰,则有利于铁的吸收。此外,中成药健脾生血颗粒、生血片、复方皂矾丸等组方成分中均含有铁剂或皂矾;常用补铁生血的中药还有阿胶、熟地黄、黄精、当归、白术、黄芪等,均可选择应用。

MA 的主要发病机制为叶酸和(或)维生素 B$_{12}$缺乏,且大多数合并缺铁,故除纠正病因之外,补充叶酸和(或)维生素 B$_{12}$尤为重要,疾病后期缺铁者,给予补铁。中药豆豉、海藻,新鲜蔬菜如香菇、紫菜,以及动物内脏均含有丰富的叶酸及维生素 B$_{12}$。中医学对此亦有较多的记载及论述。如宋代政和中奉敕撰《圣济总录》中载用木香丸、煮肝丸、烧肝散、炙肝散和猪肝丸治疗"冷劳";元代危亦林《世医得效方》中载用天真园治疗虚损等,皆用猪肝、羊肝、精羊肉等血肉有情之品入药,且沿用至今。临证体会,只有将补充叶酸和(或)维生素 B$_{12}$与中医调理脾胃有机地结合,才能取得满意疗效。

(三)加强生活调摄

治疗营养不良性贫血,目的在于改善脾胃运化吸收功能,促进水谷精微化生气血。故除药物治疗之外,生活调摄在其治疗及康复过程中亦占有十分重要的地位。具体而言,应做到合理饮食,改善膳食结构,增加营养;食有定时,勿暴饮暴食,饥饱无常;注意饮食卫生,防止虫积为患;改变不良饮食习惯,纠正偏食,治疗厌食;婴幼儿宜及时添加辅食,防止饮食单一等原则。日常生活中可合理选用海带、发菜、紫菜、木耳、香菇、猪肝,或其他动物内脏、肉类、豆类,以及绿叶蔬菜、水果等;对于婴幼儿患者,可按照由少到多、由淡到浓的原则,及时添加菜泥、蛋花、肉末、鱼泥等辅食,以补充叶酸、维生素 B₁₂ 和铁,并尽可能选择铁锅烹调,以药食同用,"食养尽之",以防复发。

（刊登于《中医临床研究》2015 年第 27 期,夏小军　作,段赟　整理）

中医药治疗自身免疫性溶血性贫血的思路与方法

自身免疫性溶血性贫血属中医"血虚"、"虚劳"、"黄疸"等范畴。其发病多由于肝木失调、湿热熏蒸,脾肾亏虚、精血不足,正气虚弱、瘀血阻络所致。临床常表现虚中夹实、本虚标实之病理机转和证候;本虚为脾肾阳虚、气血亏损,标实为湿热内蕴、气机郁阻,或寒凝血脉、瘀血内阻;其主要病位在脾肾,涉及肝胆。临床辨证分为湿热内蕴、气血两虚、脾肾亏虚、瘀血阻络四型。用自拟抗溶系列方加减治疗。同时应注意正虚邪实、分清主次,中西结合、分期治疗,辨证论治、活用桂枝、柴胡、大黄、虎杖四药。

自身免疫性溶血性贫血(*autoimmune hemolytic anemia*,AIHA)是免疫性溶血性贫血中最多见的一种类型,也称获得性免疫性溶血性贫血。由于血液中出现抗自身红细胞的免疫抗体,导致红细胞破坏、寿命缩短而产生溶血性贫血。根据自身抗体血清学特点分为温抗体、冷抗体型和兼有温冷抗体型,根据有无基础疾病分为原发性和继发性。

AIHA 在疾病演变的不同阶段,有不同的归属。急性发病者,以身黄、目黄为主,属中医学"黄疸"范畴;后期以头晕乏力、面色皮肤苍白等气血亏虚症状为主,属"虚劳"范畴;病程中以腹部癥块明显为主者,亦可归属"积聚"范畴。

一、病因病机

AIHA 既可由内热和内寒而诱发,也可因湿热、暑热、热毒所致,或因感受寒热之邪而发,病程中常伴见尿色加深,黄疸和寒热。本病常反复发作,经久不愈,临床常表现虚中夹实,本虚标实之病理机转和证候,本虚为脾肾阳虚、气血亏损;标实为湿热内蕴、气机郁阻,或寒凝血脉、瘀血内阻。其主要病位在脾肾,涉及肝胆。

（一）肝木失调　湿热熏蒸

素体禀赋不足,后天失于调理,或情志不遂,肝气郁滞,升降失调,疏泄失司,胆汁不循常道,浸淫肌肤,则发黄疸;或过劳伤脾,脾胃虚弱,湿浊内生,日久化热;或外感寒邪,入里化热;或直接感触湿热邪毒,阻于肝胆,湿热熏蒸,胆汁外溢,皆可致肝木失调,肝胆湿热,而发黄疸;湿热交蒸伤及营血,引起血败气亏,出现气血不足之象,乃成本病。

（二）脾肾亏虚　精血不足

肾为先天之本，藏精而生髓；脾为后天之本，气血生化之源，精血同源而互生。若先天禀赋不足，或房劳过度，多致肾精损伤，精亏血少，肾阴受损，肾水不足，日久阴损及阳，阳气虚衰，阴阳两虚；后天失于调理，脾胃受损，运化功能失常，气血生化不足，而水湿痰浊内生，日久郁而化热，湿热交蒸；或从寒化，寒湿凝滞，均可阻滞气机，而发本病。

（三）正气虚弱　瘀血阻络

脾肾亏虚，正气不足，肝失所养；或因肝木失调，气血失和，运行不畅，因虚致实，形成血瘀；或因卫气虚弱，感受寒邪入里，血受寒则凝，致气滞血瘀，日久结成癥块；或病久气血不足，运行受阻，复因湿热邪毒相搏，瘀阻于腹，形成腹部癥块，瘀热交结，深入骨髓，暗耗精血，加重虚损，而发本病。

二、辨证论治

AIHA之温抗体型者，应积极寻找病因，治疗原发疾病，早期治疗应清利湿热与补虚相结合；当有血红蛋白尿发作、黄疸加重时，宜中西医结合治疗；后期有癥块形成时，宜加用活血化瘀及软坚散结药物。其属冷抗体型者较为少见，发病时多有四肢寒冷、口唇、肢端发白或青紫等症，乃阳气本虚，复被寒湿侵袭所致，适当温阳活血，固表补肾。

（一）湿热内蕴

症状：白睛、皮肤发黄，尿色如茶或深如酱油，或有发热，口渴而不思饮，腰背酸痛，便干，心悸气短，头晕乏力，舌质淡，苔黄腻，脉濡数。

病机分析：素体亏虚，脾胃虚弱，运化失常，湿浊内生，日久化为湿热；或复感湿热外邪，内伤肝脾营血，胆汁外溢，发为黄疸；湿热败血下注膀胱，则尿色如茶或深如酱油；湿热内蕴，则口渴不思饮，便干，舌苔黄腻，脉濡数；病程日久，反复发作，气血更耗，不能荣养滋润，则腰背酸痛，心悸气短，头晕乏力。

治法：清利湿热，佐以活血。

方药：清利湿热抗溶汤。

茵陈30g，栀子10g，大黄10g（后下），茯苓15g，猪苓10g，泽泻10g，柴胡10g，桂枝6g，黄芪15g，当归10g，虎杖20g，丹参20g，鸡血藤15g，白茅根30g，甘草6g。

方药分析：方中茵陈、栀子清热利湿退黄；茯苓、猪苓、泽泻渗湿利水；柴胡疏泄肝胆湿热；虎杖清热利湿，活血解毒；黄芪、当归益气补血；桂枝助阳化气行水，并防茵陈、栀子、大黄苦寒败胃；大黄清热利湿，兼能化瘀；丹参、鸡血藤养血活血；白茅根清热凉血利尿；甘草解毒和中。

加减：若气血虚弱明显者，加党参、白芍以补气养血；湿重者，加藿香、薏苡仁以祛湿；热重者，加黄芩、黄连以清热燥湿；食少腹胀者，加陈皮、炒白术以理气健脾；瘀血征象明显者，加益母草、泽兰以活血化瘀，利尿退黄。

（二）气血两虚

症状：面色㿠白或萎黄，气短乏力，心悸头晕，自汗，神疲懒言，口唇色淡，兼有湿热者，白睛可有轻度发黄，舌体胖大，舌质淡，苔薄白或微黄腻，脉细。

病机分析：气为血之帅，气虚则运血无力；血为气之母，血虚则气化无源。或湿热交蒸，伤及营血，血败气亏；或脾肾两虚，气血化源不足；或瘀血久踞，新血不生，皆可致气血亏虚。血虚不能荣润濡养，则面色㿠白或萎黄，心悸头晕，口唇色淡，舌质淡；气虚不能温煦充养，则气短乏力，神疲懒言，舌体胖大，脉细；气虚不摄则自汗；湿热交蒸则白睛轻度发黄，舌苔微黄腻。

治法:益气养血,补精益髓。

方药:益气养血抗溶汤。

党参 15g,黄芪 30g,茯苓 15g,炒白术 10g,当归 15g,熟地黄 15g,白芍 15g,川芎 10g,阿胶 10g(烊化),茵陈 15g,柴胡 10g,虎杖 15g,桂枝 5g,甘草 10g。

方药分析:方中党参、黄芪益气生血;茯苓、白术健脾益气利湿;当归、熟地黄、白芍、阿胶滋补阴血,补精益髓;茵陈清利湿热而退黄;柴胡疏肝理气;虎杖清热利湿,解毒化瘀;桂枝温阳化血活血;川芎通达气血;炙甘草补脾益气和中。

加减:若余邪未净,湿热留恋而身目俱黄者,加大黄、栀子、泽泻,并加大茵陈用量以清利湿热余邪;瘀血征象明显者,加丹参、鸡血藤以养血活血;脾虚者,去阿胶,加山药、薏苡仁以健脾益气,利水渗湿。

(三)脾肾亏虚

症状:面色㿠白,头晕耳鸣,纳少便溏,腰膝酸软;偏于阴虚者,五心烦热,舌质红,少苔,脉细数;偏于阳虚者,怯寒肢冷,舌体胖大,边有齿痕,苔白,脉细弱。

病机分析:肾主骨生髓而藏精,血为精所化,肾精不足,则髓海空虚无以化血;脾失健运,则气血生化乏源,皆致血虚不荣,面色㿠白;脾肾两虚,气血不足,则头晕耳鸣,纳少便溏,腰膝酸软;阴虚生内热,虚火上扰,则五心烦热,舌质红,少苔,脉细数;阳虚生内寒,失其温煦,则怯寒肢冷,舌体胖大,边有齿痕,苔白,脉细弱。

治法:健脾益气,滋肾填精。

方药:补益脾肾抗溶汤。

党参 15g,当归 15g,熟地黄 15g,枸杞子 15g,山茱萸 15g,茯苓 15g,炒白术 10g,怀牛膝 10g,山药 15g,茵陈 10g,柴胡 10g,虎杖 10g,桂枝 8g,炙甘草 10g。

方药分析:方中党参、茯苓、炒白术、炙甘草健脾益气补中;当归滋补阴血;熟地黄、枸杞子、山茱萸滋肾填精;怀牛膝补肝肾、强筋骨,兼能活血化瘀;山药补益脾肾;茵陈清利湿热;虎杖清热利湿,活血解毒;柴胡疏肝理气;桂枝温阳化血活血。

加减:若气血虚弱明显者,加黄芪、阿胶以益气养血;兼血瘀者,加鸡血藤、丹参以养血活血;偏阴虚者,去柴胡、桂枝,加何首乌、女贞子、玄参以滋阴补肾;五心烦热明显者,柴胡易银柴胡,加龟板胶、生地黄以滋阴清热凉血;偏阳虚者,加制附子、仙灵脾、菟丝子以温补肾阳;纳差者,加扁豆、炒麦芽以健脾消食;便溏者,加补骨脂、砂仁以温补脾肾而止泻。

(四)瘀血阻络

症状:面色晦黯,头晕乏力,腹中癥块,午后低热,或形体消瘦,毛发不荣,肌肤甲错,或肢体疼痛,或腹部刺痛,舌质淡或淡紫,苔薄,脉细涩。

病机分析:脾肾亏虚,气血不足,则头晕乏力;气虚则推动血脉运行无力,瘀血内停,日久成积,故腹中癥块,舌质淡紫;瘀血日久,新血不生,肌肤经脉失于濡养,则面色晦黯,或形体消瘦,毛发不荣,肌肤甲错,脉细涩;血行瘀阻,不通则痛,故肢体疼痛,或腹部刺痛;瘀血内停,气血阻遏不通,郁热在内,则午后低热。

治法:活血养血,祛瘀生新。

方药:活血化瘀抗溶汤。

黄芪 30g,当归 15g,赤芍 15g,川芎 10g,怀牛膝 10g,鸡血藤 20g,丹参 20g,柴胡 15g,郁金 10g,虎杖 20g,桂枝 5g,大黄 10g(后下),炙鳖甲 15g(先煎),莪术 10g,炙甘草 10g。

方药分析：方中黄芪补气行血生血；当归补血和血；赤芍、川芎活血化瘀；怀牛膝活血补肾；鸡血藤、丹参养血活血；柴胡、郁金疏肝理气，行气活血止痛；虎杖清热利湿，活血解毒；桂枝温阳化血活血；大黄祛瘀生新；炙鳖甲、莪术软坚散结，活血消癥；炙甘草益气和中，调和诸药。

加减：若气血虚弱明显者，加阿胶、熟地黄、党参以补益气血；气滞症状明显者，加香附、枳壳以理气行滞；伴阴虚者，去柴胡、桂枝，加龟板胶、女贞子、旱莲草以滋阴清热；伴阳虚者，加制附子、仙灵脾以温阳补肾；伴纳差者，加陈皮、炒麦芽以健脾开胃消食；兼黄疸者，加茵陈、栀子以清利湿热；腹中癥块肿大明显者，亦可加用大黄䗪虫丸（《金匮要略》方）攻补兼施，峻剂丸服，以达破血消癥，祛瘀生新之效。

三、体会

（一）正虚邪实　分清主次

本病起病急暴者，标实常为湿热或寒邪，致使血败或气血速亏；起病缓慢者，日久不愈，以正虚为主，兼见标实，常为本虚标实之证。故临证需四诊合参，仔细审查虚实轻重，分清主次，或以祛邪为先，或以扶正为主，或扶正祛邪共施。即使湿热内蕴，黄疸明显者，在应用大剂量清利湿热药的基础上，亦必须兼顾"血虚"之本，酌情加用益气生血，或补血养血之品，以祛邪不伤正；瘀血阻络，腹中癥块者，应考虑到正虚夹瘀的存在，在应用大剂量活血化瘀药的同时，务必兼顾扶正，以达到祛邪扶正的治疗效果。在本病的起始病因中，由于湿热血瘀在病程的不同阶段，或留恋三焦，或停积胁下，或郁伏体内，故应在扶正的基础上，必须兼顾清利湿热及活血化瘀，即使气血两虚及脾肾亏虚者，仍应佐以清热利湿祛瘀之品，以扶正不忘祛邪。只有这样，才能提高疗效。

（二）中西结合　分期治疗

AIHA急性发作期，宜用西药糖皮质激素迅速控制溶血为主，辅以中药清利湿热、利胆退黄之法；一经溶血得到控制后，应减量或停用激素，而以中药辨证施治，巩固疗效。慢性期或溶血不发作期，应注意预防复发，宜用中药调和阴阳，衰其过盛，补其不足，着重调补脾肾，以固正气。在使用激素期间，应以养血滋阴为主，并尽可能减少激素的用量或停用激素，以降低其副作用；在激素减量阶段，治宜温阳益气，以恢复造血功能；在疾病平稳阶段，应调补阴阳气血，巩固疗效。并发血管栓塞或有肝脾肿大者，应加强中药活血化瘀的力度，并可加用中药制剂川芎嗪、血塞通或丹红注射液静脉滴注，以增强疗效。

（三）辨证论治　活用四药

治疗AIHA，余临证常在辨证论治的基础上，灵活应用桂枝、柴胡、大黄、虎杖四味中药。

桂枝味辛、甘，性温。清代邹澍《本经疏证》云："桂枝能利关节，温经通脉……其用之道有六：曰和营，曰通阳，曰利水，曰下气，曰行瘀，曰补中。"本病选用桂枝，其作用主要表现在"化血"、"利水"、"祛瘀"、"补中"四个方面，常用量3~8g，用量宜小。若湿郁化火兼阳明腑实，以及阴虚阳盛，血热妄行者，则忌用；若确要用之，则加入白芍以制其温散之性。

柴胡味苦、辛，性微寒。清代汪昂《本草备要》云："人第知柴胡能发表，而不知柴胡最能和里，故劳药、血药往往用之。"姚球《本草经解要》云："春气一至，万物俱新，柴胡得天地春升之性，入少阳以生气血，故主推陈出新。"张秉成《本草便读》云："柴胡……专入肝胆二经，能调达木郁，疏畅气血，解散表邪，如同补药。"本病选用柴胡，其作用主要表现在"和里"、"疏肝"、"退热"、"推陈出新"四个方面，常用量10~15g。若真阴亏损，肝阳上升者忌用。

大黄味苦，性寒。成书于东汉末期的《神农本草经》云："大黄……下瘀血、血闭寒热，破癥瘕积聚、留饮宿食,荡涤肠胃,推陈出新,通利水谷,调中化食,安和五脏。"明代张介宾《景岳全书》云:"大黄……夺土郁壅滞,破积聚坚癥,疗瘟疫阳狂,除斑黄谵语,涤实痰,导瘀血,退湿热,开燥结,消痈肿。" 本病选用大黄,其作用主要表现在"清热"、"调中"、"退黄"、"通滞"、"消瘕"五个方面,常用量 5~10g。具体应用及用量当视正虚、邪热的程度,以及病情发展变化等情况,进退取舍,灵活加减,切勿误用、久用,而耗伤正气。

虎杖味苦,性寒。梁代陶弘景《名医别录》云:"虎杖……主通利月水,破留血癥结。"唐代甄权《药性论》云:"虎杖……主治大热烦躁,止渴,利小便,压一切热毒。"本病选用虎杖,其作用主要表现在"活血通络"、"消癥"、"清热利湿"、"退黄"四个方面,常用量 10~30g,且用量宜大,孕妇慎服。

(刊登于《西部中医药》2016 年第 2 期,夏小军 作,段赟 整理)

中医药治疗免疫性血小板减少性紫癜的思路与方法

免疫性血小板减少性紫癜属中医"血证"、"发斑"、"葡萄疫"等范畴。其病因病机为外邪侵袭、血热妄行,情志过极、血失统摄,饮食伤中、湿热内蕴,劳倦久病、损伤气阴四个方面。临床辨证为热迫血行、阴虚火旺、气不摄血、瘀血阻滞四型,用自拟升板系列方加减治疗。同时应注意本病证属虚实夹杂,临证应综合辨证论治,勿忘温补脾肾,活用活血化瘀;灵活应用黄芪、墓头回、紫草、甘草四味常用中药。

免疫性血小板减少性紫癜(immune thrombocytopenic purpura,ITP)是一种自身免疫性出血性疾病,以血小板减少,骨髓巨核细胞数正常或增加,以及缺乏任何原因包括外源的或继发性因素为特征,因此又称之为特发性血小板减少性紫癜。ITP 临床分为急性型(AITP)和慢性型(CITP)两型,前者多见于儿童,占儿童 ITP 的 70%~90%,发病高峰年龄为 1~5 岁,发病率与性别无差异,大部分患者发病前 1~3 周有急性上呼吸道或其他部位病毒感染史,偶有发生在预防接种之后,发病时间有季节波动性,多发生在春天、夏初,起病急骤,出血症状较重,病程多为自限性;后者常见于成人,20~40 岁年龄阶段男女比例约为 1:2,老年患者发病率有增高趋势,男女发病机会均等,发病时间无明显季节性,起病隐匿,病程较长,自发缓解少见。本病属中医学"血证"、"发斑"、"葡萄疫"等范畴。

一、病因病机

中医理论认为,引发 ITP 的主要原因有感受外邪、情志过极、饮食伤中、劳倦过度,以及久病或热病之后等;病机则不外热、虚、瘀三端,热有实热、虚热之分,虚有气虚、血虚、阴虚、阳虚之别;瘀血既是疾病出血的病理产物,同时瘀血阻络又使血不循经而加重出血,故瘀血贯穿于本病的始末。本病病位在血分,涉及气分,与脾、肝、肾三脏关系最为密切。其急性型以实证、热证为主;慢性型多以虚证为主;但在疾病的发展过程中,又有实证向虚证转化及慢性型急性发作等虚实夹杂、本虚标实、寒热互见的证候。

（一）外邪侵袭 血热妄行

外邪侵袭，从阳化热，热邪与气血相搏，灼伤脉络，迫血妄行，血溢脉外，留著肌肤，则发紫癜；热结于内，血随火升，上出清窍，则发吐衄；热移下焦，灼伤阴络，则尿血、便血。

（二）情志过极 血失统摄

情志过极，或恼怒伤肝，肝气郁结，气郁化火，火扰于内，血失所藏；或思虑伤脾，血失统摄；或恣情纵欲，耗损肾阴，虚火妄动，迫血妄行，皆可使血不循常道，渗于脉外，留于肌肤，积于皮下，而成紫癜。

（三）饮食伤中 湿热内蕴

饮食不节，过食辛辣厚味，或饮酒过度，一则损伤中焦脾胃，脾胃虚弱，统摄无权，血溢脉外，则发出血；二则滋生湿热，湿热内蕴，熏灼血络，乃发紫癜。

（四）劳倦久病 损伤气阴

劳倦过度，或神劳伤心，或体劳伤脾，或房劳伤肾，或久病热病之后，皆可损伤气阴。损于气者，则气虚不能摄血；损于阴者，则阴虚火旺，迫血妄行，均能引发紫癜。

二、辨证论治

ITP 的辨证主要在于分清气血阴阳的属实属虚，同时应根据血的颜色、量的多少，出血的部位，病程长短，起病的缓急，发病的年龄以及全身症状等方面综合分析，才能做到辨证准确。治疗方面应以清热凉血止血、健脾益气滋阴、佐以活血化瘀为主。

（一）热迫血行

症状：起病急骤，肌肤瘀点或瘀斑，颜色鲜红或紫红，量多成片，常伴鼻衄、齿衄、尿血、便血，或妇女月经过多，咽干口燥，渴喜冷饮，大便干结，小便短赤，舌质红绛，苔黄而燥，脉浮数或滑数。多见于疾病急性型。

病机分析：热邪炽盛，灼伤脉络，迫血妄行，故起病急骤，出血量多，色红或紫红；热结于内，损伤鼻、齿、肠、胃等处之脉络，则伴鼻衄齿衄，或便血尿血；内热郁蒸，消灼津液，故口渴、苔燥、便秘、小便短赤。舌质红绛，苔黄，脉数均为一派热邪炽盛之象。

治法：清热解毒，凉血止血。

方药：清热凉血升板汤。

水牛角 30g（先煎），茜草 15g，墓头回 20g，大青叶 15g，黄芩炭 10g，白茅根 20g，赤芍 10g，牡丹皮 10g，生地黄 15g，仙鹤草 20g，紫草 15g，黄芪 20g，甘草 6g。

方药分析：方中水牛角、大青叶、墓头回、黄芩炭、白茅根清热解毒，凉血止血；仙鹤草收敛止血；生地黄清热凉血，养阴生津；茜草、赤芍、牡丹皮、紫草清热凉血，化瘀消斑；黄芪健脾益气摄血；甘草解毒和中，调和诸药。

加减：若伴恶寒、发热、头痛等外感症状者，加金银花、连翘以解毒清热；发热明显者，加生石膏、知母以清热泻火解毒；肌肤瘀点瘀斑严重者，加三七粉，或静滴清开灵注射液以清热解毒，活血凉血止血；伴鼻衄者，加侧柏叶、川牛膝以清肺热并引血下行；齿衄者，加生石膏、黄连以清胃泻火止血；尿血者，加大蓟、小蓟以清热利尿止血；便血者，加槐角、地榆以清热利湿止血；便秘者，加大黄以清热泻下；神昏谵语者，加服安宫牛黄丸，或静滴清开灵注射液以开窍醒神。

（二）阴虚火旺

症状：起病缓慢，病程较长，皮下瘀点瘀斑时轻时重，散在分布，色红或紫红，或见鼻衄、齿衄,伴头晕耳鸣,身倦乏力,心烦不宁,手足心热,五心烦热,或潮热盗汗,口渴,舌质红,苔少,脉细数。多见于疾病慢性型或长期应用糖皮质激素治疗者。

病机分析:急性发病,热盛迫血伤阴,经治之后,余热未清;或误用辛辣之品,消灼阴津,或色欲劳伤过度,损伤脾肾真阴;或长期应用糖皮质激素,助火伤阴,皆致阴津亏损,阴不敛阳,虚火上浮,迫血妄行,故见肌肤瘀点瘀斑,时轻时重,散在分布,色红或紫红;虚火循经上扰,则发鼻衄、齿衄;阴虚内热,熏蒸于里,则头晕耳鸣,身倦乏力,手足心热,五心烦热,口渴;虚热扰动心神,则心悸不宁;虚热迫津外泄,则盗汗。舌质红,苔少,脉细数均为阴虚火旺之象。

治法:滋阴降火,凉血止血。

方药:滋阴降火升板汤。

黄芪 20g,女贞子 15g,旱莲草 15g,麦门冬 15g,生地黄 15g,墓头回 15g,龟板胶 10g(烊化),茜草 15g,地骨皮 10g,牡丹皮 10g,紫草 15g,知母 15g,甘草 6g。

方药分析:方中黄芪健脾益气摄血;生地黄、龟板胶滋补真阴,潜阳降火;女贞子、旱莲草滋补肝肾之阴,兼能凉血止血;麦门冬、知母养阴生津;地骨皮凉血退蒸;茜草、墓头回、紫草、牡丹皮清热凉血,散瘀止血;甘草解毒和中。

加减:若肺阴不足,虚火上炎而见鼻衄者,加侧柏叶、黄芩炭以清泄肺热,降火止血;胃阴不足,胃火上炎而见齿衄明显者,加生石膏、黄连以滋胃阴、清胃火;皮下瘀点瘀斑明显者,加白茅根、仙鹤草以加强止血;阴虚阳亢明显者,加煅龙骨、煅牡蛎以滋阴潜阳;潮热明显者,加青蒿、白薇以清虚热;大便秘结者,加当归、麻仁以润肠通便。

(三)气不摄血

症状:起病缓慢,紫斑色黯淡,稀疏不显,时发时现,遇劳加重,反复发作,精神萎靡,面色无华,头晕心悸,乏力倦怠,胃纳欠佳,腹胀便溏,或有便血,舌质淡,苔薄白,脉细弱无力。多见于疾病慢性型。

病机分析:久病气血亏虚,气虚不能摄血,血溢脉外,故见紫斑黯淡,稀疏不显,时发时现,反复发作,或见便血;劳则气耗,故遇劳加重;气血不足,无以滋养濡润五脏六腑、四肢百骸,故精神萎靡,面色无华,头晕心悸,乏力倦怠;气血虚弱,脾胃运化无权,则胃纳不佳,腹胀便溏。舌质淡,苔薄白,脉细弱无力皆为气血亏虚之象。

治法:健脾益气,摄血止血。

方药:益气摄血升板汤。

党参 15g,黄芪 30g,当归 15g,茯苓 10g,炒白术 10g,阿胶 10g(烊化),山药 15g,山茱萸 10g,白芍 15g,墓头回 20g,仙鹤草 20g,紫草 15g,炙甘草 6g。

方药分析:方中党参、黄芪、茯苓、炒白术补脾益气以摄血;当归、阿胶、白芍养血补血以止血;山药益气养阴,补肺脾肾;山茱萸补益肝肾,收敛止血;墓头回、紫草凉血活血止血;仙鹤草收敛止血;炙甘草补脾益气和中。

加减:若皮下瘀斑明显者,加茜草、三七粉以止血散瘀消斑;湿滞中焦,腹胀满者,加木香、制半夏以化湿和中;腹泻便溏者,加补骨脂、肉桂以温经散寒止泻;兼便血者,加槐角、地榆以清热利湿止血;兼阳虚而畏寒肢冷者,加补骨脂、菟丝子以补益肾气;有瘀血见症者,加鸡血藤、三七以活血化瘀止血。

(四)瘀血阻滞

症状:皮下瘀点瘀斑色紫而黯,腹痛或腹部有积块,或衄血吐血,或见便血,妇女月经有血块,面色萎黄,甚则黧黑,毛发枯黄无泽,或伴有胸闷胁痛,舌质紫黯,或有瘀点瘀斑,脉细涩。多见于疾病慢性型。

病机分析:罹患紫癜,或因热邪及虚火煎熬津液而为瘀;或因血溢脉外,未能及时清除,离经之血留而为瘀;或因气虚鼓动无力,血液运行迟缓而为瘀,皆可造成瘀血阻滞脉络,血行不循常道,溢于脉外,而发皮下瘀点瘀斑,舌紫而黯,或衄血吐血,或见便血,妇女月经有血块;瘀血阻滞,气机不通则痛,故发腹痛,或胸闷胁痛;瘀血阻于胁下,则腹部或有积块;血瘀日久,新血不生,营气大虚,则面色萎黄,甚则黧黑,毛发枯黄无泽。舌有瘀点瘀斑,脉细涩均为瘀血阻络之象。

治法:活血化瘀,通络止血。

方药:活血通络升板汤。

桃仁10g,红花10g,黄芪20g,当归15g,赤芍10g,川芎10g,丹参20g,益母草20g,茜草15g,鸡血藤15g,牡丹皮10g,阿胶10g(烊化),墓头回20g,紫草15g,甘草6g。

方药分析:方中桃仁、红花、丹参活血化瘀消斑;赤芍、益母草、茜草、牡丹皮活血化瘀止血;黄芪健脾益气摄血;当归、鸡血藤、阿胶养血止血活血;川芎入血中理血中之气;墓头回、紫草凉血止血散瘀;甘草调和诸药。

加减:若出血症状明显者,加三七粉、生大黄粉以加强化瘀止血;气滞疼痛明显者,加延胡索、郁金以行气解郁止痛;兼气虚者,加党参、白术以健脾益气止血;腹部积块者,加炙鳖甲、莪术以软坚散结;兼肾虚或脾肾两虚者,加熟地黄、肉苁蓉、补骨脂、菟丝子以温补脾肾。

三、体会

(一)证属虚实夹杂

一般而言,ITP疾病早期多属血热实证,具有病程短,出血量大,血色鲜红,病势较急,以上部出血多见,好发于儿童,控制后不易复发等特点,且常无气、血、阴、阳之虚损见症;疾病迁延过程中或应用激素者,常见阴虚火旺之证候,以虚实夹杂表现为主;经久不愈的慢性患者,多属虚证,具有病程长,出血量少,血色淡红或黯红,病势较缓,以下部出血多见,好发于成人,常反复发作等特点。临床所见,急性型ITP疾病初起虽表现为一派血热实证,但由于其病情进展迅速,出血量大,火热之邪又易耗气伤阴,故气虚、阴虚等虚象接踵而至;加之部分患者随病情发展变化可转为属虚候的慢性型;配合应用激素者,在使用期间呈现一派阴虚火旺之象,随着激素减量直至停用,又可出现明显的脾肾阳虚之候,其本虚标实,以实为主,虚实夹杂之特征由此可见一斑。慢性型ITP可因外感、过劳等诱因而急性发作;急性发作者经有效治疗后又回到慢性期,此时本虚标实之特征表现尤为突出。同时,多数成人病例开始发病即为慢性型,就诊时急性型与慢性型常不易区分,亦呈现一派虚实夹杂的临床表现。鉴于此,笔者认为ITP是一种本虚标实、虚实夹杂之证,疾病早期以标实为主,后期以正虚为主。

(二)综合辨证论治

辨证论治中将ITP明确地分为四型,是根据其疾病发展过程中不同阶段的辨证特点而划分的,型与型之间没有明确的界限,每个患者也不可能自始至终表现为一个类型。因此,遣方用药必须根据临床证候变化及邪正的消长而随时调整治则与方药,分清证候,抓住重点,解决主要矛盾。基于对ITP病性的认识,在治疗方面强调标本兼顾,攻补兼施的总原则,对急性型ITP不能单纯采用清热解毒、凉血止血之法进行治疗,而应顾及气、阴之虚及血瘀;慢性型ITP不能一味应用健脾益气摄血之法,更应兼顾血热、血瘀。只有这样,才能灵活掌握,有的放矢,提高临床疗效。

(三)勿忘温补脾肾

慢性型 ITP 患者,可因饮食、劳倦伤脾引发,以脾虚之见证为主;或由房劳伤肾引起,则以肾虚表现为主。脾虚累及于肾,或致命门火衰,或致肾阴亏耗,相火妄动。命门火衰,脾失温煦,气阳虚衰无以化精,渐见脾肾气血阴阳俱虚;配合应用激素治疗者,随着激素的逐渐撤减直至停用,脾肾阳虚之象又可逐渐显见,疾病在此期也更容易复发。故慢性型 ITP 疾病迁延难愈,缓解后易于复发多系脾肾阳虚所致。在治疗过程中,通过益气温阳、温肾暖土,调动机体之阳气以固摄血液,宁络安血,常可达到巩固疗效和防止复发的目的。临证可酌情选用肉苁蓉、巴戟天、菟丝子、山茱萸、黄芪等温补脾肾之品。

(四)活用活血化瘀

临证所见,ITP 很少有单纯的瘀血阻滞证型,但多数患者在疾病过程中往往兼夹瘀血征象。急性型 ITP 的主要临床表现是大量出血,离经之血即为瘀血;瘀血阻滞,又可加重出血;又由于久病必虚,因虚生瘀,故慢性型 ITP 亦多有瘀血阻滞的临床表现,瘀血即贯穿于疾病的始末,也是引起本病病程较长,病情反复难愈的一个主要原因。对此,临证可根据病情酌情选用赤芍、牡丹皮、丹参、紫草、茜草、鸡血藤、益母草、三七、大黄等活血止血之品,以使止血不留瘀,祛瘀而不出血,切忌一味活血化瘀。

(五)擅用芪蒌紫甘

余治疗 ITP,无论证为何型,均擅用黄芪、蒌头回、紫草、甘草四味。其中黄芪甘温,益气摄血,以治其本;蒌头回辛苦微寒,清热解毒,凉血祛瘀;紫草甘寒,凉血活血,解毒透疹;甘草甘平,补脾益气,解毒和中。四药同用,健脾益气而不助火,清热凉血而不伤中,且止血不留瘀,无论证型属虚属实,在辨证的基础上加用以上四味,对于控制出血症状,防治疾病复发均可获得满意疗效。

(刊登于《西部中医药》2016 年第 3 期,夏小军　作,段赟　整理)

中医药治疗过敏性紫癜的思路与方法

过敏性紫癜属中医"血证"、"发斑"、"肌衄"、"葡萄疫"等范畴。其病因病机为禀赋薄弱、感受外邪、饮食不节、昆虫叮咬,气虚不摄、血溢脉外,阴虚火旺、灼伤血络,瘀血阻络、血不归经五个方面。辨证为热伤血络、阴虚火旺、瘀血阻络、气不摄血四型,用自拟紫癜系列方加减治疗。同时应注重审证求因,清热解毒祛风;依据不同类型,分别辨证论治;活用活血化瘀,勿忘健运脾胃。

过敏性紫癜是最常见的血管炎之一,以非血小板减少性紫癜、关节炎或关节痛、腹痛、胃肠道出血及肾炎为临床表现。本病儿童和青少年多见,常发病年龄为 7~14 岁,2 岁以前及 20 岁以后者少见,男女比例为 1.4:1;四季均可发病,以春秋季居多。根据临床症状,可将其分为单纯皮肤型、关节型、腹型、肾型及混合型五种类型。本病属中医学"血证"、"发斑"、"肌衄"、"葡萄疫"等范畴。

一、病因病机

中医理论认为,过敏性紫癜以外邪侵袭,饮食所伤及气血亏虚为主要病因;火热熏灼,迫血妄行与气不摄血,血溢脉外为其主要病机;疾病过程中各种因素均可致瘀血内生,瘀血阻络,血不归经,亦为疾病的病因病机之一。疾病初起,以阳、热、实证居多;若迁延不已,反复发作,则表现为虚证或虚实夹杂之证。其病位主要在血分,涉及关节、肠胃及肾脏。

(一)禀赋薄弱 感受外邪

先天禀赋薄弱,体质不强,外感四时不正之气;或体质特异,吸入花粉等特异之邪,外邪欲循经入里,郁于血分,正气奋起抗邪外出,邪正相争,郁而化热,血热炽盛,热迫血行,损伤血络,血溢脉外,则发紫癜。外邪包括六淫之邪、疫毒邪气,以及吸入的特异之邪,而以风邪或风热之邪最为多见。由于风性善行而数变,故风邪既能郁表,还可流注关节,内入肠胃,深达肾脏,而出现相应的病变。亦如明代陈实功《外科正宗·葡萄疫》所云:"感受四时不正之气,郁于皮肤不散,结成大小青紫斑点,色若葡萄。"

(二)饮食不节 昆虫叮咬

饮食不节,过食肥甘膏粱厚味,滋生湿热;或进食不适之物,如海鲜腥味、不良药物,聚生内热;或食生不化,虫积内生,湿滞热壅;或昆虫叮咬,热毒内蕴等,皆可致内热聚生,外发肌肤,迫血外溢,而成紫癜。湿阻气滞,郁于肠胃,则腹痛明显。亦如隋代巢元方《诸病源候论·患斑毒病候》所云:"斑毒之病,是热气入胃,而胃主肌肉,其热挟毒蕴积于胃,毒气熏发于肌肉,如蚊蚤所啮,赤斑起,周匝遍体。"

(三)气虚不摄 血溢脉外

素体虚弱,或大病久病之后,气血耗损;或劳倦内伤,脾胃虚弱;或饮食不当,更伤脾胃,皆致脾气虚弱,统摄无权,血无所依,溢于脉外,外达肌肤,则发紫癜。亦如明代薛己《保婴撮要·便血尿血》所云:"脾胃有伤,荣卫虚弱,故上为衄血、吐血,下为尿血、便血。"

(四)阴虚火旺 灼伤血络

素体肝肾阴虚,虚火内热;或劳倦内伤,肾精亏损;或饮食不节,湿热久蕴,耗伤胃阴;或误用燥药,灼伤胃阴;或情志抑郁,忧伤过度,暗耗阴血;或热盛迫血,病情迁延,反复出血,热盛伤阴,均可致胃阴、肝肾之阴及阴血亏虚,阴虚火旺,灼伤血络,血溢肌肤,则发紫癜。亦如明代张介宾《景岳全书·血证》所云:"衄血虽多由火,而唯于阴虚者为多。"

(五)瘀血阻络 血不归经

各种紫癜,血不循经,则瘀血内生;瘀血日久不去,或瘀而化热,热迫则血溢脉外;或瘀久耗伤气血,血虚则脉络失养,气虚则血失统摄,故致紫癜反复发作,色泽紫黯;瘀血阻滞经络气机,不通则痛,故致关节肿痛,或腹痛、恶心、呕吐、腹泻,甚至便血;或肾脏受累而尿血、尿浊,甚至少尿、浮肿。亦如清代唐容川《血证论·时复》所云:"凡物有根者,逢时必发,失血何根,瘀血即成根也。"

二、辨证论治

由于过敏性紫癜早期多由火热熏灼,血溢脉外所致,实多虚少,故应以清热解毒祛风、凉血止血养阴为主要治则;疾病中期,虚实并重,则应祛邪扶正,标本同治;对于反复发作,久病不愈,以气血亏虚,气不摄血为主要表现者,又当以益气摄血为主要治则,适当配伍止血、消斑药物。各期的治疗均可配合活血化瘀消斑之品。

（一）热伤血络

症状：起病急骤，出血较重，皮肤出现紫红色的瘀点、瘀斑，继之分布逐渐稠密，以下肢最为多见，紫斑形状不一，大小不等，有的甚至相互融合成片，多呈对称性，伴发热，口渴，便秘，尿黄，或鼻衄、齿衄，皮肤瘙痒，或腹痛，关节痛，腰痛，甚则尿血、便血，舌质红，苔薄黄，脉弦数或滑数。

病机分析：外邪入侵，或饮食不节及不洁，邪毒内酿，致热毒蕴生，邪热与气血相搏，血热炽盛，或胃热亢盛，迫血妄行，血溢脉外，发为紫斑，且发作较急，出血量多，紫斑密度较大；风热毒邪损伤鼻、齿、肠、胃等处之络脉，则见鼻衄、齿衄、尿血、便血；邪气郁于肌表，正邪抗争则皮肤瘙痒；内热郁蒸则发热；热伤津液则口渴；热壅肠道则便秘；热毒凝滞经络关节，则腰、腹或关节疼痛。舌红苔黄，脉数均为内热郁蒸，热势亢盛之象。

治法：清热解毒祛风，凉血止血养阴。

方药：紫癜清热凉血汤。

水牛角 30g（先煎），生地黄 15g，麦门冬 15g，牡丹皮 10g，金银花 15g，连翘 10g，茜草 10g，紫草 15g，蝉蜕 10g，白僵蚕 10g，墓头回 15g，黄连 6g，甘草 6g。

方药分析：方中水牛角、生地黄、麦门冬滋阴清热凉血；金银花、连翘、黄连清热解毒；牡丹皮、茜草、紫草、墓头回清热凉血止血，化瘀消斑；蝉蜕、白僵蚕祛风止痛，解毒止痒；甘草解毒和中。

加减：若热毒炽盛，发热明显者，加生石膏、知母、龙胆草以清热泻火解毒；出血广泛者，加仙鹤草、白茅根、藕节炭以清热凉血止血；皮肤瘙痒明显者，加地肤子、白藓皮以清热祛风止痒；咽喉疼痛者，加牛蒡子、射干以清热解毒利咽；关节肿痛者，加秦艽、桑枝、忍冬藤以祛风清热，胜湿通络；便秘者，加大黄以清热泻下；腹痛明显者，加白芍、延胡索、川楝子以缓急止痛；便血者，加地榆、炒槐花以止血；尿血者，加大蓟、小蓟、白茅根以凉血止血；蛋白尿者，加黄芪、益母草、山茱萸以益气固摄，祛风活血。

（二）阴虚火旺

症状：起病缓慢，皮肤瘀点、瘀斑，色红或紫红，时轻时重，反复发作，常伴头晕耳鸣，五心烦热，潮热盗汗，腰膝酸软，小便黄赤，或伴鼻衄、齿衄、尿血，舌质红，苔少，脉细数。

病机分析：罹患紫癜，或热盛迫血伤阴，虽经治疗，余热未清；或误用燥药，灼伤胃阴；或应用激素，助火伤阴，阴虚火旺，迫血妄行，发为紫斑，甚或鼻衄、齿衄，小便赤黄或尿血，且起病缓慢，紫斑色红或紫红；阴精亏虚，失于濡养，则头晕耳鸣，腰膝酸软；阴虚内热，则五心烦热，或见潮热；虚火逼津液外泄，则发盗汗；阴虚则火旺，火旺则伤阴，故致病情缠绵，时轻时重，反复发作。舌红苔少，脉细数均为阴精不足而虚火内盛之象。

治法：滋阴降火，宁络消斑。

方药：紫癜滋阴降火汤。

知母 15g，黄柏 10g，山茱萸 10g，生地黄 15g，麦门冬 15g，茜草 15g，紫草 15g，旱莲草 15g，牡丹皮 10g，墓回头 15g，蝉蜕 10g，白僵蚕 10g，甘草 6g。

方药分析：方中知母、黄柏滋阴降火，解毒退热；山萸肉、生地黄、麦门冬、旱莲草滋阴清热，凉血止血；茜草、紫草、墓回头、牡丹皮清热凉血活血，化瘀消斑；蝉蜕、白僵蚕清透达邪，祛风解毒；甘草解毒和中。

加减：若阴虚较甚者，加龟板胶、熟地黄以滋阴止血；虚热明显者，加炙鳖甲、地骨皮以清虚热而止血；紫斑色红而多发者，加赤芍、大黄以宁络消斑；尿中红细胞经久不消者，加三七粉、白茅根以凉血活血止血。

(三)瘀血阻络

症状:病程较长,反复发作,紫斑色黯或紫红,常伴关节阵痛,活动不灵,或伴腹痛,甚或便血,颜面及下眼睑青黯,皮肤粗糙,或口干欲漱水而不欲咽,舌质黯红,苔薄白,脉涩。

病机分析:久病气血亏虚,气虚血虚血瘀;或热毒煎熬血液,耗伤阴液而致血瘀;或久病入络,皆致瘀血阻滞,血溢脉外,致使紫斑反复发作,色黯或紫红,且病程较长;瘀血阻络,血不上荣,则颜面及下眼睑青黯;血不外荣,则皮肤粗糙;瘀血阻滞,不通则痛,故常伴关节阵痛,活动不灵;或伴腹痛,甚或便血;瘀而发热者,则口干欲漱水而不欲咽。舌质黯红,苔薄白,脉涩均为瘀血阻络之象。

治法:活血化瘀,解毒祛风。

方药:紫癜活血化瘀汤。

桃仁 10g,红花 10g,当归尾 10g,川芎 10g,赤芍 10g,丹参 15g,茜草 10g,墓回头 10g,蝉蜕 10g,白僵蚕 10g,甘草 6g。

方药分析:方中桃仁、红花、当归尾活血化瘀;川芎理气活血止痛;丹参、茜草、紫草活血止血,凉血消斑;墓回头解毒凉血;蝉蜕清透达邪,解毒祛风;白僵蚕祛风止痛,解毒止痒;甘草解毒和中。

加减:若上肢关节肿痛者,加桑枝、羌活以祛风胜湿,通络止痛;下肢关节肿痛者,加川牛膝、独活以祛风胜湿,活血止痛;关节肿痛较甚者,加乳香、没药以活血消肿止痛;腹痛明显者,加延胡索、川楝子、白芍以行气活血,缓急止痛;血尿或蛋白尿者,加黄芪、益母草、山茱萸、白茅根、小蓟以益气固摄,活血止血;兼有热象者,加生石膏、水牛角以清热养阴,凉血止血。

(四)气不摄血

症状:病程较长,反复发作,迁延不愈,紫斑散在色淡,遇劳加重,面色欠华,神疲乏力,头晕目眩,心悸气短,食欲不振,舌质淡,苔白,脉细弱。

病机分析:气虚不能摄血,脾虚不能统血,以致血溢脉外,发于肌肤,而成紫癜;反复出血,正气愈虚,致使紫癜病程较长,迁延不愈,散在色淡,遇劳加重;气血亏虚,脏腑经络及四肢百骸失于濡养,则面色欠华,神疲乏力,头晕目眩;脾气亏虚,不能运化水谷,则食欲不振。舌质淡,苔白,脉细弱均为气血亏虚之象。

治则:健脾益气,养血活血。

方药:紫癜补气摄血汤。

党参 15g,黄芪 30g,茯苓 10g,炒白术 10g,当归 15g,炒酸枣仁 10g,川芎 10g,赤芍 10g,紫草 10g,墓回头 15g,蝉蜕 10g,白僵蚕 10g,大枣 5 枚,炙甘草 6g。

方药分析:方中党参、黄芪、茯苓、炒白术、炙甘草健脾益气摄血;当归、川芎、赤芍、大枣养血和营,活血止血;紫草、墓回头、蝉蜕、白僵蚕凉血活血,解毒祛风。

加减:若出血量多者,加仙鹤草、藕节以止血消斑;伴发血尿者,加白茅根、茜草、小蓟以凉血止血;蛋白尿者,加益母草、小蓟、山萸肉、金樱子以活血化瘀,祛风收摄;兼阳虚者,加肉桂、干姜以温阳摄血;兼肾气虚者,加菟丝子、续断以补益肾气;纳差者,加炒麦芽、山药以健脾益胃。

三、体会

(一)注重审证求因 清热解毒祛风

由于引发过敏性紫癜的原因很多,多数患者很难确定直接致病因素,其临床表现虽以反复发作的皮肤紫癜为主,单纯应用凉血止血法疗效往往不够理想,因此,在治疗时首当审证求因。由于本病发病多以风热毒邪为主,故清热解毒祛风法是其治疗的基本原则,可贯穿于疾病治疗的始终。疾病早期,多加用清热凉血、养阴止血之品;即使疾病中期,虚实夹杂;或反复发作,久病不愈者,皆可配伍应用。蝉蜕、白僵蚕二味,具有清透宣散达邪,解毒祛风止痒之功,为余临证所常用,成人用量一般10~20g,及时应用,确能缩短病程,提高疗效。凉血止血,则多用紫草、墓回头,既能清热解毒,又能活血化瘀,且用量宜大。

(二)依据不同类型 分别辨证论治

由于本病病变范围广泛,可累及诸多脏腑组织器官,而不同的病变部位又具有不同的症状表现,故在临证时可依据不同类型,分别进行辨证论治,方能提高疗效。一般而言,本病单纯皮肤型者,可按"辨证论治"内容中的四种类型施治。关节型者,多辨为风湿热郁证,治宜疏风清热祛湿,活血通络止痛之法,常加用秦艽、桑枝、忍冬藤、防己、鸡血藤等。腹型者,多为瘀血阻滞气机而引发的胃肠瘀热证,治宜清热解毒祛风,活血化瘀止痛之法,常加用凉血止血、行气活血之品,如赤芍、白芍、牡丹皮、延胡索、川楝子、郁金、大黄、三七等。肾型者,当有急性与慢性、血尿与蛋白尿之别。急性期以血尿为主者,多表现为风、热、瘀相兼之证,治宜清热凉血祛风,兼以活血化瘀止血,常加用大蓟、白茅根、紫草、凌霄花等;慢性期或合用激素而以血尿为主者,多表现为虚证或虚中夹实之证,其中阴虚火旺者,治宜清热滋阴降火,凉血止血活血,常加用生地黄、旱莲草、阿胶、白茅根等;气阴两虚者,治宜益气养阴止血,常加用黄芪、党参、山药、山茱萸、旱莲草、仙鹤草等;急性期见蛋白尿者,常选加黄芪、蝉蜕、白僵蚕、益母草、车前子、白茅根、小蓟等,以凉血解毒祛风,益气摄血固精;慢性期见蛋白尿者,常选用党参、黄芪、山茱萸、藕节、蝉蜕、益母草、金樱子等,以补肾益气固本,兼以消浊化瘀涩精。混合型者,可按以上辨证加减施治。

(三)活用活血化瘀 勿忘健运脾胃

各种原因所引发的皮肤紫癜,即离经之血;离经之血未能速散,则形成瘀血;瘀血阻络,又形成新的病因,致使本病病情加重或缠绵不愈。因此,活血化瘀法也是治疗本病的一个主要方法,临证需灵活掌握应用。一般而言,疾病初期,应寓活血于止血之中,少佐活血化瘀之品,使血止而瘀祛,切忌单用活血化瘀之品而加重出血;腹痛者,应在活血化瘀的基础上佐以适量的行气之品,以气行血活,通则不痛;病久不愈及肾型紫癜者,尤当辨证应用活血化瘀之品,使瘀血以化,精血归经,病程缩短,预后改观。此外,由于本病的发病常与饮食不当有关,故调理脾胃亦是治疗和预防复发的关键一环。对于病程较长及反复发作者,宜适量配伍应用健脾益气、健运脾胃之品,同时应特别注意饮食宜忌,则可使脾胃得健,紫癜得褪;用药过程中亦不可过用寒凉而损伤脾胃。

(刊登于《西部中医药》2016年第5期,夏小军 作,段赟 整理)

第五章 临证经验

姐妹同患白血病 2 例

1 病 例

例1 女,44岁,农民。因乏力、头晕2个月,加重15d,于1994年10月6日入院。查体:T 37.0℃,P 82 次/min,R 24 次/min,BP 13/9 kPa(1 mmHg=0.133 kPa)。贫血貌,颌下及腋下均可触及肿大淋巴结,胸骨压痛阳性,心肺正常,肝肋下 1.5cm,脾肋下 12cm。实验室检查:Hb 74g/L,RBC 2.8×10^{12}/L,WBC 48.8×10^9/L,N 0.18,L 0.34,中晚幼粒细胞 0.48,BPC 88×10^9/L。骨髓象:有核细胞增生极度活跃,粒细胞异常增生,中幼粒 0.42,晚幼粒 0.33。诊断:慢性粒细胞白血病(CML)。予马利兰 8mg/d,分 2 次服,配合中药治疗,2 个月后达完全缓解(CR)出院。此后坚持定期检查治疗均达 CR。1998 年 12 月 6 日因患骨肉瘤拒绝治疗而死亡。

例2 女,44岁,农民,例1之妹。因不规则阴道流血3个月,加重伴鼻衄及双下肢瘀点、瘀斑,于1998年1月12日入院。查体:T 36.8℃,P 80 次/min,R 24 次/min,BP 14/8 kPa。贫血貌,精神欠佳,双下肢皮肤可见瘀点、瘀斑,全身浅表淋巴结无肿大。胸骨无压痛,心肺正常,肝脾未及。实验室检查:Hb 80 g/L,RBC 2.6×10^{12}/L,WBC 8.0×10^9/L,N 0.32,L 0.10,原始粒细胞 0.20,早幼粒细胞 0.30,中幼粒细胞 0.08,BPC 25×10^9/L。骨髓象:有核细胞增生明显活跃,原粒 0.21,早幼粒 0.38,POX 阳性。诊断:急性非淋巴细胞白血病(M$_{2b}$)。予 DA 方案化疗 2 个疗程,并抗感染、输血、肾上腺皮质激素、对症处理,配合中药治疗,34d 后达 CR 出院。2 个月后疾病复发,放弃治疗,于 1998 年 4 月 26 日并发颅内出血死亡。

2 讨 论

家族性白血病自 Dameshek 等首次报道以来,国内外陆续有报道。多数学者认为,遗传因素及相同环境中接触共同的致白血病因素是家族性白血病发生的主要原因。本组姐妹 2 人在相同环境中生活近 20 年后结婚,且均在 44 岁时发病,所患白血病种类分别为急性和慢性者,临床少见。分析其发病原因可能与遗传因素有关,也不排除婚前有共同的生活环境及有接触共同致原因素的可能性。

(刊登于《临床血液学杂志》1999 年增刊,夏小军、张鑫智 合作)

中西医结合治疗急性白血病生存10年以上4例

1990年以来,我们采用中西医结合治疗的急性白血病患者中,有4例已生存10年以上,现总结报告如下。

一、临床资料

至今已生存10年以上的4例急性白血病患者中,门诊2例,住院治疗2例;男2例,女2例;年龄17~44岁。分类中急性淋巴细胞白血病(L_2)1例、急性粒细胞白血病(M_{2a})1例、急性单核细胞白血病(M_{5b})2例。初诊1例;复治3例中确诊时间3~7个月,均经过2~12疗程化疗,就诊时达完全缓解(CR)2例,未缓解(NR)1例。

二、治疗方法

(一)中药

4例均根据就诊时临床症状、体征及实验室所见,辨证为如下三型应用中药回生汤系列。

基本方:天蓝苜蓿30~60g,墓头回15~30g,龙葵10~20g,紫河车粉1~3g(装空心胶囊冲服)。

1. 邪毒炽盛　痰瘀互结

相当于疾病初期,未进行化疗或化疗诱导阶段。病情特点是邪实正盛或正虚不明显,以邪实为主。证候表现:起病多急,壮热烦渴,头痛,唇焦,鼻衄或尿血、便血,皮肤瘀点瘀斑,尿赤,便秘,瘰疬痰核,或胁下痞块坚硬胀满,胸骨闷痛,甚则神昏谵语,或口舌生疮,咽喉肿痛,牙龈肿胀,咳嗽黄痰,肛门灼痛。舌质红绛或有瘀斑,苔黄腻,脉数或涩。此期邪毒已炽盛,正气尚未衰,邪正相争,热盛伤津,营血受扰,迫血妄行,甚则邪毒蒙蔽心窍;热毒煎熬津液为痰,壅滞骨髓,瘀阻络脉,气血运行受阻,滞于胁下,结于颈旁、腋下、胯腹等处。此时最为危急。治以祛邪为主,用清热败毒、活血化瘀、化痰散结之法。方药:回生汤Ⅰ号方。基本方加半枝莲,白花蛇舌草各30~40g,仙鹤草、白茅根、虎杖各15~30g,夏枯草、赤芍、山豆根、炙鳖甲(先煎)各10~15g,青黛(冲服)3~6g。

2. 邪毒渐退　气阴两虚

相当于疾病中期或缓解后的巩固强化治疗阶段。病情特点是正虚邪不盛,标本同病。证候表现:低热不退,或午后潮热,五心烦热,头晕耳鸣,汗出乏力,肢体痿软,纳呆痞满,或恶心呕吐,皮下瘀点瘀斑,鼻齿衄血,口咽干燥,身痛骨痛,胁下痞块缩小或消失。舌质红或淡红,苔少,脉细数或虚数。此期邪毒虽渐退,正气已受损,热毒内郁日久,势必耗气伤阴;水不涵木,肝肾阴血俱亏;虚火滋生,内热熏蒸,湿热内蕴,脾胃受损,运化失常,气逆不降。此时标本同病,病情仍重,容易感受客邪。治以扶正祛邪,标本同治,用益气养阴、解毒化瘀、健脾和胃之法。方药:回生汤Ⅱ号方。基本方加黄芪、女贞子、旱莲草、半枝莲、白花蛇舌草各20~30g,太子参、当归、生地各15~20g,茯苓、白术各10~15g。

3. 气血不足 阴阳两虚

相当于疾病后期或缓解后的维持治疗阶段。病情特点是邪去正衰,以正虚为主。证候表现:面色萎黄或苍白无华,倦怠乏力,心悸气短,动则尤甚,汗出,四肢不温,唇甲色淡,纳呆或虚烦,或有瘀点瘀斑。舌质淡,舌体胖大或有齿痕,苔薄白,脉虚大或见濡细。此期邪毒虽去大半,气血随之而虚,脾胃虚弱则气血生化乏源,无以滋养五脏六腑、四肢百骸,久病消耗,肺气更虚,气血虚少,心神失养,鼓动无力;肾气不足,精乏气养,骨髓空虚;肝肾阴虚,精不化血,甚则阴损及阳,精气两伤。此时正气未复,余邪未清,容易复发。治以扶正为主,兼清余邪,用补气养血、益肾填髓、扶正化毒之法。方药:回生汤Ⅲ号方。基本方加黄芪、鸡血藤、党参、当归、熟地、补骨脂各 15~30g,山茱萸、菟丝子、土茯苓、阿胶 (烊化兑服)各 10~15g。

中药汤剂均为每日 1 剂,茶水煎服。疾病达 CR 后,可服用汤剂,亦可根据病情选择应用上述组方浓缩的丸剂或胶囊剂(均为我院制剂),或持续服用,或交替服用,亦可间断服用。

(二)西药

1 例初诊急性单核细胞白血病(M_{5b})入院后用 DA(柔红霉素+阿糖胞苷)方案化疗 2 疗程,HOAP(高三尖杉酯碱+长春新碱+阿糖胞苷+强的松)方案化疗 1 疗程达到 CR,再用以上方案各 1 疗程巩固化疗后停用化疗。1 例急性淋巴细胞白血病(L_2)及 2 例急性单核细胞白血病(M_{5b})均用氨甲喋呤(MTX)加地塞米松(Dex)各 10mg 鞘内注射 4~16 次,以防治中枢神经系统白血病(CNSL)。此外,2 例住院治疗的急性单核细胞白血病(M_{5b})均配合应用抗生素等西药支持,对症治疗。

三、治疗结果

2 例急性单核细胞白血病(M_{5b})达 CR 时间分别为 46d、53d。至 2005 年 8 月 30 日,4 例达 CR 后均无 1 例复发,亦无 CNSL 发生,生存时间 13 年 4 个月至 15 年 4 个月,无病生存均达 10 年以上。

四、病案举例

例 1 王某,男,42 岁,1990 年 10 月 24 日初诊。半年前因发热,淋巴结肿大,在当地医院确诊为急性淋巴细胞白血病(L_2),用 VP(长春新碱+强的松)方案化疗 4 疗程,VDP(长春新碱+柔红霉素+强的松)方案化疗 1 疗程达 CR,又用以上方案巩固化疗 7 疗程后来我院中医治疗。患者形体虚胖,面色欠华,低热头晕,腰膝酸软,食欲不振,动则汗出,舌红少苔,脉细数。查血 WBC2.8×10^9/L,分类未见异常,RBC4.8×10^{12}/L、Hb118/L,BPC168×10^9/L,骨髓象示达 CR。辨证为邪毒渐退,气阴两虚。治以回生汤Ⅱ号方益气养阴、解毒化瘀、健脾和胃。1 月后加用回生汤Ⅰ号方交替服用,1 年半后改用丸剂持续服用,5 年后减量服用,7 年后间断服用至今。其间配合 MTX+ Dex 鞘内注射共 16 次,疾病持续完全缓解(CCR),已生存 15 年余。

例 2 刘某,女,36 岁,1991 年 7 月 13 日初诊。8 月前因患急性粒细胞白血病(M_{2a}),在当地医院用 DA、HA 方案化疗共 6 疗程达 CR,又以以上方案巩固化疗 2 疗程后来我院中医治疗。当时患者面色萎黄,倦怠乏力,心悸气短,周身疼痛,舌质淡,舌体胖大,苔薄,脉细弱。查血 WBC3.8×10^9/L,分类未见异常,RBC2.4×10^{12}/L,Hb90g/L,BPC66×10^9/L,骨髓象示达 CR。辨证为气血不足,阴阳两虚。治以回生汤Ⅲ号方补气养血、益肾填髓、扶正化毒。1 月后复查血象正常,骨髓象仍处于 CR 之中。又以回生汤Ⅰ号方、回生汤Ⅲ号方交替服用,2 年后交替应用汤剂、丸剂及胶囊剂,8 年后停药,疾病 CCR,已生存 14 年余。

例3　李某,男,17岁,1991年7月9日初诊。7月前因头痛、头晕,伴左眼球突出,右侧耳聋,在当地医院确诊为急性单核细胞白血病(M_{5b})合并CNSL。曾用DA、HOAP治疗方案分别化疗2疗程。MTX+Dex鞘内注射共6次,均未缓解,又并发肛周脓肿而转我院。入院时面色苍白,毛发稀疏,左眼球突出,右耳听力丧失,肛门左侧可见3cm×5cm肿块已溃破,并有脓液渗出。舌质淡,苔白,脉细。查血WBC$11.8×10^9$/L,分类中未见异常细胞,RBC$2.3×10^{12}$/L,Hb75g/L,BPC$95×10^9$/L。骨髓象示增生极度活跃,原单核细胞0.26,幼单核细胞0.34,过氧化物酶染色阳性。辨证为邪毒炽盛,痰瘀互结。治以回生汤Ⅰ号方清热败毒、活血化瘀、化痰散结。肛周脓肿局部清洁后外敷消肿止痛膏(我院制剂),每日1次;并行鞘内注射共4次。1月后肛周脓肿已愈,骨髓象示达部分缓解(PR)。辨证为邪毒渐退,气阴两虚。治以回生汤Ⅱ号方益气养阴、解毒化瘀、健脾和胃,21d后诸症皆愈,经血象、骨髓象复查达CR。此后交替服用以上两方,半年后改用丸剂交替服用,5年后减半量服用,6年后停药。其间配合鞘内注射共6次;疾病一直处于CR之中。1998年毕业于某大学,已生存15年余。

例4　苟某,女,44岁,因发热,口腔血疱,皮肤紫癜,骨骼疼痛20d,于1992年4月18日入院。查血WBC$18.6×10^9$/L,分类中原幼粒细胞0.42,RBC$1.9×10^{12}$/L,Hb68/L,BPC$40×10^9$/L。骨髓象示增生极度活跃,红系增生明显受抑,原单核细胞0.37,幼单核细胞0.48,过氧化物酶染色阳性。诊断为急性单核细胞白血病(M_{5b})。中医辨证为邪毒炽盛,痰瘀互结。治以回生汤Ⅰ号方清热败毒、活血化瘀、化痰散结。同时用DA_{3-7}方案化疗2疗程,HOAP方案化疗1疗程,并行鞘内注射2次,46d后达CR。此时辨证为邪毒渐退,气阴两虚。治以回生汤Ⅱ号方益气养阴、解毒化瘀、健脾和胃,同时用原方案巩固化疗各1疗程。1月后交替服用以上两方,2年后交替应用汤剂、丸剂及胶囊剂,8年后减量服用,至今仍间断服用。其间行鞘内注射2次,疾病CCR,已生存14年余。

五、讨论

联合化疗作为治疗急性白血病的主要手段,目前已被广泛采用。但化疗祛邪亦伤正,轻则妨碍化疗的顺利进行,重则危及生命。中医药治疗急性白血病具有其独特的优势,一方面,化疗过程中正确配合应用中药,可起到增敏减毒的效果;另一方面,对于部分不能接受化疗或对化疗药物不敏感者,可单独应用中药治疗而达到CR,并可长期生存,改善预后。

中药回生汤系列基本方中天蓝苜蓿(Medicago Iupulina L.)清热利湿,凉血止血;墓头回(Patrinia heterophlla Bunge)清热燥湿,化瘀止血;龙葵清热解毒,活血消肿;紫河车益气养血,填精补髓。四药合用,共奏清热败毒、宁血化瘀、益肾填髓之功效,且祛邪不伤正,扶正不碍邪,止血不留瘀。其中天蓝苜蓿及墓头回均系我地特产中草药,经我们体外药敏试验,表明均具有抗急性白血病细胞的作用。药理研究表明,龙葵具有抗癌作用,紫河车不仅可调节免疫,增强机体抵抗力,而且能促进凝血和刺激骨髓造血。根据急性白血病疾病过程中体内白血病细胞贯彻始终这一病理特点,结合临床常见贫血、发热、出血及肝、脾淋巴结肿大等症状特点,将基本方用于急性白血病治疗的始末,异中寓同,以期最大限度地杀灭白血病细胞;具体应用时再根据疾病不同阶段病机的转变、邪正的盛衰,结合临床及实验室所见,综合分析后加入相应的药物,组成中药回生汤系列,同中有异,随证变化,灵活应用,体现了辨病与辨证相结合,宏观与微观相结合,整体与局部相结合的原则。

临床表明,由于急性白血病起病急,变化快,故一经发现,应及早进行中西医结合治疗。以联合化疗为主,配合中药诱导,使疾病达到CR是获得长期生存的前提。部分并发症严重者,应在积极控制并发症的同时及时进行诱导缓解治疗。急性淋巴细胞白血病、急性单核细胞白血病以及儿童急性非淋巴细胞白血病等容易并发 CNSL 者,鞘内注射预防性治疗是降低复发率、延长生存期的可靠保证。由于中药毒副作用小,价格低廉,长期服用者还可丸散之剂缓图,故在疾病达到 CR 以后,以辨病论治与辨证论治相结合为理论指导,坚持长期服用中药巩固和维持治疗是获得长期缓解的关键。同时,严密观察病情变化,定时定期进行血象、骨髓象等相关检查,以便及时掌握情况,指导治疗是贯穿于疾病治疗始末至关重要的一环。此外,对患者进行心理疏导,树立战胜疾病的信心,积极配合治疗也是整个治疗过程中一项重要工作。只有这样,才能提高临床疗效,延长生存期,明显改善预后。

(刊登于《中华实用中西医杂志》2005 年第 11 期,夏小军 作)

中药回生汤系列配合化疗治疗急性白血病 32 例

中药回生汤系列是我院治疗造血系统恶性肿瘤的经验方。为进一步探讨其对急性白血病的疗效及副作用,自 1995 年 2 月至 1998 年 3 月,我们又采用该系列方配合化疗治疗急性白血病 32 例,并与单纯化疗的 30 例进行对照,结果显示该系列方对化疗药物具有明显的增敏减毒效果,现报告如下。

一、临床资料

所有病例来自我院及甘肃省人民医院,均经临床、血象、骨髓象及组织化学染色确诊,随机分为治疗组(中药加化疗)和对照组(单纯化疗)。

治疗组 32 例,男 20 例,女 12 例;年龄 5~62 岁,中位数 28.8 岁。按 FAB 协作组提出的诊断标准,急性淋巴细胞白血病(ALL)15 例,其中 $L_1$10 例,$L_2$4 例,$L_3$1 例;急性非淋巴细胞白血病(ANLL)17 例,其中 $M_2$6 例,$M_3$5 例,$M_5$5 例,$M_6$1 例。病程 10~730d,中位数 232.7d;其中初治 18 例,复治 14 例。中医辨证分型:邪毒炽盛、痰瘀互结型 24 例,邪毒渐退、气阴两虚型 6 例,气血不足、阴阳两虚型 2 例。

对照组 30 例,男 20 例,女 10 例;年龄 12~70 岁,中位数 33 岁。按 FAB 分型,ALL 11 例,其中 $L_1$3 例,$L_2$6 例,$L_3$2 例;ANLL 19 例,其中 $M_1$1 例,$M_2$6 例,$M_4$5 例,$M_5$6 例,慢性粒细胞白血病急粒变 1 例。病程 20~600d,中位数 106.5d;其中初治 18 例,复治 12 例。

二、治疗方法

治疗组和对照组自确诊后即开始用标准方案进行化疗诱导。其中 ALL 中 17 例用 VP(长春新碱、强的松)方案,9 例用 VDP(长春新碱、柔红霉素、强的松)方案;ANLL 中除 5 例 M_3 服用 ATRA(全反式维甲酸)之外,10 例用 DA(柔红霉素、阿糖胞苷)方案,13 例用 HA(三尖杉酯碱、阿糖胞苷)方案,8 例用 HOAP(三尖杉酯碱、长春新碱、阿糖胞苷、强的松)方案。达完全缓解后,均用原方案强化 1~2 疗程,再更换其他方案巩固治疗。并发中枢神经系统浸润者,用 MTX(氨甲喋呤)加地塞米松鞘内注射,每周 2 次,用至正常为止。

治疗组化疗同时加用中药治疗,以回生汤[天蓝苜蓿(Medicago lupuⅡina L.)、墓头回(pa-trinia heterophylla Bunge)各30g,龙葵20g,紫河车粉3g(装空心胶囊冲服)]为主方,并随证加味。邪毒炽盛、痰瘀互结型加虎杖、半枝莲、白花蛇舌草、仙鹤草各20g,夏枯草、白茅根各15g,赤芍10g,炙鳖甲10g(先煎),青黛3g(装空心胶囊冲服);邪毒渐退、气阴两虚型加太子参、当归、黄芪各20g,半枝莲、白花蛇舌草、女贞子、旱莲草各15g,生地、茯苓、白术各10g;气血不足、阴阳两虚型加党参、当归、黄芪、熟地、补骨脂、鸡血藤各20g,山茱萸、菟丝子、土茯苓各15g,阿胶10g(烊化兑服)。中药每日1剂,水煎服,1个月为1疗程。达完全缓解之后再根据中医辨证分型施治,需长期服药者可将原汤剂浓缩为丸剂或胶囊剂服用。

三、结果

(一)疗效标准

按1987年全国白血病化学治疗讨论会"急性白血病疗效标准"分为完全缓解(CR)、部分缓解(PR)、未缓解(NR)。

(二)总疗效

治疗组32例中CR 24例(75.0%),PR 4例(12.5%),NR 4例(12.5%),缓解率(CR+PR)为87.5%。对照组30例中CR 13例(43.3%),PR 8例(26.7%),NR 9例(30.0%),缓解率70.0%。两组CR率比较,有显著差异($P<0.01$);缓解率比较,无显著差异($P>0.05$)。

(三)治疗组不同类型急性白血病疗效

治疗组15例ALL中,CR 14例(93.3%),PR 0例,缓解率93.3%;17例ANLL中,CR 10例(58.8%),PR 4例(23.6%),缓解率82.4%。二者CR率比较,有显著差异($P<0.05$);缓解率比较,无显著差异($P>0.05$)。

(四)达CR时间

治疗组24例达CR时间为12~73d,平均34.38±15.95d;对照组13例达CR时间为30~90d,平均61.46±18.89d。二者比较,有极显著差异($P<0.001$)。

(五)达CR疗程

治疗组24例CR中,除5例M₃连续服用ATRA 19~46d达CR之外,其余19例应用化疗1~4疗程达CR,平均21.2±0.86疗程;对照组13例应用化疗2~4疗程达CR,平均2.58土0.52疗程。二者比较,有极显著差异($P<0.001$)。

(六)毒副反应及主要并发症 见表

表　两组毒副反应及主要并发症发生情况比较 (例)

组别	例数	消化道反应	脱发	心电图异常	肝功能异常	口腔溃疡	发热	感染	出血	贫血
治疗	32	7*	1*	1	1	3*	5**	6*	4*	14
对照	30	16	7	2	2	9	19	14	12	15

注:与对照组比较,*$P<0.05$,**$P<0.001$。

四、讨论

联合化疗作为治疗急性白血病的主要手段,目前已被广泛采用。但化疗祛邪亦伤正,轻则妨碍化疗的顺利进行,重则危及生命。对于急性白血病患者,如何增强化疗药物的治疗效应,减轻其毒副作用,是预防复发和提高生存质量的关键。

中医学认为,急性白血病的发病机理是由于机体正气不足,邪毒外袭,伤及营阴,骨髓受损所引起的一派邪实正虚、虚实夹杂之证。据此特点,我们将急性白血病辨证分为三型,根据疾病过程中白血病细胞贯穿始终的表现,拟定出以当地特产中草药天蓝苜蓿、墓头回、龙葵及补益中药紫河车作为治疗急性白血病的基本方,应用于疾病治疗的始末,异中寓同,共奏清热败毒、宁血祛瘀、益肾填髓之功效。具体应用时再根据疾病过程中不同阶段病机的演变,邪正的盛衰及实验室所见,辨证分析后加入相应的药物,组成中药回生汤系列,三步辨治,同中有异,随证变化,灵活应用。

临床资料表明,中药回生汤系列配合化疗治疗急性白血病,可通过明显缩短达 CR 时间,减少化疗疗程,提高 CR 率而增强化疗药物的治疗效应,并能明显减轻化疗药的毒副反应及并发症,保证联合化疗的顺利进行。从而证实该系列对化疗药物具有明显的增敏减毒作用。

（1995 年在上海召开的第三届全国中医血液病学术会议上大会交流,夏小军、张鑫智、谢君国 等 合作）

中西医结合治疗急性白血病 56 例

自 1988 年 8 月至 1993 年 12 月,我们在联合化疗的基础上,根据白血病不同病期分三步辨治,共治疗急性白血病 56 例,收效满意。现将结果报告如下。

一、临床资料

56 例中,男 39 例,女 17 例,男:女= 2.29:1;年龄最小 2.5 岁,最大 64 岁,其中 3 岁以下 2 例,3~14 岁 11 例,14~60 岁 40 例,60 岁以上 3 例。所有病例均经临床、血象、骨髓形态及组织化学染色确诊。按 1986 年 9 月天津全国白血病分类分型讨论会制定的标准,急淋(ALL) 16 例;急非淋(ANLL) 39 例;慢粒急变 1 例。就诊时病程最短 10d,最长 48 月,中位数 8.5 月。初诊 38 例;经中西医结合治疗达 CR 后复发 18 例,其中 1 次复发者 9 例,2 次复发者 6 例,3 次以上复发者 3 例。2 例 ALL 及 4 例 ANLL 入院时已有脑膜白血病症状。初诊时体温>37.5℃者 34 例;中度到重度贫血者 21 例;皮下瘀点、瘀斑及鼻腔或口腔黏膜等处出血者 15 例;关节痠痛、胸骨疼痛者 7 例;肝、脾及淋巴结肿大者 26 例。末梢血 WBC>10×10^9/L 者 21 例,BPC<50×10^9/L 者 18 例。

二、治疗方法

化疗方案:除 1 例 M_3 采用 ATRA 口服,连用 2 月达到 CR 外,其余病例中儿童 ALL 用 VP 方案,成人用 VP、COAP 方案,1 例难治 ALL 用 LIOM 方案;ANLL 用 DA3-7 或 DAT 3-7 方案进行诱导。用药一疗程后,休息 2~3 周,连用 2~3 疗程作为巩固或强化巩固。若经 2 个疗程化疗未达到 CR 者,改用其他方案化疗。随后用以上方案交替进行正规维持治疗,第 1 年每月用一疗程,第 2 年每 2 个月左右用一疗程,第 3 年每 3 月左右用一疗程,逐步延长到 6 个月一疗程。并发脑膜白血病者用 MTX+DXM 或加用 Ara-C 鞘内注射,每周 I~2 次,达到 CR

后仍用以上方案进行预防用药,每 3~6 月鞘内联合注射一次。骨髓增生低下及全身情况较差者则选用 VP、OH 等和缓方案进行化疗。化疗用药时配合应用抗生素、输血、输液等支持治疗。

中药应用:基本方:天蓝苜蓿 30~60g,脚汗草 15~30g,龙葵 10~20g,紫河车粉 1~3g(装空心胶囊冲服)。本组均以此基本方为基础,根据疾病化疗过程中不同病期而分如下三步辨治。

诱导缓解期:治宜清热败毒、活血化瘀、化痰散结。基本方加虎杖、半枝莲、白花蛇舌草、夏枯草、赤芍、炙鳖甲(先煎)、青黛(冲服)。

巩固强化期:治宜益气养阴、解毒化瘀。基本方加太子参、当归、旱莲草、黄精、生地、青蒿。

维持缓解期:治宜补气养血、益肾清髓、扶正化毒。基本方加当归、黄芪、补骨脂、鸡血藤、菟丝子、白茅根。

三、治疗结果

按 1987 年 11 月苏州全国白血病化学治疗讨论会议疗效标准,本组满一个化疗疗程者皆列入评定之列,疗程依化疗方案而定。

缓解情况:56 例经中西医结合治疗后,CR 32 例,占 57.1%;其中 38 例初治病例中 CR 23 例(60.5%),18 例复治病例中 CR 9 例(50%)。PR 13 例,总缓解率 80.36%。

达 CR 所用时间及疗程:32 例达 CR 所用时间 14~120d,中位数 32d。1 个疗程达 CR 者 20 例,其中初治病例 16 例,复治病例 4 例;2 个疗程达 CR 者 9 例,其中初治病例 6 例,复治病例 3 例;3 个疗程达 CR 者 2 例,4 个疗程达 CR 者 1 例。

生存期:32 例达 CR 者除 2 例刚结束化疗正处于骨髓恢复期外,至 1993 年 12 月为止失访 8 例,随访 22 例中位随访时间 20.2 月(7.6~60.3 月),中位 CR 期 18.6 月(4.8~58.8 月)。8 例尚在 CR 中,已复发 9 例,复发率 40.8%,死亡 5 例。

四、讨论

联合化疗作为治疗急性白血病的重要手段,目前已被广泛采用。常用的各种化疗方案虽可提高疗效,但联合用药也可致毒副作用的重叠,造成多器官组织的损伤,出现严重的毒副反应。传统的中医药在治疗急性白血病方面具有其独特的优势,配合联合化疗可起到增敏或减毒的作用,因此也越来越受到人们的重视。辨证论治是中医的一大特色,对于急性白血病由于其临床表现复杂,病情发展快,症状变化多,因而对其辨证分型仍难以统一。现代医学已将急性白血病分为诱导缓解、巩固强化及维持缓解三期进行化疗,有较强的规律性。鉴于此,我们也将中医药的应用按以上三期分三步辨治,试图为中西医结合治疗急性白血病开创一条新途径。

临床资料表明,以此三步辨治法治疗急性白血病总缓解率为 80.36%,与国内中西医结合治疗急性白血病缓解率(60%~80%)比较,处于高值范围,且缓解速度快,疗程短,90%的患者有 2 个疗程内达到 CR。同时该疗法可使患者生存期延长,中位 CR 期 18.6 月,CR 后复发率为 40.8%,起到了增敏减毒的作用,保证了联合化疗用药的顺利进行。

中医理论认为,急性白血病是由于邪毒入血伤髓引起的邪实正虚、虚实夹杂之证。三步辨治法中的基本方是在广泛收集民间单方、验方的基础上拟定的,方中天蓝苜蓿、脚汗草、龙葵具有清热解毒、凉血止血之功效,紫河车粉补气养血、填精补髓。临床应用时根据急性白血病不同病期再辨证加入相应药物,随症变化,灵活应用,体现了辨病与辨证相结合的原则,故对邪实正虚的急性白血病收效显著。

1995年北京召开的全国首届中医药治疗造血系统疾病学术研讨会议上大会交流,夏小军、张鑫智 合作

参麦注射液配合小剂量化疗治疗
老年性白血病的临床观察

老年性急性白血病患者一般情况多较差,发病时常伴有许多不利的预后因素,如其他脏器的并发症、脏器功能减退及化疗后恢复能力减弱等。在临床中按标准剂量化疗死亡率高、疗效差。庆阳市中医医院血液病科临床观察显示:治疗失败的原因除了本身的因素外,大部分与严重的不良化学反应造成其不能坚持按期接受化疗有关。目前,国内应用中药改善化疗不良反应以及增效减毒的研究,已取得了很好疗效。2006年6月至2008年12月,笔者采用参麦注射液配合小剂量化疗治疗老年性急性白血病,也收到较好疗效,现报告如下:

一、资料与方法

(一)诊断与纳入标准

(1)符合《血液病诊断与疗效标准》中急性白血病的诊断标准。(2)年龄大于60岁。(3)自愿接受治疗。

(二)一般资料

选择2006年6月至2009年6月在庆阳市中医医院治疗,符合纳入标准的老年急性白血病60例,其中急性淋巴细胞白血病20例,急性非淋巴细胞白血病40例,采用随机数字表法分为两组,各30例。2组患者在性别、年龄、肿瘤类型等方面差异无显著性($P>0.05$),见表1。

表1 2组临床资料比较

级别	例数	男	女	平均年龄(岁)	急性淋巴细胞白血病(例)	急性髓系白血病(例)
观察组	30	20	16	67.32 ± 4.7	4	26
对照组	30	21	9	66.54 ± 5.1	3	27

(三)治疗方法

长春新碱1.4mg/m²,静脉注射,第1、8、15、22日,盐酸柔红霉素20mg/m²,静脉注射,第1、2、3日,强的松1mg/(kg·d),第1~28日。②急性非淋巴细胞白血病化疗:采用CAG方案,给予重组人粒细胞集落刺激因子(G-CSF)200ug/m²、皮下注射,第0~13日,阿糖胞苷(Ara-c)15mg/m²,q12h,皮下注射第1~14日,阿克拉(ACR)5~7 mg/m²,第1~8日,G-CSF在第一次应用前12h应用,在最后一次Ara-c前12h停用,当中性粒细胞>5×10^9/L或白细胞>20×10^9/L时G-CSF暂停或减量。如有效按原方案再用一次。③参麦注射液(四川三精升和制药有限公司生产,批号060315,规格:20ml/支),每次60ml,每日1次,静脉滴注。疗程均为28d,治疗结束

后 1 周进行疗效评估。

（四）观察指标

主要观察治疗后的近期疗效，同时进行化疗前后 2 组一般情况，体重及卡氏评分的评价，观察血液毒性等不良反应，并随访 6 个月。

（五）疗效标准

按《血液病诊断与疗效标准》分为完全缓解（CR）、部分缓解（PR）、白血病复发、持续完全缓解、长期存活、临床治愈。在此主要观察近期疗效。

（六）统计学方法

采用 SPSS10.0 for Windows 软件包，采用 X^2 检验和 t 检验。

二、结 果

（一）2 组近期疗效比较

观察组 30 例完全缓解 1 例（3.3%），部分缓解 16 例（53.3%），无效 10 例（33.4%），白血病复发 3 例（10%），有效率 56.6%；对照组 30 例部分缓解 14 例（46.7%），无效 16 例（40%），有效率 46.7%。2 组比较差异有统计学意义（$P < 0.05$）。

（二）生活质量评定

以卡氏评分及体重变化评价 2 组生活质量。结果治疗后观察组卡氏评分比对照组明显增加，差异具有统计学意义 $P<0.05$，但 2 组患者体重变化无统计学意义（$P>0.05$）。见表 2。

表 2　2 组老年性急性白血病患者治疗前后卡氏评分及体重比较（$\bar{X} \pm S$）

组　别	例数	时间	卡氏评分（分）	体重（kg）
观察组	30	治疗前	65.34 ± 10.3	58.46 ± 9.2
		治疗后	82.12 ± 12.56*	59.32 ± 9.8
对照组	30	治疗前	66.45 ± 11.12	57.32 ± 9.6
		治疗后	67.35 ± 12.63	56.25 ± 9.3

注：与对照组治疗后比较，*$P<0.05$。

（三）不良反应

2 组化疗毒性不良反应评定参照 WHO 急性和亚急性不良反应的表现和分度标准。化疗后，观察组的白细胞（WBC）、血红蛋白（HB）下降程度比对照组轻，差异具有统计学意义（$P<0.05$），但血小板（PLT）差异无统计学意义（$P>0.05$），提示参脉注射液对骨髓造血功能有保护作用，见表 3。观察期间，观察组心脏损害（心悸、心绞痛、气短症状）发生率明显低于对照（$P<0.05$），2 组间肝、肾功能损害均为轻度，差异无统计学意义（$P>0.05$）。

表 3　2 组老年性白血病患者血液毒性反应比较（例）

组别	例数	项目	0	I	II	III	IV	发生率（%）
观察组	30	WBC	16	8	5	1	0	46.7*
		HB	14	10	5	1	0	53.6*
		PLT	18	5	6	1	0	40.0
对照组	30	WBC	7	8	12	3	0	76.7
		HB	6	7	11	4	2	80.0
		PLT	17	7	5	1	0	43.3

注：与对照组比较，*$P<0.05$。

（四）随访情况

所有患者首次疗效评估后每 3 个月随访 1 次,随访 1~2 次。其中对照组 1 例于治疗后第 5 月发生心脏猝死,其余患者均生存。

三、讨 论

参麦注射液的主要成分为红参、麦冬。红参性温,其味甘而微苦,具有大补元气、固脱生津、养血安神之功;麦冬甘而微寒,具有养阴生津、清心除烦之功。两药合用则具有益气固脱、养阴生津、生脉之功效。现代药理研究显示,人参是一味滋补强壮,能提高免疫功能,延缓衰老和抗肿瘤的良好药物,而人参在加工成红参的过程中又增加了一些新的活性成分,进一步提高疗效,如红参特有的次生皂苷 RH_2 和 Rg_3 能明显抑制肿瘤细胞的黏附、浸润、增殖以及抗肿瘤新生血管的形成;人参皂苷 RH_2 能诱导癌细胞凋亡、分化及调控细胞周期的抗癌活性,抑制癌细胞的增殖和转移,还能诱导癌细胞的逆向转化,使增殖的癌细胞逆转为正常细胞,红参的甲酸提取物能抑制艾氏腹水癌的瘤块。此外,人参皂苷有明显抗应激作用。麦冬多糖可以促进体液免疫和细胞免疫功能,并诱生多种细胞因子。

本研究通过参麦注射液配合小剂量化疗治疗老年性急性白血病这一特殊人群,进行随机对照研究,结果显示:化疗后观察组治疗有效率高,说明参麦注射液辅助化疗可维护造血系统功能,提高疗效,增强患者对化疗的耐受性,是一种良好的化疗辅助药物。另外,化疗同时联合参麦注射液可明显减轻化疗的不良反应,特别是化疗后可提升白细胞、血色素,改善心肌的损害,从而减少因不良反应导致的治疗延迟,并能明显提高患者的生活质量,改善免疫状态,起到增效减毒的作用。

（刊登于 2010 年《中国中医药信息杂志》第 2 期,开金龙 作）

参芪扶正注射液配合化疗治疗急性白血病 38 例临床观察

参芪扶正注射液常用于肺脾气虚引起的虚损性疾病,以及配合肺癌、胃癌等实体肿瘤的化疗。2003 年 1 月至 2005 年 9 月笔者运用参芪扶正注射液配合化疗治疗急性白血病（AL）38 例,取得了较好疗效,结果报道如下:

一、临床资料

（一）诊断标准

参照《血液病诊断及疗效标准》进行诊断、分型。

（二）一般资料

观察组共 66 例,均为本院血液病科住院患者,随机分为两组。

治疗组 38 例,男 21 例,女 17 例;年龄 18~52 岁,平均年龄（45.8 ±9.2）岁;初治者 12 例,复治者 26 例；其中急性淋巴细胞白血病（ALL）18 例，急性非淋巴细胞白血病（ANLL）20 例（M1 4 例，M2a 4 例，M2b 2 例，M3a 3 例，M4a2 例，M4b 3 例，M5b2 例）。对照组 28 例，男 20 例，女 8 例，年龄 20~55 岁，平均年龄（50.82±7.6）岁；初治者 10 例，复治者 18 例；其中 ALL 14 例，ANLL 14 例（M1 2 例，M2a 3 例，M2b3 例，M3a 3 例，M4b 2 例，M5a1 例）。两组治疗前检查肝肾功能及空腹血糖均在正常范围，排除中医辨证属内热证者。2 组一般资料均经统计学处理，差异均无显著性意义（$P > 0.05$），具有可比性。

二、治疗方法

（一）对照组

ALL 患者以经典方案 VP 方案[VCR 1.5mg/ (m^2.d)，第 1、8、15、22d；pred 40mg/(kg.d)，po 第 1~28d ，第 15d 开始减半量] 或加用 CTX 600~800mg/(m^2 . d)，第 1 、15d；DNR 45mg/ (m^2.d) ，第 1~3d, 15~17d,组成 VCDP 方案化疗。ANLL 患者（M3 除外）以经典方案 DA 方案[DNR60~80mg/(m^2 . d) ，第 1~3d ；Ara-c 100~200mg/(m^2 . d) ，第 1~7d,或 HOAP 方案[VCR 1.5mg/(m^2 . d) ，第 1d, iv；Ara-c 100mg/(m^2 . d) ，第 1~7d;Har3~5mg/(m^2 . d) ，第 1~7d; pred 1~2mg/(kg.d) ，po 第 1~7d 化疗，应用 1~2 个疗程，M3 患者应用维 A 酸口服，每次 20mg，每天 3 次，连续 28~58d,同时碱化、水化尿液,输血或血小板以支持、止血及防治感染治疗,并予鞘注 MTX 5~10mg，每 1~2 周一次,以防治"脑白"。

（二）治疗组

随化疗疗程同时静点参芪扶正注射液（丽珠集团利民制药厂，每 250ml 相当于党参、黄芪各 10g），每天 250ml，共 14d。

三、统计学方法

采用 X^2 检验和 t 检验。

四、疗效评定标准及结果

（一）急性白血病疗效评定标准

参照《血液病诊断及疗效标准》,完全缓解（CR）：临床症状消失,生活基本正常,外周血：血红蛋白≥100g/L(男)或 90 g/L（女）、中性粒细胞绝对值≥1.5×10^9、血小板计数≥100×10^9,外周血分类无白血病细胞;骨髓象:原始加幼稚淋巴（或粒、单核）细胞<5%,红细胞及巨核细胞系统正常。部分缓解（PR）：骨髓象：原加幼稚淋巴（或粒、单核）细胞 5%~20%,或临床症状、外周血中有 1 项未达 CR 者。未缓解（NR）：未达 PR 者。

（二）临床症状疗效评定标准

按化疗后血象恢复及合并症控制情况分为显效、有效、无效。显效：化疗后一周内外周血细胞开始上升,贫血、出血、感染合并症及时控制或未发生;有效:化疗后两周内外周血细胞开始上升,贫血恢复较慢,出血、感染合并症控制较慢;无效:化疗后外周血细胞很难恢复,约 3 周以上仍不上升,贫血、出血、感染合并症难以控制。

（三）生活质量评定

按症状轻重,以国际通用的 Karnofsky(KPS)评定标准为指标,分别计 0 分、1 分、2 分、3 分。根据化疗前后积分值评定,化疗后积分较化疗前提高 10 分以内者为增加,减少 10 分者为减低,增加或减少小于 10 分者为稳定。

（四）2 组治疗后缓解情况比较 见表 1

治疗后完全缓解率（CR）治疗组为 42.1%，对照组为 17.9%，2 组比较，差异有显著性意义（$P < 0.01$）。

表 1　2 组治疗后缓解情况

组　别	n	CR		PR		NR		CR 率(%)
		ALL	ANLL	ALL	ANLL	ALL	ANLL	
治疗组	38	6	10	8	6	4	4	42.1%*
对照组	28	3	2	8	6	3	6	17.9%

注：与对照组比较，*$P < 0.01$。

（五）2 组临床疗效比较 见表 2

治疗后总有效率治疗组为 78.9%，对照组为 50.0%，2 组比较，差异有显著性意义（$P < 0.01$）。

表 2　2 组临床有效率比较

	n	显效	有效	稳定	总有效率
治疗组	38	16	14	8	74%*
对照组	28	5	9	14	50%

注：与对照组比较 *$P < 0.01$。

（六）2 组生活质量评定

治疗组生活质量改善 16 例(42.1 %)，稳定 14 例（占总数 36.8%），减低 8 例（占总数 21.1 %)；对照组生活质量改善 5 例(17.9 %)，稳定 14 例(50.0%)，减低 9 例(32.1%)。治疗组明显优于对照组，且输血（或血小板）量明显少于对照组。

五、讨论

中医学虽无急性白血病病名，但依其临床表现，当属"急劳"范畴，其发病和病情发展与人体的正邪相争及功能平衡密切相关，"正气存内，邪不可干"，正气虚，则邪毒乘虚而入，由表入里，内侵营血，伤及骨髓，通常是其发病的关键。发病早期，邪实初盛，正气尚足，不论化疗或是服用抗癌中药，病情易达 CR；但随着病情进展，其免疫力低下，常出现消瘦、乏力、体重和体力进行性下降等"恶病质"症状，表现为"正虚邪实"证候，治疗特别棘手，单纯化疗，往往祛邪伤正，降低了患者的生存质量及缩短了患者的生存时间。鉴于此，笔者认为"扶正祛邪"法成了临床治疗中、晚期急性白血病有望达 CR 甚至临床治愈的根本方法。

实验研究表明，补气药物党参、黄芪可以激活人体免疫细胞如 T 淋巴细胞、NK 细胞的活性，抑制并杀灭白血病细胞，诱导肿瘤细胞凋亡，并且刺激造血系统以恢复造血功能。参芪扶正注射液由补气要药党参、黄芪经现代高科技手段精制而成的中药注射液，虽价格较贵，但药物有效成分集中，分子量小，易被人体吸收，临床配合于化疗中，具有益气壮元、扶正祛邪的功效，还可改善化疗药物引起的肝、肾功能、神经末梢损害及其他不良反应，集补益、祛邪于一身。故参芪扶正注射液配合化疗治疗"正虚邪实"的中、晚期急性白血病患者，扶正不恋邪，祛邪而不伤正。参芪扶正注射液精确提取了党参、黄芪的有效成分并以静脉给药途径输入人体，便于人体吸收，配合化疗治疗急性白血病，减少了输血及感染机会，有效降低了医疗成本，减轻了患者的痛苦，明显提高了临床疗效，因而有着广阔的应用前景，值得临床推广。

（刊登于《新中医》2007 年第 2 期，姚金华、夏小军　合作）

急性白血病误服过量维生素 A 酸致左心衰竭

一、病例资料

女,61 岁。因头晕、困乏、面色苍白,心慌时发 2 月余,加重 20d 入院。入院前一周在某医院查白细胞 11.0 ×10⁹/L,血红蛋白 32 g/L,红细胞 0.8 ×10¹²/L,血小板 89 ×10⁹/L,间断输血 800ml。查体:体温 38.3℃,脉搏 96 次/分、呼吸 21 次/分、血压 130/65mmHg。精神萎靡,面色苍白,全身浅表淋巴结无肿大,皮肤无瘀斑,眼睑及双下肢无浮肿,胸骨无压痛,心肺未查及异常体征,腹水征(-),肝脾未触及肿大,神经系统生理反射存在,病理反射未引出。血常规白细胞 6.9×10⁹/L,血红蛋白 100g/L,红细胞 4.07 ×10¹²/L,血小板 231 ×10⁹/L,网织红细胞 0.02,血细胞分类:原始粒细胞 0.04,早幼粒细胞 0.82;肝、肾功能及血糖、电解质测定均正常。骨髓象提示:增生Ⅲ级,粒系增生极度活跃,其中原始粒细胞 0.044%,早幼粒细胞 0.69,心电图示:窦性心律,心肌供血不足。诊断为急性髓性白血病[M₃ₐ]型(APL)。予维 A 酸胶囊(西安医科大学附属二院制 20mg/粒)20mg 口服,tid,同时积极防治感染、出血以及弥漫性血管内凝血(DIC)等合并症,每日液体入量约 1500ml,入院第 3 天在静脉滴注氨甲环酸注射液过程中突然出现喘促、张口抬肩、面色口唇发绀、肿胀,听诊双肺布满水泡音,血压 160/90mmHg,心率 92 次/分,心律齐,各瓣膜听诊区未闻及病理性杂音,心界不大,体温 38.5℃,双下肢无浮肿,符合左心衰竭、肺水肿临床表现。给予吸氧、西地兰 0.4mg、呋塞米 20mg、地塞米松 5mg 依次静脉注射,氯丙嗪、异丙嗪各 25 mg 肌注,并取半卧位,排小便约 400ml,查心电图示:窦性心律,心肌缺血表现约 10 分钟后喘息减轻入睡。半小时后病人仍处于睡眠状态,呼吸均匀,肿胀明显减轻,心率 82 次/分、律齐,左肺仍可闻及湿啰音。4h 后患者清醒,喘憋、水肿消失。分析与静滴氨甲环酸发生过敏反应有关,但出现的左心衰竭临床表现与过敏反应症状不符合。于当晚 11 时静滴 500 ml 右旋糖酐 40 过程中又出现喘憋、颜面发绀、肿胀,查体温 37.5℃,心率 94 次/分,血压 150/90mmHg,心脏各瓣膜听诊区仍未闻及病理性杂音,双肺布满湿啰音,疑为右旋糖酐 40 出现过敏反应,又予大流量吸氧,呋塞米 20mg 静脉滴注,3min 后排小便 500ml,续以氨茶碱 0.25g、10%葡萄糖 100ml 静脉滴注,约 15min 喘息缓解,仅左肺可闻及湿啰音,心率 82 次/分,律齐,查心电图仍呈心肌缺血表现,遂缓慢静滴液体,严密观察病情变化。此后患者睡眠如常,呼吸均匀,次日晨起尚可平卧,喘憋消失,查心率 80 次/分,左下肺仍可闻及湿啰音。此时反思,病人是对 2 种药物 2 次发生过敏反应?随后询问其服药情况时,患者诉维 A 酸 40mg 口服,每天三次,始明确患者 2 次出现左心衰表现与过量服用维甲酸胶囊有关(主管医生入院时按医嘱已详细叮嘱过维甲酸服用量,系患者误听误服所致)。患者既往无心肺疾病史,仅入院时查心电图有心肌缺血表现,系重度贫血引起,入院后液体治疗用量约 1500ml,所静滴的药物氨甲环酸注射液、右旋糖酐 40、菌必治等均很少发生过敏反应,即使出现过敏反应,也不可能 1d 内出现 2 种药物 2 次过敏反应,所以我们分析过量误服维 A 酸胶囊是引起急性左心功能衰竭临床表现的主要原因,即刻调整维 A 甲酸用量,再未出现上述症状。住院治疗 2 月病情获完全缓解,出院。

二、讨论

(一)维 A 酸治疗 APL 的作用机制

维 A 酸亦称视黄酸，为维生素 A 的衍生物。依其结构分 13-顺式维甲酸(isotretinoin，13-CRA)、全反式维甲酸(tretinoin，ATRA)、9-顺式维甲酸(9- CRA)。早在 1980 年，美国学者 Breitmon 应用白血病细胞株 HL-60 进行体外研究证实了维甲酸可诱导白血病细胞分化成熟。其后，国外学者曾尝试应用 13-顺式维甲酸治疗急性早幼粒细胞白血病(APL)，但疗效不尽理想。1986 年上海第二医科大学瑞金医院王振义教授等在国际上首次使用 ATRA 治疗 APL 获得了极大成功，为肿瘤患者的诱导分化治疗开辟了一条新路。此后 ATRA 广泛应用于 APL 的临床治疗，并已开始尝试使用于其他类型的 AML 及一些实体肿瘤的治疗。ATRA 治疗 APL 一般剂量为 $45mg/(m^2 \cdot d)$，分 2~3 次服用，对初治 APL 患者，单用 ATRA 完全缓解率达 95.8%，明显高于联合化疗的 CR 率(60%~80%)，而不易发生骨髓抑制，并可明显减少 DIC 的发生，但仅限于具有 t(15;17)特征的 APL，其直接作用的靶因子是 PML—RARa 融合蛋白。

(二)服用维 A 酸的相关不良反应

服用 ATRA 常出现严重的副作用，如发热、皮肤黏膜干燥及溃疡、高甘油三酯血症、高胆固醇血症、高转氨酶血症、骨关节肌肉疼痛等；还可引起维 A 酸综合征、高白细胞血症、高组胺血症、高颅压综合征、维甲酸胚胎症、可逆性骨髓纤维化、精神障碍综合征、高钙血症、皮肤损害、血小板增多症等。本例出现过量服用 ATRA 出现的左心衰竭、肺水肿表现与维 A 酸综合征相似，其临床特征为发热、呼吸困难、肺间质细胞浸润、体重增加、下肢水肿、胸腔与心包积液、低血压等，并可伴肾功能衰竭，文章报道提出肺中异常粒细胞在 ATRA 作用下分化成熟，释放出肿瘤坏死因子(TNFA)等细胞因子是引起维 A 酸综合征的主要原因，但上述非一过性症状，也似乎非左心衰竭出现的临床表现。有河北医科大学附属第二医院曾报道 1 例 APL 用 ATRA 40mg/d 治疗，出现临床表现与本例极为相似，停用 ATRA，予强心剂、利尿剂、地塞米松治疗 2d 好转。

(三)预防措施

为进一步减少 ATRA 的副作用，上海瑞金医院率先在国内(20~25mg/d)治疗 APL，与正规剂量随机对照研究表明，疗效相同，但小剂量应用副作用明显减少。因此，小剂量服用维 A 酸是减少 ATRA 不良反应的有效措施。而一旦出现相关不良反应，应依据临床表现对症治疗，如应用地塞米松治疗伴环形铁粒幼细胞增多的难治性贫血，或同时加用小剂量肝素防治血栓栓塞综合征、骨髓坏死及股骨头坏死，加用脱水剂、止痛药物治疗高白细胞综合征；应用 H1 受体拮抗剂防治高组胺综合征等。本例出现的急性左心衰竭临床表现是误服过量维 A 酸引起，仅服药第二天就出现了症状，实属罕见，此与误服剂量过大有关，对此应引起临床医护人员的警惕。

(刊登于《临床误诊误治》2007 年第 2 期，姚金华、夏小军、刘丽琴 合作)

复方银菊合剂含漱防治白血病化疗后口腔溃疡 58 例

复方银菊合剂是甘肃省庆阳市中医医院研制的防治白血病化疗后口腔溃疡的纯中药漱口剂。2009 年 1 月至 2011 年 9 月,笔者采用复方银菊合剂含漱防治白血病化疗后口腔溃疡 58 例,总结报道如下。

一、临床资料

选择本院血液科住院接受联合化疗的白血病患者 115 例,采用随机数字表法随机分为治疗组和对照组。治疗组 58 例,其中男 37 例,女 21 例;年龄 8~61 岁;病程 3~32 个月;急性淋巴细胞白血病 17 例,急性髓系白血病 40 例,幼年型粒单核细胞白血病 1 例。对照组 57 例,其中男 32 例,女 25 例;年龄 6~57 岁;病程 1~40 个月;急性淋巴细胞白血病 20 例,急性髓系白血病 35 例,慢性粒细胞白血病加速期 2 例。所有病例均符合《血液病诊断及疗效标准》中白血病的诊断标准,经临床、血液、骨髓检查确诊,采取联合化疗方案(包括 VDLD、CAM、HD-MTX、DA、HA、MA、HD-AraC 等)。两组一般资料比较,差别无统计学意义($P>0.05$),具有可比性。

二、病例选择标准

(一)纳入病例标准

符合诊断标准且采用联合化疗,自愿作为受试对象并能保证配合完成实验观察全过程者,可纳入试验病例。

(二)排除病例标准

①不符合诊断标准和纳入病例标准者;②急性早幼粒细胞白血病(M_3)、慢性粒细胞白血病(CML)慢性期患者;③受试前已发生口腔溃疡、白血病口腔浸润,或存在其他严重的口腔疾病者;④合并 DIC、肾功能不全等,需同时进行抗凝治疗者;⑤过敏体质及对多种药物过敏者;⑥存在意识障碍或精神异常不能合作者。

三、治疗方法

治疗组给予复方银菊合剂(由庆阳市中医医院制剂室生产,甘药制字 20090112)每次 10 ml,于晨起、睡前及 3 餐后含漱。含漱方法:充分鼓动嘴巴,用舌在齿、颊、腭面搅动,反复冲击,抬高舌尖并使头稍后仰,使漱口液接触到口腔各个部位,口含约 5~10 min 后将漱口液吐净,含漱后 30 min 内不得进食水及刷牙。每日 5 次,疗程从化疗第 1 天开始,至停化疗 7 天结束。若发生口腔溃疡,于 3 餐前各追加复方银菊合剂含漱 1 次,每日 8 次,自发生口腔溃疡第 1 天开始,至第 7 天结束。

对照组给予洗必泰漱口液(由锦州九泰药业有限责任公司生产,批号 030401)每次 10 ml,于晨起、睡前及 3 餐后含漱,用法、疗程均同治疗组。若发生口腔溃疡,于 3 餐前各追加洗必泰漱口液含漱 1 次,每日 8 次,自发生口腔溃疡第 1 天开始,至第 7 天结束。

四、观测指标

受试期间,两组均每日在充足的光线下观察口腔 1 次,观测口腔黏膜反应程度及溃疡出现的时间、面积、数量及愈合情况等。口腔黏膜溃疡程度参照文献标准分为 0~Ⅳ级。0 级:口腔黏膜无异常。Ⅰ级:口腔黏膜有 1~2 个<1.0 cm 的溃疡。Ⅱ级:口腔黏膜有 1 个>1.0cm 的溃疡和数个小溃疡。Ⅲ级:口腔黏膜有 2 个>1.0 cm 的溃疡和数个小溃疡。Ⅳ级:口腔黏膜有 2 个以上>1.0 cm 的溃疡或/和融合溃疡。Ⅰ级以上(包括Ⅰ级)可诊断为口腔溃疡。

五、疗效判定标准

参照《临床疾病诊断依据》,以溃疡愈合情况判定疗效。显效:治疗 4 d 内口腔溃疡全部愈合,疼痛消失。有效:治疗 4 d 内口腔溃疡数目减少,直径变小;7 d 内口腔溃疡全部愈合,无新溃疡出现,疼痛减轻或消失。无效:治疗 4 d 内部分溃疡缩小或愈合,但时有新溃疡出现,疼痛仅轻度改善或无改善。

六、结果

(一)两组口腔溃疡发生情况对比

见表 1。两组对比,经卡方检验,$X^2=6.76$,$P<0.01$,差别有统计学意义。

表 1 两组口腔溃疡发生情况对比

组别	例数	0 级	Ⅰ级	Ⅱ级	Ⅲ级	Ⅳ级
治疗组	58	44	12	2	0	0
对照组	57	30	16	10	1	0

注:与对照组比较,$^*P<0.05$。

(二)两组疗效对比

见表 2。两组对比,经 Ridit 分析,$u=P<0.05$,差别有统计学意义。

表 2 两组疗效对比

组别	例数	显效	有效	无效	有效率 / %
治疗组	14	6	7	1	92.86
对照组	27	6	10	11	59.26

(三)不良反应

两组均未出现明显不良反应。

七、讨论

口腔溃疡是白血病化疗后最常见的并发症,临床表现为口腔黏膜出现圆形或椭圆形的溃疡,大小约 0.1~0.5 cm,可单发或多发于口腔黏膜任何部位,伴局部红肿、疼痛,容易复发。该病是白血病治疗失败的重要原因,同时严重影响白血病患者的生活质量,甚至危及生命。目前,现代医学仍缺乏疗效肯定的防治手段。

中医学无口腔溃疡之病名,其特指的症候、体征群散见于"口疮"、"口糜"、"口疡"、"口破"、"鹅口"等相关论述之中。国家中医药管理局 1995 年颁布的《中医病证诊断疗效标准》将口腔溃疡归为"口疮"范畴。基于相似的临床症候,化疗后口腔溃疡亦属于中医学"口疮"范畴。但由于白血病化疗后口腔溃疡继发于白血病,与"口疮"似有一定差距,故认识及辨治该病应建立在全面了解白血病病机演变特点的基础上。夏小军认为,白血病发病与正气不足、感受邪毒有关,正虚与邪实贯穿于疾病的始末,但正虚与邪实偏颇程度在病机转归的不同阶段有所不同,因此,他将白血病病机演变归纳为邪毒炽盛、痰瘀互结期,邪毒渐退、气阴两虚期,以及邪毒已退、阴阳两虚期三个阶段。本课题组通过多年的临床观察研究认为,白血病化疗后口腔溃疡多发生于邪毒渐退、气阴两虚的阶段。本课题组在此前提下进一步探讨化疗后口腔溃疡的病因病机,认为化疗药物为"药毒"之品,性烈刚燥,易生"毒火",侵袭机体,耗气伤津,气阴两虚,虚火上炎,灼伤血络,发为口疮;或"毒火"循经上攻,直犯口腔,灼伤血络,发为口疮;或虚火挟"毒火"共同为患,上犯口腔,发为口疮。本课题组根据以上病机之认识,辨证时抓住虚火与"毒火"两个关键因素,以清热解毒、滋阴降火、祛腐生肌为治疗原则,选取金银花、野菊花、天花粉、甘草4味进行组方,并经现代科学技术浓缩提取工艺,研制成复方纯中药漱口剂。方中金银花甘寒,归肺、心、胃经,清热解毒,为君药;野菊花苦、辛、微寒,清热解毒消肿,以增强主药之功效,为臣药;天花粉苦、寒、微甘,清热生津,消肿排脓,生肌疗疮,为佐药;甘草味甘,性平,归心、肺、脾、胃经,补气健脾,清热解毒,调和诸药,为使药。诸药配伍,苦寒泻火以解毒,甘寒化阴以补虚,标本兼顾,共奏清热解毒、滋阴降火、祛腐生肌之效。

复方银菊合剂采用外用含漱的局部给药方法,药物有效成分可直达病所,作用直接,多次重复给药而不影响脾胃功能,从而起到很好的防治白血病化疗后口腔溃疡的作用;同时,局部给药还克服了传统汤剂口服治疗普遍存在的起效缓慢、胃肠道反应重、患者依从性差等缺点。本研究表明,复方银菊合剂含漱对白血病化疗后口腔溃疡有很好的防治作用,且无毒副反应发生,具有良好的推广应用前景。

(刊登于 2013 年《中医研究》第 3 期,段赟、李雪松、夏小军 等 合作)

复方蟾香膏穴位外敷治疗白血病疼痛 45 例

白血病是中国十大高发恶性肿瘤之一,年发病率约 2/10 万至 5/10 万人,约占肿瘤总发病率的 5%。在白血病治疗中,癌性疼痛是最为常见且最难控制的症状,也是影响患者生活质量的重要因素。WHO 于 1982 年成立了世界卫生组织癌痛治疗委员会,并提出到 2000 年达到全世界范围内"使癌症病人不痛"的目标。然而,令人遗憾的是目前 30%~50% 的癌痛患者仍然没有获得满意的治疗。癌痛作为影响有效抗癌计划进行、影响生存质量的重要因素已受到广泛重视,癌性疼痛的相关研究已成为全球性的重要研究课题。课题组根据目前癌痛治疗现状,试图运用穴位中药外治的方法减低白血病患者病痛,提高生存质量。2005 年 1 月至 2012 年 10 月,笔者采用复方蟾香膏治疗白血病癌性疼痛 45 例,总结报道如下。

一、临床资料

选择本院血液科住院接收治疗的白血病并癌性疼痛患者 80 例,采取随机数字表法随机分为治疗组和对照组。治疗组 45 例,其中男性 21 例,女性 24 例;年龄 8~65 岁;病程 3~32 个月。对照组 35 例,其中男性 21 例,女性 14 例;年龄 9~63 岁;病程 2~35 个月。两组一般资料对比,差别无统计学意义($P > 0.05$),具有可比性。所有病例均符合《血液病诊断及疗效标准》中白血病的诊断标准及国际疼痛数字分级法(NRS)。

二、病例选择标准

（一）纳入病例标准

①符合白血病诊断标准，病程中合并癌性疼痛者；②采用国际疼痛数字分级法 NRS 量化；③非过敏体质，无皮损患者，自愿作为受试对象并能保证配合完成试验观察全过程者，可纳入试验病例。

（二）排除病例标准

①不符合诊断标准和纳入病例标准者；②服用镇静剂患者；③合并 DIC、心肾功能不全等，需同时进行神经阻滞药物治疗者。④过敏体质及对多种药物过敏者；⑤存在意识障碍或精神异常不能合作者；⑥妊娠期或哺乳期患者；⑦存在创伤性溃疡，或并发其他皮肤疾病者。

（三）治疗方法

治疗组给予复方蟾香膏（由甘肃省庆阳市中医医院制剂室提供），药物组成：蟾酥、蛇床子、细辛、制天南星、丹参、乳香、没药、冰片等。将药膏摊于烤软的狗皮膏（北京同仁堂药店提供）上，循经贴穴。如出现头痛伴发颅内压增高一系列症状，选用风池、内关、百会、足三里、加阿是穴；如胸痛、胁肋部疼痛，选用期门、太冲、阳陵泉、肝胆俞、加阿是穴。选用足厥阴肝经、少阳胆经同布于胁肋的期门、太冲循经远取阳陵泉，以疏泄肝胆经气，使气血通畅，佐以足三里和降胃气，共奏理气止痛之效。如腹痛，选足阳明胃经及足太阴脾经穴为主，如期门、太冲、阳陵泉、内关、关元、阿是穴，缓急止痛；如腰部、四肢关节痛，选用足少阴肾经、督脉经穴为主，选用腰夹脊、阳陵泉、委中、肾俞、阿是穴。对照组给予伤湿止痛膏（批号 Z41020327）用法、选穴同治疗组。

两组均以 5d 为一个疗程，治疗 2 个疗程判定疗效。两组患者在治疗期间，忌食鱼、虾、羊肉等发物和辛辣之品。忌用阿片类镇痛药。

四、疗效判定标准

（一）疼痛分级标准

受试期间，两组根据国际疼痛学数字分级法作为观测指标。用 1~10 代表不同程度的疼痛，0 为无痛，10 为剧痛。应该询问患者疼痛有多严重或让患者自己圈出一个最能代表自身疼痛程度的数字。此方法在国际上较为通用。

表 1 数字分级法（NRS）

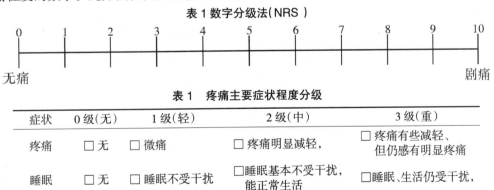

表 1　疼痛主要症状程度分级

症状	0 级（无）	1 级（轻）	2 级（中）	3 级（重）
疼痛	□ 无	□ 微痛	□ 疼痛明显减轻，	□ 疼痛有些减轻、但仍感有明显疼痛
睡眠	□ 无	□ 睡眠不受干扰	□ 睡眠基本不受干扰，能正常生活	□ 睡眠、生活仍受干扰
疲乏	□ 无	□ 有时	□ 自觉无力	□ 经常

（二）疗效判定标准

参照《临床诊疗指南·疼痛分册》制订。显效：疼痛减轻 2 度以上完全缓解。中效：疼痛减轻约 1 度,部分缓解,疼痛明显减轻,睡眠基本不受干扰,能正常生活。微效:疼痛稍有减轻,远不到 1 度,疼痛有些减轻,但仍感有明显疼痛,睡眠、生活仍受干扰。无效:疼痛无缓解。

五、结果

(一)两组疗效对比

见表 3。两组对比,经 Ridit 分析,u=2.56,$P <0.05$,差别有统计学意义。

表 3　两组疗效比较

组别	例数	显效	中效	微效	无效	有效率/%
观察组	35	15	6	5	9	74.2
对照组	45	31	7	3	4	91.1

(二)两组治疗后镇痛起效时间及持续时间对比 见表 4。

表 4　两组治疗后镇痛起效及持续时间对比

组别	例数	镇痛起效时间(min)	镇痛持续时间(h)
观察组	35	35 ± 2.7	5≤
对照组	45	15 ± 2.3	20≤

注:于对照组治疗后对比,$P <0.01$。

六、讨 论

白血病癌性疼痛是由于骨髓及造血组织中出现多种类型的白血病细胞异常增生,骨髓腔内压力增高,浸润破坏骨皮质和骨膜,而产生不定型的疼痛。据统计,有超过半数的晚期血液病患者会有疼痛经历。现代医学治疗癌性疼痛往往以毒、麻药为主,大多数镇痛药属于阿片类生物碱,久而成瘾,难以控制。而中医药治疗癌性疼痛多以活血祛瘀、行气止痛药物内服,胃肠刺激性大,易致呕吐,患者拒服或不能坚持,影响疗效。因而,选择恰当的外用制剂具有十分重要的临床意义。

中医学认为,疼痛是因各种原因引起身体某些部位的经络、气血运行不畅而产生的,其核心是气血运行障碍,可概括为"通则不痛,痛则不通"。中医学对白血病癌性疼痛的认识与治疗目前还处于探索阶段,课题组通过多年临床观察研究认为,白血病癌性疼痛的病机无非"寒、热、湿、瘀"4 个方面,以实证为主,虚证较少,其热多为湿热,瘀多由气血瘀滞,"不通则痛";病程日久脏腑功能低下,气血阴精亏损,阳气虚弱,脉络失煦则"不荣则痛"。课题组认为,白血病癌性疼痛穴位中药敷贴疗法是祖国医学外治法之一,辨证穴位敷贴,可利用药物的直接作用,借助经络的疏通传导,引经入药,上调气血,下治恶毒,提高痛阈;并通过调节神经、体液系统功能,从而增强中药止痛效果。复方蟾香膏以理气散结、活血通络、消肿止痛为治疗原则,选取蟾酥、蛇床子、细辛、乳香、没药、制天南星、丹参、冰片 8 味药进行组方,并经现代科学技术浓缩提取工艺,研制成复方纯中药外用膏剂。方中蟾酥甘辛温,归心经,有毒,解毒消肿止痛,为君药;细辛性温,味辛有小毒,归肺、肝、脾经,散寒祛风止痛;蛇床子性温,味辛、苦,归脾、肾经,温肾壮阳,燥湿杀虫,祛风止痒;天南星辛苦、温,有毒,归肺、肝、脾经,燥湿化痰,祛风止痉,消肿止痛。以上三者为臣药。乳香味辛苦,性温,归肝、心脾经,活血止痛,消肿生肌;没药味辛苦,性平,归心,肝,脾经,活血止痛,消肿生肌。两者相伍为用共奏活血通络、消肿止痛、敛疮生肌之功,为佐药;丹参味苦,性微寒。归心、肝经,活血祛瘀止痛,凉血消痛,调和诸药为使药。冰片辛苦、凉,归心、肺经,通诸窍,散郁火,去翳明目,消肿止痛,取其芳香开窍散发的功效。诸药配伍,共奏理气散结、活血通络、消肿止痛之效。

复方蟾香膏穴位外敷治疗白血病癌性疼痛,通过药力对肌体局部的渗透,借助经络的疏通传导,从而增强中药止痛效果。其优点在于避免了口服药物对胃肠道的刺激,减轻了对肝脏的损害,且操作简便、止痛作用迅速,无依赖性和成瘾性,患者易于接受。本研究表明,复方蟾香膏穴位外敷治疗白血病疼痛具有明显镇痛作用,多次给药无局部刺激性,重复给药无过敏性,具有良好的推广运用前景。

(刊登于《中医研究》2013 年第 6 期,俄静、王锐锋、夏小军 合作)

复方鸡血藤汤治疗成人单纯性白细胞减少症 84 例

自 1998 年 3 月至 2003 年 10 月,我们以自拟复方鸡血藤汤治疗成人单纯性白细胞减少症 84 例,并与西药治疗组 38 例作对照,取得了满意疗效,现总结报告如下。

一、临床资料

全部病例均为门诊观察,随机分为两组。复方鸡血藤汤治疗组 84 例,男 36 例,女 48 例;年龄 16~71 岁,其中 20 岁以下 4 例,21~40 岁 39 例,41~60 岁 28 例,60 岁以上 13 例。对照组 38 例,年龄 18~68 岁,其中 20 岁以下 2 例,21~40 岁 21 例,41~60 岁 12 例,60 岁以上 3 例。观察组中体检时发现者 45 例,有乏力、头晕症状者 48 例,纳差者 41 例,合并口腔溃疡者 3 例;对照组体检时发现者 18 例,有乏力、头晕症状者 16 例,纳差者 22 例,合并口腔溃疡者 1 例。所有病例外周血白细胞计数均低于 $4.0 \times 10^9/L$,红细胞及血小板计数正常,并排除物理化学物质接触史、服药史、恶性肿瘤放、化疗史、血液系统及全身其他系统疾病史,表现为单纯性白细胞减少症者。

二、治疗方法

观察组 84 例服用复方鸡血藤汤治疗。药物组成:鸡血藤 30~60g,黄芪、补骨脂各 20~40g,女贞子、生麦芽、白术 10~20g,大枣 5~10 枚。每日 1 例,水煎分 2 次服,15d 为 1 疗程。对照组 38 例均服用鲨肝醇 50~100mg/次,利血生 10~20mg/次,维生素 B 10~20mg/次,每日 3 次,疗程同前。合并口腔溃疡者用复方银菊漱口液(本院制剂)漱口,每日 4~6 次。

三、治疗结果

(一)疗效标准

一疗程结束后统计疗效,疗效标准分显效、有效和无效。显效:白细胞计数连续 3 次检查均在正常范围,临床症状消失。有效:白细胞计数连续 3 次检查均较治疗前提高 50% 以上,临床症状减轻。无效:白细胞计数无明显增高,临床症状未见减轻。

(二)治疗结果

2 组临床疗效比较,见表。

表 2组临床疗效比较 〔例(%)〕

组别	n	显效	有效	无效	总有效率
观察组	84	76(90.5)*	6(7.1)	2(2.4)	97.6**
对照组	38	10(26.3)	12(31.6)	16(42.1)	57.9

注:与对照组比较,经 U 检验,*P、**P 均 <0.001。

四、病案举例

赵某,女,36 岁。1999 年 3 月 16 日初诊。乏力、头晕、纳差 2 年余,时有失眠,平时易感冒。曾服贞芪扶正冲剂等治疗,效果不显。血常规化验:红细胞 $4.4×10^{12}$/L,血红蛋白 126g/L,白细胞 $2.5×10^9$/L,血小板计数 $130×10^9$/L。心肺透视、心电图及肝肾功等检查均未见异常。舌质淡红,苔薄微腻,脉细。诊断为单纯性白细胞减少症。中医辨证为脾肾两虚之虚劳。治以健脾补肾、益气养血之法,方用复方鸡血藤汤。处方:鸡血藤 60g,黄芪、补骨脂各 30g,女贞子、生麦芽、白术各 10g,大枣 5 枚。每日 1 剂,水煎服。连服 15 剂,乏力、头晕、失眠诸症消失,纳食增进。化验末梢血白细胞计数 $5.2×10^9$/L。后间断服用以上方药 10 剂以固疗效,并复查白细胞计数 6 次均在 $4.5×10^9$/L 以上,随访 1 年未复发。

五、体会

白细胞减少症为常见血液病。凡外周血液中白细胞持续低于 $4.0×10^9$/L 时,统称为白细胞减少症。临床表现以乏力、头晕为主,常伴有食欲减退、四肢酸软、失眠多梦、低热心悸、畏寒腰酸等症状,并易并发咽喉炎和黏膜溃疡。中医理论中虽无该病名,但根据其临床特征,可归属于"虚劳"、"虚损"、"血虚"之范畴。临床体会,成人单纯性白细胞减少症起病缓慢,症状不重,常易被忽视,往往在体检时才能发现。从本病症状来看虽属气血亏虚,但究其病根,则应责之于脾肾,且以脾虚为主。《灵枢·决气》云:"中焦受气取汁,变化而赤是谓血。"饮食不节,损伤脾胃,久则脾胃功能虚弱,不能化生精微,而致气血化源不足,内不能调和五脏六腑,外不能洒陈营卫经脉,渐至表里俱虚。肾主骨生髓,藏精,"精血同源",脾虚日久,累及于肾,肾精亏虚则阳不化气,不能温煦中焦脾胃,致使气血更虚,且久虚易成瘀。

根据"虚则补之"的治疗原则,拟定复方鸡血藤汤,方中主药鸡血藤苦甘性温,既能补血,又能活血;配以黄芪益气生血,补骨脂温补肾阳,女贞子滋补肾阴,白术、生麦芽健脾益气开胃,再加大枣益气补中、养血安神。诸药合用,共奏健脾补肾、益气养血之功效,且补血不致瘀,滋补不碍脾,故对成人单纯性白细胞减少症,收效甚捷。

(2004 年在大连召开的第五届中华中医药学会血液病学术会议上大会交流,夏小军 作)

升白胶囊治疗白细胞减少症 195 例临床观察

白细胞减少症(leucopenia)是血液科常见病之一,是指外周血中白细胞计数(WBC)<$4.0×10^9$/L,并随其减少的程度和发病原因不同而伴随不同临床症状的病症。一般轻度减少

者,无症状或仅伴有疲乏、头晕、食欲减退等表现;但当 WBC<$2.0×10^9$/L(尤其是<$0.5×10^9$/L 时称粒细胞缺乏症)常并发明显的呼吸道、消化道等部位的感染症状,病情随之加重。该病常单独发病或继发于其他疾病的病程中,其发病原因颇为复杂。现代医学治疗白细胞减少症,除继发性者针对病因治疗外,原因不明者多选用利血生、鲨肝醇、VitB4、升白胺等,与免疫介导有关者多选用糖皮质激素强的松等。其作用机制主要为参与粒细胞发育增殖、刺激粒细胞再生和抑制免疫等。但往往疗效欠佳,且长时间服用强的松会导致肥胖、骨质疏松、股骨头坏死等不良反应,不易被患者所接受。故业内人士逐渐关注中医药对该病的治疗。本科研组于 2008 年 1 月至 2011 年 12 月采用自制升白胶囊与升白胺对照治疗白细胞减少症,疗效显著,现报道如下:

一、资料与方法

(一)临床资料

选择甘肃省庆阳市中医医院血液病科门诊及住院病历 195 例,其中门诊 168 例、住院病例 27 例,采用随机抽样法分治疗组(升白胶囊组)105 例和对照组(升白胺组)90 例。治疗组中男 69 例,女 36 例,年龄 6~59 岁,平均年龄(32.8±2.84)岁,初诊 65 例,复诊 40 例;病程 1 个月至 5 年,平均(230.8±2.04)d;对照组中男 51 例,女 39 例,男:女≈1.3:1,年龄 7~55 岁,平均年龄(32.8±2.84)岁,初诊 60 例,复诊 30 例;病程 1.5 个月至 4.5 年,平均(340.8±2.86)d。两组患者年龄、病程差异无统计学意义(p>0.05)。

(二)诊断标准

参照《血液病诊断及疗效标准》:各种原因导致成人外周血白细胞数低于 $4.0×10^9$/L 时,称白细胞减少症;在儿童则参考不同年龄正常值定为:≥10 岁低于 $4.5×10^9$/L,<10 岁低于 $5.0×10^9$/L 时,称白细胞减少症。

(三)纳入标准

纳入:① 凡符合如上诊断标准的各类白细胞减少症患者;②年龄在 5 岁以上且能够正常服用胶囊剂者。

(四)排除、剔除标准

查骨髓象等排除早期再生障碍性贫血(AA),骨髓增生异常综合征(MDS),急、慢性白血病,阵发性睡眠性血红蛋白尿(PNH)等其他血液病患者早期以白细胞减少为主要表现者。剔除治疗观察期间自行服用其他药物或加用其他治疗方法者。

(5)治疗方法

1. 治疗组

服用升白胶囊(由甘肃省庆阳市中医医院中药制剂室提供,每粒含生药 0.48g)治疗,药物组成:红参 10g,麦冬 10g,龟板胶 10g,补骨脂 10g,升麻 10g,黄芪 10g,柴胡 10g,鸡血藤 10g,五味子 10g,当归 10g,白术 10g,乌梅 10g,焦山楂 10g,炙甘草 6g。成人每次服用 2 粒,3 次/d,14 岁以下儿童每次服用 1 粒,3 次/d 或抽开胶囊冲服。

2. 对照组

服用升白胺 4 粒(生产厂家:江苏信孚药业有限公司;批准文号:国药准字 H32026382;规格:28mg/粒)治疗,4 粒/次,3 次/日,14 岁以下儿童减半量。如合并上呼吸道或消化道感染者,进行相关细菌培养及药敏试验选择有效抗生素积极控制感染;纳食差者,酌加能量合剂、复方氨基酸、大山楂颗粒等对症、支持治疗。

每 8 周为一观察周期,共观察 2 个周期。

（六）观察指标

①临床疗效。②治疗前后主要症状积分改善情况:采用主症积分法评估(评价患者困乏、头晕、咽痛、感冒等主要症状,轻度计 1 分,中度计 2 分,重度计 3 分,症状消失计 0 分)。③以入观察组第一次查血常规白细胞计数低于 $4×10^9$/L 为基点,每周至少检查一次血常规,观察两组服药后白细胞计数上升时间、白细胞计数作记录;每月至少检查一次肝、肾功能及血糖,观察治疗前后肝肾损害情况。

（七）疗效标准

参照《血液病诊断及疗效标准》及主症积分评估法。显效:治疗后白细胞总数 > $4×10^9$/L,并在疗程中能维持疗效,直至停药后一周临床症状明显改善或消失,积分改善 ≥70%;有效:治疗后白细胞总数 < $4×10^9$/L,但比治疗前上升 $(0.5～1)×10^9$/L,并在疗程中能维持疗效,直至停药后 1 周,临床症状有好转,积分改善 ≥30%;无效:治疗后白细胞总数增高 < $0.5×10^9$/L,临床症状无改善,积分改善 < 30%。

（八）统计学方法

数据以 $\bar{x}±s$ 表示,应用 SPSS11.0 统计软件系统,计量资料采用 t 检验;计数资料采用 X^2 检验,检验水准为 α=0.05。

二、结果

（一）病例脱落情况:全部病例均完成了临床观察

（二）治疗前后外周血象变化情况

2 组患者治疗前后外周血象变化情况,见表 1。

表 1　白细胞减少症治疗前后外周血象变化比较($\bar{x}±s$)

组 别	例数	WBC($×10^9$/L)		RBC($×10^{12}$/L)	HB(g/L)	PLT($×10^9$/L)
治疗组	105	治疗前	2.96 ± 1.51	4.12 ± 1.86	109	98.91 ± 14.45
		治疗后	4.32 ± 1.38*	4.66 ± 1.76*	114	108.32 ± 16.38*
对照组	90	治疗前	2.88 ± 1.47	3.88 ± 1.47	117	118.06 ± 15.47
		治疗后	3.96 ± 1.51	4.06 ± 1.51	120	109.76 ± 17.51

注:* 表示与对照组治疗后比较,$P<0.01$。

（三）两组患者临床疗效比较,见表 2。

表 2　白细胞减少症两组临床疗效比较〔例(%)〕

组别	例数	显效	有效	无效	总有效
治疗组	105	56(53)*	44(42.14)	5(4.76)	100(95.14)*
对照组	90	36(40)	39(43.33)	15(16.67)	75(83.33)

注:* 表示与对照组比较,$P<0.01$。

（四）主要症状积分改善情况

2 组治疗前、后主要症状积分改善情况,见表 3。

表 3　2 组治疗前后主要症状积分改善情况比较($\bar{x}±s$)

组 别	例数	治疗前	治疗后
治疗组	105	16.46 ± 2.51	12.14 ± 3.16*
对照组	90	15.88 ± 2.87	14.06 ± 3.51

注:* 表示与对照组比较,$P<0.01$。

（五）临床症状改善情况

治疗组患者首先是疲乏、头晕症状减轻,多数患者起效时间在2~3周,随之化验白细胞计数升高,其次是肢体酸困症状减轻,精神状态好转;而对照组服用升白胺后,上述临床症状变化不明显。表明升白胶囊对白细胞减少症有效,能够明显地改善患者的临床症状,且起效较升白胺快。

（六）毒副作用及随访情况

治疗组有10例、对照组有18例出现恶心、呕吐等胃肠道反应,对症治疗后好转。2组无一例出现肝肾功能损害,说明升白胶囊毒、副作用少;疗程中未发生其他不良事件。

三、讨论

现代医学认为,人体血液的细胞成分由白细胞、红细胞、血小板组成,而白细胞又包括粒细胞、淋巴细胞、单核细胞,但主要以粒细胞为主。白细胞主要通过趋化、黏附、吞噬、杀菌等功能在人体发挥"卫士"的作用,这种防御的功能和自身性质和与祖国医学中"气"和"血"的功能和性质相近。正如《灵枢·决气篇》所云:"中焦受气取汁,变化而赤是谓血。"此"气"乃脾胃化生的"水谷精微之气",其"营气"和津液化生血液;其"慓疾滑利"之气化生"卫气"。而肾主藏精,精血互生;肺主宣发肃降,促使卫气"熏肤充身泽毛",护卫肌表,防御外邪入侵。笔者认为,这就是白细胞发挥正常生理功能的中医理论基础,现代医学称谓的"白细胞"在物质与中医学的"营血"相似,在功能上与中医学的"卫气"相近,而肺、脾、肾三脏与其生成与发挥作用息息相关。在病理方面:白细胞减少症患者主要以困乏、头晕、易发感冒为临床表现,如病情进展,发展为粒细胞缺乏症则易合并严重的感染及"全身衰竭"症状,临床上不仅可以见到"虚劳"证候,而且还可因"易感外邪"而出现发热等"热病"表现,审证求因,该病应归属于祖国医学的"虚劳""虚损"、"温病"等范畴。其病因,不外乎日常生活调养失宜,或因外感或因劳倦及情志等因素导致内伤,以致脾肾亏虚,精血不足而发。由于脾虚易生内湿;气虚血滞,留而为瘀,所以该病的病理表现主要有虚、热、瘀、湿四个方面,其病机变化主要有"血虚精亏、卫气不足"及"易感外邪"两方面,脾肾两虚是其发病关键,阴、阳、气血亏损是本病病机演变的特点所在,病性为虚或虚实夹杂,病位在脾、肾,涉及于肺。此即为该病的中医病理演变的理论基础。所以确定以健脾补肾、益气养血、散邪化瘀为白细胞减少症患者的主要治法。

升白胶囊方中主药红参补脾益肺;麦冬养阴生津;龟甲胶养血益肾,配麦冬滋阴润肺以实肺卫。药理实验表明,麦冬均含有多种氨基酸、微量元素及维生素等成分,能够抗疲劳、促进蛋白质、DNA、RNA的合成,升高外周血白细胞,麦冬能够增强网状内皮系统的吞噬能力,提高机体的免疫功能。龟甲胶能够改善"阴虚"证病理模型动物的机能状态,能增强免疫功能,双向调节DNA合成率的效应,有一定提升白细胞数的作用。临床报道以参麦注射液配合白血病化疗,可明显减轻化疗药物对骨髓、心、肝、肾等器官的损害,而且可明显升高白细胞;白术健脾渗湿;升麻、柴胡升阳解表;黄芪益卫固表;当归、鸡血藤补血化瘀;佐以焦山楂消食散瘀,防他药滋腻碍胃;五味子敛阴固涩,防升麻、柴胡发散耗阴。全方扶正不恋邪,祛邪而不伤正,治疗白细胞减少症患者,疗效显著。

本研究显示,升白胶囊可以提升白细胞减少症患者的白细胞计数,能够明显地改善患者疲乏、头晕等临床症状,减少患者并发感染的机会,其"升白"及改善临床症状的疗效明显优于升白胺。而且该制剂携带服用方便,作用安全可靠,稳定性好,毒副作用小,价格低廉,既可单独服用,又可与西药配合应用,故可望成为中医血液病临床的一种新制剂。

（刊登于《西部中医药》2014年第9期,姚金华、田占雍、赵淑芳 等 合作）

再障生血胶囊系列治疗慢性再生障碍性贫血临床观察

再障生血胶囊系列是我院在原应用治疗再生障碍性贫血(AA)有效中药汤剂、丸剂的基础上,经进一步优化组方、精确用量,并经现代药物制备工艺精制而成的纯中药胶囊剂,分再障滋补胶囊和再障温补胶囊两种。为探讨其对慢性再生障碍性贫血(CAA)的疗效及作用机制,我们于 2000 年 1 月至 2004 年 12 月对 73 例 CAA 采用再障生血胶囊系列加康力龙进行治疗,取得了满意疗效。现总结报告如下。

一、资料与方法

(一)病例选择标准

参照 1987 中华血液学第四届全国再生障碍性贫血学术会议制定的诊断标准,并制定如下纳入范围:①年龄 5 周岁以上者;②非孕妇患者;③非病情危重的晚期;④无肝炎、肾功能衰竭、糖尿病等严重并发症者;⑤无合并或治疗过程中转化为其他血液病者,如阵发性睡眠性血红蛋白尿、急慢性白血病、骨髓增生异常综合征等;⑥未接受环孢菌素 A 等免疫抑制剂治疗者;⑦坚持治疗者。中医辨证分型参照 1989 年大连全国中西医结合血液病学术会讨论标准,分肾阴虚、肾阳虚、肾阴阳两虚三型。

(二)临床资料

所有病例均系甘肃省庆阳市中医医院及庆阳市人民医院收治病例,共 105 例。采用随机抽样法,设观察组(中药加康力龙治疗)及对照组(康力龙治疗)。观察组 73 例中男 48 例、女 25 例;年龄 8~62 岁,平均(37.2±14.26)岁,原发性 49 例,继发性 24 例;初诊者 34 例,复诊者 39 例;病程 0.5~68 个月,平均(26.00±19.47)个月;血红蛋白(Hb)11.5~98.0g/L,平均(35.24±13.22)g/L,白细胞(WBC)1.25~3.90×10⁹/L,平均(2.15±0.66)×10⁹/L;血小板(PLT)6.5~88.5×10⁹/L,平均(39.2±20.62)×10⁹/L;网织红细胞计数(BR)0.01%~1.32%,平均(0.56±0.38)%;骨髓增生重度减低 38 例,增生减低 19 例,增生活跃 16 例;就诊时中医辨证为肾阴虚型 34 例;肾阳虚型 15 例;肾阴阳两虚 24 例。对照组 32 例中男 19 例、女 13 例;年龄 6~68 岁,平均(36.8±17.22)岁,原发性 24 例,继发性 8 例;初诊者 14 例,复诊者 18 例;病程 0.1~71 个月,平均(23.80±15.64)个月;Hb18.0~92.5g/L,平均(41.34±12.81)g/L,WBC 1.40~3.95×10⁹/L,平均(2.25±0.48)×10⁹/L;PLT12.5~82.6×10⁹/L,平均(36.44±15.32)×10⁹/L;BR 0.01%~1.35%,平均(0.58±0.32)%;骨髓增生重度减低 14 例,增生减低 13 例,增生活跃 5 例。

(三)治疗方法

观察组服用再障生血胶囊系列(由甘肃省庆阳市中医医院制剂室提供)加康力龙(广西南宁制药企业集团公司生产)治疗。其中肾阴虚型服用再障滋补胶囊,药物组成:龟甲胶、熟地、女贞子、旱莲草、当归、红芪、人参、麦冬、五味子、鸡血藤、茜草、紫河车、山萸肉、白术、山楂;肾阳虚型服用再障温补胶囊,药物组成:鹿角胶、肉桂、菟丝子、仙灵脾、肉苁蓉、补骨脂、红芪、当归、白术、人参、鸡血藤、茜草、阿胶、熟地、山楂;肾阴阳两虚型按偏虚程度灵活服用以上两种胶囊。对照组单纯口服康力龙治疗。再障生血胶囊系列成人每次服用 4 粒,每日 2 次;康力龙每次服用 2~4mg,每日 2~3 次。两组治疗均以 3 个月为 1 个疗程,治疗 2 个疗程后判定疗效。

两组住院患者均住普通病房,病房内每日用紫外线消毒 30min,合并感染时立即采取标本做细菌培养与药敏试验,并根据结果选择有效抗生素;感染发热者可灵活选用中成药双黄连注射液、清开灵注射液、鱼腥草注射液等。贫血、出血严重者视病情需要输注机采血小板、浓缩红细胞或全血。治疗期间停用其他刺激骨髓造血的西药。

(四)观察项目与指标

临床症状:包括乏力、苍白、心悸、纳差、头晕等一系列贫血症状;皮下、黏膜、牙龈、鼻腔出血,咯血、尿血、便血、眼底出血,月经量多等一系列出血症状。实验室检查中血象检查采用库尔特 KX-21 血细胞计数仪,每周 1~2 次。治疗前后分别采用 2 次检查结果的平均值作为统计资料。骨髓象检查采用治疗前后的同一部位骨髓涂片,瑞氏染色后在光镜下观察。同时在用药前后定期检查心电图、X 线胸片、尿、大便常规、肝、肾功能及电解质等。

(五)统计学处理

各指标以 $\bar{x} \pm s$ 表示。应用 SPSS 医学统计软件包,计量资料采用 t 检验;计数资料采用 X^2 分析。

二、结 果

(一)疗效标准

参照 1987 年第四届全国再障学术会议制定的疗效标准,分基本治愈、缓解、明显进步及无效。判定以上疗效时,均应 3 个月内不输血。

(二)两组临床疗效比较 见表 1

表 1 两组临床疗效比例〔例(%)〕

组 别	例数	基本治愈	缓 解	明显进步	无 效	总有效
观察组	73	28(38.36)*	19(26.02)	17(23.29)*	9(12.33)	64(87.67)*
对照组	32	7(21.88)	9(28.12)	3(9.38)	13(40.62)	19(59.38)

注:与对照组比较,*P<0.01。

(三)两组疗程比较

两组均以用药 3 个月为 1 疗程。观察组有效 64 例中,1 疗程见效者 13 例(占 20.31%);对照组有效 19 例中,1 疗程见效者 2 例(占 10.5%)。两组相比,有统计学意义(P<0.05)。

(四)两组治疗前后外周血象变化比较 见表 2

表 2 两组治疗前后外周血象变化比较($\bar{x} \pm s$)

组 别	例数		HB(g/L)	WBC(×10⁹/L)	PLT(×10⁹/L)	BR(%)
治疗组	73	治疗前	35.24 ± 13.22	2.15 ± 0.66	39.20 ± 20.62	0.58 ± 0.38
		治疗后	102.46 ± 31.75*△△	3.87 ± 0.93*	71.08 ± 26.76*△	1.23 ± 0.33*
对照组	32	治疗前	41.34 ± 12.81	2.20 ± 0.48	36.44 ± 15.32	0.58 ± 0.32
		治疗后	93.72 ± 29.45*	3.55 ± 0.92*	52.74 ± 30.88**	1.18 ± 0.41*

注:与本组治疗前比较,*P<0.001,**P<0.01;与对照组治疗后比较,△P<0.01,△△P<0.05。

（五）两组治疗前后骨髓象变化比较　见表3

表3　两组治疗前后骨髓象变化比较[例(%)]

组 别	例数		重度减低	减低	活跃	明显活跃	巨核细胞数 (个/片)
治疗组	73	治疗前	38(52.05)	19(26.03)	16(21.92)	0	0~3
		治疗后	10(13.69)	8(10.96)	37(50.68)	18(24.67)*	0~38
对照组	32	治疗前	14(43.75)	13(40.63)	5(15.62)	0	0~3
		治疗后	13(40.62)	8(25.00)	9(28.13)	2(6.25)	0~30

注：与对照组治疗后比较，*$P<0.001$。

（六）两组临床症状、血象改善时间比较

观察组有效64例中，起效时间22~410d，平均(188.24±72.88)d；对照组有效19例中，起效时间48~428d，平均(246.74±80.56)d。两组相比有显著性差异，($P<0.05$)。

（七）两组临床症状与血象、骨髓象的变化关系分析

两组临床症状首先是头晕、乏力、心悸、苍白等贫血症状改善，其次是各类出血症状的恢复。血象多按Hb、WBC、PLT的顺序恢复，骨髓象的恢复一般迟于血象。但观察组以上改善程度均较对照组明显，患者生活质量也明显高于对照组。

三、讨论

AA是一组由化学、物理、生物因素及不明原因引起骨髓干细胞及造血微环境损伤，以致红髓被脂肪代替，以血中全血细胞减少为特征的骨髓造血衰竭性疾病。根据其起病缓急、病情轻重、骨髓损伤程度和转归，分为急性和慢性两型。其中CAA属中医"髓劳"、"虚劳"、"血虚"等范畴。中医理论认为，机体先天不足，精血生化乏源，或因有毒药物及理化因素伤正，邪毒瘀阻，新血不生，乃发斯证。本研究以国内知名中西医结合专家裴正学教授提出的"西医诊断，中医辨证，中药为主，西药为辅"十六字方针，研制出具有滋补肾阴、养血填髓的再障滋补胶囊和温补肾阳、益髓生血的再障温补胶囊，组成中药再障生血胶囊系列，临床应用时根据中医辨证及肾之阴阳偏盛偏衰，结合三因制宜，或单用，或合用，或与西药配合应用，体现辨病论治与辨证论治相结合的原则。

临床资料表明，再障生血胶囊系列配合西药常用药康力龙治疗CAA，基本治愈率为38.36%，总有效率为87.67%，较单纯应用康力龙起效快，疗程短，外周血象及骨髓象改善明显，毒副反应少，并可减轻康力龙的不良反应，患者生活质量也得到明显提高，从而为中医药治疗CAA开辟了一条新路子。

（刊登于《中国中医药信息杂志》2006年第7期，夏小军、郭川、张鑫智　等　合作）

从脾肾论治再生障碍性贫血

再生障碍性贫血(简称再障)是由于骨髓造血组织显著减少,造血功能部分或全部衰竭而引起的一组综合征。临床主要表现为进行性贫血、出血、反复感染及全血细胞减少。按其临床表现,可归属于祖国医学"虚劳"、"血证"、"髓劳"的范畴。本病一向被认为是难治之病。临床分型较多,治法多样。本文主要论述从脾肾入手治疗再障的点滴体会。兹浅述如下。

一、病因病机归之脾肾两亏

导致再障的病机主要有:其一,先天禀赋薄弱,后天又失及时调养,精血不足,可发展为本病。正如《虚劳心传·虚证类》说:"有童子亦患此者,则由于先天禀受之不足,而禀于母气者尤多。"其二,烦劳过度,如早婚多育、酒色房劳、劳倦过度等均可致形神过耗,损及五脏,引起脏腑失调,而"虚邪之至,害必归阴,五脏之伤,穷必及肾,穷至此"(《景岳全书》),肾精亏损,可形成本病。其三为饮食不节,饥饱不调,损伤脾胃,不能化生精微,生长气血。气血来源不足,内不能调和于五脏六腑,外不能洒陈于营卫经脉,渐至表里俱虚。若再因起居不慎,感受外邪或不节,复伤脾胃,如此反复,病势日深,而成本病。其四,外感邪毒,入里化热,热伤血络,血热妄行,致气血耗伤,或因迁延失治,邪气久勒,正气耗伤,气血不足,亦可导致本病。即所谓"伤风不愈久成劳"。

本病的病机归之于先后天两方面。先天的关键在于肾。后天的关键在于脾。肾"藏精"、"主骨生髓"。若先天不足,肾精亏损,则骨髓不充,髓虚则精血不能复生。肾中阳气根于肾阴,具有温养全身、脏腑的功能。肾精虚损,必致肾阳不振,进而不能温养五脏,使五脏俱虚。脾主运化,升清,统摄血液,其运化的水谷精微是气血化生和充养肾精的主要来源。若脾气虚弱,则水谷不化,气血和肾精的化源不足,且统血无权致气血亡失,全身失养,虚损衰竭皆至。正如《医门法律·虚劳门》云:"饮食少则血不生,血不生则阴不足以配阳,势必五脏齐损。"若心气虚不能主血脉,脾气虚不能统血,肝气虚不能藏血,肺气虚卫外不固,从而出现气血亏损,统血无权,易招致外感发热等证,即所谓贫血、出血、感染的再障三大特征。由此可见,脾肾在导致本病的病机上极为重要。

二、补先天后天为治根之本

本病的一般临床表现:面色萎黄,头晕心悸,纳呆,神疲乏力,舌质淡,脉弱无力。此属气血两虚兼脾肾不足型。

若伴见腰酸耳鸣、手足心热、面色苍白而两颧潮红,脉细数。此属气血两虚兼肾阴不足型。若兼见面色苍白,畏寒怕冷、腰膝酸软、便溏泄泻、脉沉细。此辨为气血两虚兼脾肾阳虚型。

本病的治疗应本着《素问·阴阳应象大论》中:"形不足,温之以气"、"精不足,补之以味。"以益气养血,健脾补肾为基本法则。笔者自拟健脾补肾养血方:黄芪、当归、山药、薏苡仁、党参、茯苓、阿胶、首乌、枸杞、麦冬、五味子、熟地、女贞子、旱莲草、肉苁蓉。若伴见肾阴虚者而有发热者,可用生黄芪,方中去肉苁蓉,加生地、沙参、龟板、黄柏。若伴肾阳虚者,方中去熟地、旱莲草、女贞子,加巴戟天、菟丝子、补骨脂。

另外,本病患者体质虚弱,常易招致外感发热,故常见血热妄行和脾虚气不摄血者所致的出血。应按"外感"及"血证"进行辨证治疗。另则由于其病势急,对气血耗伤影响甚大,进而严重损害脾肾,致病情恶化。因此对治疗本病影响很大,也是致死的主要原因,故当"急则治其标"。等热退血止,病情稳定,则应辨明气血阴阳及脏腑虚损的程度,采用益气养血,健脾补肾法以治其本。

病案举隅　陈某,男,33岁,工人。患者素日有间断性鼻衄史。2002年2月23日晚鼻出血不止,经用止血敏塞鼻及头部冷敷,出血止。继而出现面色萎黄,头昏心悸,气短乏力,腰酸畏寒。在当地医院确诊为"再障",治疗2个月(用药不详),疗效不显。于同年5月6日来我院门诊治疗。证见面色萎黄,头昏心悸,气短乏力,腰膝痠软,畏寒便溏,舌质淡,苔薄白,脉沉细无力。查血象:Hb70g/L,WBC5.4×10⁹/L,PLT8×10⁹/L。骨髓有核细胞增生极度低下。据脉证分析,此属气血不足,脾肾阳虚,宜益气养血,健脾温肾,方药:灸黄芪、生山药、生薏仁、当归、菟丝子、何首乌各30g,阿胶、龟板胶、麦冬、肉苁蓉各9g,枸杞、巴戟天各15g,五味子12g,甘草6g。

按上方加减服180剂,诸症消失。查血象:Hb110g/L,WBC5.1×10⁹/L,PLT8.4×10⁹/L,于2002年3月22日因喝酒致鼻、齿龈出血,大便下血。在某医院检查Hb43g/L,WBC3.3×10⁹/L,PLT10×10⁹/L。即输新鲜血液500ml。次日来我院治疗,证见面色萎黄,头晕心悸,鼻、齿龈出血不止,舌质淡、苔薄白,脉细数。治宜益气养阴,凉血止血,方药:党参、白茅根、仙鹤草、生地榆、生薏米各30g,生地炭、侧柏炭各15g,五味子9g,阿胶12g,甘草6g。此方连服20剂,鼻、齿龈出血、大便下血均止,余症减轻。脉沉细。治法改用益气养血,健脾补肾。方药:黄芪、党参、首乌、生山药、生薏米、黑豆、白茅根各30g,茯苓、当归、枸杞、麦冬、鸡血藤各15g,阿胶、鹿胶、五味子各9g,甘草6g。此方连服50剂,症状逐渐消失,血象好转。原方去黑豆,加巴戟天9g,连服120剂,诸症消失。舌质渐红润、苔薄白,脉细缓。查血象:Hb130g/L,WBC8.6×10⁹/L,PLT8×10⁹/L;骨髓象:有核细胞增生活跃。遂停药观察。2003年4月6日来信述:查血象Hb120g/L,WBC4.2×10⁹/L。PLT9×10⁹/L,之后随访数年未复发,身体一直很好。

从上述病案中可以看出,益气养血,健脾补肾法贯穿于本病治疗的始终,若出现阴阳偏虚的情况,须根据辨证,在原方的基础上,随症加减用药,以求药症相符。若出现出血不止的情况时,则采用凉血止血等法,以"急则治其标。"该案例经1年零7个月的时间治疗,竟收满意之效。足见除针对症状采用相应的治疗措施外,从脾肾论治本病,乃是治疗的关键。

(2005年6月,在甘肃省庆阳市召开的全国中医药文化传承与发展学术研讨会议上大会交流,开金龙　作)

生血汤系列治疗慢性再生障碍性贫血35例临床观察

据国内21个省、市、自治区统计资料表明:慢性再障(CAA)发病率6/10万,严重威胁着人类健康。目前国内、外西医对该病的治疗多选用免疫抑制剂、雄激素等,不但价格昂贵,副作用大,而且起效慢,难以短时间内获得缓解。

我们于 1998 年 1 月至 2003 年 10 月,应用自拟生血汤系列,配合常规西药治疗慢性再障 35 例,并与单纯西药(同前)常规治疗 30 例作对照,现报道如下:

一、临床资料

(一)诊断标准

所有病例西医诊断均符合《血液病诊断及疗效标准》关于慢性再生障碍性贫血的诊断标准。

(二)一般资料

65 例慢性再障患者均为我院住院或门诊患者,采用单盲法随机分为两组:生血汤系列配合西药治疗组(治疗组)和西药常规治疗组(对照组)。治疗组 35 例,男 19 例,女 16 例,年龄 9~65 岁,平均 28.34±31.44 岁,病程 1~48 个月,平均 18.89±19.12 个月,其中纯红再障 2 例,原发性 30 例,继发性 5 例,血红蛋白 20.5~99.5g/L,平均 54.66±20.3lg/L,白细胞(1.0~3.4)×10⁹/L,平均(2.10±0.77)×10⁹,骨髓重度减低 15 例,增生中度减低 16 例,增生活跃 4 例,网织红细胞 0.01%~1.2%,平均(0.61~0.36)%;对照组 30 例,男 18 例,女 12 例,年龄 2~58 岁,平均 31.89±16.86 岁,病程 0.5~55 个月,平均 14.53±15.62 个月,原发性 25 例,继发性 5 例,其中纯红再障 1 例,血红蛋白 21.5~85.6g/L,平均 52.84±16.86g/L,白细胞(1.2~3.8)×10⁹/L,平均(2.16±0.85)×10⁹,骨髓增生重度减低 8 例,增生中度减低 17 例,增生活跃 5 例,网织红细胞 0.01%~1.23%,平均(0.63±0.37)%。两组一般材料基本相似,经统计学处理,差异无显著意义($P>0.05$),具有可比性。

二、治疗及观察方法

(一)治疗组用再障生汤系列加西药常规治疗

基本方药:黄芪 30g,川芎 15g,当归 20g,肉苁蓉 10g,枸杞 30g,神曲 15g,鸡血藤 15g,紫河车(另研装空心胶囊)10g,鹿角胶(另烊化)l0g,赤芍 9g,偏于脾肾阳虚者加仙灵脾 10g,巴戟天 10g,肉桂 8 g;偏于肝肾阴虚者加入女贞子、旱莲草各 12g,龟板胶(另烊化)10g,枸杞 15g,熟地 30g,首乌 10g,山萸肉 10g,仙鹤草 30g,三七粉另冲 5g;疾病后期,病情危重,不能明确区分者,以阴阳双补为主,基本方中加入仙鹤草 25g,补骨脂 15g,龟板胶(另烊化)15g,首乌 15g。常规煎法,每日一剂,分两次温服,儿童用量酌减(5 岁以下成人 1/3 量,10 岁以下成人 1/2 量),口服康力龙 2~4mg,2~3 次/d,丙酸睾丸酮 100mg 肌注, 1 次/d;对照组同西药常规治疗。同时复查肝肾功能并积极防治肌注部位瘀肿。合并感染发热者选用敏感抗生素,血红蛋白低于 50g/L,酌情输注红细胞或全血,血小板低于 20×10⁹/L,且合并明显出血者,可酌情输注血小板。两组均以 3 个月为一疗程,两疗程后判定疗效。

(二)统计学处理

剂量资料采用 t 检验,计数资料采用 X^2 检验,临床资料采用 Ridit 分析。

三、治疗结果

(一)疗效标准

参照《血液病诊断与疗效标准》。

(二)治疗结果

治疗组 35 例。基本治愈 15 例,缓解 10 例,明显进步 8 例,无效 2 例,总有 94.5%;对照组 30 例,基本治愈 9 例,缓解 8 例,明显进步 7 例,无效 6 例,总有效率 80%,经 Ridit 分析,两组总有效率差异有显著性(P>0.05),治疗组优于对照组,见表1;临床用药起效时间:治疗组有效的33例中,最短85d,最长380d,平均193.14±72.85d,对照组有效24例中,最短45d,最长120d,平均240.12±85.51d,治疗组起效时间明显短于对照组,两组起效时间差异有显著性(P<0.05)。两组治疗前均复查肝肾功能、心电图等,对照组有5例谷丙转氨酶升高,16例出现了不同程度的痤疮、多毛、"柯兴氏面容",1例出现股骨头无菌性坏死,而治疗组除出现多毛、"柯兴氏面容"表现外,所观察病例肝肾功能、血糖均未见异常,说明治疗组毒副作用明显减少。

表1 两组临床疗效比较[例(%)]

组别	n	基本治愈	缓解	明显进步	无效	总有效率
治疗组	35	15(42.9)	10(28.6)	8(22.8)	2(5.7)	94.3%
对照组	30	9(30)	8(26.7)	7(23.3)	6(20)	80%

四、讨论

(一)现代医学对慢性再障的治疗现状

CAA是由于多种原因引起的造血干细胞、造血微环境以及免疫机制改变引起的造血功能障碍,出现以全血细胞或单系细胞减少为主的疾病。其病理变化主要是红髓脂肪化,根据发病缓急、病情轻重、骨髓损伤程度、转归等,国内分为急性(SAA)和慢性(CAA)两种。现代医学对CAA的治疗多选用①非特异性免疫抑制剂:环孢素A(CSA)、大剂量甲基强的松龙,丙种球蛋白等。②雄激素:如丙酸睾丸酮、康力龙、大力补等。以及促红细胞生成素(EPO)、粒细胞集落刺激因子(G-CSF)、654-2、一叶秋碱、左旋咪唑等,还应积极配合防治感染,成分输血。适当合理的治疗,CAA多3~6个月起效,1~2年获得缓解,且由于CSA、EPO、G-CSF等价格昂贵,药源紧缺,肝肾毒性大,且长期应用应测定CSA的血药浓度,大多数基层患者亦难以接受。一些血液病的学者寄厚望于中医药对CAA的治疗。国内补肾活血中草药加雄激素治疗CAA屡见报道,这无疑给我们提供了启示。

(二)中医理论对慢性再障的认识

CAA属中医的"血虚"、"虚劳"、"血枯"、"血证"范畴,多为内伤所致或由于后天调养失宜,与心、肝、脾、肾等脏有关,尤其与肾虚关系最为密切。"肾主骨生髓藏精","血为精所化生",骨髓是造血的场所,故肾之功能强弱(即肾气的虚实),直接影响骨髓造血,但"肾为先天之本","脾主运化,为后天之本,气血生化之源",先天肾精之盈亏、肾气之功能强弱均有赖于后天脾胃运化水谷精微,化生气血的濡养;"肝主藏血","心主血脉",肝之正常疏泄,调节血液供应;心脉阳气鼓动,血液得以运行全身,不论是后天水谷精微化生气血的正常输布、运行,还是气血对先天肾精的濡养,均有赖于心气的鼓动、肝阳的调节。"脾阳虚弱,肾精亏虚或肝肾阴虚,髓海瘀阻",发为"血虚"、"虚劳",本病初起以气血两虚为主,病久损伤脾肾阳气或耗伤肝肾之阴,疾病后期,病情危重,则出现严重的阴阳两虚现象,阳虚者多兼血瘀,阴虚者多耗血、动血而合并出血。故应以益气养血,温补脾肾之阳,或滋养肝肾之阴,为该病总的治疗原则。阳虚多兼血瘀,是由于肝失调节,心阳鼓动无力所致,"瘀血不去,新血不生",故应益气调肝,活血化瘀,前者治本,后者治标。

国内有关研究表明,补肾活血中药可改善骨髓微环境,提高机体免疫功能。当然阴虚和合并出血者,仍应滋阴凉血止血,补肾健脾治疗,相当于现代医学之免疫抑制剂、雄激素,细胞集落刺激因子样作用;益心调肝、活血化瘀,改善"骨髓血液供应",类似于654-2、一叶秋碱样作用。生血汤系列以益气养血、健脾补肾或滋补肝肾,兼以活血化瘀或止血之原则组方,通过对 35 例 CAA 患者临床观察表明:本方组方合理,疗效可靠,与西药常规治法配伍应用,相得益彰,总有效率 94.5%,明显优于对照组,且患者的医疗费用大大减少,毒副作用明显减轻,起效时间明显缩短,未发现股骨头坏死及肝肾功能损害,这对广大基层 CAA 患者的治疗以及对中医血液病学的发展无疑具有重要临床意义。

（2005 年 6 月在甘肃省庆阳市召开的全国中医药文化传承与发展学术研讨会议上大会交流,姚金华　作）

养血益气胶囊联合泼尼松片治疗自身免疫性溶血性贫血 30 例

自身免疫性溶血性贫血(AIHA)系体内 B 淋巴细胞免疫调节紊乱,产生自身抗体和(或)补体,并结合于红细胞膜上,致红细胞破坏加速而引起的一组溶血性贫血。本病应归属于中医学"黄疸""急黄""虚劳""积聚"等范畴。西医学治疗 AIHA 目前缺乏特效方法,中医药治疗该病有一定的优势,《血液病学》也推荐可采用中西结合治疗 AIHA。2007 年 1 月至 2012 年 10 月,笔者采用养血益气胶囊合泼尼松片治疗自身免疫性溶血性贫血 30 例,总结报道如下。

一、一般资料

选择庆阳市中医医院血液病科住院自愿接受临床观察的自身免疫性溶血性贫血患者 60 例,按 1:1 的比例随机分为治疗组和对照组。治疗组 30 例,其中男 6 例,女 24 例;年龄 13~45 岁;病程 1~4 年;其中轻度贫血 4 例,中度贫血 15 例,重度贫血 11 例。对照组 30 例,其中男 8 例,女 22 例;年龄 7~50 岁;病程 0.5~3 年;轻度贫血 5 例,中度贫血 12 例,重度贫血 13 例。两组一般资料对比,差别无统计学意义($P>0.05$),具有可比性。

二、诊断标准

(一)诊断标准

按照《血液病诊断及疗效标准》温抗体型自身免疫性溶血性贫血(AIHA)疗效标准制订。

1. 临床表现

原发性者多为女性,年龄不限。临床表现除溶血和贫血外无特殊症状,半数有脾肿大,1/3 有黄疸和肝大。继发性者常伴有原发性疾病临床表现。

2. 实验室检查

(1)贫血程度不一,有时严重,可爆发急性溶血危象。外周血涂片可见多数球形红细胞及数量不等的幼红细胞,偶见吞噬红细胞现象,网织红细胞增多。

(2)骨髓涂片呈红细胞增生象,偶见红细胞系轻度巨幼样变。

(3)再生障碍性危象时,网织红细胞极度减少,骨髓象呈再生障碍,血象呈全血细胞减少。

(4)抗球蛋白试验直接试验为阳性,主要为抗 IgG 和抗补体 C3 型,偶有抗 IgA 型;间接试验可阳性或阴性。

3. 诊断依据

(1)近 4 个月内无输血或特殊服药史,如直接抗球蛋白试验阳性,结合临床表现和实验室检查可确立诊断。

(2)如抗球蛋白试验阴性,但临床表现较符合,肾上腺皮质激素或切脾术有效,除外其他溶血性贫血特别是遗传球形红细胞增多症可诊断为抗球蛋白试验阴性的 AIHA。

(二)贫血程度分级标准

按照《血液病诊断及疗效标准》制订。

Hb≤30g/L 为极重度, Hb 在 31~60g/L 为重度,Hb 在 61~90g/L 为中度, Hb>90g/L 与低于正常参考值下限之间为轻度。

三、试验病例标准

(一)纳入病例标准

符合诊断标准,自愿作为受试对象并能保证配合完成试验观察全过程者,可纳入试验病例。

(二)排除病例标准

①不符合诊断标准和纳入病例标准者;②存在溶血危象者;③受试前已输血或因病情危重受试期间需输血者;④受试前经过肾上腺皮质激素治疗者;⑤存在其他严重并发症需同时治疗者;⑥过敏体质及对多种药物过敏者;⑦存在意识障碍或精神异常不能合作者。

四、治疗方法

对照组给予泼尼松片(浙江仙居制药有限公司, 批号:071111,091001,120521),1d, 1mg/kg,分 2 次服用,待血红蛋白升至正常并稳定后每周减至 5mg。治疗组在对照组的治疗基础上给予养血益气胶囊(庆阳市中医医院院内制剂),4 粒/次(儿童减半量),1d, 3 次,水送服。

两组均以 28 d 为 1 个疗程,共治疗 1 个疗程。

五、疗效判定标准

参照《血液病诊断及疗效标准》制订。疗效评价共分为显效(完全缓解)、有效(部分缓解)及无效 3 个等级。

(一)显效

临床症状消失,红细胞计数、血红蛋白及网织红细胞百分比均在正常范围,血清胆红素测定在正常范围,直接和间接抗球蛋白试验转为阴性。

(二)有效

临床症状基本消失,血红蛋白>80g/L,网织红细胞<5%,血清胆红素≤34 μmol/L,抗球蛋白试验阴性,或仍为阳性,但效价较治疗前明显降低。

(三)无效

治疗后仍有不同程度贫血或溶血症状,实验室检查结果未达到部分缓解标准。

六、临床症状观察指标及评分标准

参照国家中医药管理局医政司 2011 年发布的"萎黄病(缺铁性贫血临床路径)中医临床

路径"制订。见表1。

表1 主要临床症状观察指标评分标准 分

临床症状	无	轻度	中度	重度
皮肤黄染	0	1	2	3
头目眩晕	0	1	2	3
心悸气短	0	1	2	3
神疲倦怠	0	1	2	3
失眠健忘	0	1	2	3
食欲不振	0	1	2	3
食后腹胀	0	1	2	3
恶心呕吐	0	1	2	3
寒战发热	0	1	2	3

七、结 果

（一）两组疗效对比

见表2。两组对比,经 Ridit 分析,u=2.15,$P<0.05$,差别有统计学意义。

表2 两组疗效对比

组别	例数	显效	有效	无效	有效率 / %
治疗组	30	24	4	2	93.3
对照组	30	19	7	4	86.7

（二）两组治疗前后症状积分对比 见表3。

表3 两组治疗前后主要临床症状积分 分

临床症状	对照组		治疗组	
	治疗前	治疗后	治疗前	治疗后
皮肤黄染	70	3	71	2
头目眩晕	62	4	61	1
心悸气短	71	2	73	1
神疲倦怠	76	0	74	1
失眠健忘	69	30	67	15
食欲不振	32	0	34	0
食后腹胀	58	28	57	5
恶心呕吐	60	0	58	0
寒战发热	25	0	24	0
脾大	35	5	36	3

采用尼莫地平评分法计算疗效指数：疗效指数=(治疗前积分-治疗后积分)÷治疗前×100%。治疗组95.0%,对照组87.1%,两组疗效指数对比,经 Ridit 分析,u=2.37,$P<0.05$,差别有统计学意义。

八、讨 论

AIHA 系体内 B 淋巴细胞免疫调节紊乱,产生自身抗体和(或)补体,并结合于红细胞膜上,致红细胞破坏加速而引起的一组溶血性贫血。临床表现多样,轻重不一,多慢性起病,常有贫血、黄疸、肝脾肿大。依据其临床特点,本病应归属于祖国医学"黄疸""急黄""虚劳""积聚"等范畴。西医治疗以肾上腺皮质激素、脾切除、免疫性抑制剂等方法治疗,虽然有效,但副作用比较明显,而且治疗缓解后易复发,反复使用肾上腺皮质激素后易耐药。众多的临床报道认为中医治疗本病的疗效是肯定的。但报道多为个案总结,尚无中医治疗的成熟经验,中医所用药物多为退黄,补益气血,滋补脾肾之品。

笔者从"脾"立论,认为AIHA的发生是由于感受热毒入里伤脾,或素体脾胃虚弱复感热毒,脾虚水湿不化,湿热邪毒搏结,交蒸于肝胆,肝失疏泄,胆汁外溢,而出现黄疸;热毒内蕴化火,侵扰血分,耗伤营血,或脾虚日久,气血生化乏源,则见贫血之见症。本病为虚实夹杂之证,"虚""湿""热"贯穿于整个病程之中。故治以健脾益气,养血补血,清热利湿之法。方中党参、黄芪、白术、当归补脾益气、养血补血;山栀子、茯苓、车前子清热利湿退黄;柴胡疏肝行气;大黄通腑以泻湿热;鸡内金、莱菔子消食导滞,补骨脂温补脾肾。全方共奏健脾益气、养血补血、清热利湿之效。

甘肃中医学院药理学教研室(国家三级科研实验室)急性毒性试验及药效学实验表明,养血益气胶囊对苯肼所致小鼠溶血性贫血具有治疗作用,并且该药一日内剂量过大,口服安全。临床观察研究表明,中药养血益气胶囊联合西药治疗AIHA疗效优于单纯西药组,在黄疸、心悸气短、神疲乏力、食欲不振等主要症状改善方面也优于单纯西药组。综上,中药养血益气胶囊联合西药治疗AIHA的中西结合治疗效果明显,值得临床推广。

(刊登于《中医研究》2013年第10期,开金龙、刘慧、夏小军 合作)

益气凉血汤治疗特发性血小板减少性紫癜158例临床观察

特发性血小板减少性紫癜(ITP)是由于外感或内伤等原因导致的血小板减少,血液不循常道,外溢肌肤,以皮肤、黏膜出现瘀点、瘀斑、齿衄、鼻衄等为主要表现的出血类疾病。实验室检查有血小板的减少、出血时间延长、血块退缩不良、毛细血管脆性试验阳性,骨髓巨核细胞数正常或增多并伴有成熟障碍,系因自身免疫机制导致血小板破坏过多而引起,临床分为急性和慢性两型,急性发病者以儿童多见,多由外感引起,有明显的出血倾向;慢性发病以成人多见,病程多迁延日久。属于中医的"血证""紫癜病""发斑""葡萄疫"等范畴。ITP的治疗目前仍比较困难,现代医学主要采用肾上腺皮质激素、免疫抑制剂及切脾等办法治疗,近期疗效较好,但大部分患者会在一段时间内复发,且副作用大。我们从2005年1月至2008年6月,用自拟具有凉血止血、益气摄血、宁络消斑作用的益气凉血汤治疗ITP患者158例,收到较好疗效。现总结报道如下:

一、临床资料

本组观察的158例患者中,男66例,女,92例,年龄2~10岁52例,10~20岁49例,21~

40 岁 33 例,41~62 岁 21 例,60 岁以上 3 例。病程 3 月以上 62 例,1 年以内 53 例,2 年以内 35 例,3 年以上 8 例。158 例中有 93 例既往用过肾上腺皮质激素;105 例用过利血生、氨肽素;4 例用过长春新碱。初诊 47 例,复诊 111 例。全部患者均符合《血液病诊断及疗效标准》(张之南主编. 科学出版社,第三版:172~175)。

二、治疗方法

益气凉血汤:脚汗草 20g、土大黄 10g、生地 10g、丹皮 10g、赤芍 10g、茜草 15g、紫草 15g、黄芪 30g、白术 20g、阿胶 10g、补骨脂 15g、鸡血藤 10g。急性期加仙鹤草、白茅根;阴虚火旺加女贞子、旱莲草;气虚明显加党参、何首乌、甘草。瘀血明显加当归、丹参。用量依年龄大小而有区别,水煎服,每日 1 剂,分 2 次口服。同时停用一切其他药物。凡血小板计数恢复正常,出血症状消失者,均继续服药 1 个月,以巩固疗效。

三、治疗结果

疗效标准:参考《血液病诊断及疗效标准》(张之南主编,科学出版社,第三版:172~175)。分显效、良效、进步及无效。158 例患者中,显效 73 例,占 46.2%;疗程 23~203d,平均 80d;良效 46 例,占 29.1%;进步 25 例,占 15.8%;无效 14 例,占 8.9%,总有效率为 91.1%。

四、讨论

(1)现代医学认为,本病是一种由于患者体内产生自身抗血小板抗体,致使血小板寿命缩短,破坏过多,数量减少为病理特征的自身免疫性疾病,可分为急性型和慢性型两种,在疾病早期很难鉴别,两者病因病机及转归迥然不同。儿童 80% 为急性,无性别差异,冬春两季易发病,多数有病毒感染史,为自限性疾病,一般认为是急性病毒感染后的一种天然免疫反应,一旦病源清除,疾病在 6~12 个月痊愈。而成人 95% 以上为慢性型,男女之比 2:3,一般认为是属自身免疫性疾病的一种。由于血小板抗体和巨核细胞具有相同的抗原性,因此上述物质既能破坏血小板又能破坏巨核细胞,阻碍巨核细胞分化、成熟和释放血小板的功能。因此选择有效药物刺激造血干细胞向巨核祖细胞分化,并促进细胞增殖分化,成为治愈 ITP 的关键。本病属中医的"血症"、"葡萄疫"、"紫癜病"、"温病发斑"、"血瘀发斑"等范畴。病因责之于血热、气虚、阴虚、血瘀。在急性期多以血热为主,慢性期多为气阴两虚夹有血瘀。实热则由热到火再发展到毒;虚则分肝肾阴虚、脾虚不摄,气血不足、阴虚内热;瘀分实热壅滞,气虚血瘀。热、虚、瘀可以单独为患,亦可合邪为患,临床以合邪为患者较多,合邪为患,疾病缠绵,治疗亦更为困难。

(2)笔者基于对以上病因病机及病理发展过程的认识,认为肾在体为骨,主骨生髓(造血干细胞属于髓的一部分)。脾为后天之本,肾为先天之本。脾之健运,化生精微,均须肾阳温煦,肾中精气亦有赖于水谷精微的培养和充养,才能不断充盈和成熟,脾与肾在生理上是后天与先天的关系,在病理上亦常相互影响,互为因果,故 ITP 与脾肾关系密切。ITP 患者病程长,早期皮肤有青紫瘀斑及出血症状,常兼衄血、颧红、心烦、口渴、手足心热或有潮热盗汗,舌质红苔少等阴虚症状;病程延长,气虚明显,乏力加重,面色萎黄,甚则出现腰膝酸软、头晕、精神倦怠、性欲减退等肾虚症状,或兼见纳差,大便稀溏等脾虚症状。自拟益气凉气汤以脚汗草、生地、茜草、紫草、土大黄以凉血止血;黄芪、白术益气健脾;补骨脂、阿胶补肾生血;丹皮、赤芍、鸡血藤活血化瘀、宁络消斑。上方从热、虚、瘀三方论治,共奏清热凉血、益气摄血、宁络消斑之功效,故对以热、虚、瘀为病理特征的 ITP 疗效明显。

（3）如在急性期出血不止，可加用生地炭、黄芩炭、地榆炭、槐花炭等也可收到较好疗效，且止血勿留瘀，故在血止后，可少佐活血化瘀药。

（4）对于难治性ITP患者，在无出血症状时，笔者经过临床观察，加大活血化瘀的药物，则疗效明显，常用药物为川芎、当归、赤芍等药物。正如"离经之血为瘀"，出血日久必有瘀血留于体内，迁延难愈。故活血化瘀法在难治性ITP中应灵活应用

（刊登于《中华实用中西医结合杂志》2008年第12期，开金龙 作）

益气凉血方配合环孢素A治疗难治性特发性血小板减少性紫癜临床观察

难治性特发性血小板减少性紫癜（Refractory idiopathic thromboc ytopenic purpura，RITP）是指既往确诊的特发性血小板减少性紫癜（ITP）病例，经使用糖皮质激素(GC)和脾脏切除术无效，并需要采用其他综合治疗措施来维持血小板数量在安全范围的血液系统难治症。目前RITP还没有公认较好的治疗方案，诸多药物单独或联合应用，可取得一定疗效，但疗效维持时间短、停药后复发、毒副作用大，或价格昂贵，限制了临床应用。故探讨中西医结合的方法来防治RITP成为近年来研究的热点。笔者采用自拟益气凉血方配合环孢素A治疗RITP取得了满意的效果，现总结报道如下。

一、临床资料

（一）一般资料

本临床观察选择本院2010年1月至2013年6月确诊为RITP的68例病例作为研究对象。其中，男23例，女45例；年龄10~62岁，平均（31.2±6.8）岁；病程3月至92月，平均（18.3±11.5）月；所有患者均经糖皮质激素治疗无效和/或脾切除后无效。病程大于3个月以上者。症候分型：气虚不摄32例，阴虚火旺30例，两型均有、不易分型者6例。

（二）诊断标准

参照《血液病诊断及疗效标准》的ITP诊断标准：①多次化验检查血小板计数减少；②脾脏不增大或轻度增大；③骨髓检查巨核细胞数增多或正常，有成熟障碍；④以下5点中具备任何一点：泼尼松治疗有效；切脾治疗有效；血小板表面相关抗体（PAIgG）增多；血小板相关补体3（PAC3）增多；血小板寿命缩短；⑤排除继发性血小板减少症。根据George等提出的RITP诊断标准，参考国内文献，初步拟定RITP诊断标准如下：①ITP经使用糖皮质激素正规治疗和/或脾脏切除无效；②血小板计数<50×10⁹/L；③年龄10~75岁；④病程大于3月；⑤能够除外其他导致血小板减少的疾病。

（三）纳入标准

符合上述RITP的诊断标准；并排除其他可引起血小板减少的疾病，如药物性再生障碍性贫血、白血病、系统性红斑狼疮，骨髓增生异常综合征（MDS）及其他免疫性疾病等。

二、治疗方法

所有患者均采用益气凉血方治疗。处方:党参 15g ,黄芪 30g ,白术 20g,茯苓 10g,补骨脂 15g,鸡血藤 20g,紫草 20g,脚汗草 20g,甘草 6g,黄芩 10g,生地 10g,丹皮 10g,当归 10g,女贞子 10g ,炒山楂 15g。加减:瘀血明显者,加红花 10g、赤芍 10g;纳差者,加鸡血藤 20g、莱菔子 20g;伴有浮肿、湿热阻滞者,加车前子 20g、黄柏 10g;尿血者加小蓟 10g;大便有血者,加地榆炭 20g。水煎服,每日一剂,分 2~3 次服用。同时加服环孢素 A(CsA)3~5mg/kg·d,疗程6 个月,6 月后无论有效无效,继续维持治疗一年,进行一年随访。

三、观察指标与统计学方法

(一)观察指标

每周监测血小板计数;主要症状评分,包括紫癜、出血、五心烦热、潮热盗汗、神疲乏力、心悸气短、面色苍白或萎黄、少食、小便赤、便秘、便溏等症状。参照国家中管局 2010 年发布的《22 个专业 95 个病种中医诊疗方案》中 ITP 的诊疗方案中量化分级表,分别记 0、2、4、6分,于治疗前后各评价一次。

(二)统计学方法

采用 SPSS17.0 统计学软件进行数据处理。

四、疗效标准与治疗结果

(一)疗效标准

参照《血液病诊断及疗效标准》制订:①显效:血小板恢复正常(≥100×10⁹/L),无出血症状,持续 3 个月以上。②良效:血小板升至 50×10⁹/L 以上,或较原水平上升 30×10⁹/L 以上,无或极少出血症状,持续 3 个月以上。③进步:血小板有所上升,出血症状改善,持续两周以上。④无效:血小板计数及出血症状无改善。

(二)临床疗效

显效 11 例,良效 36 例,进步 12 例,无效 9 例。总有效率 86.76%。

(三)治疗前后症状、体征及血小板计数比较见表 1。

表 1 治疗前后症状、体征及血小板计数对比

项目	例数	治疗前	治疗后	治疗后达正常(例)/消失率(例/%)
紫 斑	68	5.16 ± 0.81	0.11 ± 0.06	58(85.29)
出 血	68	4.36 ± 0.52	0.12 ± 0.06	62(91.18)
五心烦热	33	3.32 ± 0.56	0.10 ± 0.08	27(81.82)
潮热盗汗	32	4.62 ± 0.62	0.12 ± 0.06	24(75.00)
神疲乏力	56	4.2 ± 0.46	0.12 ± 0.05	48(85.57)
头晕目眩	46	3.82 ± 0.62	0.12 ± 0.06	38(82.61)
心悸气短	23	3.60 ± 0.26	0.10 ± 0.05 *	18(78.26)
面色萎黄	42	4.32 ± 0.52	0.11 ± 0.05 *	36(85.71)
少 食	42	2.02 ± 0.32	1.86 ± 0.06 *	32(76.62)
自 汗	25	3.61 ± 0.13	0.12 ± 0.06*	18(72.00)
溺 赤	24	1.60 ± 0.12	0.10 + 0.05 *	18(75.00)
便 秘	18	1.20 ± 0.26	0.04 + 0.02	14(77.78)

续表 1

项 目	例 数	治疗前	治疗后	治疗后达正常(例)/消失率(例/%)
便 溏	16	1.30 ± 0.26	0.02 ± 0.05 *	14(87.50)
浮 肿	15	1.20 ± 0.2	1.10 ± 0.04	5(33.4)
牙龈增生		0	1.20 ± 0.03	-10
血小板计数 /（ $\times 10^9$ / L）	68	12.0 ± 3.68	92.60 ± 32.30	21(30.88)

与治疗前比较 *$P<0.01$。

治疗后患者主要症状、体征积分较治疗前降低,差异均有非常显著性意义($P < 0.01$);患者除环孢素 A 副作用引起的浮肿,牙龈增生外,其余症状、体征消失率均达 70% 以上。治疗后血小板减少较前明显上升($P < 0.01$),有 11 例恢复至正常。在病程观察过程中,症状一般在一周后逐渐变化,血小板一般在 1 月左右逐渐上升,在 3 月左右明显上升。在随后的随访一年中,嘱其坚持服用上述方案,病情稳定,大多无反弹,一年后逐渐减量至停药。疗效非常满意。

五、讨论

特发性血小板减少性紫癜因免疫功能失调产生了自身抗血小板抗体,使血小板破坏过多,外周血小板减少,骨髓巨核细胞数正常或增多伴有成熟障碍为主要表现的常见出血性疾病。常表现为皮肤、黏膜或内脏出血。目前现代医学首选糖皮质激素治疗,60%~70%的病例可缓解,但停药后复发率高。维持长期缓解者小于 20%,其余大部分患者需 GC 依赖治疗或治疗无效。对于克服 GC 依赖多选择切脾,细胞毒性的药物,促血小板生长因子及靶向疗法是近年来新开展的新方法,但价格昂贵,难以广泛开展。因此 RITP 患者经过糖皮质激素治疗无效,切脾无效,细胞毒性药物疗效又不肯定的情况下,输血小板又往往导致无效输注,出血症状明显,血小板在 20×10⁹/L 以下,且都用过大量 GC,副作用明显,患者情绪低落,心理负担较重。目前尚无很好的治疗办法。

根据 RITP 的临床表现,祖国医学将其归为“血证”、“紫癜病”范畴。由于长期应用激素等治疗,易助阳耗阴,易伤阴津,阴津亏虚,相火必旺,虚火灼伤脉络。或出血过多,血去气伤,日久肝、脾、肾三脏亏虚。其病机以热、虚、瘀为主。气不能摄血,血溢脉外。临床证候分析,多为气虚不摄型、阴虚火旺型或两者均有不易区分,而且多兼夹瘀血症状。笔者根据主要病机辨证为虚实夹杂,以虚为主,治疗当以益气摄血、凉血止血,少佐活血滋阴之品。基于以上病机特点,我们采用补中益气汤合犀角地黄汤加减化裁组成益气凉血方。方中党参、黄芪、白术、茯苓、甘草健脾益气;补骨脂补肾阳;女贞子滋肾阴;紫草、脚汗草凉血止血;生地、丹皮凉血消斑;鸡血藤、当归补血活血;黄芩消热解毒;炒山楂消食开胃。全方共奏健脾益气、凉血止血、活血化瘀之效。

CsA 能够抑制辅助性 T 细胞的激活,而对抑制性 T 细胞没有抑制作用。CsA 还可以抑制淋巴因子的产生,由于 CsA 具有很强的免疫抑制作用,可以抑制血小板表面相关抗体的产生,从而减少血小板破坏。但其长期应用,可有高血压,肝肾功能异常,牙龈增生,纳差,腹胀等副作用。采用益气凉血方联合环孢素 A 治疗,中西药物相互协同,可进一步提高临床疗效,同时也可减轻服用 CsA 的副作用。笔者体会,在治疗过程中一定要坚持治疗,一般患者在 1~

3月血小板才逐渐上升至正常，个别病例需长达1年左右正常。所以必须坚持治疗1年以上，逐渐减量。本观察结果表明，以上方案能抑制血小板表面相关抗体的产生，减少血小板破坏，促进血小板生成。改善了机体症状，大大提高了患者的生存质量。

（刊登于《中医研究》2014年第7期，开金龙 作）

益气凉血方治疗慢性特发性血小板减少性紫癜临床观察

慢性特发性血小板减少性紫癜(CITP)是一种免疫介导的以外周血小板破坏增多引发的常见疾病，以皮肤、黏膜或内脏出血为主要临床表现。糖皮质激素(GC)仍是现代医学治疗CITP的首选药物，但随着剂量撤减，部分患者出现病情反弹现象，疾病反复并逐渐呈现糖皮质激素依赖，而且长期应用糖皮质激素可产生严重的副作用。因此，现代医学对于CITP缺乏有效的替代手段，故探讨中医药防治CITP成为近年来研究的热点。笔者采用自拟益气凉血方治疗CITP取得了满意的疗效。现总结报道如下：

一、临床资料

（一）一般资料

选择本院2011年1月至2013年6月确诊为CITP的142例患者作为观察对象。其中男58例，女84例；年龄6~63岁，平均(38.6±8.2)岁；病程6~92月，平均(23.4±13.5)月。

（二）诊断标准

参照《血液病诊断及疗效标准》的ITP诊断标准：①多次化验血小板计数减少；②脾脏不增大或轻度增大；③骨髓检查巨核细胞数增多或正常，有成熟障碍；④以下5点中具备任何一点：泼尼松治疗有效；切脾治疗有效；血小板表面相关抗体(PAIgG)增多；血小板相关补体(PAC3)增多；血小板寿命测定缩短；⑤排除继发性血小板减少症。ITP慢性型(CITP)；病程6个月以上，起病缓慢，病情迁延不愈，骨髓中颗粒型巨核细胞比例增多。

（三）纳入标准

符合上述CITP的诊断标准；应用糖皮质激素等药物治疗无效或反复发作者；血小板>20×10^9/L；并排除其他可引起血小板减少的疾病，如再生障碍性贫血、白血病、系统性红斑狼疮、骨髓增生异常综合征及其他免疫性疾病等；自愿服用中药治疗者。

二、治疗方法

142例患者均采用益气凉血方治疗，处方：党参15g，黄芪30g，白术20g，茯苓10g，补骨脂15g，鸡血藤20g，紫草20g，脚汗草20g，甘草6g，黄芩10g，生地10g，丹皮10g，当归10g，女贞子10g，炒山楂15g。如瘀血明显加红花10g，赤芍10g。加减：纳差者，加鸡内金20g、莱菔子 20g；伴浮肿、湿热阻滞者，加车前子 20g、黄柏 10g；尿血者加小蓟 10g；便血者加地榆炭 20g。水煎服，每日 1 剂，分 2-3 次服用，疗程 4 周，进行随访 3 月。

三、观察指标与统计学方法

（一）观察指标

每周检测血小板计数；主要症状评分，包括紫斑出血、五心烦热、潮热盗汗、神疲乏力、头目眩晕、心悸气短、失眠、面色苍白或萎黄、少食、自汗、溺赤、便秘、便溏等症状。参照国家中管局 2010 年发布的《22 个专业 95 个病种中医诊疗方案》中 ITP 的诊疗方案中量化分级表，分别记 0、2、4、6 分，于治疗前后各评价一次。

（二）统计学方法

采用 SPSS17.0 统计学软件进行数据处理。

四、疗效标准及治疗结果

（一）疗效标准

参照《血液病诊断及疗效标准》制定①显效：血小板恢复正常≥$100×10^9$/L，无出血症状，持续 3 个月以上。②良效：血小板升至 $50×10^9$/L 以上，或者较原水平上升 $30×10^9$/L 以上，无或较少出血症状，持续 3 个月以上。③进步：血小板有所上升，出血症状改善，持续两周以上。④无效：血小板计数及出血症状无改善。

（二）临床疗效

显效 38 例，良效 70 例，进步 26 例，无效 8 例，总有效率 94.4%。

（三）治疗前后症状、体征及血小板计数比较，见表 1。

治疗后患者主要症状、体征积分均较治疗前降低，差异均有非常显著性意义（$P<0.01$）；治疗后血小板计数较治疗前明显上升（$P<0.01$），有 38 例（26.8%）恢复正常。

表 1　治疗前后症状、体征及血小板计数比较（$\overline{X}±S$）分：

项目	治疗前	治疗后	正常/消失率[例(%)]
紫斑	5.12±0.81	0.13±0.06*	115(80.1)
出血	4.12±0.63	0.12±0.07*	130(91.5)
五心烦热	3.10±0.52	0.10±0.08*	132(93.0)
潮热盗汗	4.14±0.56	0.12±0.07*	133(93.7)
神疲乏力	4.2±0.46	0.12±0.05*	138(90.1)
头目眩晕	3.7±0.52	0.13±0.06*	120(84.5)
心悸气短	3.6±0.24	0.10±0.06*	136(95.8)
失眠	2.1±0.21	0.08±0.03*	137(96.5)
面色苍白或萎黄	4.3±0.46	0.11±0.06*	119(83.8)
少食	2.02±0.36	0.11±0.06*	118(83.1)
自汗	3.6±0.13	0.13±0.07*	136(95.8)
溺赤	1.6±0.12	0.10±0.05*	140(98.6)
便秘	12±0.21	0.03±0.05*	139(97.9)
便溏	1.3±0.13	0.02±0.05*	119(83.8)
血小板计数	31.2±4.12	88.4±33.2*	38(26.8)

与治疗前比较*$P<0.01$。

五、讨论

CITP 因免疫功能失调产生了自身血小板抗体,使血小板破坏过多,外周血小板减少,骨髓巨核细胞数正常或增多伴有成熟障碍为主要表现的常见出血性疾病。CITP 常表现为皮肤、黏膜或内脏出血,属中医学的"血证"、"虚劳"、"紫癜病"等范畴。因此,对于 CITP 的治疗,多从调节机体免疫功能入手。现代医学主要以激素、大剂量免疫球蛋白、脾切除及免疫抑制剂等治疗手段,但存在较大副作用及价格昂贵问题。并且对于经过糖皮质激素等西医治疗无效或病情反复的 CITP 患者,再次治疗较为困难。中医辨证其多属气虚不摄或阴虚火旺或兼瘀血。有学者认为,CITP 病因有内因、外因两个方面,外因热毒炽盛,灼伤脉络,迫血妄行所致;内因脾肾亏虚,气不摄血,阳不敛阴,以致血溢脉外。也有学者认为,CITP 病机以热、虚、瘀为主。风热毒邪侵入人体,热壅脉络,迫血妄行,血溢脉外;虚可见气虚、阴虚,以气虚为主。气虚不摄,血溢脉外,或阴虚火旺,迫血妄行;出血日久则成瘀,耗气伤阴。笔者认为 CITP 以气虚不摄型最为多见,虚实夹杂、虚多邪少为其主要病机特点,治疗以益气摄血、凉血止血、佐以活血滋阴之法。

基于以上共识,我们采用补中益气汤合犀角地黄汤加减化裁组成益气凉血方治疗 CITP。方中党参、黄芪、白术、茯苓、甘草健脾益气摄血;补骨脂补肾阳;女贞子滋肾阴;紫草、脚汗草凉血止血,生地、丹皮凉血消斑;鸡血藤、当归补血活血;黄芩清热解毒;炒山楂消食开胃。全方共奏健脾益气、凉血止血、活血化瘀之效。

本临床观察结果显示,益气凉血方对于 CITP 患者血小板计数的升高及症状体征积分的降低方面,治疗作用明显。提示益气凉血方可能有促进巨核细胞的成熟分化,减轻骨髓内环境对巨核细胞的抑制,从而起到了很好升高血小板的作用。临床观察表明,益气凉血方治疗 CITP 无毒副作用,故值得进一步深化研究和临床推广应用。

(刊登于《中医临床研究》2014 年第 27 期,开金龙 作)

益气摄血汤治疗特发性血小板减少性紫癜 30 例

特发性血小板减少性紫癜(idiopathic thrombocytopenic purpura,ITP)是临床最常见的一种血小板减少性疾病,它的出现严重损害了免疫细胞。我国尚无特发性血小板减少性紫癜发病的流行病学资料。笔者在西药常规治疗的基础上采用益气摄血汤治疗 ITP 患者 30 例,临床疗效显著,现介绍如下:

一、资料与方法

(一)临床资料

选择 2007 年 9 月至 2012 年 1 月在庆阳市中医院门诊或住院治疗的 ITP 者 60 例,按就诊的先后顺序随机分为 2 组。观察组男 12 例,女 18 例;年龄最小 39 岁,最大 73 岁,平均(49.21±2.11)岁;病程最短 15 个月,最长 132 个月,平均(24.35±5.36)个月。对照组 30 例,其中男 14 例,女 16 例;年龄最小 37 岁,年龄最大 75 岁,平均(47.85±2.58)岁;病程最短 l5 个月,最长 138 个月,平均(23.42± 5.42)个月。2 组患者性别、年龄、病程等临床资料相比,差异无统计学意义(P>0.05),具有可比性。

(二)纳入标准

纳入:①符合 ITP 的诊断标准;②符合知情同意原则;③均为慢性发病患者;④均为原发性患者。

(三)排除标准

排除:①不符合上述纳入标准者;②妊娠或哺乳期妇女;③不遵医嘱或治疗期间同时采用其他影响疗效的治疗措施者;④合并其他系统严重疾病者。

(四)治疗方法

2 组患者均给予西药常规治疗。氟美松静脉滴注,1 次/d,20mg/次,连用 3d。强的松 1mg/(kg·d),早餐后 1 次顿服,并规律减量。观察组同时给予益气摄血汤:黄芪 50g,党参 30g,当归尾 12g,白芍 12g,川芎 12g,丹参 15g,白术 20g,熟地黄 20g,大枣 6 枚,甘草 6g 治疗。1 剂/d,水煎分服。2 组均以治疗 1 个月为 1 个疗程,连续治疗 3 个疗程后观察疗效。

(五)疗效标准

参照《血液病诊断及疗效标准》拟定疗效标准,分为显效、良效、进步、无效。显效:血小板恢复正常,无出血症状,持续 3 个月以上。良效:血小板升至 50×10⁹/L 或较原水平上升 30×10⁹/L 以上,无或基本无出血症状。进步:血小板有所上升,出血症状改善,持续 2 周以上。无效:血小板计数及出血症状无改善或恶化。

(六)统计分析

数据用 SPSS 13.0 软件包进行处理,计量资料以($\bar{X}$±S)表示,疗效比较采用 X^2 检验,治疗前后心功能指标比较采用配对 t 检验,P<0.05 为差异有统计学意义。

二、结果

(一)临床疗效

总有效率观察组为 96.67%,对照组为 83.33%,观察组优于对照组(P<0.05)。见表 1。

表 1　2 组临床疗效表现

组别	例数	显效		良效		进步		无效		总有效率%
		例数	%	例数	%	%	例数	例数	%	
观察组	30	18	60.00	6	20.00	5	16.67	1	3.33	96.67*
对照组	30	13	43.33	7	23.33	5	16.67	5	16.67	83.33

注:* 表标与对照组相比,P<0.05。

(二)血小板及血小板相关抗体

治疗后血小板及血小板相关抗体检测均有改善(P<0.05),且观察组改善较对照组明显(P<0.05)。见表 2。

表 2　2 组治疗前后血小板及血小板相关抗体比较

组别	例数	血小板 × 10⁹/L		血小板相关抗体 /%	
		治疗前	治疗后	治疗前	治疗后
观察组	30	42.7 ± 15.6	65.7 ± 18.6△*	39.4 ± 15.6	12.7 ± 3.4△*
对照组	30	45.5 ± 16.4	54.8 ± 17.5△	37.5 ± 12.2	25.7 ± 7.5△

注:* 表标与对照组相比,P<0.05;△表示治疗前后组内相比,P<0.05。

三、讨论

ITP 是因免疫机制使血小板破坏增多的临床综合征。症状多变,临床表现可见皮肤瘀点、瘀斑,牙龈、口鼻出血,甚至重要脏器出血,部分病例无出血症状,仅有眩晕、疲倦等表现。患者常有消化道、泌尿道出血,眼结膜出血,少数视网膜出血。但近年来研究发现,多种因素促使抗原体呈细胞、共刺激信号、T 淋巴细胞表型和功能及细胞因子异常,导致免疫网络紊乱、抗体产生,使血小板破坏增多,巨核细胞的生成、成熟或功能障碍,导致血小板减少。中医认为血小板减少性紫癜属"血证"、"发斑"范畴。患者起因大多属表虚,卫外不固,反复易感,入里化热,耗伤津液,久之脾肾两虚,气虚或气血两虚。

本研究益气摄血汤中用黄芪、当归配伍可减少毛细血管通透性,还可以抗贫血,促进红细胞生成。研究表明,党参、黄芪等益气健脾之药具有调节机体免疫功能,抑制免疫抗体形成的功效;当归、丹参等活血止血之药同样具有免疫调节作用;甘草具有肾上腺皮质样作用,可增强和延长强的松效果,对单核吞噬细胞的吞噬功能有抑制作用。

综上所述,益气摄血汤治疗 ITP 临床疗效显著,可较好地升高血小板及抑制血小板相关抗体的产生。

(刊登于《西部中医药》2013 年第 3 期,俄静、夏小军　合作)

益气温阳法治疗慢性血小板减少性紫癜经验举隅

一、概说

特发性血小板减少性紫癜 (idiopathic thrombocytopenic purpura, ITP)是一种由于患者体内产生抗自身抗体引起血小板破坏增多,从而导致外周血中血小板持续减少,骨髓巨核细胞数正常或增多伴有成熟障碍为特征的出血性疾病。现代研究表明是一种免疫介导的血小板减少综合征,故又称自身免疫性血小板减少性紫癜(immune thrombocytopenic purpura, ITP),是临床最常见的一种血小板减少性疾病。根据临床表现、发病年龄、血小板减少的持续时间和治疗效果,可将其分为急性(AITP)和慢性型(CTIP)两型。儿童 80% 为急性型,无性别差异,冬春两季易发病,多数有病毒感染。一旦病毒清除,绝大多数 ITP 患者在 6~12 个月痊愈,为自限性疾病。慢性 ITP 多发于 20~50 岁之间,女性发病率较男性高 2~3 倍,缺乏前置症状与病因,起病隐袭,症状多变。部分病例除发现血小板减少外,可无明显症状和体征。多数病例的临床表现为皮肤瘀点和瘀斑。据其症候,分属祖国医学"血证"、"发斑"、"肌衄"、"葡萄疫"、"虚劳"等范畴。第七届全国中西医结合血液病学术会议经过认真讨论将其定名为"紫癜病"。

二、病因病机

早在《黄帝内经》中便有"衄血"、"后血"等诸多血证的记载。如《灵枢·百病始生》云:"卒然多食饮则肠满,起居不节,用力过度则络脉伤。阳络伤则血外溢,血外溢则衄血;阴络伤则血内溢,血内溢则后血。"《素问·至真要大论》云:"少阳之复,大热将至……咳衄。"指出饮食不节、邪热等因素可导致出血。汉代张仲景《金匮要略·惊悸吐衄下血胸满瘀血病脉证治》最早记载了泻心汤、柏叶汤、黄土汤等治疗吐血、便血,沿用至今。明代张介宾《景岳全书·血证》将其病因概括为:"故有以七情而动火者,有以七情而伤气者,有以劳倦色欲而动火者,有以劳倦色欲而伤阴者,或外邪不解而热郁于经,或纵饮不节而火动于胃,或中气虚寒则不能收摄而注陷于下,或阴盛格阳则火不归原而泛滥于上;是皆动血之因也。"认为出血之症多由外感风热毒邪、内伤七情、饮伤脾胃、劳倦色欲伤肾等病因所致。现代郑金福等在《现代中医内科学》中,将本病分为热盛迫血、阴虚内热、气不摄血、瘀血阻络四型辨证论治。梁冰等在《专科专病名医临证经验丛书·血液病》中,分邪毒内盛、阴虚火旺、气虚不摄、瘀血阻络四型予以辨证治疗。丘和明在《医林荟萃》中指出,本病急性型多属血热火盛;慢性型可表现为血热、阴虚火旺、脾肾亏虚、气阴两虚等,并认为以气阴两虚者居多。

综合上述各家观点,ITP 病因病机可归纳为以下四大类:(1)实热迫血妄行;(2)阴虚火旺;(3)脾气虚弱,气虚不能摄血;(4)瘀血内阻,血不循经。

三、遣方用药

笔者于 2009 年在中国中医科学院西苑医院进修,有幸随麻柔教授学习。麻柔教授认为 ITP 主要表现为皮肤黏膜出血,常有头晕乏力,腰酸肢软等症,属中医学的"血证"、"虚劳"、"发斑"和"衄血"等范畴。他以脏腑阴阳辨证论治思想为指导,以中医血液形成的生理机理为基础,结合多年临床和文献资料的整理研究分析后,认为 CITP 的病机主要是以脾气虚弱、脾肾阳虚为本,血溢脉外,瘀阻络脉为标。

血小板应属于营血范畴,是血细胞的重要组成部分。血小板的多寡及功能障碍,临床上多表现为出血性疾患,这与脾统血的功能正好相吻合。由此可以推断血小板不仅是营血的重要组成,也可能是脾气统血功能的一部分。脾气虚弱,则统摄无权,血不循经,溢于脉外;且脾气虚损,脾运失职,气血生化无源,导致气血虚弱。脾阳根于肾阳,脾与肾,生理上是先天与后天的关系,相互资助,病理上相互影响,互为因果。肾阳不足,不能温煦脾土,可致脾阳虚损;脾阳久虚,亦可损及肾阳,而成脾肾阳虚之病证。

CITP 疾病过程中除脾气虚弱、脾肾阳虚,瘀阻络脉这一关键病机外,常常夹杂其他病因病机。如因患者气血亏虚,卫外不固,经常伴外感邪毒乘入侵,且每当邪入肺卫,血小板破坏加速而加重病情;或伴阴虚生内热或热毒炽盛,燔灼血液,迫血妄行,形成新的出血点使疾病进一步进展和恶化;或命门火衰,火不归原,阴阳不相既济,阴寒凝聚于下,浮阳上扰血府,则迫血妄行。瘀血则贯穿于疾病的始终。

现代药理作用则表明,补肾药物作用于垂体-肾上腺系统,可增强肾上腺皮质功能,或具有肾上腺皮质激素样作用,而没有激素的副作用,且一些健脾和活血化瘀药则具有调整或抑制免疫的作用。

麻柔教授抓住脾气虚弱、脾肾阳虚这一疾病本质,以益气温阳,兼以温通血脉,行血,散瘀为主治法,拟治疗 CITP 的太子益血温阳汤,方用:太子参 30g、炒白术 10g、茯苓 10g、炙甘草 10g、桂枝 10g、白芍 10g、锁阳 20g、仙灵脾 10g、川草薢 10g、补骨脂 10g、菟丝子 10g、生姜 10g、大枣 10 枚。具体临证时,再根据其他诸如热毒、阴虚、外感邪热及瘀血等病机随证加减应用,多年来临床治疗 CITP 疗效确切,而且较现代医学疗效更为持续、稳定。

四、病案举例

徐某,男性,59岁。2009年4月6日初诊。乏力、皮肤紫癜1年。患者1年前无任何诱因,出现皮肤紫癜,多次化验血小板减少,骨髓穿刺提示巨核细胞成熟障碍。曾服用中药调治,病情无明显改善。刻诊:皮肤紫癜,乏力头晕,牙龈渗血,腰膝酸软,舌淡胖,脉沉细。查体:全身皮肤多处散在瘀斑,肝脾淋巴结不大。外周血小板计数 $21×10^9$/L,血红蛋白及白细胞正常。中医诊断为脾肾阳虚型血证;西医诊断为CITP。治以益气温阳,兼以温通血脉,散瘀行血。药用太子益血温阳汤原方,每日一剂,水煎服。5月6日二诊:服药1月,皮肤瘀斑散在,无新的出血点,血小板计数 $53×10^9$/L,乏力、腰膝酸软减,舌淡苔白,脉沉。原方加黄精10g。继服1月来诊皮肤瘀斑减退,无新的出血倾向,有时乏力,倦怠,舌苔未变,血小板计数 $69×10^9$/L,谨守原方,加锁阳量至20g。再服1个月来诊:皮肤仅左前臂一块瘀斑,无出血及其他不适,舌淡红,苔薄黄,脉弦,血小板计数 $97×10^9$/L,原方不变。又服1个月后复查,血小板升至 $115×10^9$/L,皮肤紫斑消退。仍于原方巩固疗效,3个月后复查,血小板正常,疾病痊愈。

五、体会

笔者经过跟师学习,结合长期临证经验,总结出麻柔老师在治疗CITP时应用了桂枝汤作为基础方,体会如下:

(1)清代尤怡在《金匮要略心典》中云:"桂枝汤,外证得之,为解肌和营卫;内证得之,为化气和阴阳。"阐述了桂枝汤不仅仅是治疗太阳表证之药,仲景本人还用桂枝汤治疗奔豚气、寒疝腹痛、黄汗症、下利腹痛伴身痛、产后风、妇人腹中痛等证。桂枝汤的法则在于调和营卫,同样道理可以推断,当营卫不调,阴阳不和而出现斑、疹、瘙痒、多汗、紫癜等病症时,运用桂枝汤当可有桴鼓之效。一则可以促进瘀血吸收,二则也可以防止新的出血灶形成,起到防病于未然。

(2)根究桂枝汤的组成,不难发现君臣之药的独立药性也有助于紫癜病的治疗。桂枝辛甘温,能上行而散表,透达营卫,故能解肌,入心肝肺经而温通血脉,是温通经脉之圣药。芍药"气味苦酸平微寒,除血痹"。清代叶天士解释说:"血痹者,血涩不行而麻木也,芍药入心,苦以散结,故主之也。"芍药是平肝行血散结之品,且敛津液而护营卫。生姜:《神农本草经》中云:"干姜气味辛温无毒,主治胸满咳逆上气,温中止血出汗,肠澼下痢。生者优良。"生姜辛温,为手足太阴之温品,脾络虚寒,则血外溢,生姜性温,能温脾土,得温则血自归经,故能止血。综上所述,桂枝与芍药配伍,既能温通血脉,行血散瘀,又以芍药的微寒酸收,制诸药的辛温太过。炙甘草益气和中,甘草与桂枝相伍,辛甘化阳,加强桂枝温通经脉之效;与芍药、大枣相配酸甘化阴,调护营血,和营泄热。这些都是CITP治疗过程中的正向作用,促进病症的缓解,特别是针对瘀血病理产物。

(3)《素问·经脉别论》云:"食气入胃,散精于肝……食气入胃,浊气归心,淫精于脉,脉气流经,精气归于肺,肺朝百脉,输精于皮毛,毛脉合精,行气于府,府精神明,留于四脏,气归于权衡。"这段文字不仅强调了脾胃和心脏在血液运行中的重要地位,还强调了肺朝百脉与血液正常循经之间的密切关系。鉴于此可推断ITP发病过程中出现的皮肤黏膜出血,也与肺朝百脉的功能异常有关。又CITP疾病过程中经常发现患者因伴有上呼吸道感染,导致血小板计数骤然下降而病情加重的病例,这种现象也充分证明肺卫功能异常与ITP疾病本身的关系。

故在 CITP 治疗中桂枝汤的应用不仅促进瘀血这一病理产物的消退,还能预防疾病的恶化与进展,充分体现了防病于未然的中医"治未病"思想。中医辨证以益气温阳,兼以温通血脉,散瘀行血,麻柔教授所拟定的太子益血温阳汤可明显改善出血症状,即使在血小板较低的情况下亦能较大幅度降低患者出血的几率,从而减少了血小板及静注丙中球蛋白的输注,客观上为患者减轻了经济负担。经过中医辨证治疗后绝大多数患者血小板计数均有不同程度的升高,临床症状改善与疗效更为持续、稳定,值得推广应用。

(刊登于《西部中医药》2013 年第 6 期,俄静、夏小军、杨楠 合作)

消斑汤治疗过敏性紫癜 137 例

笔者自 1999 年至 2002 年,以自拟消斑汤治疗过敏性紫癜 137 例,疗效满意,现总结如下。

一、临床资料

137 例患者中住院治疗 32 例,门诊病人 105 例,其中男性 85 例,女性 52 例;年龄最小 6 岁,最大 19 岁,其中 6~14 岁,93 例,14~19 岁,44 例;发病在 1~14d,84 例,15~30d,26 例,30d 以上 27 例。单纯型 48 例,关节型 52 例,腹型 26 例,肾型 11 例。

二、诊断标准

根据临床表现皮肤紫癜为主要特征,损害多见于下肢,而以小腿伸侧为主,严重者可波及上肢以及躯干。仅累皮肤者、皮疹也往往较轻,称为单纯型。有的并发关节痛、肿胀,以膝、踝关节多见,称为关节型。伴腹痛,便血者,但体查腹软,无急腹症者为腹型。伴有蛋白尿、血等以肾损害为主者,称为肾型。血常规检查均在正常范围内,排除其他出血性疾病。

三、治疗方法

拟以"消斑汤"随证加减治疗。方药组成:黄芪 30g、白术 20g、生地炭 20g、防风 10g、丹皮 10g、紫草 15g、白茅根 15g、蝉衣 6g、乌梅 10g、赤芍 10g;腹型者加白芍 20g、甘草 6g、元胡 10g 以缓急止痛。病程长者加当归 20g、阿胶 10g 活血消斑。肾型者加萹蓄 10g、瞿麦 10g、川芎 20g、益母草 15g。以上为成人量,小儿酌情减量,并嘱其少量频服,7d 为一疗程,连服 3 疗程。判断疗效。

四、疗效标准

痊愈:紫癜全部消退仅留少许色素沉着。无其他伴随症状,实验室检查各项指标均在正常范围。好转:紫癜基本消失,但有少量瘀斑,全身症状减轻,实验室指标均在正常范围。无效:皮肤紫癜及全身症状无明显改善。

五、治疗结果

治愈 103 例,好转 23 例,无效 9 例总有效率 93%。

六、典型病型

李某,女,14岁,2002年10月初诊,四肢紫癜反复发作一年余,伴腹痛,关节痛3个月。长期在当地卫生院反复应用激素治疗,每次均应用强的松由40mg增至60mg。待紫癜退,开始减激素后,瘀斑再次出现,腹痛、关节痛加重。病情反复一年余,久治不愈。患者双下肢紫癜大小不一,密集成片,压之不退色,双小腿及踝部肿胀明显,有压痛,行动困难,时脐周疼痛。查体:腹软,压痛不明显,无反跳痛。呈"柯兴氏"面容,舌肿大,苔薄白,脉细数。查血小板230×10⁹/L 尿RT:PRO+,余(-)。证属气不摄血型。治宜益气固表,清热凉血,方用:黄芪30g、白术15g、白茅根15g、防风18g、生地炭15g、紫草15g、茜草15g、白茅根15g、蝉衣6g。益母草15g、连翘10g、乌梅10g、当归15g、元胡10g、白芍10g、甘草6g,每天1剂,水煎服,分2次服,并嘱其强的松隔日顿服,逐渐减量。连服2副后,腹痛,关节痛止,两周后尿RT化验正常,双下肢浮肿消失,瘀斑基本消退,上方加当归20g、党参15、以活血止血,并以健脾益气。继服至一月,强的松减完。继续调理一月而愈,半年未犯。

体会

① 过敏性紫癜属于祖国医学"肌衄"、"发斑"、"葡萄疫"范畴。《医宗金鉴》:"感受疫疠之气,郁于皮肤,凝结而成,大小青紫瘀点,色状似葡萄,发于遍身,为腿胫居多。"本病时间以春秋常见,好发于青少年及儿童,但其小儿属稚阴稚阳之体,其脏腑娇嫩,形气未充,对疾病抵抗力差,故易受风热邪毒,由表入里,伤及营血,血溢脉外而发出血。故以小儿患病为主,且加外感风热邪气之病因,其病机可归为气虚血热。

②《内经》:"正气存内,邪不可干。"消斑汤中以玉屏风散以加强卫外之力,益气固表,祛邪外达。生地炭、丹皮、紫草、白茅根以清热凉血止血,其生地炭取其"血见黑则止"之理,以增强止血功效。加赤芍巧妙应用凉血与活血,止血与散血之矛盾,清热之中以养阴、活血之中,又能散瘀,使热清血止而无留瘀之弊。蝉衣、乌梅可以祛风止痒,兼有消斑之功。全方共取益气固表,凉血止血,化瘀消斑,使邪祛卫固,不易复发。

③ 根据大量临床报道表明:玉屏风散明显可以预防外邪,增强抵抗力,对小儿体虚卫外不固及久病之人疗效尤佳。活血化瘀可降低毛细血管脆性,减少炎性渗出的作用。具有抑制体液免疫。凉血止血可减少血管通透性。中药祛风药具有明显抗过敏作用,如方中加蝉衣、紫草、丹皮等。

(刊登于《甘肃中医》2004年第2期,开金龙 作)

通络止衄灵治疗过敏性紫癜临床研究

过敏性紫癜系血液科临床常见病之一,多以儿童发病,易反复,对于并发肾脏损害患者治疗困难。2008年1月至2009年6月,笔者以通络止衄灵治疗过敏性紫癜120例,取得了满意疗效,现总结报告如下。

一、资料与方法

(一)诊断与纳入标准

参考《血液病诊断及疗效标准》中有关过敏性紫癜的诊断标准。①年龄在4岁以上能够坚持服药者。②初诊病例,处于急性期(2周以内)的患者。③距上次发病间隔至少一月以上。④非孕妇患者。⑤在一月以内未使用过糖皮质激素和/或免疫抑制剂。⑥临床表现为实证者,主要用于以下两型:风热伤络型:临床表现为起病急骤,紫癜成片,颜色鲜红或深紫,或伴发热,咽痛,或伴关节肿痛,腹痛,便血,尿血,吐血,鼻衄,或有发热口渴,小便黄,大便干结。舌边尖红或舌红苔黄或舌红绛,脉沉数或滑数;瘀血阻络型:临床表现为紫癜伴有关节肿痛,或肌肉痛,或腹痛等,可伴血尿,或腹泻,或便血,舌质红或有瘀斑,脉弦。

(二)排除标准

①年龄小于或等于3岁不能服药者。②一月内曾接受过糖皮质激素和(或)免疫抑制剂治疗者。③一月内复发的病例。④免疫性血小板减少性紫癜,遗传性出血性毛细血管扩张症。⑤中医辨证为虚证者。

(三)一般资料

120例过敏性紫癜患者来源于庆阳市中医医院,均符合上述标准。采用随机抽样法将其分为中药组和西药组。中药组70例,男性42例、女性28例;年龄4~26岁,平均(7±5.3)岁;病程1~14d,平均(5±4.2)d;单纯紫癜型34例(48.5%),伴关节痛19例(27%),伴腹痛10例(14.3%),伴紫癜性肾炎7例(10%)。西药组50例,男性29例、女性21例;年龄4~21岁,平均(9±4.6)岁;病程1~14d,平均(6±4.8)d;单纯紫癜型23例(48%),伴关节痛13例(26%),伴腹痛9例(18%),伴紫癜性肾炎5例(10%)。2组患者年龄、性别、病程等比较,差异无统计学意义($P>0.05$)。

(四)治疗方法

2组患者在治疗期间,忌食鱼、虾、蟹、羊肉等发物和辛辣之品,同时口服扑尔敏4mg,2~3次/d。

中药组加用通络止衄灵(墓头回、紫草、益母草、牡丹皮、仙鹤草、生地黄、白茅根、蝉蜕、生山楂、连翘、防风、黄芪、车前草、赤芍、当归、山茱萸,庆阳市中医医院制剂室生产,批号071109,0.5g/粒)治疗,15岁以上每次服用4粒,每日3次;4~14岁每次服用3粒,每日3次。

西药组:潘生丁2片、口服、3次/d;止血敏2.0g,加入5%葡萄糖溶液中静滴,1次/d,或安络血2片,口服,3次/d。有腹痛或关节痛加用强的松[1mg/(kg·d)],有感染者加抗生素,合用强的松者紫癜消退后逐渐减量,每周减1/3量,并根据病情逐渐停药或继续维持治疗,如超过4周治疗无效,强的松均逐渐减量至停止,总疗程最长不超过2月。

治疗30d为一个疗程,2个疗程未见疗效者,判定为无效,随访3个月,以观察患者是否复发。

(五)观察指标及方法

①观察治疗后临床症状改善情况。包括皮下黏膜出血、便血、尿血等一系列出血症状消退时间,腹痛、关节痛缓解时间,肾炎患者尿蛋白、潜血消失的时间,每周观察记录1次;每周查尿常规2次;半月查肾功能及血常规1次。②观察不良反应。

(六)疗效标准

参照《中医病证诊断疗效标准》有关紫癜疗效标准评定。治愈:紫斑、紫点及全身症状消失,实验室指标恢复正常;好转:皮肤青紫斑点明显减,全身症状减轻,实验室指标有改善;无效:皮肤青紫斑点、全身症状及实验室指标均无变化。

（七）统计学方法

采用 SPSS 10.0 医学统计软件包,计量资料用 t 检验,计数资料用 X^2 检验。

二、结果

（一）2组疗效比较,见表1。

表1 2组过敏性紫癜患者临床疗效比较[例(%)]

组别	例数	治愈	好转	无效	总有效
中药组	70	52(74.2)*	16(22.9)	2(2.9)	68(97.1)
西药组	50	30(60.0)	13(26.0)	7(14.0)	45(86.0)

注:与西药组比较,*$P<0.05$。

（二）2组紫癜消退时间及复发情况比较

2组紫癜消退时间基本相近,平均6~7d,但中药组治疗后复发者较西药组少,见表2。

表2 2组过敏性紫癜患者治疗后紫癜消退时间及复发病例比较

组别	例数	紫癜消退时间(d)	复发病例(例)	治愈例(%)
中药组	70	7±2.3*	5	65(93)
西药组	50	6±2.7	8	42(84)

注:与西药组比较,*$P<0.05$。

（三）2组关节痛缓解及复发情况比较

2组在关节痛缓解时间上基本一致,均无复发病例,经统计学处理,差异无统计学意义($P>0.05$)。见表3。

表3 2组过敏性紫癜患者治疗后关节痛消失情况比较

组别	例数	关节痛消失时间(d)	复发病例(例)	治愈例(%)
中药组	19	2±1.5*	0	19(100%)
西药组	13	2±1.2	0	132(100%)

（四）2组消化道症状改善及复发情况比较

腹痛、呕吐、便血或吐血消退时间2组基本一致,经过统计数处理,无统计学意义($P>0.05$),见表4。

表4 2组过敏性紫癜患者治疗后消化道改善情况比例

组别	例数(例)	腹痛消失时间(d)	呕吐(d)	便血或吐血(d)	复发	治愈例(%)
中药组	10	2±1.5	1	2±1.2	0	10(100%)
西药组	50	2±1.2	1	2±1.5	1	8(88%)

（五）2组尿蛋白及尿潜血消失情况比较

中药组尿蛋白及尿潜血消退时间均短于西药组,且肾炎发病率低、治愈率高。经统计学处理,2组有统计学意义($P<0.05$)。见表5。

表5 2组过敏性紫癜患者治疗后尿蛋白及尿潜血消失情况比较

分型	原发肾炎病例(例)	治疗后并发肾炎例数(例)	蛋白尿消退时间(d)	尿潜血消退时间(d)	未愈	治愈例(%)
中药组	7	3	21±5.6*	23±4.5*	2	8(80%)
西药组	5	11	34±7.2	38±6.8	7	9(56%)

（六）2 组用药疗程比较

2 组无肾炎患者疗程均为 1~3 周，差异无统计学意义（*P*>0.05）。对于紫癜性肾炎患者，中药组疗程为 2~8 周，平均（4.70±2.26）周；西药组疗程为 3~8 周，平均（5.81±2.26）周。差异有统计学意义（*P*<0.05）。

（七）不良反应

中药组有 1 例在治疗过程中出现轻度腹泻，无恶心呕吐，说明该制剂药性偏凉，偶会引发腹泻，但再未发现其他不良症状。西药组用激素患者均有不同程度向心性肥胖、易感冒等症状。

三、讨论

过敏性紫癜是一种常见的血管变态反应性出血性疾病。临床表现为皮肤紫癜、黏膜出血，也可伴有皮疹、关节痛、腹痛、肾损害等。西医治疗一般予抗组织胺药物、维生素、肾上腺糖皮质激素、免疫抑制剂、止血药及对症治疗，但不良反应大，尤其在肾上腺皮质激素及免疫抑制剂的应用过程中，对肾炎治疗易反复，撤药困难，是目前西药治疗存在的主要问题。

过敏性紫癜属中医学"血证"范畴。临床以实证居多，虚证者极少。风热毒邪是常见的病因，病理基础为"风、热、瘀"，病变机理主要有风热伤络，瘀血内阻，个别虚证可见脾不统血。故以清热凉血，祛风通络，活血化瘀之法为主治疗。通络止衄灵是在庆阳市中医医院原治疗过敏性紫癜有效中药汤剂的基础上精制而成的纯中药胶囊剂。方中墓头回系本地特产草药，又名脚汗草，具有清热燥湿，止血止带，祛瘀截疟之功效，为君药；紫草凉血活血，解毒透疹；益母草去瘀生新，活血调经，利尿消肿；牡丹皮清热凉血，活血散瘀；仙鹤草收敛止血；生地清热凉血，养阴生津；白茅根凉血止血，清热利尿；连翘清热解毒，消肿散结；车前草清热解毒，利水消肿。以上 9 味药，皆有清热泻火，凉血止血，兼有化瘀之功，主治血热伤络，瘀血阻络之出血。方中蝉蜕味辛、甘、性凉，祛风解痉止痒，有免疫抑制和抗过敏作用；防风祛风解表、胜湿止痛、止痉。以上两药取其祛风通络之功。当归补血活血；赤芍清热凉血，祛瘀止痛；生山楂消食积，散瘀血。以上 3 味药均有活血化瘀之功。活血化瘀药物有改善血管脆性、改善微循环、提高机体免疫力、抗炎、抗Ⅰ型变态反应的作用，并有清除体内自由基的作用。黄芪补气升阳、益卫固表；山茱萸补肝肾、涩精敛汗，可改善肾功能，减少尿蛋白及血尿。由上可见，以上 16 味中药相互作用，共奏清热凉血、活血化瘀、祛风通络之功。对以风、热、瘀为主要病机的过敏性紫癜，通过清热凉血、祛风通络、活血化瘀而达消斑止血之功效。本临床观察结果显示，通络止衄灵治疗过敏性紫癜具有明显治疗作用，可以消除紫癜，改善关节痛及腹痛，对肾炎也有明显治疗作用，并可缩短疗程，防止并发肾炎，避免西药激素应用后的不良反应。

（刊登于《中国中医药信息杂志》2010 年第 4 期，开金龙　作）

复方紫草液治疗静脉炎临床研究

静脉炎是静脉输液治疗中最常见的并发症之一。是由于静脉中输注浓度较高,刺激性较大的药物或在静脉内放置时间过长、刺激性大的塑料管引起局部静脉壁的化学炎症反应。也可由于输液过程中无菌操作不严或一根血管反复多次穿刺引起局部静脉的感染。静脉炎不仅增加了病人的痛苦,而且影响病人的治疗。复方紫草液是我院在多年临床应用的基础上,经进一步优化组方,调整剂量,提取分离精制而成外搽剂。2004年1月至2007年12月,笔者对112例静脉炎患者采用复方紫草液外敷及硫酸镁粉外敷治疗进行了对照观察,取得满意疗效,现总结报告如下。

一、资料和方法

(一)病历选择标准

1. 诊断标准

参照WHO化疗毒性分级标准及有关文献制定诊断标准进行诊断。共分为四级,Ⅰ级:无痛,但局部发红;Ⅱ级:轻度疼痛,局部发红;Ⅲ级:中度疼痛,局部轻度肿胀,灼热;Ⅳ级:重度顽固性疼痛,中重度肿胀。

2. 纳入标准

①年龄、性别不限,能够坚持治疗者;②主要为药物或静脉插管引起静脉炎者。③中医辨证为血瘀气滞型。

(二)临床资料

所有病历均系甘肃省庆阳市中医医院收治的住院病例,共112例。采用随机抽样法设观察组(复方紫草液治疗)及对照组(硫酸镁)治疗。观察组70例中男41例,女29例,男:女=4:3,年龄6~70岁,平均29.86岁。既往患急性淋巴细胞白血病18例,急性粒细胞白血病26例,慢性粒细胞白血病9例,肺癌5例,其他12例。初次化疗并发静脉炎者52例,复诊病例化疗后并发静脉炎者18例。静脉输液时间1月至5年,平均6.38月,其中由于静滴柔红霉素及阿糖胞苷引起者38例,静滴高三尖杉酯碱及阿糖胞苷者12例,静推长春新碱及环磷酰胺者6例,由静脉插管引起者1例,阿霉素5例,输血1例,其他抗生素等引起者7例。患静脉炎病程1~8d,平均(3.8±2.04d)。根据诊断标准分级:Ⅰ级4例,Ⅱ级46例,Ⅲ级15例,Ⅳ级5例。对照组42例中男24例,女18例。男:女=4:3,年龄2~72岁,平均31.2岁。既往患急性淋巴细胞白血病14例,急性粒细胞白血病15例,慢性粒细胞白血病4例,胃癌3例,直肠癌1例,肝癌1例,骨髓增生异常综合征1例,急性淋巴瘤1例,过敏性紫癜1例,再生障碍性贫血1例。初次化疗并发静脉炎者26例,复诊病例化疗后并发静脉炎者16例。静脉输液时间1~12月,平均2.7月。其中由于静滴柔红霉素及阿糖胞苷23例,静滴高三尖杉酯碱及阿糖胞苷者9例,静滴长春新碱及环磷酰胺者2例,阿霉素引起者6例,其他药物引起者2例。患静脉炎病程1~7d,平均(2.19±1.25d)。根据诊断标准进行分级:Ⅰ级4例,Ⅱ级28例,Ⅲ级9例,Ⅳ级1例,平均(2.1±0.581)。

（三）治疗方法

观察组均单用复方紫草液（由甘肃省庆阳市中医医院制剂室提供，院内制剂批准文号：甘药制字 Z04101014）沿静脉局部外敷，所敷范围超过病灶约 2~3cm，每日敷 10 次，不需加热，直接冷敷。药物组成：紫草，乳香，没药，黄柏。对照组以 50%硫酸镁粉（河北邢台冶金镁业有限公司）外敷，方法及用药次数与观察组相同，疗程均为 72h，用药过程中，观察患者自觉症状和局部病灶的变化，用药期间停用其他治疗静脉炎药物。

（四）观察指标与方法

观察治疗前后的临床症状改善情况，包括疼痛、局部发热、局部肿胀、灼热等症状，并观察用药后起效时间。

（五）疗程标准及统计学处理

参照 WHO 化疗毒性分级标准中的疗效标准。显效：红肿热痛完全消退，血管壁变软，弹性恢复正常；有效：局部症状消失，但静脉血管硬化，不能再作为输液血管使用；无效：无变化或合并感染或局部病灶进展。

统计学处理应用 SPSS 统计软件包，计量资料用 t 检验，计数资料用 X^2 分析。

二、结果

（一）两组临床疗效比较　　见表 1

表 1　两组临床疗效比较

组　别	例数	显效	有效	无效	总有效
观察组	70	56(80)*	12(17.14)*	2(2.86)	68(97.14)*
对照组	42	9(21.48)	21(47.62)	13(30.95)	29(69.05)

注：与对照组相比较，均 $P<0.001$。

从表 1 可见，观察组与对照组显效率，有效率及总有效率相比 $P<0.001$，有极显著意义。表明观察组的疗效明显优于对照组。

（二）两组用药疗程比较

两组均以 72h 为 1 疗程，在 72h 内观察临床症状的改善情况，以判断疗效。观察组显效 56 例中，起效最短的为 12h，最长的为 72h；有效的 12 例中，均以 72h 为最终判定疗效时间。无效 2 例。其中无效者为化疗药物严重外渗而引发静脉炎及静脉周围炎，病情较重，在 72h 未达到满意疗效，但经随访治疗一周后，症状逐渐改善，平均（3.92±19.212）h。对照组中显效 23 例中，起效最短的为 24h，最长的为 72h，有效的 20 例中，均以 72h 为最终判定疗效时间，无效 13 例，平均治疗有效时间（56±15.321）h，两组相比，$P<0.01$，有显著意义。观察组起效时间明显早于对照组。

（三）毒副反应

两组治疗过程中，均未发现过敏反应，也未发现有皮肤刺激后的红肿反应。对于皮肤有溃烂的，禁忌在伤口处外搽药液。

三、讨论

药物性静脉炎归结于血栓性浅静脉炎，最主要的原因是药物浓度过高和药物本身的理化因素引起的渗透性损伤，使局部 pH 值，代谢及渗透压等改变，细胞融解，溶酶体破裂，释放出化学介质，使血管痉挛，局部血管处于缺氧状态而发病。化疗及长期输液病人并发率极高。该病属中医之"恶脉"，"血痹"等范畴，多由于输液穿刺，损伤局部脉络，使瘀血阻滞，蕴而化热,瘀热内结,不通则痛而发病。其病机在于血瘀气滞。故而确立清热解毒,活血化瘀,消肿止痛为治疗本病的总则。选用紫草、乳香、没药、黄柏组成复方紫草液。方中以紫草为君,重在活血凉血,解毒透表,使毒邪得以透散,温毒得以清解;并配以乳香、没药相须而用,具有活血止痛,消肿生肌之功;另少佐黄柏以清热消肿止痛。四药并用,共奏清热解毒,活血化瘀,消肿止痛之功,使毒邪得去,瘀邪得消,脉络通畅。其动物过敏试验及皮肤刺激试验均呈阴性。

临床研究表明化疗药物中柔红霉素并发静脉炎者最多,其次为阿糖胞苷,高三尖杉酯碱、环磷酰胺等。并发静脉炎后,治疗时间越早,疗效越明显。其观察组总有效率97.14%,对照组有效率69.05%,两组相比 $P<0.001$,有显著差异。并对化疗病人用复方紫草液进行预防性治疗,静脉炎的并发率明显下降。该制剂具有取材方便,制作简单,渗透性好,止痛时间快,毒副作用少等特点,使已病能治,未病能防,具有良好的疗效,且局部用药无明显过敏反应,经临床验证,该制剂也适用于其他原因所引起的浅表性静脉炎。

(刊登于《甘肃中医》2009年第3期,开金龙、刘慧、夏小军 等 合作)

经方治疗血证验案 5 则

一、麦门冬汤合百合地黄汤治咳血

李某,女,55岁,1999年3月12日初诊。患支气管扩张反复咳嗽、咳血5年,每遇冬春两季发作。月前受凉后发热、咳嗽,经西药抗炎、止咳等治疗,发热已退,咳嗽减轻。7d前突发咳血,昨夜加剧,曾咳吐鲜血8次,色红量多,兼夹泡沫,伴咽干口燥,食少便秘,心烦彻夜不眠。症见:形体消瘦,面色欠华,神情倦怠,动则气急,咳嗽频发,痰白稀少。舌质红而干,苔薄,脉细数。X线摄片提示为支气管扩张。证属气阴两虚,虚火上炎之咳血。治以益气养阴,清热凉血。方用麦门冬汤合百合地黄汤。处方:麦冬15g,百合15g,生地15g,人参10g,粳米10g,半夏6g,大枣5枚,甘草3g。每日1剂,水煎服。3月18日二诊:服药5剂,咳血已止,咳嗽、咽干减轻,精神好转,夜寐尚安,纳食微增,舌转红润,唯便秘之证仍存。原方加杏仁6g,更进5剂,咳止症平。后上方人参易党参,去半夏、杏仁,连服20剂以固疗效。此后每于冬季来临之际服上方10~20剂不等,随访4年未复发。

按:患病日久,耗伤气阴,阴伤则肺失清肃,虚火上炎;气伤则血无所主,血不循经,故发咳嗽咳血。《金匮要略》云:"火逆上气,咽喉不利,止逆下气者,麦门冬汤主之。"方中麦冬润肺养阴,兼清虚火;配人参、粳米、大枣、甘草益胃滋阴,补气生津;少佐半夏下气化痰,开胃行津,并防止它药滋腻碍脾。亦正如费晋卿所云:"半夏之性,用入温燥药中则燥,用入清润药中则下气而化痰,胃气开通,逆火自除。"观其脉证,阴伤较甚,且久病形神俱病,恐麦门冬汤清热养阴、凉血安神之力不足,故合用仲景治疗百合病的百合地黄汤,一则增强养阴生津、清热凉血之功,二则清心安神。诸药合用,津回病退,咳血自净。二诊时便秘未平,故加用杏仁止咳化痰、润肠通便而收功。此亦合明人盛启东"见血休治血"之旨。

二、理中汤加味治唾血

赵某,男,48岁,1998年10月7日初诊。诉每早初醒,血液满口,色泽暗淡,唾出即净,翌日晨起又唾,已发作4年余。曾赴数家医院经多次检查口腔、牙龈、咽喉均正常,血液化验、胸部X线摄片及胃镜等检查亦未见异常,屡服中西药物及单方治疗均未见效,病情时轻时重。就诊时除见形体消瘦之外别无异常发现。舌质淡,苔白,脉细。仔细询问,患者平素喜热饮,若服用凉药或进食生冷食物后则出现腹泻,并伴发轻微腹痛,服氟哌酸及饮食调理后即愈。辨证为脾阳虚弱,血失统摄之唾血。治以温中健脾,益气摄血。方用理中汤加味。处方:人参10g,炒白术10g,炮姜炭10g,生地炭10g,炙甘草6g。每日1剂,水煎服。服药10剂,唾血止,继服10剂,泄泻竟愈,进食生冷亦无妨。随访2年未复发。

按:唾血一证,临床并不少见。究其病因,严用和认为肺伤,巢元方以为肝伤,李东垣责之于肾,而唐容川则分虚实,虚证因脾不统血引起,实证由肝不藏血所致。本例患者,晨起唾血4载,别无它症,仔细斟酌,久病属虚,结合喜热饮,遇生冷而泻下腹痛,故辨证为脾阳虚弱,血失统摄之证。明代龚居中《红炉点雪》云:"失血之证……阴乘阳者,以阳虚而阴无所附,妄溢而不循经也。"脾统血,为后天之本,系三阴之首,脾气健则元气旺,而阴自固。今脾阳虚弱,运化失职,升降失常,统摄无权,阴血不得归经,故发本病。理中汤为仲景治疗太阴病之主方,太阴病即脾胃阳虚的中焦虚寒证。方中主药干姜温中散寒,兼能止血,炒黑后止血效果尤佳;人参大补元气而助阳运化为辅;炒白术健脾燥湿,守而不走;炙甘草益气和中;佐以清热凉血、养阴生津的生地炭,既能防止理中汤温散太过,又能加强止血之功。诸药合用,药中病机,唾血乃愈。

三、柏叶汤加减治吐血

张某,男,62岁,2001年9月2日初诊。患胃溃疡病史12年,平素纳食欠佳,胃痛隐隐,偶有黑便。3d前进食瓜果后泻下稀水样便,量多次频,经门诊输液治疗2d好转。今晨始感恶心,不时突发吐血5次,色红量多,急收住院。症见:形体瘦削,四肢欠温,面色苍白,唇甲色淡,额头汗出,视物昏花,口渴喜饮,时恶心欲呕,胃脘灼烧,腹痛阵作,大便溏黑。舌质淡,苔黄微腻,脉虚弱无力。化验血红蛋白86g/L,血小板148×10⁹/L,大便潜血(++++)。诊为脾阳虚弱,气不摄血之吐血。治以温运脾阳,益气摄血。方用柏叶汤化裁。处方:侧柏叶30g,艾叶炭15g,炮姜炭10g,地榆炭10g,人参10g,阿胶(烊化)10g,竹茹6g,炙甘草6g,三七粉(冲服)3g。急煎1剂,频服,并输鲜血400ml。9月3日二诊:服药后仅吐血1次,量不甚多,精神好转,仍泻下黑便如泥浆。原方更进5剂,未发吐血,大便转黄,诸症减轻。化验血红蛋白已升至100g/L,大便潜血(-)。原方去人参及三七粉,余药减量,连服20剂,疾病告愈。

按:《金匮要略》云:"吐血不止者,柏叶汤主之。"方中取侧柏叶之清降,折其逆上之势而又能收敛止血;干姜易炮姜炭减其辛温之性,守而不走;配艾叶炭温中摄血,并能防止侧柏叶寒凉克伐;地榆炭收敛止血;三七止血消瘀;阿胶补血养血;人参、炙甘草补中益气摄血;再加被陈修园誉为"是以竹之脉络通人之脉络而为治"的竹茹,寒热相济,消补兼施,且进补不滋腻,止血不留瘀,故对脾阳虚弱,气不摄血的吐血收效甚捷。

四、当归散合甘麦大枣汤治肌衄

秦某,女,10岁,2000年7月22日初诊。罹患"过敏性紫癜"2年余,反复发作,屡服强的松等剂治疗无效,紫癜时隐时显,近5d又伴发鼻衄2次。症见:双下肢散在皮下瘀点、瘀斑,色泽暗淡,对称分布,伴神疲乏力,面色无华,口唇色淡,汗出纳差,腹痛隐隐。舌质淡胖,苔薄,脉沉细无力。血、尿常规化验均正常。诊为心脾气虚之肌衄。治以健脾益气,养血补中。方用当归散合甘麦大枣汤加味。处方:当归 15g,党参 15g,山药 15g,阿胶(烊化)10g,白芍 10g,浮小麦 10g,川芎 6g,黄芩 6g,白术 6g,大枣 6 枚,甘草 3g。每日 1 剂,水煎服。服药 15 剂,紫癜已消,鼻衄未发,腹痛已止,精神转佳。继以甘麦大枣汤煎汁代茶饮,连用 2 月,以固疗效。

按:《金匮要略》当归散,原为仲景治疗妇人妊娠而设;甘麦大枣汤,本为仲景治疗妇人脏躁方。本例患者,疾病迁延日久,心脾气血更虚,心虚则不能生血,脾虚则不能统血,血失所附,不循经脉,益于脉外,故见紫癜时隐时显,反复发作。方中当归养血活血;党参、白术、大枣补气摄血;白芍、甘草养血和中,缓急止痛;山药健脾益气;淮小麦易浮小麦固摄敛汗;少佐川芎活血止痛,补中有通;黄芩凉血坚阴,以防术、芎之辛温动血。诸药合用,共奏健脾益气、养血补中之功,虽与仲景原方所治不同,却有异曲同工之妙。

五、温经汤加减治崩漏

赵某,女,47 岁,2001 年 7 月 6 日初诊。素体虚弱,月经量较多。2 月前为其母奔丧,操劳数日后又遭雨淋,致使经血淋漓不尽,时多时少,色淡红夹有血块,距今已 76d。其间经妇科检查确诊为功能性子宫出血,迭进西药罔效。症见:畏寒肢冷,倦怠乏力,面色苍白,头晕头痛,口干心烦,失眠多梦,时发干呕,腰膝酸软,小腹刺痛阵作。舌质淡,苔白,脉弦细。证属冲任虚寒,兼有瘀血之崩漏。治以补血温经,祛瘀止血。方用温经汤加减。处方:人参 15g,当归 15g,炮姜炭 10g,艾叶炭 10g,吴茱萸 10g,白芍 10g,阿胶(烊化)10g,半夏 10g,川芎 10g,丹皮 10g,炙甘草 6g。每日 1 剂,水煎服。7 月 14 日二诊:服药 7 剂,崩漏渐止,精神好转,畏寒肢冷及头痛诸症明显减轻,仍时感头晕,小腹隐痛,舌质淡红,苔薄白,脉沉细。再拟补血调经,缓急止痛为法,方用归芎胶艾汤加人参。处方:当归 15g,人参 10g,艾叶炭 10g,熟地 10g,白芍 10g,川芎 10g,阿胶(烊化)10g,炙甘草 6g。连服 6 剂,诸症悉愈。

按:素体虚弱,加之劳累雨淋,致使崩漏日久,气血更虚;冲任不固,阳气失于宣通,阴寒内盛,寒凝血脉,故发斯证。《金匮要略》云:"妇人年五十所,病下利数十日不止,暮即发热,少腹里急,腹满,手掌烦热,唇口干燥……温经汤主之。"方中吴茱萸经散寒,兼能止痛;生姜易姜炭并加艾叶炭温经散寒止血;阿胶、当归、川芎、白芍、丹皮养血和营去瘀;人参、炙甘草补益中气;半夏和胃降逆。诸药合用,可收温补冲任、养血祛瘀、扶正祛邪之功。药后崩漏渐止,虚寒之象渐除,又恐上方温经祛瘀之力太过,故投调补冲任、固经止血的归芎胶艾汤加益气摄血的人参而收功。

(刊登于《中国中医药现代远程教育》2004 年第 11 期,夏小军 作)

第六章　科研撷英

第一节　中药回生汤系列辨治急性白血病(AL)临床研究

1997年通过甘肃省科技厅科技成果鉴定。1998年获甘肃省医药卫生科技进步二等奖;1999年获甘肃省科技进步三等奖。

主要研究人员:夏小军　张鑫智　权晓理 (甘肃省庆阳市中医医院)

丁进芳(甘肃省人民医院)

1 回生汤系列辨治 AL 项目来源及目的意义

白血病是一种造血系统的恶性肿瘤。其主要病理特点在骨髓或其他造血组织中,某型的白细胞及其前身细胞呈现异常的弥漫性增生,并可浸润其他组织和脏器。主要临床表现有不同程度的发热、贫血、出血、肝、脾及淋巴结肿大,骨髓和周围血象中的白细胞有质和量的异常变化。统计资料表明,我国白血病年发病率与死亡率约为 2~4/10 万,且急性明显多于慢性(急性与慢性之比为 3.8:1)。其发病率在青壮年和儿童恶性肿瘤中居首位,而且死亡率也逐年上升为该年龄组的前几位。白血病的发现距今已有一百多年的历史,但直到现在其病因学的研究仍未获得结论,本病自然发展过程极为不良。近年来由于对白血病细胞生物学特性研究的进一步深入,抗白血病新药的不断涌现,治疗上的不断改进,支持治疗的加强等,使急性白血病从不治之症变为可以治愈的疾病之一,但离长期缓解或根治的目标还较远。国家已将白血病列入重点攻克的九种恶性肿瘤之一,因而有许多问题有待于我们努力。

祖国医学虽无白血病这一病名,但根据其临床特征,本病属中医"血证"、"血虚"、"急劳"等范畴。其中急性白血病与"急劳"的证候相似。中医理论认为,急性白血病的发病机理是由于机体正气不足,邪毒外袭,内窜营血,伤及骨髓所引起的一派邪实正虚、虚实夹杂之证。目前国内外治疗急性白血病主要采用化疗,并从单一化疗进入联合化疗阶段。化疗药物虽能有效地杀灭白血病细胞,但对人体的正常细胞亦有一定的杀伤和抑制作用,且长期、反复的实施化疗可产生一系列毒副作用,联合用药可导致毒副作用的重叠,主要表现为骨髓抑制和胃肠道反应,以及对心、肝、肾及神经系统的毒性。轻则妨碍化疗的顺利进行,重则危及生命。免疫疗法、基因治疗等新型疗法治疗急性白血病目前仍处于探索阶段。被称为"可望成为根治白血病最有效方法"的异基因骨髓移植(allo-BMT)治疗急性白血病无可非议,然而由于供髓来源的限制,只有少数病人能够接受该治疗。自体骨髓移植(syn-BMT)虽不受供髓者的限制,但由于回输骨髓中可能含有常规方法无法测知的残留白血病细胞,而且移植后缺乏移植抗白血病作用(GVL),因而复发率高,影响病人的长期无病存活。同时,骨髓移植费用昂贵,对环境设备的要求严格,加之移植后的各种合并症也限制了它的广泛应用。

传统的中医药治疗白血病有其独特的优势,因而越来越受到人们的重视。目前中医药治疗急性白血病的研究可分为单用中药和与化疗合用两个方面,前者近年来取得可喜的进展,如哈尔滨医科大学附属一院用"癌灵Ⅰ号"注射液肌肉注射或静脉滴注,配合清热解毒、清利湿热中药治疗急性非淋巴细胞白血病(ANLL)81例,完全缓解(CR)22例,其中 M_3 型效果最为显著。继之孙鸿德等用癌灵Ⅰ号结合中医辨证治疗急性早幼粒细胞白血病(APL)32例,CR 21例,部分缓解(PR)4例,总缓解率为78.1%,其中50%患者存活5年以上。周霭祥等用"青黄散"和"杀癌七号方"治疗ANLL 6例,CR3例,其中2例已存活4年以上。吴正翔综合有关急性白血病论文27篇1715例,其中单纯中药治疗188例,缓解率10%~47.6%。福建省血液病研究所用雷公藤内酯醇治疗21例急性白血病,CR 10例,缓解率47.4%,总缓解率71.4%,认为该药为目前抗白血病较为有效的中药制剂。中药配合化疗治疗急性白血病已取得了较好的效果,这一点已得到许多学者的肯定。近年来此类报道也较多,并取得了一定的成就。事实证明,急性白血病化疗过程中正确配合应用中药,可以减轻化疗药物的毒副作用,增强其治疗效应,提高机体的抗病能力,从而保证化疗的顺利进行,提高急性白血病的缓解率及生存质量。同时,对于部分不能接受化疗或对化疗药物不敏感的病人,可单独应用中药治疗而达到缓解,并可长期生存。因此,在目前西药化疗对急性白血病仍不能达到理想的治疗效果时,应用中药或与化疗药物联用将作为治疗急性白血病中的一支新生力量出现在世界医学舞台上。

众所周知,白血病与其他恶性肿瘤相对而言,其诊断标准明确,治疗上的缓解指标清楚,检验的方法比较方便等,都是突破急性白血病防治难关的有利条件。辨证论治是中医的一大特色,对于急性白血病,由于其表现形式比较复杂,病情变化快,症状变化多,从而给辨证分型带来许多困难。分型少不能概括,分型多又嫌烦琐,病型不能恒定,型与型之间常有交叉,截至目前仍没有一种统一的和切合实际的分型方法。同时,现代医学已将急性白血病的治疗明确分为诱导缓解治疗与缓解后治疗(巩固强化及维持治疗)两个阶段进行,因此,如何加强辨证论治,化疗药物与中药如何配合应用,以及怎样进一步挖掘传统应用的中草药单方、验方,制定科学性较强的研究方案,设立对照组、数据经统计学处理,同时用实验研究阐明其机理等,以使急性白血病患者能够及时合理地得到治疗,并尽可能地延长其生存期、改善预后等等,都是目前研究的重要课题。

鉴于此,我们把中医药治疗急性白血病作为科研方向,在中医辨证论治与辨病论治相结合的理论指导下,拟定出以当地特产中草药天蓝苜蓿、墓头回等为主的中药系列方剂,经部分病例临床观察,取得了较好的疗效,在此基础上,结合临床实践,又对方剂中部分药物及用量进行了调整,并定名为回生汤系列,于1991年确立了中药回生汤系列治疗急性白血病的临床研究课题,作为我院重点科研课题进行研究。经过几年努力,积累了一定的病例,同时进行了部分实验研究,并于 1995 年正式申请批准为庆阳市科委科研课题,目的是试图从中医药方面探讨出确有疗效,价格低廉,药源广泛,长期服用无明显毒副作用的方药,为中医药治疗急性白血病开辟一条新路子。

2 回生汤系列辨治 AL 处方来源及作用机制

回生汤系列基本方:天蓝苜蓿 30~60g,墓头回 15~30g,龙葵 10~20g,紫河车粉(装空心胶囊冲服)1~3g。

天蓝苜蓿:庆阳市位于甘肃省东部,属陇东黄土高原,中草药资源丰富。家父夏敏儒从事中医药工作三十余载,20 世纪 70 年代初组织进行全区中草药资源普查时,在位于子午岭林区的正宁县榆林子乡搜集到一治疗妇人血证的民间单方,即天蓝(鲜品 500g 或干品 50g)水煎频服。据当地群众讲该单方治疗妇人崩中、鼻衄及便血等病有良效。我们于 1989 年起试用该药配合其他药物治疗白血病,对缓解症状(发热、出血、骨骼疼痛等)有一定的治疗效果,1991 年又进行了体外药敏试验,初步证实该药具有抗急性白血病的作用,并于 1992 年经兰州医学院赵汝能教授鉴定,该药为豆科苜蓿属植物天蓝苜蓿 Medicagolupulina L。天蓝苜蓿又名天蓝、黑茄苜蓿、杂花苜蓿,以全草入药,性味甘、微涩、平,具有清热利湿、凉血止血、舒筋活络之功效,主治风湿性关节痛、黄疸型肝炎、痔血及白血病。化学成分研究表明,天蓝苜蓿全草含雌激素样成分,种子含皂甙、半乳糖配甘露醇聚糖,荚含油、硬蛋白类等。目前对其药理作用机制有待于进一步研究。

墓头回:系我地特产中草药。1984 年,据我科一位住院患者的家属讲,在其家乡宁县一带民间有用脚汗草治疗鼻衄的经验。后经鉴定证实,脚汗草学名墓头回,为败酱科败酱属植物异叶败酱 Patrinia heterophylla Bunge 及糙叶败酱 Pa trinia scabra Bunge, 以根或全草入药,性微寒、凉,味苦、涩,具有清热燥湿、止血、止带、祛瘀截疟之功效,主治崩漏、子宫颈糜烂、赤白带下、赤痢。我院有一人用墓头回治疗特发性血小板减少性紫癜,疗效较好。败酱科植物已发现多种化学成分,萜类、黄酮类、β—谷甾醇和异戊烯为各属所共有,其中败酱属主要含有以齐墩果酸甙元和常春藤甙元组成的三萜皂甙、环烯醚萜甙和黄酮类化合物等。药理研究表明,墓头回不仅具有抑菌、镇静作用,而且具有止血、增强免疫及抗肿瘤作用。体外试验,墓头回水提取物(5mg/ml)对急性粒细胞白血病 M_2、慢性粒细胞白血病急粒变(CML-A)细胞有明显的杀伤作用,抑制率接近 100%,但对慢性粒细胞白血病细胞作用不明显,抑制率仅为 54%。因此,墓头回应用于急性白血病的治疗值得深入研究与开发应用。

龙葵:别名天茄子、野辣椒、黑茄子、野葡萄。为茄科茄属植物龙葵 Solanum nigrum L,以全草入药,我省各地均有分布。性味苦寒,具有清热解毒、活血消肿之功效,主治疔疮、痈肿、丹毒、跌打损伤、痢疾、癌症。全草含多种生物碱,此外尚含皂甙及较多的维生素 A(9666 国际单位%)和维生素 C(120mg%)。药理研究表明,龙葵提取物对动物有抗炎作用,澳洲茄胺有考的松样作用,降低血管通透性及透明质酸酶的活性。近年来研究表明,龙葵还具有抗癌作用,总有效率 64.6%。用量过大可引起白细胞下降。

紫河车:别名胎盘、胎衣。为婴儿出生时胎盘的干燥品。性味甘、咸、温,有补气、养血、填精补髓之功效,主治虚损、羸瘦、劳热骨蒸、虚喘等证。紫河车成分较复杂,胎盘球蛋白制品中含有多种抗体,在临床上长期以来用于被动免疫,还含有干扰素,有抑制多种病毒对人细胞的作用,此外还含有与血液凝固有关的成分、多种激素及多种有应用价值的酶等。

急性白血病临床上具有起病急,贫血、发热、出血、消瘦、肝脾淋巴结肿大等特点,与祖国医学中"急劳"的证候相似。《圣济总录》说:"热劳之证,心神烦躁,面赤、头疼、眼涩、唇焦,身体壮热,烦渴不止,口舌生疮,食饮无味,肢节痠疼,多卧少起,或时盗汗,日渐羸瘦者是也。"又说:"急劳之病,与热劳相似,而得之差暴也。"中医理论认为,急性白血病的发病机理是由于机体正气不足,邪毒外袭,伤及营阴,骨髓受损,发生血虚;阴精受损,内热熏蒸,灼伤脉络,迫血妄行;或由于病久耗伤气血,气虚不能摄血,形成血证,发生各种出血征象;或由于正虚感受外邪,营血热炽而见高热持久不退;热灼津液,煎熬为痰,病程日久,气血更虚,气滞血瘀,痰瘀互结,脉络瘀阻形成癥块或瘰疬痰核。本病经治疗后,邪毒由盛转衰,正气渐复,病情可以缓解,由于邪毒未尽,当正气内虚时,常可复发。根据单味中药天蓝苜蓿、墓头回、龙葵、紫河车的药理活性,结合急性白血病的临床及病理特点,组成回生汤基本方。方中天蓝苜蓿清热利湿,凉血止血,墓头回清热燥湿、止血祛瘀,龙葵清热解毒、活血消肿,紫河车补气养血、填精补髓。四药合用,共奏清热败毒、宁血祛瘀、益肾填髓之功效,且祛邪不伤正,扶正不碍邪,止血不留瘀。尽管目前中医对急性白血病的辨证分型尚未统一,但根据急性白血病的临床特点,其分型不外乎邪毒炽盛、痰瘀互结型,邪毒渐退、气阴两虚型及气血不足、阴阳两虚型三种类型。分述如下:

〔邪毒炽盛,痰瘀互结型〕相当于疾病初期,未进行化疗或化疗诱导阶段。病情特点是邪实正盛或正虚不明显,以邪实为主。

证候表现:起病多急,壮热烦渴,头痛,唇焦,鼻衄或尿血、便血,皮肤瘀点瘀斑,尿赤、便秘,瘰疬痰核,胁下痞块坚硬胀满,胸闷骨痛,甚则神昏谵语,或口舌生疮,咽喉肿痛,牙龈肿胀,咳嗽黄痰,肛门肿痛。舌质红绛或有瘀斑,苔黄腻,脉数或涩。

病机:邪毒已炽盛,正气尚未衰,邪正相争,热盛伤津,营血受扰,遣血妄行,甚则邪毒蒙蔽心窍;热毒煎熬津液为痰,壅滞骨髓,瘀阻络脉,气血运行受阻,痰瘀交阻,滞于胁下,或结于颈旁、腋下、胯腹等处。此时最为危急。

治则治法:以祛邪为主,用清热败毒、活血化瘀、化痰散结之法。

方药:回生汤Ⅰ号方。基本方加虎杖10~20g,半枝莲20~40g,白花蛇舌草20~40g,夏枯草15~30g,山豆根10~20g,赤芍10~20g,仙鹤草15~30g,白茅根15~30g,炙鳖甲10~20g(先煎),青黛3~6g(冲服)。

〔邪毒渐退 气阴两虚型〕相当于疾病中期或缓解后的巩固强化治疗阶段。病情特点是正虚邪不盛,标本同病。

证候表现:低热不退,午后潮热,五心烦热,头晕耳鸣,汗出乏力,纳呆痞满,或恶心呕吐。腰膝痠软,皮下瘀点瘀斑,鼻齿衄血,口咽干燥,身痛骨痛,胁下痞块缩小或消失。舌质红或淡红,苔少,脉细数或虚数。

病机:邪毒虽渐退,正气已受损,热毒内郁日久,势必耗气伤阴;水不涵木,肝肾阴血俱亏;心气不足,鼓动无力,血不上荣;阴血亏损,虚火滋生,内热熏蒸,湿热内蕴,脾胃受损,运化失常,气逆不降。此时标本同病,病情仍重,容易感受客邪。

治则治法:扶正祛邪,标本同治。用益气养阴,解毒化瘀,健脾和胃之法。

方药:回生汤Ⅱ号方。基本方加太子参 15~30g,黄芪 15~30g,当归 10~20 g,女贞子 15~30 g,旱莲草 15~30g,生地 15~30g,茯苓 10~20g,白术 10~20 g,半枝莲 15~30g,白花蛇舌草 15~30 g。

〔气血不足,阴阳两虚型〕 相当于疾病后期或缓解后的维持治疗阶段。病情特点是邪去正衰,以正虚为主。

证候表现:面色萎黄或苍白无华,倦怠乏力,心悸气短,动则尤甚,汗出,四肢不温,唇甲色淡,纳呆或虚烦,或有瘀点瘀斑。舌质淡,舌体胖大或有齿痕,苔薄白,脉虚大或见濡细。

病机:邪毒虽去大半,气血随之而虚,脾胃虚弱则气血生化乏源,无以滋养五脏六腑,四肢百骸;久病消耗,肺气更虚;气虚血少,心神失养,鼓动无力;肾气不足,精乏气养,骨髓空虚;肝肾阴虚,精不化血,甚则阴损及阳,精气两伤。此时正气来复,余邪未清,容易复发。

治则治法:以扶正为主,兼清余邪。用补气养血,益肾填髓,扶正化毒之法。

方药:回生汤Ⅲ号方。基本方加党参 15~30g,黄芪 20~40 g,当归 15~30 g,熟地 15~30g,补骨脂 10~20 g,鸡血藤 10~20g,山萸肉 0~20g,菟丝子 10~20g,土茯苓 10~20g,阿胶 10~15g(烊化兑服)。

以上三型是根据急性白血病疾病发展中各个不同阶段的辨证特点而划分的,型与型之间没有明确的界限,每个病人也不可能自始至终表现一个类型。因此,遣方用药时必须根据临床证候变化及邪正的消长而随时调整治则与方药,分清证候,抓住重点,解决主要矛盾,灵活掌握"扶正祛邪"、"急则治标"、"标本同治"等治疗原则,只有这样,才能提高疗效。

现代医学研究认为,白血病的特异性病理变化是白血病细胞的增生与浸润。急性白血病诊断时,一般体内白血病细胞可达 10^{12} 个,经治疗达 CR 后,体内仍残留白血病细胞约为 10^{6-9} 个,这时常用的细胞形态学方法很难检出白血病细胞。经强化和巩固治疗后,白血病细胞可能更少,一般可 10^{5-6} 个,只有用更敏感的检测方法如聚合酶链反应(PCR)技术才能检出。这种状态称之为微小残留白血病(MRD)。尽管国内外用化疗治疗急性白血病的 CR 率已达80%以上,但目前所用的化疗治疗药物缺乏特异性,限制临床使用剂量不断增加,也不能将白血病细胞全部杀灭殆尽,在加大剂量时,由于对非造血器官的毒性增加而受到限制。化疗治疗急性白血病取得 CR 后,复发率 > 60%,目前异基因骨髓移植复发率约 20%~30%,自体骨髓移植复发率约为 50%。急性白血病经治疗获得 CR 后导致复发的根源是体内残留着微量的白血病细胞,残存白血病细胞的再度增殖和播散是白血病复发、死亡的重要原因。

根据急性白血病患者疾病过程中体内白血病细胞贯穿始终这一病理特点,将回生汤基本方用于急性白血病治疗的始末,异中寓同,以期最大限度地消灭白血病细胞。具体应用时再根据疾病不同阶段病机的转变、邪正的盛衰,结合临床表现,四诊合参,综合分析后加入相应的药物,同中有异,随证变化,灵活应用。

尽管目前应用传统的中医药治疗急性白血病已取得了可喜的进展,但由于急性白血病发病初期起病急骤,病势凶险,某些情况下还要配合西药化疗。对于血象中白细胞总数高,血小板及血色素下降不严重,骨髓增生极度活跃或明显活跃,分类中白血病细胞相对过高,临床表现为邪实正盛者,可选用西药化疗作诱导,中药扶正为辅助,或者用小剂量化疗配合中药作诱导,以期起到增敏减毒的效果。有中枢神经系统白血病(CMSL)者则用化疗药物鞘内注射配合中药辨证治疗。体质较弱或有严重合并症者,应先在中药治疗的同时积极治疗合并症,尔后再考虑应用化疗。体质尚实,白血病细胞增殖或浸润相对较缓,或者对化疗药物耐药者可单独应用中药作诱导,西药支持治疗为辅助。对于中药诱导未能缓解者,应及时配合应用化疗为主,并可丸散之剂缓图。需要强化治疗者,在强化之前应做骨髓象检查,如果仍处于缓解状态时,宜暂缓化疗或延长化疗间歇期,尤其是周围血象白细胞偏低时,必须暂停化疗。若有复发迹象时,需另选联合化疗方案。化疗药物是剧毒药,中医方书中有"大毒治病,十去七八"之训,故在具体应用时应根据患者年龄的大小、体质的虚弱、病程的长短、白血病的类型,各项化验检查结果、有无严重的合并症以及对化疗药物是否产生耐药性等多方面综合考虑,立足于整体,重视局部(血液病变),且应"衰其大半而止",不能一概而论。

　　综上所述,中药回生汤系列是在挖掘民间单验方的基础上,根据单味药的药理活性,结合急性白血病的临床及病理特点,在中医理论指导下组方的。其即可单独应用,又可与西药化疗同用,体现了辨病与辨证相结合,祛邪与扶正相结合,宏观与微观相结合,局部与整体相结合的组方原则。

3 天蓝苜蓿对 AL 体外药敏试验研究

　　天蓝苜蓿为豆科苜蓿属植物天蓝苜蓿 Medicago lupulina L.,以全草入药,性味甘、微涩、平,具有清热利湿、凉血止血、舒筋活络之功效。本研究以天蓝苜蓿水煎浓缩液为试验药品,以急性淋巴细胞白血病(ALL)细胞及急性非淋巴细胞白血病(ANLL)细胞为受试细胞,应用细胞染色法进行天蓝苜蓿对人 ALL 细胞及 ANLL 细胞体外药敏试验,以证实天蓝苜蓿对 ALL 细胞及 ANLL 细胞有无抑制作用。现将结果总结报告如下。

一、材料

（一）天蓝苜宿

中药回生汤系列治疗白血病课题组提供, 采自东经 $106°45'$ 与北纬 $35°10'$ 的宁县焦村乡西里村。兰州医学院药学系赵汝能教授鉴定。

（二）天蓝苜蓿浓缩液的制备

取天蓝苜蓿全草干品 200g,加水 2000ml,煎煮 30min,滤出药液,另加水 2000ml 煎煮 30min,滤出药液。将两次滤出药液混合,加热浓缩至 1000ml,即为 200mg/ml 天蓝苜蓿浓缩液,密封、灌装,消毒后供试验用。

（三）RPMI—1640 培养基

美国 Sigma 公司生产,按常规配制,无菌吸滤、分装。

（四）受试细胞

在庆阳市中医医院不同时期住院病人中选择按 FAB 标准确诊的 ALL 病人 3 例, 分别为 L_1、L_2、L_3,ANLL 病人 3 例,分别为 M_1、M_2、M_{5a},在未经任何治疗前,常规静脉采血 5ml,加肝素抗凝(50u/ml)混匀,室温放置 2h,吸取白细胞层与无菌 1640 培养基混匀,分别制成 L_1、L_2、L_3 细胞及 M_1、M_2、M_{5a} 细胞悬液,并在各细胞悬液中加入青霉素 100u/ml、链霉素 100ug/ml(均为最终浓度)。做白细胞计数,并用 RPMI-1640 培养基调整细胞数到 $10×10^9$/L 及 $10×10^6$/L,备用。

（五）实验条件

在位于甘肃省庆阳市中医医院的国家中医药管理局中医药科研实验室——血液病二级实验室内完成实验全过程。

二、方法

（1）用 RPMI-1640 培养基将天蓝苜蓿浓缩液(200mg/ml)分别稀释成 50mg/ml、25mg/ml、12.5mg/ml、6mg/ml、3mg/ml 五种不同浓度的天蓝苜蓿药液及 20mg/ml、10mg/ml、5mg/ml、2.5mg/ml 四种不同浓度的天蓝苜蓿药液。

（2）分别将 L_1、L_2、L_3 细胞悬液(浓度为 $10 \times 10^9/L$ 个细胞)分别加入 18 支试管,每管 0.9ml,分成六组,每组 3 管。第一组 3 支试管分别加入 0.1ml、50mg/ml 的天蓝苜蓿浓缩液;第二组 3 支试管分别加入 0.1ml、25mg/ml 的天蓝苜蓿浓缩液;第三组 3 支试管分别加入 0.1ml、12.5mg/ml 的天蓝苜蓿浓缩液;第四组 3 支试管分别加入 0.1mg、6mg/ml 的天蓝苜蓿浓缩液;第五组 3 支试管分别加入 0.1ml、3mg/ml 的天蓝苜蓿浓缩液;第六组 3 支试管分别加入 0.1ml 生理盐水(NS)。这样使天蓝苜蓿药物最终浓度分别为:5.0mg/ml、2.5mg/ml、1.25mg/ml、0.6mg/ml、0.3mg/ml 及 0mg/ml。橡皮塞塞紧管口,试管倾斜 15°,放置 37℃培养箱培养 4h。

（3）分别将 M_1、M_2、M_{5a} 细胞悬液(浓度为 $10 \times 10^6/L$ 个细胞)分别加入 15 支试管,每管 0.9ml,分成五组,每组 3 管。第一组 3 支试管分别加入 0.1ml、20mg/ml 的天蓝苜蓿浓缩液;第二组 3 支试管分别加入 0.1ml、10mg/ml 的天蓝苜蓿浓缩液;第三组 3 支试管分别加入 0.1ml、5mg/ml 的天蓝苜蓿浓缩液;第四组 3 支试管分别加入 0.1ml、2.5mg/ml 的天蓝苜蓿浓缩液;第五组 3 支试管分别加入 0.1ml 生理盐水 (NS)。这样使天蓝苜蓿药物最终浓度分别为 2.0mg/ml、1.0mg/ml、0.5mg/ml、0.25mg/ml 及 0mg/ml。橡皮塞塞紧管口,试管倾斜 15°,37℃培养箱培养 4h。

（4）轻轻混匀试管内细胞,每管滴加 0.2%伊红水溶液 2 滴,混匀后立即滴入细胞计数盘内,做总的白细胞计数及被染色细胞计数。

（5）杀死细胞百分率用如下公式计算:

$$杀死细胞百分率 = \frac{四个大方格内被染色白细胞}{四个大方格内白细胞总数} \times 100\%$$

（6）计算出每组 3 管的平均值。

三、结　果

（一）天蓝苜蓿对 3 例 ALL 细胞的杀死率　见表 1。

表 1　天蓝苜蓿对 3 例 ALL 细胞的杀死率

组别	死亡细胞(%)		
	L_1	L_2	L_3
5.0mg/ml 组	97.8	93.5	98.6
2.5mg/ml 组	92.7	85.2	90.6
1.25mg/ml 组	86.3	70.1	82.3
0.6mg/ml 组	74.2	56.5	67.8
0.3mg/ml 组	52.0	27.8	28.4
0mg/ml 组(NS 组)	10.1	5.6	3.0

（二）天蓝苜蓿对 3 例 ANLL 细胞的杀死率 见表 2

表 2 天蓝苜蓿对 3 例 ANLL 细胞的杀死率

组别	死亡细胞(%)		
	M_1	M_2	M_{5a}
2.0mg/ml 组	98.3	98.6	89.6
1.0mg/ml 组	95.0	96.1	76.2
0.5mg/ml 组	76.6	82.5	67.1
0.25mg/ml 组	52.3	71.0	58.2
0mg/ml 组(NS 组)	4.8	3.1	0

从表 1 可见：天蓝苜蓿浓缩液对 L_1、L_2、L_3 细胞均有明显的杀伤作用。其中 5.0mg/ml 组对 L_1、L_2、L_3 4h 培养杀死细胞百分率均在 90% 以上；0.3mg/ml 组对 L_1、0.6mg/ml 组对 L_2 的杀死细胞百分率均在 50% 以上；0.6mg/ml 组对 L_3 杀死细胞百分率在 60% 以上，NS 组有 3%~10.1% 的淋巴白血病细胞被杀死，可能与 ALL 细胞自身死亡率较高有关。

从表 2 可见：天蓝苜蓿浓缩液对 M_1、M_2、M_{5a} 细胞均有显著的杀伤作用。其中 2.0mg/ml 及 1.0mg/ml 组对 M_1、M_2 4h 培养杀死细胞百分率均在 90% 以上；0.25mg/ml 组对 M_1、M_2 及 M_{5a} 杀死细胞百分率均在 50% 以上。以上四组与 NS 组比较，$P<0.001$，有非常显著性差异。表明天蓝苜蓿用药浓度大于 0.25mg/ml 时，其杀伤作用便非常显著。

四、讨 论

实验结果表明：天蓝苜蓿在 0.3~0.6mg/ml 浓度范围时，即可对 ALL 细胞有 50% 以上的杀伤作用。提示天蓝苜蓿具有明显的抑制 ALL 细胞作用，抑制作用强弱依次为 L_1、L_3、L_2。在浓度大于 0.25mg/ml 时对 ANLL 细胞具有较强的抑制作用，抑制作用强弱依次为 M_2、M_1、M_{5a}。为天蓝苜蓿治疗急性白血病提供了科学依据。

4 回生丸Ⅰ号小鼠急性毒性试验报告

一、摘要

受试药物为中药制剂丸药，本试验用超纯水将原丸药溶解选小鼠经口给药，以最高耐受剂量（相当于人临床用量的 6 倍）染毒，观察毒性反应特点，结果观察染毒几分钟后出现全身症状，二周内未见死亡，未发现其他症状，处死后尸解未见异常，小鼠经口 $LD_{50}>30g/kg$。

二、试验目的

观察受试物一次给予动物后所出现的急性毒性反应和死亡情况，为以后的科研和长期毒性实验提供依据。

三、受试药物

（一）名称

中药回生丸Ⅰ号。

（二）提供单位

甘肃省庆阳市中医医院。

（三）含量

每丸重9g，含生药3.25g。

（四）配置方法

原丸药加超纯水成混合悬液。

（五）溶剂

超纯水。

四、动物

（一）来源

北京医科大学实验动物部，昆明种，经检疫观察为健康动物，合格证：医动字01—3049。

（二）体重

18~20g。

（三）性别

雌雄各半。

（四）禁食时间

8h以上。

（五）每组动物数

10只。

五、剂量

（一）剂量设置

人临床用量口服每天2次，每次2丸，相当于0.6g/kg，本实验采用最高耐受剂量给小鼠染毒，为30 g/kg，相当于人临床用量的6倍。

（二）每只动物接受容量

每只动物给药量为0.5ml/10g，4h内分两次给予。

六、给药途径

根据临床拟用途径为口服，本实验采用经口灌胃给药。

七、方法和观察期

经口灌胃后观察毒性反应症状和死亡情况，观察2周。

八、结果

给药5min左右可见全身出汗症状，未见其他毒性反应，2周内未见死亡，处死后尸检未见异常。小鼠经口LD_{50}大于本实验条件最高耐受量30g/kg（此剂量相当于人临床用量的6倍）。

九、判定

于本实验条件下未发现毒性反应。

试验设计和负责人　高广华（讲师）

试验者　贾凤兰（主管技师）　　尚兰琴（主管技师）

试验日期 1996 年 10 月

原始资料保存处 北京医科大学毒理学教研室

5 回生丸Ⅰ号抗急性白血病实验研究

回生丸Ⅰ号是甘肃省庆阳市中医医院研制的治疗急性白血病的纯中药制剂，具有清热解毒、活血化瘀、化痰散结之功效，经近 10 年来临床应用疗效显著。为进一步探讨其对急性白血病的作用机制，我们进行了主要药效学实验，现报告如下。

一、材料

（一）回生丸Ⅰ号

甘肃省庆阳市中医医院制剂室提供，每丸重 9g，含生药材 3.25g，批号：970218。实验时将原药加超纯水制成混悬液。

（二）动物

昆明种小鼠，北京医科大学实验动物部提供；BALB/C 近交系小鼠、615 近交系小鼠、NH 小鼠均由中国医学科学院肿瘤医院提供。

（三）细胞株

L615 小鼠淋巴细胞白血病细胞株，中国医学科学院血液病研究所提供；H_{22} 小鼠肝癌细胞株，中日友好临床医学研究所提供。

（四）仪器

流式细胞仪，美国库尔特公司产品，中日友好临床医学研究所提供；T 细胞单克隆抗体，美国 GBICOA 公司产品。

二、方法

（一）对小鼠 H22 肝癌细胞的抑制实验

NH 小鼠，体重 20~22 g，每批实验性别相同。每只小鼠腋下接种 H_{22} 肝癌细胞 $3×10^5$ 个，同时开始灌药，每次 0.2 mL，每日 2 次，共 10d，于第 11 天将小鼠脱颈处死，完整地分离出肿瘤组织，用天平称重。对照组用生理盐水灌胃。

（二）对 L615 小鼠淋巴细胞白血病细胞的抑制实验

615 小鼠，体重 20~22g，预先灌药 5d，于第 6d 接种 L_{615} 小鼠淋巴细胞白血病细胞 $1×10^4$ 个，观察生存时间.对照组用生理盐水灌胃。

（三）对小鼠 T 淋巴细胞亚群作用实验

BALB/C 小鼠，体重 20~22g，每只小鼠腹腔下注射环磷酰胺 0.2 mg/g 体重，用中药灌胃，每次 0.2 ml，每日 2 次，共 l0d。第 11d 小鼠眼球取血，抗凝，分别加入单克隆抗体（CD3、CD4、CD8），孵育。加入 1%草酸铵液溶解红细胞，PBS 洗涤 1 次，离心取上清液调整细胞浓度，用流式细胞仪检测。阴性对照用生理盐水灌胃，正常对照组小鼠不作任何处理。检测同时作血常规检测和白细胞分类，计算淋巴细胞绝对值和各类 T 淋巴细胞绝对值。

三、结果

见表

表　回生丸Ⅰ号主要药效学实验结果

项目	结　果		P值
	中药	生理盐水	
对 H22 小鼠肝癌细胞的抑制作用（瘤重 g）	1.42 ± 0.18	1.72 ± 0.16	<0.001
	1.45 ± 0.18	1.75 ± 0.15	<0.001
对 L615 淋巴白血病小鼠的作用（存活天）用药 5 天后接种	7.63 ± 0.83	6.6 ± 0.68	<0.001
接种后用药(天)	7.23 ± 0.59	6.28 ± 0.98	>0.05
对小鼠 T 淋巴细胞亚群的作用(%)　T_3	41.8 ± 3.49	33.55 ± 6.47	<0.001
T_4	31.7 ± 6.23	23.91 ± 4.3	<0.01
T_8	9.37 ± 1.74	7.15 ± 2.59	<0.05

四、讨论

回生丸Ⅰ号可在体内有效抑制某些肿瘤细胞的生长，如 H_{22} 肝癌细胞和 L_{615} 淋巴细胞白血病细胞。并通过增加 T 淋巴细胞亚群的活性而使实验动物的免疫功能得到提高。

试验设计者　廖军鲜

试验负责者　廖军鲜

试验参加者　康爱君

试验原始资料保存地 中日友好临床医学研究所

6 回生丸对小鼠 T 淋巴细胞亚群作用研究

【摘要】　目的:评价回生丸对免疫抑制的 BALB/C 小鼠 T 淋巴细胞亚群的影响。方法:取 BALB/C 小鼠 26 只,随机分为三组,一组 10 只为回生丸组,二组 8 只为生理盐水(NS)组,三组 8 只为正常对照组。给第一、二组每只小鼠腹腔注射环磷酰胺(CTX)0.2mg/g 体重,对照组不用药。第 2 天起,给第一组小鼠每日 0.2ml 回生丸制剂灌胃,每日 2 次;第二组小鼠每次 0.2ml NS 灌胃,每日 2 次,共灌胃 10d。第 11d 取血抗凝,用流式细胞仪测定外周血 T_3、T_4、T_8 淋巴细胞比例及绝对值。结果:回生丸组:T_3 41.18±3.49、T_4 31.7±6.23、T_8 9.37±1.74;NS 组:T_3 33.55±6.47、T_4 23.91±4.3、T_8 7.15±2.59。回生丸与对照组比较 T_3、T_4 比例高于对照组 $P<0.01$。结论:回生丸除具有清热败毒、宁血祛痰、益肾填髓之功效外,还具有较强的调节细胞免疫功能。

【关键词】 回生丸　T淋巴细胞亚群

回生丸是我院研制的治疗白血病中药,由天蓝苜蓿、墓头回、紫河车、龙葵等组成。以清热败毒、宁血祛痰、益肾填髓为治则。具有抑制和杀灭肿瘤细胞的作用,兼有调节免疫之功效。为了研究回生丸对免疫功能调节作用,我们以免疫抑制的 BALB/C 小鼠为实验对象,采用单克隆抗体(MCAb)法及流式细胞(FCM)对小鼠外周血 T_3、T_4、T_8 淋巴细胞定量研究,以证实回生丸的免疫调节功能,现报告如下:

一、材 料

(1)回生丸制剂:由甘肃省西峰制药厂实验室制备。制备方法:生药煎煮浓缩,制成每克相当 3.4g 生药丸。

(2)BALB/C 近交小鼠:体重 20~22g,由中国医学科学院肿瘤医院动物室提供。

(3)细胞单克隆抗体:美国 GBICO 公司产品。

(4)流式细胞仪:美国库尔特公司产品,中国中医研究院西苑医院提供。

二、方 法

(1)取 BALB/C 小鼠,共 26 只,分为三组,第一组 10 只为回生丸组,第二组 8 只为生理盐水(NS)组,第三组 8 只为正常对照组。

(2)给第一组、第二组每只小鼠腹腔注射环磷酰胺(CTX)0.2mg/g 体重,第三组不用任何药物。

(3)用腹腔注射后第 2d 起,给第一组小鼠每次 0.2ml 回生丸制剂灌胃,每日 2 次;第二组小鼠每次 0.2ml NS 灌胃,每日 2 次,共灌胃 10d。

(4)于第 11d 将三组小鼠拨眼球放血抗凝后,分别加入单克隆抗体(CD3、CD4、CD8),孵育 30min 后加入 1 %草酸铵溶液溶解红细胞,磷酸盐缓冲液(PBS)洗涤一次,离心弃去上清液,用 PBS 调整细胞浓度为 $10×10^9/L$,用流式细胞仪检测各组小鼠 T 淋巴细胞亚群,并做血常规检查和外周血白细胞分类,计算淋巴细胞相对值及各类 T 淋巴细胞绝对值。

三、结 果

用药后三种 T 淋巴细胞亚群百分率测定结果:

组　别	T_3(%)	T_4(%)	T_8(%)
回生丸	41.18±3.49	31.7±6.23	9.37±1.74
NS　组	33.55±6.47	23.91±4.30	7.15±2.59
空白对照	29.13±2.66	24.43±1.38	8.6±1.02

由表可见,回生汤 I 号组外周血中 T_3、T_4 细胞百分率比盐水组升高,统计学处理均 $P<0.01$,T_8 下降至正常水平以下。回生丸组 T_4/T_8 为 3.83,NS 组 T_4/T_8 为 3.34,表明应用回生丸后提高了 T_4/T_8 的比值。

用药后三种 T 淋巴细胞亚群绝对值测定结果:

组　别	T_3	T_4	T_8
回生丸	0.69±0.24	0.53±0.22	0.16±0.06
NS　组	0.55±0.17	0.39±0.08	0.12±0.05
空白对照	0.92±0.16	0.77±0.12	0.27±0.27

由表可见,回生丸可使实验动物 T_3、T_4 绝对值升高,T_8 下降,提高了 T_4/T_8 的比值。

四、讨论

现代医学研究表明：急性白血病患者细胞免疫及体液免疫功能皆低下，包括 T 总及 T_4 下降，T_8 升高，T_4/T_8 降低，NK 细胞数量减少、活性减低，LAKC（淋巴因子激活的杀伤细胞）活性低下。且急性淋巴细胞白血病（ALL）较急性非淋巴细胞白血病（ANLL）下降更显著；慢性淋巴细胞白血病（CLL）患者免疫功能也有多种异常变化，常见体液免疫功能低下。白血病人化疗后免疫系统有进一步的广泛损伤。回生丸具有清热败毒、活血化瘀，化痰散结之功效，兼有免疫调节之功。通过实验表明，回生丸增强 T 细胞活性作用而使动物免疫功能得到一定的提高。

（刊登于《中华实用中西医结合杂志》2007 年第 7 期，张鑫智、夏小军、李军合作）

7 回生丸抑瘤增效作用实验研究

回生丸是庆阳市中医医院拟定的治疗白血病的经验方，全方以祛邪为主，具有清热败毒，活血化瘀，化痰散结之功效。为了全面研究其抗肿瘤作用，我们对该药进行了抑瘤增效作用研究，现报告如下。

一、材料

（一）回生丸

甘肃省庆阳市中医医院提供（由甘肃省医药集团西峰制药厂实验室制备）

（二）H22 小鼠肝癌细胞株

由中日友好医院临床医学研究所提供。

（三）NH 小鼠

体重 20~22g，每批实验性别相同，由中日友好医院临床医学研究所提供。

（四）BALB/C 近交系小鼠

体重 20~22g，由中国医学科学院肿瘤医院提供。

（五）615 近交系小鼠

体重 20~22g，由中国医学科学院肿瘤医院提供。

二、方法

（一）回生丸剂量试验

取 615 近交系小鼠 4 只，每组 2 只，分别以成人 20 倍量约 0.4ml（含生药 2g/ml）和 30 倍量约（0.6ml）每日两次给 615 小鼠灌胃，结果第一次灌胃后死亡 2 只，第二次灌胃后死亡 2 只。即改用 BALB/C 纯系小鼠 4 只，体重 22g，以 0.3ml 每次剂量灌胃，结果小鼠一般状态良好。

（二）抑瘤增效试验

取 NH 小鼠 80 只，腋下接种 H22 肝癌细胞，每只小鼠接种 $3×10^5$ 个细胞（台盼蓝拒染率 > 90%），分为 4 组，回生丸组，回生丸+环磷酰胺（CTX）组，CTX 组和 NS 组，每组 20 只，分别作标记。然后开始给药,回生丸组按每日 0.2ml 分两次灌胃;回生丸+CTX 组每日 0.2ml 回生丸灌胃,并用 CTX×0.1mg/g 腹腔注射 1 次,CTX 组每日只给 CTX×0.1mg/g 腹腔注射 1 次,NS组每日按 0.2ml NS 分两次灌胃。共观察 10d,于第 11d 将小鼠脱颈处死,完整地分离出肿瘤组织,用天平称重。

（三）抗白血病实验

取 615 近交系小鼠 40 只,雌雄各半,体重 20~22g,分为两组,第 1 组每日用 0.2ml 回生汤灌胃 2 次,第 2 组每日用生理盐水灌胃 2 次,连续用药 5d。于第 6 日给小鼠接种 L615 小鼠淋巴细胞白血病细胞,每只小鼠皮下接种 $1×10^4$ 个细胞(台盼蓝拒染率 > 90%)。继续给第 1 组小鼠每日用 0.2ml 回生丸灌胃 2 次,第 2 组每日用 0.2ml 盐水灌胃 2 次。

（四）对小鼠 T 淋巴细胞亚群作用

取 BALB/C 小鼠共 26 只,分为 3 组,第 1 组 10 只为回生丸组,第 2 组 8 只为生理盐水组,第 3 组 8 只为正常对照组。给第 1、2 组小鼠腹腔注射 CTX×0.21mg/g 体重。第 3 组不用任何药物。注射 CTX 第 2d 起,给第 1 组小鼠用 0.2ml 回生丸灌胃,每日 2 次,第 2 组用 NS0.2ml 灌胃,每日 2 次,共灌胃 10d。于第 11d 将 3 组小鼠放血抗凝后,分别加入单克隆抗体 CD3,CD4,CD8,孵育 30min 后加入 1%草酸铵溶解红细胞,磷酸盐缓冲液(PBS)洗涤 1 次,离心弃去上清液,用 PBS 调整细胞浓度为 $10×10^9$/L,用流式细胞仪检测各组小鼠 T 淋巴细胞亚群,并做血常规和外周血白细胞分类,计算淋巴细胞绝对值和各类 T 淋巴细胞绝对值。

三、结果

（一）回生丸抗 H_{22} 肝癌试验结果

组别	回生丸	回生丸 +CTX	CTX	NS
瘤重(g) ± SD	1.45 ± 0.18	0.27 ± 0.10	0.34 ± 0.10	1.75 ± 0.15

回生丸+CTX 组与单纯 CTX 组抑瘤率比较 $P<0.05$,有显著性差异,表明回生丸与 CTX 有协同抑瘤作用。

（二）L615 小鼠平均生存时间比较

回生丸组 20 只小鼠平均生存时间>7.63±0.83d,盐水组平均生存时间为 6.6±0.68d,两组小鼠生存时间相比 $P<0.001$,有极显著性差异。回生丸有延长白血病小鼠生存时间作用。

（三）回生丸对小鼠 T 细胞亚群作用

组别	$T_3(\%)$	$T_4(\%)$	$T_8(\%)$
回生丸组	41.18 ± 3.49	31.7 ± 6.28	9.37 ± 1.74
NS 组	33.5 ± 6.47	23.91 ± 4.30	7.15 ± 2.59
空白对照组	29.13 ± 2.66	24.43 ± 1.38	8.6 ± 1.02

表明回生丸有提高小鼠 T_3,T_4 百分率的作用。$P<0.01$ 有极显著性差异。T_4/T_8=3.83,盐水组 T_4/T_8=3.38,表明回生丸能提高 T_4/T_8 比例。

四、讨论

回生丸是庆阳市中医医院治疗白血病的中药制剂,应用十多年来取得了很好的作用,为了探讨回生丸的药理作用,我们与中日友好医院协作,进行了实验研究,结果表明回生丸确有抗肿瘤作用,对 H_{22} 肝癌细胞株、L_{615} 小鼠淋巴细胞白血病均有不同程度的抑制作用,能提高 CTX 的抗肿瘤活性。同时对小鼠 T_3、T_4 淋巴细胞亚群有明显提升作用。提高 T_4/T_8 比值,有效地提高小鼠细胞免疫功能,对调动肿瘤患者自身免疫活性有显著作用,是一种既有抗癌作用,又能提高机体抗瘤活性的中药制剂。

(张鑫智、夏小军　合作)

8 回生汤系列配合化疗治疗 AL76 例临床观察

回生汤系列是我院治疗血液系统恶性肿瘤的经验方。自 1991 年 3 月至 1996 年 9 月,笔者采用该系列方配合化疗治疗急性白血病 76 例,并与单纯化疗的 30 例进行对照,取得了较好的临床疗效,现将结果简述如下。

一、临床资料

所有病例均为我院及甘肃省人民医院住院病人,均经临床、血象、骨髓象及组织化学染色确诊,随机分为治疗组(中药加化疗)和对照组(单纯化疗)。治疗组 76 例,男 48 例,女 28 例;年龄 10~71 岁,平均(25.8±6.2)岁;按 FAB 协作组提出的诊断标准,急性淋巴细胞白血病(ALL)26 例(其中 L_1 12 例,L_2 11 例,L_3 3 例),急性非淋巴细胞白血病(ANLL)49 例(其中 M_1 5 例,M_2 20 例,M_3 1 例,M_4 6 例,M_5 16 例,M_6 1 例), 慢性粒细胞白血病急粒变 1 例;病程 15~185ld,中位数 202d;初治 42 例,复治 34 例;中医辨证分型:邪毒炽盛、痰瘀互结型 18 例,邪毒渐退、气阴两虚型 31 例,气血不足、阴阳两虚型 17 例。对照组 30 例,男 20 例,女 10 例;年龄 12~70 岁,平均(33.7±5.8)岁;按 FAB 分型,ALL 11 例(其中 L_1 3 例,L_2 6 例,L_3 2 例),ANLL 18 例(其中 M_1 1 例,M_2 6 例,M_4 5 例,M_5 6 例),慢性粒细胞白血病急粒变 1 例;病程 20~600d,中位数 106.5d;初治 18 例,复治 12 例。

二、治疗方法

治疗组和对照组自确诊后即开始用标准化疗方案联合化疗,其 ALL 中 18 例用 VP(长春新碱、强的松)方案,19 例用 VDP(长春新碱、柔红霉素、强的松)方案:ANLL 中除 1 例 M_3 服用全反式维甲酸(ATRA)之外,34 例用 DA(柔红霉素、阿糖胞苷)方案,22 例用 HOAP(高三尖杉酯碱、长春新碱、阿糖胞苷、强的松)方案,12 例用 HA(高三尖杉酯碱、阿糖胞苷)方案。并发中枢神经系统浸润者用 MTX(氨甲喋呤)加 Dex(地塞米松)鞘内注射,每周 2 次,用至正常为止。诱导缓解之后,均用原方案强化 1~2 疗程,再更换其他方案巩固治疗。

治疗组化疗同时加中药治疗,以回生汤(天蓝苜蓿、墓头回各 30g,龙葵 20g,紫河车粉 3g)为主方,并随证加味。邪毒炽盛、痰瘀互结型加虎杖、半枝莲、白花蛇舌草、仙鹤草各 20g,夏枯草、白茅根各 15g,赤芍 10g,炙鳖甲(先煎)15g,青黛(冲服)3g;邪毒渐退、气阴两虚型加太子参、当归、黄芪各 20g,女贞子、旱莲草、半枝莲、白花蛇舌草各 15g,生地黄、茯苓、白术各 10g;气血不足、阴阳两虚型加党参、当归、黄芪、熟地黄、补骨脂、鸡血藤各 20g,山茱萸、菟丝子、土茯苓各 15g,阿胶(烊化兑服)10g。中药每日 1 剂,水煎服,1 个月为一疗程。达完全缓解之后再根据中医辨证分型施治,需长期服药者可将原汤剂缩为丸剂或胶囊剂服用。

三、结果

(一)疗效标准

按 1987 年全国白血病化学治疗讨论会"急性白血病疗效标准",分为完全缓解(CR)、部分缓解(PR)、未缓解(NR)。

(二)总疗效

治疗组 76 例中,CR 51 例(67.1%),PR 10 例(13.2%),NR 15 例(19.7%),缓解率(CR+PR)为 80.3%。对照组 30 例中,CR 13 例(43.3%),PR 8 例(26.7%),NR 9 例(30%),缓解率 70.0%。两组 CR 率比较,有非常显著性差异($P<0.001$);缓解率比较,无显著性差异($P>0.05$)。

(三)治疗组对不同类型急性白血病疗效

治疗组 26 例 ALL 中,CR 17 例(65.4%),PR 5 例(19.2%),缓解率 84.6%;49 例 ANLL 中,CR 34 例(68.0%),PR 5 例(10.0%),缓解率 78.0%。两者 CR 率及缓解率比较,无显著性差异(均 $P>0.05$)。按中医辨证分型,分型间症候改善情况亦无显著性差异($P>0.05$)。

(四)CR 时间

治疗组 51 例 CR 时间为 22~122d,平均(46.68±29)d;对照组 13 例 CR 时间为 30~90d,平均(61.46±19.89)d。二者比较,有显著性差异($P<0.05$)。

(五)CR 疗程

治疗组除 1 例 M_3 连续服用 ATRA 24d CR 之外,其余 50 例,应用化疗 1~5 疗程 CR,平均(2.08±0.79)疗程;对照组 13 例应用化疗 2~4 疗程 CR,平均(2.58±0.52)疗程。两者比较,有显著性差异($P<0.05$)。

(六)中位生存时间

治疗组 5l 例 CR 者中位生存时间 35.3 个月,对照组 13 例 CR 者中位生存时间 8.6 个月。两者比较,有显著性差异($P<0.01$)。

(七)生存率

所有 CR 病例均随访至 1996 年 12 月 31 日,采用 Kaplan-Meier 法计算生存率,治疗组 1、3、5 年生存率分别为 96.8%、39.5%、13.2%;对照组则分别为 64.6%、18.6%、4.1%。经时序检验,治疗组的生存率明显高于对照组($P<0.01$)。

(八)毒副反应及主要并发症 见表

两组毒副反应及主要并发症比较(例)

组别	n	消化道反应	脱发	心电图异常	肝功异常	口腔感染	发热	感染	出血	贫血
治疗组	76	30*	10*	4	4	11*	26**	18*	10**	14*
对照组	30	19	10	2	2	10*	19	14	12	15

注:与对照组比较,*$P<0.05$,**$P<0.01$。

四、讨论

联合化疗作为治疗急性白血病的主要手段,目前已被广泛采用。但化疗祛邪亦伤正,轻则妨碍化疗的顺利进行,重则危及生命。因此,对于急性白血病患者如何增强化疗药物的治疗效应,减轻其毒副作用,是提高疗效和预防复发的关键。

中医理论认为,急性白血病的发病机理是由于机体正气不足,邪毒外袭,内窜营血,伤及骨髓所引起的一派邪实正虚、虚实夹杂之证。据此,我们将其辨证分为三型,根据疾病过程中白血病细胞贯穿始终这一特点,拟定出以当地特产中草药天蓝苜蓿、墓头回、龙葵及补益中药紫河车为基本方药,应用于疾病治疗的始末,达到清热败毒、宁血补虚、益肾清髓之目的,以其最大限度地杀灭白血病癌细胞。具体应用时再根据疾病不同阶段病机的演变,邪正的盛衰及实验室所见,辨证分析后加入相应的药物,组成中药回生汤系列,三步辨治,同中有异,随证变化,灵活应用。临床资料表明,回生汤系列配合化疗治疗急性白血病不仅能够明显提高 CR 率,缩短 CR 所需时间,减少化疗疗程,降低化疗药物毒副作用及并发症,而且能够明显改善预后,且对 ALL 的疗效相近。从而证实该系列配合化疗治疗急性白血病具有明显的增效减毒效果。

(刊登于《中国中医药信息杂志》2001 年第 5 期,夏小军、张鑫智、胡清洲等合作)

9 甘肃省庆阳市 95 例白血病发病情况分析

1995 年 3 月至 1998 年 3 月,我院共收治各类白血病 150 余例,其中市内 95 例。现将该 95 例发病情况做一分析,并提出部分防治对策,试图为白血病的防治提供一些新内容。

95 例白血病均经临床、血象、骨髓象检查确诊,部分病例进行了组织化学染色,诊断标准按我国提出的白血病分型方案。

一、性别

95 例白血病中,男 67 例,女 28 例,男:女=2.39:1,男性明显多于女性。

据报道,所有造血系统恶性肿瘤的发病情况均为男多于女,即使在男女差别较不明显的儿童,其急性淋巴细胞白血病(ALL)的发病情况也是男多于女,男女之比约为 5:4。在成人急性白血病(AL)中,男女之比约为 3:2;在慢性淋巴细胞白血病(CLL)中,男女之比约为 2:1。上述统计结果中男:女之比约为 2.4:1,明显高于国内白血病男女性别之比为 1.25~2:1 的比例。究其原因,在我市特别是广大农村地区,由于受封建思想的影响,重男轻女的观念仍然存在,有些女性患者,特别是少年儿童及年龄偏大者,已经确诊为患有白血病时,家人不予重视,甚至放弃治疗,这种观念是不正确的,应予以纠正。

二、年龄

95 例中年龄最小者 8 个月,最大者 63 岁,中位数 25.93±1 6.5 5 岁,其中 3 岁以内 7 例,3~14 岁 24 例,14~30 岁 28 例,30~45 岁 23 例,45~60 岁 1 例,60 岁以上 2 例。年龄分布中以青壮年及儿童最为多见,45 岁以下者 82 例(占 86.3%);45 岁以上者 13 例(占 13.7%)。

统计资料表明:我国白血病年发病率与死亡率约为 3~4/10 万,并有逐年增多的趋势。其发病率在儿童(1~14 岁组)恶性肿瘤中居首位(37.48%);在青壮年(15~44 岁组)恶性肿瘤中居第二位(9.09%)。而且死亡率也逐年上升为以上年龄组的前几位。上述统计结果与文献资料相一致。可见本病对儿童、青壮年的生命威胁极大。因此,加强对白血病的防治是目前广大医务工作者的一项重要任务。

三、分布

95 例白血病分布情况为:西峰区(含市区及乡镇)29 例,宁县 16 例,镇原 15 例,合水 13 例,庆阳 9 例,环县 4 例,正宁 3 例,华池 3 例,长庆油田 3 例。

若按我国白血病年发病率 3~4／10 万计算,我市 240 万人口年增白血病人约为 72~96 人,3 年患病人数约为 250 人左右。而我院近 3 年来共收治市内各类白血病 95 例,仅占市内白血病发病人口的 2/5。此外,尚有相当一部分病人一经发现患有白血病便放弃治疗或求助于封建迷信,不愿住院接受正规治疗。因此,应加强宣传力度,破除迷信,纠正白血病是"不治之症"的错误认识。

四、职业

95 例中农民 37 例(占 38.9%);儿童 36 例(占 37.9%),其中城市儿童 3 例(占 3.2%),农村儿童 33 例(占 34.7%);工人 12 例(占 12.6%);干部 5 例(占 5.3%);个体户及家属 5 例(占 5.3%)。

我国以往还曾有少数地区报道 AL 在城市的发病率高于农村,在 1975~1977 年全国恶性肿瘤死亡的调查中也发现白血病与淋巴瘤的死亡率城市均高于农村。95 例统计结果中居住农村者 70 例(占 73.6%),居住城市者 25 例(26.4%),虽不能代表城乡发病比例,但我市是一个农业区,以农村人口占大多数,上述结果可能与广大农村由于经济发展仍较落后,生活水平普遍偏低,营养状况较差,加之患病后经济承受能力有限,自我保健知识较少等因素有关。因此,加强宣传,提高全民保健防病意识,也是防治白血病的一项关键措施。

五、苯及放射线接触史

95 例中可疑有苯及其衍生物接触史 8 例(占 8.4%)。其中油田采油工 3 例(工龄分别为 2 年、3 年、4 年);汽车司机 4 例(驾龄分别为 3 年、18 年、20 年、21 年);汽车修理工 1 例(工龄 29 年)。可疑有放射线接触史 2 例(占 2.1%),分别在酒泉卫星发射基地服役 18 年及上电力技校 3 年。

白血病的发现距今已有一百多年的历史,但直到现在其病因学的研究仍未获得结论。现代医学研究认为,其发病原因可能与病毒因素、放射因素、化学因素、遗传因素等有关。电离辐射能诱发白血病,近年来自从改进了防护措施以后,这一危险业已减少。95 例中有 2 例可疑接触电离辐射,但是否与该因素有关尚不肯定。文献资料表明,能引起骨髓抑制的化学物质都有致白血病的可能,尤其是苯及其衍生物对造血组织有抑制作用,并可引起白血病;另据报道,某厂有一工人长期密切接触汽油,5 年以后发生急性白血病。汽油及石油中含有苯及其衍生物,95 例中 3 例油田采油工长期接触石油,4 例汽车司机及 1 例汽车修理工长期接触汽油,特别是汽车司机常用口腔含着胶皮管抽吸汽油,这一做法十分危险。因此,长期接触石油及石化产品的石油工人及汽车司机等职业,是否容易发生白血病,尚待进一步观察,但加强对特殊行业的劳动保护是白血病防治中一项重要的工作。

六、家族史

95 例中有家族史的共 2 个家庭,4 例病人。例 1、例 2 分别是镇原县屯子镇的同胞姊妹李素琴及李素萍,分别患 CML 及 ANLL-M$_2$。例 3、例 4 分别是合水县固城乡的张文德、张琴琴父女,分别患 ANLL-M$_4$ 及 ALL-L$_3$。

早在百余年前,有人已经提出人类白血病的发病与遗传有关。目前知道的遗传因素主要有:在单合子双生中,一人患白血病,另一人得白血病的机会约为 20%~25%,即每 4~5 人中有 1 人,比双合子孪生高几倍,其类型主要是 AL;在白血病患者的兄弟姊妹间白血病的发病率比自然人群中约高 2~4 倍(10/10 万人)。95 例中有家族遗传史的 4 例也表明了这一点,但关于家族性或遗传性的倾向尚需作深入的调查,需排除有否相同环境因素及生活习惯的可能。因此,当一个家庭中有一人患有白血病时,其他成员均应做相关的化验检查。

七、发病季节

95 例中春季发病(包括复发)36 例(占 37.9%),夏季发病(包括复发)26 例(占 27.4%),秋季发病(包括复发)9 例(占 9.5%),冬季发病(包括复发)24 例(占 25.2%)。

中医理论认为,白血病的发生与邪毒入侵机体有一定的关系。但邪毒入侵后一般不是马上发病,有一个潜伏的过程。一旦真气内耗,阴阳失调,立即发病,来势凶猛。现代中医学者根据其某些证候,认为与"伏气温病"或"伏邪"的病证相似。正如《类证治裁》中说:"经所谓冬不藏精,春必病温也,故其发热而渴,不恶寒,脉数盛……"95 例中春季发病者 36 例（占 37.9%），明显多于其他季节,与中医"冬不藏精,春必病温"的理论相吻合。由此可见,春季是白血病的好发季节,白血病患者在春季尤其要做好饮食及生活调摄等预防工作,避免外感,并应定期赴医院检查,防止复发。

八、血型

95 例中进行过血型检查的 85 例，其中 B 型血 35 例 （占 41.2%),O 型血 31 例 （占 36.5%),A 型血 l5 例(占 17.5%),AB 型血 4 例(占 1.8%)。

有关血型与白血病的发病情况未见报道。关于 ABO 血型系统在我国人群中的分布,上海市统计的结果表明:40 980 人 （主要是汉族） 中 A 型占 31.3%,B 型占 28.06%,O 型占 30.86%,AB 型占 9.77%。可见 A 型血在我国汉族人口中所占比例最大。以上统计结果表明,95 例白血病中 B 型血 35 例(占 41.2%),明显高于其他三型。因此,有关我市正常人口的血型分布调查以及血型与白血病发病率之间的关系探讨也是一项十分有意义的工作,尚有待于进一步深入地研究。

九、分型

95 例中急性白血病(AL)79 例,其中急性淋巴细胞白血病(ALL)36 例(L_1 型 20 例、L_2 型 11 例、L_3 型 5 例);急性非淋巴细胞白血病(ANLL)40 例($M_2$11 例、$M_3$9 例、$M_4$5 例、$M_5$13 例、$M_6$2 例);特殊类型急性白血病 3 例(急性嗜酸粒细胞白血病 1 例,混合型白血病 L_2+M_2 l 例,系列转化 M_1+L_1 1 例)。AL 中合并脑膜白血病(CNSL)10 例(ALL 6 例、ANLL 4 例),合并睾丸白血病 1 例(M5)。慢性白血病 9 例,其中慢性粒细胞白血病(CML)8 例,慢性淋巴细胞白血病(CLL)1 例。骨髓增生异常综合征(MDS)7 例。急慢性之比=8.78:1;粒系与淋系之比为 1.3:l。95 例中初治 47 例,复治 48 例。

在我国的白血病中,急性明显多于慢性者(急性与慢性之比为 3.8:1),且不论急性或慢性者,均以粒细胞白血病为多见。上述统计结果与文献资料相比较,粒系与淋系相比与资料一致,但急慢性之比明显高于全国水平,急性明显多于慢性,这只能代表就诊情况,不能代表发病率。原因是急性白血病较慢性白血病起病急骤,病情变化快,症状重,所以就诊率高;而慢性相对急性而言起病稍缓慢,症状相对较轻,所以就诊率低。部分白血病患者即使有症状表现,也延迟就医,只有当病情危重或出现严重的并发症时才赴医院就诊。95 例中合并 CNSL10

例、睾丸白血病1例也说明了这一点。这时治疗难度往往较大,花费的医疗费用也较高,这与我市经济文化与发达地区相比仍较落后,广大群众的自我保健意识和疾病防治宣传力度不大有密切的关系。此外,95例中初诊47例,复诊48例,48例复诊病例中绝大多数是一旦发现患有白血病或诊断不明确时,便赴外地大医院治疗,或者因治疗效果不显,或者是由于经济承受能力有限,支付不起巨额医疗费用而返回本市治疗的;还有一部分是由于对白血病知识了解不够,一旦治疗达到完全缓解(CR),便不积极进行巩固治疗或维持治疗,由此导致疾病复发而就诊的。外地大医院实验检测手段固然先进,治疗方法也比较先进,但耗资巨大,就我市目前经济状况而言,一般家庭是承受不了这笔巨大开支的。众所周知,白血病与其他恶性肿瘤比较而言,其诊断标准明确,治疗上的缓解指标清楚,检验的方法比较方便。目前,我市的市人民医院及我院现有技术能力及设备完全能够对白血病做出明确诊断,并能给予及时治疗,同时我院还与甘肃省临床检验中心、兰州医学院一附院血液病研究所等单位建立了纵向联系,能够进行及时会诊;市卫生处、市中医医院还在我院设立了市内唯一的一所血液病专科,目前已吸引国内28个省市近2000名血液病患者寻医问药或就诊,同时,我们发现的一例1岁半的急性嗜酸粒细胞白血病属国内罕见病例,并于1992年在《中华血液学杂志》第11期中作了报道,这也是国内迄今为止报道中年龄最小的1例。此外,我们还发现了急性混合性白血病1例、白血病系列转化1例、家族性白血病4例等典型的特殊病例,并取得了一定的治疗效果。因此,当患者一旦被诊断或怀疑患有白血病时,应及时赴专科医院或科室就诊,及时做出早期诊断,早治疗;市内医疗机构之间应广泛联系,互通信息。只有这样,才能避免盲目投医造成人力、物力、财力的巨大浪费,使白血病患者能够及时合理地得到治疗。

(1998年在庆阳市中医药学会学术会议上大会交流,夏小军 作)

10 回生胶囊制备工艺及质量标准

一、处 方

天蓝苜蓿30g,墓头回15g,龙葵15g,虎杖15g,半枝莲20g,白花蛇舌草20g,夏枯草15g ,山豆根15g,赤芍15g,仙鹤草15g,白茅根15g,炙鳖甲15g ,青黛4g。

二、制 法

以上十四味,将紫河车反复漂洗,烘干,粉成细末,过60目筛,与青黛充分混合均匀;鳖甲沙烫醋淬后,与其余十一味药加水煎煮两次(3h、2h),合并煎煮液,静置12h,过滤,滤液浓缩成稠膏状(T=80℃,D=1.2~1.25g/cm³),加入紫河车与青黛混合的粉末,继续加热,浓缩并搅拌,使成干膏(水分小于或等于7.0%),将干膏粉成细末,过60目筛,用0#胶囊分装,即得。

三、性 状

本品为胶囊剂,内容物为深蓝色的粉末;气微,味微苦。

四、鉴别

（1）取本品 10 粒，除去囊壳，内容物加甲醇 20ml，加热回流 15min，滤过，滤液蒸干，残渣加甲醇 1ml 使溶解，作为供试品溶液。另取苦参碱和氧化苦参碱对照品，加甲醇制成每 1ml 各含 1mg 的混合溶液，作为对照品溶液。照薄层色谱法（《中国药典》2000 版一部附录 VIB）试验，吸取供试品溶液 10μl、对照品溶液 5μl，分别点于同一硅胶 G 薄层板上，以氯仿—甲醇—浓氨试液（4:1:0.1）为展开剂，展开，取出，晾干，喷以稀碘化铋钾试液。供试品色谱中，在与对照品色谱相应的位置上，显相同颜色的斑点。

（2）取大黄素对照品，加甲醇制成 1ml 含 1mg 的溶液，作为对照品溶液。照薄层色谱法（《中国药典》2000 版一部附录 VIB）试验，吸取鉴别（1）项下的供试品溶液 10μl 及上述对照品溶液 5μl，分别点于同一硅胶 G 薄层板上，以甲苯—醋酸乙酯—甲酸（15:2:1）为展开剂，展开，取出，晾干，置紫外光灯（365nm）下检视。供试品色谱中，在与对照品色谱相应的位置上，显相同的黄色荧光斑点。

五、检查

应符合胶囊剂项下有关的各项规定（《中国药典》2000 版一部附录 IL）。

六、功能与主治

清热解毒，活血化瘀，化痰散结。用于治疗：(1)急慢性白血病，骨髓增生异常综合征、恶性淋巴瘤、多发性骨髓瘤及恶性组织细胞肿瘤。(2)肝癌、胃癌、食道癌、肺癌等非造血系统恶性肿瘤。(3)用于治疗和预防因放、化疗引起的白细胞减少、血小板减少、造血功能障碍、免疫功能低下等。

七、用法与用量

口服，一次 3 粒，一日 2~3 次，小儿酌减；一疗程 30d。

八、规 格

每粒装 0.45g。

九、贮 藏

密封，置阴凉、干燥处保存。

十、起草说明

（1）按《中国药典》2000 年版一部规定的有关内容起草。

（2）鉴别 4.1 参照《中国药典》2000 年版一部 P21 山豆根的鉴别(2)以检出山豆根所含成分——苦参碱和氧化苦参碱。

（3）鉴别 4.2 参照《中国药典》2000 年版一部 P552 热炎宁颗粒项下鉴别(2)以检出虎杖所含成分——大黄素。

第二节 复方银菊合剂防治白血病化疗后口腔溃疡临床及实验研究

2011年通过庆阳市科学技术局成果鉴定,2013年获庆阳市科技进步二等奖。

主要研究人员:段　赟　夏小军　开金龙　李雪松　姚金华　张鑫智　殷建峰
（甘肃省庆阳市中医医院）

1 复方银菊合剂防治白血病化疗后口腔溃疡项目来源及目的意义

口腔溃疡是血液病科临床,尤其是各类白血病应用化疗后最为常见的并发症之一。据报道,接受标准化疗剂量的患者,口腔溃疡发生率大约40%,接受大剂量化疗的患者,口腔溃疡发生率几乎为100%。化疗后口腔溃疡不仅影响营养供给和治疗的连续性,还影响患者生活质量,更重者则会发展至菌血症、败血症,直接影响治疗的成败。因此,在白血病治疗中,口腔溃疡的防治尤为重要。目前,可用于治疗化疗后口腔溃疡的方法很多,主要有抗菌、消炎、抗病毒、黏膜保护、补充维生素B、中药去腐生肌等,其疗效并不尽如人意。而临床最普遍的方法是利用温和的口腔冲洗剂进行防治,以稀释口腔内有害菌群浓度,保持口腔清洁。以往采用口泰、锡类散等药物漱口或涂抹,虽有一定疗效,但不甚理想,均存在不同程度起效慢、止痛效果差、作用时间短、易复发等缺点。目前,国内有关中药煎剂含漱防治白血病化疗后口腔溃疡的研究报道甚少。因此,发挥中医药优势,加强对白血病化疗后口腔溃疡的防治是目前广大中医药工作者的一项重要任务。

祖国医学尚无口腔溃疡之病名,其特指的证候体征群散见于古代医学文献口疮、口糜、口疡、口破、鹅口等相关论述之中。国家中医药管理局1995年实施的《中医病证诊断疗效标准》将口腔溃疡归属于"口疮"。由于化疗为现代医学的一种治疗手段,故古代医学文献无此方面的记载,但基于相似的临床症候,放化疗后口腔溃疡可属于中医学"口疮"的范畴。虽然《中医病证诊断疗效标准》与高等医学院校教材确定了"口疮"中医辨证分型,但由于白血病化疗后口腔溃疡病因病机的复杂性、变证多端性、有时舌脉及整体辨证的无征可寻性等诸多因素的影响,致使该"标准"与白血病化疗后口腔溃疡临床似有一定差距。由于缺乏统一的辨证论治证型标准,所以临床辨证施治往往无法可循,故采用中医外治法防治该病似乎更具操作性,但相关文献报道甚少。在临床研究方面,目前,主要以描述性研究为主(如病例报告,病例分析以及经验总结),前瞻性的临床试验存在明显的方法问题,组方用药的药理机制实验研究尚不多不透。综上,中医药防治化疗后口腔溃疡的临床研究尚处初级阶段。

鉴于此,我们选择该课题进行研究,以期为防治口腔溃疡提供一种行之有效、安全可靠、经济实用的中药新制剂。本课题组经过多年的探讨研究,认为白血病化疗后口腔溃疡亦属于中医学"口疮"范畴,其发病机制是药毒侵袭,气阴两伤,虚火上炎,"毒火"上攻,灼伤血络,致口腔局部红肿、疼痛、糜烂,形成口腔溃疡。在此认识的指导下,本着治病求本的原则,在总结前期防治化疗后口腔溃疡经验方的基础上,结合现代药理学等研究,精心筛选,反复观察,科学配方,进行剂型改造,工艺探索,合理提取有效成分,制成纯中药合剂剂型。具有清热解毒、滋阴降火、祛腐生肌之功效,用于白血病化疗后口腔溃疡的防治。临床观察研究表明,复方银菊合剂可减少和减轻白血病化疗患者口腔黏膜的反应性,从而起到有效预防口腔溃疡的发生;另外,复方银菊合剂可促进白血病化疗后口腔溃疡的溃疡面愈合、并具有改善局部疼痛、烧灼感、口干口渴等自觉症状的作用。为了证实其疗效的可靠性和安全性,于2009年委托甘肃中医学院药理学教研室完成了口腔溃疡愈合实验、体外抑菌实验、口腔黏膜刺激试验,结果表明,复方银菊合剂能明显促进大鼠口腔溃疡面愈合,对金黄色葡萄球菌、大肠埃希菌、白色念珠菌均有较好的抑制作用,多次大剂量给药口腔黏膜及全身无不良反应。以上临床及实验研究结果显示,复方银菊合剂对白血病化疗后口腔溃疡具有很好的防治作用。同时,课题组委托甘肃省科学技术情报研究所进行查新检索,结果显示,复方银菊合剂组方合理,制备工艺新颖,国内未见相同组方的文献报道。复方银菊合剂为广大患者提供了疗效显著、无毒副作用、经济实用的口服药物,其推广应用可产生良好的社会效益和经济效益。

2 复方银菊合剂防治白血病化疗后口腔溃疡理论依据

本课题组致力于中医外治法防治白血病化疗后口腔溃疡的探索与研究,我们认为白血病发病与正气不足,感受邪毒有关,正虚与邪实贯穿于疾病的始末,但正虚与邪实偏颇程度在病机转归的不同阶段有所不同。夏小军根据白血病化疗的不同时期,将白血病病机演变归纳为邪毒炽盛、痰瘀互结期,邪毒渐退、气阴两虚期和邪毒已退、阴阳两虚期三个阶段。本课题组经过多年的反复临床观察研究,认为白血病化疗后口腔溃疡多发生于邪毒渐退、气阴两虚阶段(亦有极少部分发生于邪毒已退、阴阳两虚阶段)。在此前提下,进一步探讨化疗后口腔溃疡的病因病机,我们认为化疗药物为"药毒"之品,性烈刚燥,易生"毒火",侵袭人体,耗气伤津,气阴两虚,虚火上炎,灼伤血络,发为口疮;或"毒火"循经上攻,直犯口腔,灼伤血络,乃发口疮;或虚火夹"毒火"共同为患,上犯口腔,亦发口疮。

综上所述,药毒侵袭,气阴两伤,虚火上炎,"毒火"上攻,灼伤血络为白血病化疗后口腔溃疡的主要病机,其病性为本虚标实,虚实夹杂,病位涉及胃、脾、心、肾等。其主要表现为唇、舌、口腔黏膜局部红肿、疼痛、糜烂,以及舌红少苔、脉细数等见症。故确立清热解毒、滋阴降火、祛腐生肌之治疗原则。在此治则指导下进行组方,并借鉴了古今治疗口腔溃疡特别是外治法的某些成功经验,按照中医君、臣、佐、使配伍原则,结合现代医学药理学等研究,精心筛选有效药物,在不断临床实践中多次优化组方,调整药物配伍比例,最终确定了金银花、野菊花、天花粉、甘草的方药组成,并冠名复方银菊合剂。

复方银菊合剂采用外用含漱的局部给药方法,药物有效成分可直捣病所,作用直接,多次重复给药而不影响脾胃功能,从而起到很好的防治白血病化疗后口腔溃疡的作用。另外,局部给药还克服了传统汤剂口服治疗普遍存在的起效缓慢、胃肠道反应重、患者依从性差等缺点。

3 复方银菊合剂方义分析

一、处方组成

处方:金银花　野菊花　天花粉　甘草

性状:本品为合剂,内容物为淡棕色液体,味微甘、微苦,性寒。

二、功效与主治

清热解毒,滋阴降火,祛腐生肌。主要用于化疗后口腔溃疡的防治。

三、方义解析

方中金银花,味甘,性寒,归肺、心、胃经,清热解毒,为君药;野菊花,味苦、辛,性微寒,清热解毒,消肿以增强主药之功效,为臣药;天花粉,味苦、微甘、性寒,清热生津,消肿排脓,生肌疗疮,为佐药。甘草,味甘,性平,归心、肺、脾、胃经,补气健脾,清热解毒,调和诸药,为使药。上述诸药相合,苦寒泻火以解毒,甘寒化阴以补虚,标本兼顾,共奏清热解毒,滋阴降火,祛腐生肌之功效,对药毒内蚀之白血病化疗后口腔溃疡,无论虚实均有良好的防治作用。

四、药性与药理特点

〔金银花〕味甘,性寒,归肺、胃、大肠经,具有清热解毒功效,用于温病发热,热毒血痢,痈肿疔疮,喉痹及多种感染性疾病,为清热解毒之良药,临床应用极为广泛。《本草通玄》谓:"金银花,主胀满下痢,消痈散毒,补虚疗风,世人但知其消毒之功,昧其胀利风虚之用,余于诸症中用之,屡屡见效。"《滇南本草》云:"清热,解诸疮,痈疽发背,丹流瘰疬。"《本经逢原》:"双花,解毒去脓,泻中有补,痈疽溃后之圣药。"现代药理学研究表明:金银花的主要成分为黄酮类、三萜类及有机酸等,且富含挥发油,具有抑菌、抗病毒、解热、抗炎、保肝、止血、抗氧化及免疫调节作用。另据研究表明,金银花对局部黏膜有收敛止痒止痛作用,抑菌杀菌,防止微生物在口腔内生长繁殖;口腔病原性微生物体外抑菌实验表明,金银花提取液对变形链球菌、放射黏杆菌、产黑色素类杆菌、牙龈炎杆菌及半放线嗜血菌均有较强的抑菌活性。故金银花不仅有利于口腔溃疡的愈合,亦可抑制口腔细菌繁殖,从而起到防治口腔溃疡的作用。

〔野菊花〕味苦、辛,性微寒,归肝、心经,具有清热解毒、消肿之功效。主要用于疔疮痈肿、目赤肿痛、头痛头晕等。《神农本草经》曰:"菊花味苦、平,主风、头晕、肿痛、目欲泪出、皮肤死肌……"《本草纲目》称菊花:"利五脉,调四肢,治头风热、脑骨肿痛……"《本草汇言》曰:"破血疏肝,解疔散毒。"现代医学研究表明,野菊花中含成分较多,其中含挥发油主要是 dl-樟脑,还含维生素 A、维生素 B、菊甙等成分。其中维生素 A 具有维持上皮组织的完整与健康,增强黏膜抗感染的能力;维生素 B 为辅梭化酶的组成部分,参与体内糖代谢过程,维持着人体的正常机能;同时野菊花具有抗病毒、抗菌的药理作用。部分临床研究资料证实,野菊花具有清热解毒、消肿止痛等功效,可用于疔疮提毒,其止痛机理可能是野菊花中的挥发油成分有良好的止痛、清热和温和的防腐作用。另有临床研究报道,野菊花药膜治疗复发性口腔溃疡,具有明显的促进溃疡愈合和止痛作用。

〔天花粉〕味甘、微苦,性微寒,归肺、胃经,具有清热生津、消肿排脓、生肌疗疮之功效。古医籍对本药功效应用有比较详尽的阐述。如《本草备要》曰:"生肌排脓消肿……口燥唇干,肿毒发背,乳痈疮痔……"《得配本草》曰:"润干燥,消肿痛,长肌肉,配赤小豆敷痈毒。"《医学衷中参西录》曰:"天花粉,为其能生津止渴……解一切疮家热毒,疗痈初起者,与连翘、山甲并用即消;疮疡已溃者,与黄芪、甘草(皆须用生者)并用,更能生肌排脓,即溃烂至深,旁串他处,不能敷药者,亦可自内生长肌肉,徐徐将脓排出。"古代文献记载天花粉的外治法用途也较为广泛,如《证类本草》言及治痈未溃曰:"栝楼根、赤小豆等分。为末,醋调涂之。"《食疗本草》载治痈肿曰:"栝蒌根,苦酒熬燥,捣筛之。苦酒和涂纸上摊贴。"《普济方》谓治天泡疮曰:"天花粉、滑石等分。为末,水调搽。"在临床实践中笔者以此药为主,扩大治疗范围,取其外治某些红、肿、热、痒、痛等皮肤病及口腔黏膜病变等,以本品为主,或据症配其他药物外用,常可收到较为理想的治疗效果。现代药理研究表明,天花粉具有终止妊娠、抗肿瘤、抗炎、抗病毒等药理作用。

〔甘草〕味甘,性平,归心、肺、脾、胃经,具有补气健脾、清热解毒、缓急止痛、调节药性等功效。《神农本草经》将甘草列为药之"上品",《名医别录》尊甘草为"国老",又言:"此草最为众药之王,经方少有不用者。"《本草纲目》言:"诸药中甘草为君,治七十二种乳石毒,解一千二百草木毒,调和众药有功。"《本草汇言》曰:"甘草,和中益气,补虚解毒之药也……得金银花、紫花地丁,消一切疔毒。"现代医学研究表明,甘草主要有效成分甘草酸及甘草甜素具有抗炎、抗病毒及增强免疫功能等作用,而甘草甙、异甘草甙、甘草素等黄酮类化合物则有疗疮抗溃疡的功能,为甘草防治口腔溃疡提供依据。另外,其味甘甜,用于局部可保持口腔黏膜湿润,减少刺激和疼痛,同时,甘草的调和作用则能使诸药功效得到充分发挥,从而促进溃疡愈合。

4 复方银菊合剂药效学毒理学试验研究

复方银菊合剂是甘肃省庆阳市中医医院研制的防治白血病化疗后口腔溃疡的纯中药制剂,具有清热解毒、滋阴降火、祛腐生肌之功效,经10余年的临床应用疗效显著。为进一步探讨其对白血病化疗后口腔溃疡的作用机制,我们联合甘肃中医学院药理学教研室进行了复方银菊合剂对大鼠实验性口腔溃疡愈合实验、体外抑菌试验、多次给药对大鼠口腔黏膜刺激性试验等。现报告如下。

一、对大鼠实验性口腔溃疡愈合实验

(一)实验目的

观察复方银菊合剂对大鼠实验性口腔溃疡的影响。

(二)实验材料

1. 药物与试剂

复方银菊合剂,每瓶100ml,甘药制字Z04101016,产品批号:081203,甘肃省庆阳市中医医院提供。冰硼含片,国药准字 Z10970008,产品批号:080601,白云山汤阴东泰药业有限责任公司。苯酚(分析纯),成都化学试剂厂。

2. 实验动物

Wistar 大鼠,SPF 级,雌雄各半,体重 180~220g。由兰州大学实验动物中心提供,生产许可证号:SCXK(甘)20090004,合格证号:0000262。

(三)实验方法

复方银菊合剂对大鼠实验性口腔溃疡的影响。

1. 分组

取 Wistar 大鼠 40 只,雌雄各半,体重 180~220g,随机分成 4 组,每组 10 只,分别为模型对照组、冰硼含片阳性对照组、复方银菊合剂大剂量组、复方银菊合剂小剂量组。

2. 口腔溃疡模型的制备

各组大鼠分别用乙醚麻醉,仰卧固定于鼠板。取一根直径为 4mm 的玻璃管,将一小棉球置于其一端,使之与管口平齐,再将玻璃管的棉球端浸在 90%苯酚溶液中,使药液浸透棉球。然后将其置于大鼠一侧颊黏膜上灼烧约 60s,即可见该区域有直径约 4~6mm 的白色损害。次日肉眼可见大鼠口唇边潮湿,流口水,颊黏膜处红肿,即造模成功。

3. 给药

复方银菊合剂大剂量组给复方银菊合剂 12.5ml/kg 体重(相当于临床人日用量的 15 倍),平均分 5 次滴入大鼠颊黏膜溃疡处,间隔 2h。复方银菊合剂小剂量组给复方银菊合剂 4.2ml/kg 体重(相当于临床人日用量的 5 倍),平均分 2 次滴入大鼠颊黏膜溃疡处,间隔 4h。阳性对照组给冰硼含片粉末 1.5g/kg(相当于临床人日用量的 15 倍),平均分 5 次置于大鼠颊黏膜溃疡处,间隔 2h。模型对照组不给药。每次用药后禁食禁水 30min,连续给药 6d。

4. 观察指标

每日给药前观察大鼠口腔溃疡愈合情况,记录给药 6d 后口腔溃疡面直径的大小(用 mm 表示)及大鼠口腔溃疡愈合的时间和只数(愈合标准:溃疡直径<1mm 为愈合,溃疡直径≥1mm 为未愈合)。

5. 统计学处理

将测得的口腔溃疡面直径(mm)用 t 检验进行统计学处理;大鼠口腔溃疡愈合只数用 X^2 检验进行统计学处理。

(四)实验结果

实验结果表明,复方银菊合剂大、小剂量组连续给药 6d,能明显促进大鼠口腔溃疡面愈合,使溃疡面直径减小,并使大鼠口腔溃疡愈合只数增加。大剂量组与模型对照组比较,均有极显著性差异($P<0.01$)。小剂量组与模型对照组比较,均有显著性差异($P<0.05$)。结果见表1、表2。

表 1 复方银菊合剂对大鼠口腔溃疡面直径的影响

组别	动物数(只)	剂量(ml/kg)	6d 后溃疡面直径(mm)
模型对照组	10	–	1.88 ± 0.69
冰硼含片组	10	1.5g/kg	0.85 ± 0.35**
复方银菊合剂大剂量组	10	12.5	0.72 ± 0.22**
复方银菊合剂小剂量组	10	4.2	1.16 ± 0.63*

注:与模型对照组比较 ** $P<0.01$, * $P<0.05$。

表 2 复方银菊合剂对大鼠口腔溃疡愈合时间和只数的影响

组别	动物数	剂量	溃疡愈合时间与只数(只)						溃疡愈合	愈合率
			1d	2d	3d	4d	5d	6d		
模型对照组	10	–	0	0	0	0	0	1	1	10
冰硼含片组	10	1.5g/kg	0	0	1	2	3	2	8 **	80.0
复方银菊合剂大剂量组	10	12.5	0	0	2	4	4	0	10 **	100.0
复方银菊合剂小剂量组	10	4.2	0	0	1	1	4	1	7 *	70.0

注:与模型对照组比较 ** $P<0.01$, * $P<0.05$。

（五）小结

复方银菊合剂 12.5ml/kg 体重和 4.2ml/kg 体重两个剂量,均能明显促进大鼠实验性口腔溃疡愈合。

二、体外抑菌试验

（一）实验目的

观察复方银菊合剂对金黄色葡萄球菌、大肠埃希氏菌和白色念珠菌的体外抑菌作用。

（二）实验材料

1. 药物与试剂

复方银菊合剂,每瓶 100ml,甘药制字 Z04101016,产品批号:081203,甘肃省庆阳市中医医院提供;盐酸环丙沙星片,国药准字 H14023506,生产批号:080513,山西津华晖星制药有限公司生产;酮康唑片,国药准字 H10930212,生产批号:081006,西安杨森制药有限公司生产。以上各药临用前用生理盐水配至所需浓度,调 pH 值为 7.4,高压灭菌。

2. 实验菌株

金黄色葡萄球菌(ATCC25923),大肠埃希氏菌(ATCC25922),白色念珠菌(ATCC10231),由兰州大学医学生物化学与分子生物学研究所提供。

（三）实验方法（平皿打孔灌药法）

取灭菌试管 7 支,编号后排列于试管架上,按照无菌操作法,第 1 管加入 100%复方银菊合剂 3ml,第 2~4 管各加无菌生理盐水 3ml,然后吸 100%复方银菊合剂 3ml 加到第 2 管混匀后,吸出 3ml 加到第 3 管混匀,第 3 管吸出 3ml 加到第 4 管,混匀。第 5 管加 2mg/ml 的诺氟沙星片水溶液,第 6 管加 1mg/ml 的酮康唑片水溶液,第 7 管加无菌生理盐水。取标号灭菌平皿加熔化后冷却到 40℃的牛肉膏汤琼脂培养基(白色念珠菌用沙氏培养基)20ml 摇匀,待凝固后,用直径 6mm 的无菌打孔器在培养基上均匀打孔(3~4 孔/皿),各孔分别加入以上配好的不同浓度的药液及生理盐水(0.2ml/孔),再将培养好的金黄色葡萄球菌、大肠埃希氏菌、白色念珠菌分别均匀接种各洞口四周,37℃孵育 24h,观察并测出抑菌圈直径。

（四）实验结果

实验结果表明,复方银菊合剂对金黄色葡萄球菌、大肠埃希氏菌和白色念珠菌均有体外抑菌作用,并随剂量增加而增强。结果见表 3。

表 3 复方银菊合剂对体外抑菌圈直径的影响(mm)

菌株	复方银菊合剂(g/L)				环丙沙星(g/L)	酮康唑(g/L)	生理盐水对照
	1000	500	250	125	2	1	
金黄色葡萄球菌	21	20	17	15	28	–	0
大肠埃希氏菌	23	21	19	17	30	–	0
白色念珠菌	19	17	14	11	–	21	0

（五）小结

复方银菊合剂对金黄色葡萄球菌、大肠埃希氏菌和白色念珠菌均有体外抑菌作用。

三、复方银菊合剂多次给药对大鼠口腔黏膜刺激性实验

（一）实验目的

观察复方银菊合剂多次给药对大鼠口腔黏膜的刺激性反应。

（二）实验材料

1. 实验药物

复方银菊合剂，每瓶 100ml，甘药制字 Z04101016，产品批号：081203，甘肃省庆阳市中医医院提供。

2. 实验动物

Wistar 大鼠，SPF 级，雌雄各半，体重 180~220g。由兰州大学实验动物中心提供，生产许可证号：SCXK（甘）20090004，合格证号：0000262。

3. 实验方法

取 Wistar 大鼠 20 只，雌雄各半，体重 180~220g，随机分成 2 组，每组 10 只。复方银菊合剂组给复方银菊合剂 12.5ml/kg 体重（相当于临床人日用量的 15 倍），在 4h 内平均分 5 次滴入大鼠两侧颊黏膜处。正常对照组不作任何处理。给药 24h 后观察记录给药部位充血及水肿、是否有色素沉着、出血点、黏膜增厚或非常情况及其发生时间及消退时间，对充血及水肿进行评分，并观察动物有无全身不良反应。按上法每日给药并观察，共 7d，停药后继续观察 7d，记录给药部位有无充血和水肿等情况。按表 4、表 5 进行评分并判断结果。

表 4　黏膜刺激性反应及评分标准

刺 激 反 应	分值
充　血	
无充血（血管正常）	0
轻度充血（血管充血呈鲜红色）	1
中度充血（血管充血呈深红色，血管不易分辨）	2
重度充血（弥漫性充血呈紫红色）	3
出血、溃烂、坏死	4
水　肿	
无水肿	0
轻度水肿（勉强可见）	1
中度水肿（明显隆起）	2
重度水肿（黏膜隆起 1mm，轮廓清楚）	3
严重水肿（黏膜隆起 1mm 以上并有扩大）	4
最高总分值	8

表 5　黏膜刺激强度评价标准

分　值	评　价
0 ~ 0.49	无刺激性
0.5 ~ 2.99	轻度刺激性
3.0 ~ 5.99	中度刺激性
6.0 ~ 8.00	重度刺激性

（四）实验结果

给药后 24h,每只大鼠口腔黏膜未出现充血和水肿等刺激症状,也未见全身不良反应。连续给药 7d,给药期间每只大鼠口腔黏膜也未出现充血和水肿等刺激症状及全身不良反应。停药后继续观察 7d,每只大鼠口腔黏膜均未出现充血和水肿等刺激症状及全身不良反应。与正常对照组相比,口腔黏膜局部及全身反应均无异常。结果见表 6。

表 6 复方银菊合剂对大鼠多次给药口腔黏膜刺激性试验(n=10)

组别	多次给药后出现口腔黏膜刺激反应平均分值													
	1d	2d	3d	4d	5d	6d	7d	8d	9d	10d	11d	12d	13d	14d
正常对照组	0	0	0	0	0	0	0	0	0	0	0	0	0	0
复方银菊合剂组	0	0	0	0	0	0	0	0	0	0	0	0	0	0

（五）小结

复方银菊合剂 12.5ml/kg 体重连续给药 7d,对大鼠口腔黏膜无刺激性反应。

四、结论

复方银菊合剂对大鼠实验性口腔溃疡有明显治疗作用,对金黄色葡萄球菌、大肠埃希氏菌和白色念珠菌均有体外抑菌作用,多次给药对大鼠口腔黏膜无刺激性反应。

试验设计者:马骏

试验负责者:马骏

试验参加者:张朋　　刘兴国

原始资料保存处:甘肃中医学院药理学教研室

试验日期:2009 年 1~5 月

5 复方银菊合剂含漱防治白血病化疗后口腔溃疡临床观察(摘要)

通过对 115 例白血病化疗患者口腔黏膜反应性对照观察,结果显示:观察组(复方银菊合剂组)58 例,I 级及 I 级以上 14 例,口腔溃疡发生率为 24.14%,对照组(洗必泰漱口液组)57 例,I 级及 I 级以上 27 例,口腔溃疡发生率 47.37%,观察组口腔溃疡发生率及程度明显低于对照组($P<0.05$);对已发生口腔溃疡 41 例病例进行疗效观察,结果显示:观察组 14 例,显效 6 例,有效 7 例,无效 1 例,总有效率 92.86%,对照组 27 例,显效 6 例,有效 10 例,无效 11 例,总有效率 59.28%,观察组疗效明显优于对照组($P<0.05$);通过对白血病化疗后口腔溃疡主要自觉症状进行对照观察,提示口腔局部疼痛($P<0.05$)、烧灼感($P<0.05$)、口干口渴($P<0.01$)等主要自觉症状发生率或程度观察组明显低于对照组。以上临床研究表明,复方银菊合剂具有很好预防和治疗白血病化疗后口腔溃疡的作用。实验研究表明,复方银菊合剂具有很好地促进口腔溃疡面愈合的作用,对常见口腔致病菌如金黄色葡萄球菌、大肠埃希氏菌、白色念珠菌均有较好地抑制作用,而且,实验研究证实该药无毒副反应。

6 复方银菊合剂制备工艺

处方组成：金银花 20g　野菊花 20g　天花粉 10g　甘草 10g　单糖浆 3ml

制备工艺：将金银花、野菊花、天花粉、甘草四味药分别冲洗净泥土，晾干，依处方量称取，混合加沸水煎煮两次，第一次 2h，第二次 1.5h，合并煎液，滤过，滤液浓缩至相对密度为 1.05~1.10（50℃）的清膏，放冷，加入 95% 乙醇，使含醇量达 75%，搅匀、放置 24h，滤过、滤液减压浓缩至浸膏状，用适量水稀释、滤过，加入单糖浆、苯甲酸钠适量，混匀，冷藏，滤过，灌封，消毒即得。

研究资料：

金银花成分：花蕾含黄酮类，为木犀草素及木犀草素-T-葡萄糖甙，并含肌醇、绿原酸、异绿原酸和皂甙，现已证明金银花的抗菌有效成分以绿原酸和异绿原酸为主，能溶于水。

野菊花成分：花含腺嘌呤、胆碱、水苏碱、密蒙花甙、大波斯菊甙等，此外尚含挥发油约 0.13%，油中主要为菊花酮、龙胆、乙酸酯等。其主要成分密蒙花甙、大波斯菊甙易溶于水，且易水解，故用沸水煎提破坏酶的活性。

天花粉成分：栝楼根中含多量淀粉及皂甙（约 1%），易溶于水，用热水煎提破坏其水解酶的活性。并含一种蛋白质名"天花粉蛋白"，又含多种氨基酸，如西瓜氨酸、精氨酸、谷氨酸、丙氨酸、氨基丁酸及糖类等。

甘草成分：根及根茎含三萜类化合物甘草甜素，主要系甘草酸的钾、钙盐，为甘草的甜味成分，易溶于水，甘草酸经水解后产生二分子葡萄糖醛酸和一分子 18β-甘草次酸，此外，尚含 24-羟基甘草次酸等，尚含黄酮类化合物。

综上所述，制剂工艺采用水提醇沉法，以除去淀粉、蛋白质等杂质，精制加工，以提取有效成分。

7 复方银菊合剂质量标准

【品　　名】复方银菊合剂

【汉语拼音】*Fufang Yinju Heji*

【处方组成】金银花 20g　野菊花 20g　天花粉 10g　甘草 10g　单糖浆 3ml

【制备工艺】将金银花、野菊花、天花粉、甘草四味药分别冲洗净泥土，晾干，依处方量称取，混合加沸水煎煮两次，第一次 2h，第二次 1.5h，合并煎液，滤过，滤液浓缩至相对密度为 1.05~1.10（50℃）的清膏，放冷，加入 95% 乙醇，使含醇量达 75%，搅匀、放置 24h，滤过、滤液减压浓缩至浸膏状，用适量水稀释、滤过，加入单糖浆、苯甲酸钠适量，混匀，冷藏，滤过，灌封，消毒即得。

【性　状】本品为淡棕色的液体,味甜,微苦

【鉴　别】①取本品 10ml,置水浴上蒸干,残渣加乙醇 5ml 使溶解,滤过,滤液浓缩至 2ml,作为供试品溶液,另取绿原酸对照品,加乙醇制成 1ml 含 1mg 的溶液,作为对照品溶液。照薄层色谱法(《中国药典》2000 版一部附录 VIB)试验,吸取上述两种溶液各 10μl,分别点于同一硅胶 G 薄层板上,以醋酸丁酯–甲酸–水(14:5:5)上层溶液为展开剂,展开,取出,晾干,在紫外光灯(365nm)下检视。供试品色谱中,在与对照品色谱相应的位置上,显相同颜色的荧光斑点。

②取本品 20ml,加盐酸 1ml 与氯仿 20ml,加热回流 1h,放冷,分取氯仿层,用干燥滤纸滤过,滤液蒸干,残渣加乙醇 2ml 使溶解,作为供试品溶液。另取甘草次酸对照品,加无水乙醇制成 1ml 含 1mg 的溶液,作为对照品溶液。照薄层色谱法(《中国药典》2000 版 附录 VIB)试验,吸取上述两种溶液各 10μl,分别点于同一硅胶 G 薄层板上,以石油醚(30℃~60℃)–苯–醋酸乙酯–冰醋酸(10:15:7:0.5)为展开剂,展开、取出、晾干,喷以 25%磷钼酸乙醇溶液,在 110℃加热约 10min。供试品色谱中,在与对照品色谱相应的位置上,显相同颜点的斑点。

【检　查】

①pH 值　应为 4~7(《中国药典》2000 年版附录 VⅡG)。

②相对密度应不低于 1.01(《中国药典 2000 版附录 VⅡA》)。

③其他应符合合剂项下有关的各项规定(《中国药典》2000 版 附录 IJ)。

【功能主治】清热解毒、滋阴降火、祛腐生肌。用于口腔溃疡、鹅口疮、牙周炎、咽炎及上呼吸道感染等,并防治白血病化疗引起口腔溃疡。

【用法用量】含漱,每日 5~10 次、每次 10 ml,漱后不能用清水漱口。

【注意事项】含漱保持 10min 以上。

【规　格】每瓶装 100ml。

【贮　藏】密封、置阴凉处。

附　起草说明:

1.按《中国药典》2000 版规定的有关内容起草。

2.鉴别项①参照《中国药典》2000 版一部 P177 金银花的鉴别以检出金银花所含成分绿原酸。

3.鉴别项②参照《中国药典》2000 版一部 P392 止咳橘红口服液的鉴别项以检出甘草所含成分——甘草次酸。

第三节 复方蟾香膏穴位外敷治疗白血病疼痛临床及实验研究

2012年通过庆阳市科技局鉴定，2014年获庆阳市科技进步二等奖。

主要研究人员:俄　静　殷建峰　王锐锋　夏小军　刘　鹏　赵海龙　开金龙
姚金华　段　赟(庆阳市中医医院),付　茹(庆阳市老年病医院)

1 复方蟾香膏穴位外敷治疗白血病疼痛目的意义

　　癌症,亦称恶性肿瘤。中医学中称"岩",为由控制细胞生长增殖机制失常而引起疾病。癌细胞除了生长失控外，还会局部侵入周围组织甚至由体内循环系统或淋巴系统转移到身体某些部位,是严重威胁人类健康的常见病,多发病。白血病俗称"血癌",是中国十大高发恶性肿瘤之一,年发病率约 2/10 万~5/10 万人,约占肿瘤总发病率的 5%,是严重危害人民健康的血液肿瘤性疾病。

　　近年来随着现代文明的进步,人类对自然界过度的索取,生存环境破坏,导致白血病发病率有逐年上升趋势。现代研究表明引起白血病发生的致病因素有放射、化学、病毒遗传等因素。白血病的发病机制研究及其治疗进展,总是处于西医药学发展最前列,人们对于医学的评价主要看疗效,西医药学虽然在血液病的发病机制研究及其治疗上取得了长足进展,但治疗效果仍然不能使人满意,基础治疗以骨髓造血干细胞移植、化疗、生物、靶向治疗等为主,在疾病进展的后期,往往伴随着贫血、出血、疼痛、感染,累及多脏器衰竭,预后不良。而在白血病治疗中, 癌性疼痛是最为常见, 也是最为棘手的症状之一, 其发生率约占晚期患者70%,疾病后期患者往往形瘦骨立,纳食不进,出血症状加重,痛苦,生不如死,失去尊严。

　　世界卫生组(WHO) 和国际疼痛研究协会(IASP)给疼痛的定义是:"疼痛是组织损伤或潜在组织损伤所引起的不愉快感觉和情感体验。"

　　1995 年, 美国疼痛学会主席 James Campbell 提出将疼痛列为第五大生命体征。 2001年亚太地区疼痛论坛提出"消除疼痛是患者的基本权利"。2002 年第 10 届国际疼痛研究协会(IASP)大会与会专家达成共识——慢性疼痛是一种疾病。

　　依据病理学特征,疼痛可以分为伤害感受性疼痛和神经病理性疼痛（ 或两类的混合性疼痛 ）;依疼痛持续时间和性质,疼痛可分为急性疼痛和慢性疼痛,慢性疼痛又分为慢性非癌痛和慢性癌痛。对于癌痛患者,疼痛的缓解依赖于肿瘤细胞的杀灭或阻断疼痛传导路径。多数患者的预期生存时间有限,通常较少考虑药物的依赖性及可能引起的长期毒性。慢性非癌痛患者镇痛的同时不仅要求尽可能地降低药物的短期和长期毒性，而且要尽量提高患者的生活质量。

白血病疼痛是由于骨髓及造血组织中出现多种类型的白血病细胞异常增生及其他组织被增生异常的白血病细胞浸润破坏，白血病细胞无限增殖后，骨髓腔内压力增高，浸润破坏骨皮质和骨膜而引起的不定型疼痛。据统计，有超过半数的血液病患者会有疼痛经历。这些白血病细胞在骨髓中聚集，达到相当数量就会抑制正常血细胞的生长和分化，并由此导致不同程度的贫血、黏膜感染或溃疡，中性粒细胞和血小板减少或组织浸润，多由于肝、脾和淋巴结肿大，周身出现不定时疼痛，以关节疼痛、腹痛最为常见。

现代医学治疗癌性疼痛，往往以毒、麻药为主，主要作用于中枢神经系统，大多数镇痛药属于阿片类生物碱，久而成瘾，难以控制。申请用药途径复杂，疾病后期多数患者纳食不进，胃肠蠕动差。疼痛剧烈者，可按癌痛三阶梯止痛方案治疗，最大限度减轻患者痛苦。

（1）对轻度疼痛者，原则上口服非甾体类抗炎镇痛药，该药能减少前列腺素的合成与释放，对前列腺素较高的骨转移痛非常有效。如阿司匹林、扑热息痛（对乙酰氨基酚）、扶他林（双氯芬酸）等。

（2）对中等程度疼痛者，在给予非甾体类抗炎镇痛药的同时，辅助给予阿片类镇痛药，如可待因、右旋丙氧芬或曲马多。

（3）对重度疼痛者应给予强效阿片类药物，目前较常用的是吗啡控释片、吗啡、哌替啶、美沙酮等。如患者有明显的焦虑症状，可辅助给予安定、氯丙嗪、奋乃静、可乐定，与镇痛药合用可产生协同作用，强化镇痛效果。

而祖国医药学治疗癌性疼痛多以活血祛瘀，行气止痛药物内服，胃肠刺激性大，易于呕吐，患者拒服或不能坚持，影响疗效。因而，选择恰当的外用制剂具有十分重要的临床意义。

癌性疼痛是癌症患者最常见且最难控制的症状，也是影响患者生活质量的重要因素。全世界每年新发的癌症病人约 700 万，其中 30%~50%伴有疼痛。我国现有癌症病人 200 万，每年新发病人 160 万，癌痛发生率为 51.5%。据世界卫生组织（WHO）报道，全世界每天约有 350 万~400 万癌症病人在忍受着疼痛的折磨，其中半数以上属中度或重度疼痛。WHO 于 1982 年成立了世界卫生组织癌痛治疗委员会，并提出到 2000 年达到全世界范围内"使癌症病人不痛"的目标。然而，令人遗憾的是目前大约 30%~50%的癌痛患者仍然没有获得满意的缓解。目前，癌痛作为影响有效抗癌计划进行、影响生存质量的重要因素已受到广泛重视，癌性疼痛的相关研究已成为全球性的重要研究课题。

2 复方蟾香膏治疗白血病疼痛实施方案

癌痛的病机虽然复杂，但按中医理论大致可分为两种情况：一为"不通则痛"，脉络闭阻，瘀塞不通，而致疼痛，常由气滞、血瘀、痰湿、热毒等引起；二为"不荣则痛"，气血阴阳虚损，功能失调，以致脏腑经脉失荣，而发生疼痛。又因癌症患者正虚邪实，虚中夹实，故其痛在临床上又常以虚实相间出现。对癌痛的辨证分型目前各地尚不统一，多数学者认为对癌痛的内治应遵循谨守病机、标本兼治、攻补兼施的治疗原则，通过扶正祛邪，调理人体阴阳脏腑经络气血,而达到治疗癌痛的目的。

我们根据目前癌痛治疗现状,试图应用穴位中药外治的方法,把减低白血病患者的病痛、提高生存质量,作为课题攻关方向。该制剂是在我科10多年临床经验的基础上,进一步筛选药物,改进制备工艺研制而成的膏剂。其应用穴位敷贴法,利用药物直接作用,借助经络的疏通传导作用,使药性发挥全身,达到治疗效果。通过提高痛阈,调节神经、体液系统功能,来增强止痛作用,取得了满意疗效。经过反复论证,认真研究观察,查找资料,在既往经验的基础上,精选药物,优化组方。同时积极申报科研立项,曾先后通过庆阳市卫生局向庆阳市科技局提出申请,在各级组织的关心支持下,该课题于2011年被庆阳市科技局立项研究,获得科技资助,为庆阳市第五批科技支撑计划项目,项目编号:SI2011—31。

一、治则

理气散结、活血通络、消肿止痛。

二、辨证循经施治

方药:复方蟾香膏。

组成:蟾酥、蛇床子、细辛、乳香、没药、制天南星、丹参、冰片。

方解:方中蟾酥,味甘辛,性温,有毒。归心经,解毒消肿止痛,为君药;细辛,味辛,性温,有小毒,归肺、肝、脾经。散寒祛风止痛;蛇床子,味辛、苦,性温。归脾、肾经。温肾壮阳,燥湿杀虫,祛风止痒;天南星,辛、苦,温,有毒,味辛,苦,性温,归肺、肝、脾经。燥湿化痰、祛风止痉,消肿止痛。以上三者为臣药。乳香味辛,苦,性温,归肝、心脾经。活血止痛,消肿生肌。没药,味辛,苦,性平,归心,肝,脾经。活血止痛,消肿生肌;二者相伍为用共奏活血通络、消肿止痛、敛疮生肌之功为佐药。丹参,味苦,性微寒。归心、肝经。活血祛瘀止痛,凉血消痈,为使药。冰片,味辛、苦,凉,归心、肺经。通诸窍,散郁火,祛翳明目,消肿止痛,取其芳香开窍散发的功效,作为药引。以上诸药相和,共奏理气散结、活血通络、消肿止痛之功效,对于白血病疼痛、肿瘤性疼痛均有良好的止痛作用。

现代药理研究表明,蟾酥含大量蟾蜍毒素类物质,为甾族化合物(蟾蜍二烯内脂),有强心、升压、兴奋呼吸、局部麻醉、消炎、镇痛、镇咳、祛痰、兴奋子宫、抑制肿瘤细胞及抑菌等作用〔《中药学》,2001.07〕。近年来临床用于治疗各种癌肿,如肝癌、白血病、乳腺癌等取得了一定疗效。细辛含挥发油、樟烯、聚伞花素等化学成分。细辛挥发油0.5ml/kg给家兔灌胃,对家兔由电刺激齿髓神经所致疼痛有镇痛作用,镇痛强度与安替比林0.5g/kg相当,且细辛挥发油对组胺或乙酰胆碱致痉的气管平滑肌有非常显著的松弛作用,且其抗组胺作用较抗乙酰胆碱强。该品有抗炎、免疫抑制、局部麻醉等作用〔《中药学》,2001.07〕。蛇床子,温肾壮阳,燥湿杀虫,祛风止痒。用于阳痿、宫冷、寒湿带下、湿痹腰痛;外治外阴湿疹、妇人阴痒、滴虫性阴道炎。具有显著的抗霉菌作用。蛇床子的水提液对蟾蜍离体坐骨神经有阻滞麻醉作用,〔《中药学》,2001.07〕。天南星有抗肿瘤作用,有镇静、镇痛作用。丹参有扩张冠脉,扩张外周血管;抗血栓形成 提高纤溶酶活性;延长出、凝血时间;抑制血小板聚集改善微循环,促进组织的修复与再生作用〔《中药学》,2001.07〕。乳香有镇痛作用,能抑制炎症,加速炎症渗出排泄、吸收,促进伤口愈合;并有免疫抑制、抗肿瘤等作用〔《中药学》,2001.07〕。没药对多种致病真菌有不同程度的抑制作用,有明显的消炎作用,能降血脂,预防动脉粥样硬化,并能抗肿瘤。乳香配伍没药,二者均有活血散瘀止痛、消肿生肌之功。但乳香辛温香润能行血中之气,止痛力强兼能舒筋活络;没药味苦,性平,长于行瘀散血,破泄力大。相伍为用其效更显著。共奏活血通络、消肿止痛、敛疮生肌之功效〔中药外敷治疗癌性疼痛的研究进展. 中国中医急症,2009.8,1320~1321〕。冰片性善走窜开窍,无往不达,芳香之气,能辟一切秽邪,辛热之性,能散一切风湿,故主心腹邪气及风湿积聚。少佐冰片取其芳香开窍散发的功效,作为药引。

三、症状及体征

白血病疼痛与恶性肿瘤、晚期癌症类似。

（1）白血病和多发性骨髓瘤患者常可出现胸骨或肋骨部位压痛,亦可涉及肘、腕、膝、髋多关节出现游走性疼痛。

（2）痛性瘀斑可见血栓性血小板减少性紫癜及白血病细胞浸润。

（3）急性腹痛、脐周围疼痛或腹部绞痛可见,慢性粒细胞白血病脾栓塞,肿瘤浸润亦可引起急性腹痛症。

（4）急性溶血及白血病细胞浸润神经根,可引起腰背部剧烈疼痛。

（5）多发性骨髓瘤,浆细胞恶性增生,穿破骨皮质,破坏骨小梁,可引起剧烈骨痛。继发于尿酸增多性白血病,可发生痛风性关节炎。

（6）如急性髓系白血病,出现颅内压增高、头痛、恶心呕吐、会阴部皮肤感觉障碍、神经根痛、肢体运动受限等表现。

四、白血病诊断标准

所有参与此项临床观察的患者必须符合有关白血病的诊断标准。

（一）症状及体征

白血病疼痛与恶性肿瘤、晚期癌症类似。

（1）白血病和多发性骨髓瘤患者常可出现胸骨或肋骨部位压痛,亦可涉及肘、腕、膝、髋多关节游走性疼痛。

（2）痛性瘀斑可见血栓性血小板减少性紫癜及白血病细胞浸润。

（3）急性腹痛、脐周围疼痛或腹部绞痛可见,慢性粒细胞白血病脾栓塞,肿瘤浸润亦可引起急性腹痛症。

（4）急性溶血及白血病细胞浸润神经根,可引起腰背部剧烈疼痛。

（5）多发性骨髓瘤,浆细胞恶性增生,穿破骨皮质,破坏骨小梁,可引起剧烈骨痛。继发于尿酸增多性白血病,可发生痛风性关节炎。

（6）如急性髓系白血病,出现颅内压增高、头痛、恶心呕吐、会阴部皮肤感觉障碍、神经根痛、肢体运动受限等表现。

五、疗效标准

根据国际疼痛学 NRS 数字分级法用 1~10 代表不同程度的疼痛,0 为无痛,10 为剧痛。即询问患者:你的疼痛有多严重?或让患者自己圈出一个最能代表自身疼痛程度的数字。此方法在国际上较为通用。

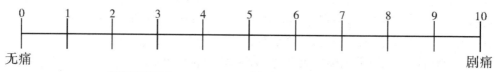

疼痛强度评分 Wong-Baker 脸(适用于 3 岁及以上人群)

| 无痛 | 有点痛 | 稍痛 | 更痛 | 很痛 | 最痛 |

解释每一张脸孔代表所感受疼痛的程度,要求患者选择能够代表其疼痛程度的表情。

评分法制定疗效标准:

(1)显效:疼痛减轻2度以上;

(2)中效:疼痛减轻约1度;

(3)微效:疼痛稍有减轻,远不到1度;

(4)无效:疼痛无缓解。

完全缓解(完全缓解消失)

部分缓解(疼痛明显减轻,睡眠基本不受干扰,能正常生活)。

轻度缓解(疼痛有些减轻,但仍感有明显疼痛,睡眠、生活仍受干扰)。

说明:治疗5d为一疗程,且观察镇痛持续时间,两个疗程未见疗效者,判定为无效。

表2 白血病疼痛主要症状程度分级

症状	0级(无)	1级(轻)	2级(中)	3级(重)
疼痛	无	微痛	疼痛明显减轻,	疼痛有些减轻、但仍感有明显疼痛
睡眠	无	睡眠不受干扰	睡眠基本不受干扰,能正常生活	睡眠、生活仍受干扰
疲乏	无	有时	自觉无力	经常

六、治疗方法

(一)治疗方案

患者在治疗期间,忌食鱼、虾、羊肉等发物和辛辣之品。忌用阿片类镇痛药,如可待因、右旋丙氧芬或曲马多。观察组用复方蟾香膏(由甘肃省庆阳市中医医院制剂室提供),根据疼痛部位辨证选穴约4~6个,将药膏摊于烤软的狗皮膏(北京同仁堂产)上,辨证循经贴穴。

(1)如出现头痛伴发颅内压增高一系列症状,选用风池、内关、百会、足三里、加阿是穴。

(2)如胸痛、胁肋部疼痛,选用期门、太冲、阳陵泉、肝胆俞、加阿是穴。选用足厥阴肝经、少阳胆经同布于胁肋,取期门、太冲循经选取阳陵泉,以疏泄肝胆经气,使气血通畅,佐以足三里和降胃气,共奏理气止痛之功。

(3)如腹痛,选足阳明胃经及足太阴脾经穴为主,选用期门、太冲、阳陵泉、内关、关元、加阿是穴,缓急止痛。

(4)如腰部、四肢关节痛,选用足少阴肾经、督脉经穴为主,选用腰夹脊、阳陵泉、委中、肾俞、加阿是穴。

治疗5d为一个疗程。

复方蟾香膏穴位外敷治疗白血病具有明显止痛作用,可以消除焦虑,改善睡眠,提高生存质量,避免西药毒麻药长期应用成瘾性,且其携带方便,作用安全可靠,副作用小,价格低廉,既可单独应用,又可与西药合用,有望成为血液病临床治疗的中医新制剂。

3 蟾香膏药效学毒理学试验报告

提要：本试验就蟾香膏镇痛作用、多次给药皮肤刺激性及过敏性进行了动物试验。结果表明蟾香膏对冰醋酸所致小鼠扭体反应有明显抑制作用，能提高热板法小鼠痛阈值。对豚鼠完整皮肤和破损皮肤多次给蟾香膏，未见红斑、水肿等异常反应。对豚鼠皮肤重复接触蟾香膏后，也未观察到红斑、水肿等机体过敏反应。综上，蟾香膏具有明显镇痛作用，多次给药无局部刺激性，重复给药无过敏性。

一、镇痛试验

（一）实验目的

观察蟾香膏的镇痛作用。

（二）实验药物名称

（1）蟾香膏，甘肃省庆阳市中医医院提供，生产批号：120626。

（2）麝香镇痛膏，湖北康源药业有限公司，国药准字 Z42020235，生产批号：1109241。

（三）实验动物

昆明小鼠，SPF 级，雌雄各半，体重 18~22g，由中国农业科学院兰州兽医研究所实验动物场提供，生产许可证号：SCXK（甘）2012-0001 号，合格证号：0000960 号。

（四）仪器

GJ8402 型热板测痛仪，宁海白石电子医疗仪器厂。

（五）实验方法

1. 对醋酸所致小鼠扭体反应的影响

小鼠 40 只，随机分为 4 组，每组 10 只。各组动物腹部用脱毛剂脱毛后涂药，蟾香膏大、小剂量组分别涂 100%（原药膏）、50%（加等量基质，混匀）蟾香膏，阳性对照组涂麝香镇痛膏，正常对照组涂基质凡士林，均为 0.2ml/只。各组每天给药 1 次，连续给药 5d。于末次给药后 45min，各鼠腹腔注射 0.7%醋酸 0.2ml/只，记录各组小鼠注射醋酸后 15min 内扭体次数，t 检验进行统计学处理。

2. 对小鼠热板痛阈值的影响

每次取雌性小鼠 1 只置于热板测痛仪上，测定自小鼠放入热板至出现舔后足所需时间（痛阈值），凡大于 5s 或小于 30s 者为合格小鼠。取合格小鼠 40 只，随机分为 4 组。各组动物再测 1 次痛阈值，将两次痛阈值的平均值作为该鼠给药前的痛阈值。然后将小鼠固定于特制小鼠固定器内（能将两后足暴露在外面），分别将各组小鼠后鼠爪部位清洁后涂药，蟾香膏大、小剂量组分别涂 100%（原药膏）、50%蟾香膏（加等量基质，混匀），阳性对照组涂麝香镇痛膏，正常对照组涂基质凡士林，均为 0.2ml/只。各组每天给药 1 次，连续给药 5d。于末次给药后 45min，测定各组小鼠给药后 1h、2h 和 3h 痛阈值。若小鼠在 60s 内仍无舔后足反应，均按 60s 记。记录各组数据，进行统计学处理。

（六）实验结果

1. 对醋酸所致小鼠扭体反应的影响

实验结果表明，蟾香膏大、小剂量组对醋酸所致小鼠扭体反应有明显抑制作用，能明显减少小鼠扭体次数,与正常对照组比较,差异分别具有极显著性(*P*<0.01)和显著性(*P*<0.05)。结果见表1。

表1 蟾香膏对醋酸所致小鼠扭体反应的影响

组别	动物数(只)	剂量(g/只)	扭体次数(15min内)
正常对照组	10	–	42.5 ± 9.1
麝香镇痛膏组	10	0.2	29.1 ± 8.6 **
蟾香膏大剂量组	10	0.2	28.7 ± 8.4 **
蟾香膏小剂量组	10	0.1	33.2 ± 8.3 *

注:与正常对照组比较 **P<0.01,*P<0.05。

2.对小鼠热板痛阈值的影响

蟾香膏可明显提高热板法所致小鼠痛阈值,与正常对照组比较,大剂量组 1h、2h 痛阈值差异有极显著性(*P*<0.01),3h 痛阈值差异有显著性(*P*<0.05)。小剂量组给药后 1h 痛阈值与正常对照组比较差异有显著性(*P*<0.05)。结果见表2。

表2 蟾香膏对热板法小鼠痛阈的影响

组别	动物数(只)	给药量(g/只)	给药前痛阈(s)	给药后不同时间痛阈(s)		
				1h	2h	3h
正常对照组	10	0.2	16.4 ± 5.5	18.6 ± 7.3	17.9 ± 7.6	17.5 ± 6.3
麝香镇痛膏组	10	0.2	16.8 ± 5.6	34.1 ± 9.6**	30.5 ± 9.2**	23.4 ± 8.4
蟾香膏大剂量组	10	0.2	16.3 ± 5.0	36.4 ± 9.0**	32.7 ± 8.4**	26.8 ± 9.0*
蟾香膏小剂量组	10	0.1	16.5 ± 4.8	27.7 ± 9.2*	24.3 ± 8.0	22.9 ± 8.2

注:与正常对照组比较 *P<0.05,**P<0.01

(七)小结

蟾香膏可明显减少小鼠扭体次数,提高小鼠热板法痛阈值,表明该药有明显镇痛作用。

二、蟾香膏多次给药皮肤刺激性试验

(一)实验目的

观察蟾香膏多次用药皮肤刺激性反应。

(二)实验药物

蟾香膏,甘肃省庆阳市中医医院提供,生产批号:120626。

(三)实验动物

豚鼠,白色普通级,雌雄各半,体重 250~300g,由中国农业科学院兰州兽医研究所实验动物场提供,生产许可证号:SCXK(甘)2012-0001 号,合格证号:0000960 号。

(四)实验方法

豚鼠 16 只,随机分为完整皮肤组和破损皮肤组,每组 8 只。给药前 24h,将豚鼠背部脊柱两侧用脱毛剂脱毛,范围左、右各 3cm×3cm。破损皮肤组豚鼠左、右两侧脱毛区用 240# 砂纸擦伤至出现渗血为度。脱毛 24h 后,各组豚鼠于左侧脱毛区涂抹蟾香膏 1g/只,于右侧脱毛区涂抹等量凡士林,然后用一层玻璃纸和二层纱布覆盖,再用无刺激性胶布和绷带加以固定,每只豚鼠分笼饲养。给蟾香膏 24h 后观察及记录红斑及水肿、涂抹部位是否有色素沉着、出血点、皮肤粗糙或皮肤菲薄情况及其发生时间及消退时间,并对红斑及水肿进行评分。按上法每日涂药并观察 1 次,共 7 日,停药后继续观察 3 日,并记录涂抹部位有无红斑和水肿等情况。按表 3、表 4 进行评分并判断结果。

表 3 皮肤刺激性反应及评分标准

刺激反应	分值
红斑	
无红斑	0
轻度红斑(勉强可见)	1
中度红斑(明显可见)	2
重度红斑	3
紫红色红斑到轻度焦痂形成	4
水肿	
无水肿	0
轻度水肿(勉强可见)	1
中度水肿(明显隆起)	2
重度水肿(皮肤隆起 1mm,轮廓清楚)	3
严重水肿(皮肤隆起 1mm 以上并有扩大)	4
最高总分值	8

表 4 皮肤刺激强度评价标准

分值	评价
0~0.49	无刺激性
0.5~2.99	轻度刺激性
3.0~5.99	中度刺激性
6.0~8.00	重度刺激性

(五)实验结果

各组豚鼠给药后 24h,在给药局部未出现红斑和水肿。连续给药 7d,给药期间各组豚鼠给药部位也未出现红斑和水肿,停药后继续观察 3d,各组豚鼠给药局部均未出现红斑和水肿,也未见其他异常改变。结果见表 5。

表 5 蟾香膏对豚鼠皮肤多次刺激性试验(n=8)

组别		给药后出现刺激反应平均分值									
		1d	2d	3d	4d	5d	6d	7d	8d	9d	10d
完整	对照组	0	0	0	0	0	0	0	0	0	0
皮肤	蟾香膏组	0	0	0	0	0	0	0	0	0	0
破损	对照组	0	0	0	0	0	0	0	0	0	0
皮肤组	蟾香膏组	0	0	0	0	0	0	0	0	0	0

(六)小结

蟾香膏 1g/只剂量连续给药 7d,对豚鼠完整皮肤和破损皮肤均无刺激作用。

三、蟾香膏皮肤用药过敏性试验

（一）实验目的

观察蟾香膏皮肤用药过敏性反应。

（二）实验药物

蟾香膏，甘肃省庆阳市中医医院提供，生产批号：120626。

（三）实验动物

豚鼠，白色普通级，雌雄各半，体重 250~300g，由中国农业科学院兰州兽医研究所实验动物场提供，生产许可证号：SCXK（甘）2012-0001 号，合格证号：0000960 号。

（4）实验方法

豚鼠 24 只，随机分为 3 组，每组 8 只。给药前 24h，将豚鼠背部两侧用脱毛剂脱毛，面积 3cm×3cm。蟾香膏组豚鼠于脱毛区涂抹蟾香膏 1g/只，阳性对照组涂抹 1% 2,4—二硝基氯苯 0.2ml/只，正常对照组涂抹等量凡士林。各组豚鼠给药后用一层玻璃纸和二层纱布覆盖，再用无刺激性胶布和绷带加以固定，使药物持续接触 6h，每只豚鼠分笼饲养。于第 7、14d 同法涂药致敏各 1 次，共 3 次。于末次致敏后 14d，再次将药物涂于脱毛区，阳性对照组涂抹 0.1% 2,4—二硝基氯苯，另外两组给药同前。给药后同法固定，6h 后，即刻观察，并于 24、48、72h 再次观察皮肤过敏反应情况。按表 6 记录各时间过敏反应分值，计算致敏率并按表 7 评价药物的致敏性。

表 6 皮肤过敏反应程度的评分标准

皮肤过敏反应	分 值
红 斑	
无红斑	0
轻度红斑，勉强可见	1
中度红斑，明显可见	2
重度红斑	3
紫红色红斑到轻度焦痂形成	4
水 肿	
无水肿	0
轻度水肿，勉强可见	1
中度水肿，明显可见（边缘高出周围皮肤）	2
重度水肿，皮肤隆起 1mm，轮廓清楚	3
严重水肿，皮肤隆起 1mm 以上或有水疱或破溃	4
最高总分值	8

表 7 皮肤致敏性评价标准

致敏发生率(%)	皮肤致敏性评价
0~10	无致敏性
11~30	轻度致敏性
31~60	中度致敏性
61~80	高度致敏性
81~100	极度致敏性

（五）实验结果

蟾香膏组及正常对照组于激发接触后 6h、24h、48h 及 72h 激发接触部位未出现红斑和水肿。阳性组动物于激发接触后 6h 部分动物皮肤出现红斑和水肿，24h 全部动物均出现红斑和水肿，48h 红斑和水肿开始消退，72h 完全消退。各组动物过敏性评价结果见表 8。

表 8　蟾香膏对豚鼠皮肤过敏反应分值及评价（n=8）

组别	过敏反应平均分值				致敏发生率	过敏反应评价
	6h	24h	48h	72h	（%）	
正常对照组	0.0 ± 0.0	0.0 ± 0.0	0.0 ± 0.0	0.0 ± 0.0	0	无致敏性
阳性对照组	2.9 ± 0.8	4.0 ± 1.4	1.4 ± 0.5	0.0 ± 0.0	100	极度致敏性
蟾香膏组	0.0 ± 0.0	0.0 ± 0.0	0.0 ± 0.0	0.0 ± 0.0	0	无致敏性

（六）小结

蟾香膏对豚鼠皮肤无过敏性。

四、结论

蟾香膏具有明显镇痛作用，多次给药无局部刺激性，重复给药无过敏性。

試验设计者　马　骏

試验负责者　马　骏

試验参加者　程显怡　牟　杰

試验日期　　2012 年 11 月

联系人　　　马　骏

4　复方蟾香膏穴位外敷治疗白血病疼痛临床观察（摘要）

观察复方蟾香膏穴位外敷治疗白血病癌性疼痛的疗效。方法：将 80 例本院血液病科接受治疗的白血病并伴癌性疼痛患者按随机数字表法随机分为两组。对照组 35 例给予伤湿止痛膏外敷，循经贴穴。治疗组 45 例给予复方蟾香膏（蟾酥、蛇床子、细辛、制天南星、丹参、乳香、没药、冰片等），根据疼痛部位循经贴穴。两组均以 5d 为一个疗程，治疗 2 个疗程判定疗效。结果：治疗组显效 31 例，中效 7 例，微效 3 例，无效 4 例，总有效率占 91.1%，对照组显效 15 例，中效 6 例，微效 5 例，无效 9 例，总有效率占 74.2%。两组对比，差别有统计学意义（$P < 0.05$）。结论：复方蟾香膏穴位外敷具有治疗白血病癌性疼痛的作用。

经临床应用，复方蟾香膏穴位外敷治疗白血病疼痛具有良好疗效。其优点在于药效直接作用患者局部，避免了口服药物疗效难以充分发挥作用，以及药物对胃肠道、肝脏的损害。且操作简便，价格低廉，止痛作用迅速，无依赖性和成瘾性，患者易于接受。

委托陕西省科学技术信息研究所科技查新中心查新结论得出：经对比分析可见，相关文献涉及治疗癌性疼痛、肿瘤性疼痛的中药药膏，其组方中均包含蟾酥，但文献所述药膏配方均与查新项目研制的复方蟾香膏不完全相同。鉴定委员会一致认为该课题设计新颖，技术路线合理,资料翔实,鉴定委员会一致同意通过技术鉴定,该项目达到国内同类研究的领先水平。

5 复方蟾香膏治疗白血病癌性疼痛病案举例

张某,男,9岁,2008年7月确诊为慢性粒细胞白血病,长期口服羟基脲及保肝药物。2011年5月病情变化,骨髓涂片细胞学检验提示慢粒急单变,常规行"DA"、"HA"、"HOAP"方案交替化疗,病情未达完全缓解。2012年8月初患儿自觉乏力加重,伴纳差、腹痛、腹胀,遂收住入院,主见困乏无力、纳差、腹痛,无恶心呕吐,二便未见,无骨痛及明显出血症状。查体:T37.4℃,P112次/分,R21次/分,BP 70/50mmHg 发育正常,营养中等,神志清,精神差,被动体位。面色萎黄,全身皮肤黏膜无黄染及出血点。双侧腹股沟淋巴结肿大,活动度可有触痛。头颅五官无畸形,眼睑无浮肿,结膜无充血,巩膜无黄染,双侧瞳孔等大等圆对光反射灵敏。耳及外耳道无异常分泌物排出。唇红,口腔黏膜完整。咽部充血,扁桃体无肿大。颈项无抵抗,气管居中,甲状腺未扪及肿大。胸骨无压痛,胸廓对称无畸形,双肺及心脏听诊未闻及异常,腹肌紧张,腹痛拒按,无反跳痛引出,肝脾肋下未及肿大,肠鸣音减弱,麦氏点、墨菲氏点阴性,脊椎四肢无畸形,活动自如,肛门及生殖器未查。神经系统检查生理反射存在,病理反射未引出。舌红苔薄黄,脉弦。血常规检查:WBC13.9×10⁹/L,BCR3.75×10¹²/L,HB128g/L,PLT 194.9×10⁹/L;腹部平片报告:肠管积气,不全性肠梗阻。入院中医诊断:①白血病:邪毒炽盛 痰瘀互结。②腹痛:气机郁滞。西医诊断为A.慢性粒细胞白血病,急变期。B.肠梗阻。首先予温盐水灌肠通便,然后辩证选穴外敷复方蟾香膏——期门、太冲、阳陵泉、内关、关元、加阿是穴,缓急止痛;经治疗15min疼痛减轻,30min后腹痛缓解,腑通便排,安静入眠。

6 复方蟾香膏制备工艺及质量标准

一、处方

蟾　酥 30g,生乳香100g,生没药100g,细　辛30g

蛇床子100g,丹　参100g,天南星 80g,冰　片10g

二、制法

以上八味,取细辛、蛇床子、丹参、天南星等四味加水煎煮三次,分别为120min、90min、60min,合并煎液,滤过,滤液浓缩至相对密度为1.31~1.35(80℃热测)的稠膏,低温干燥,粉碎成细粉;取生乳香、生没药低温干燥,粉碎成细粉,过筛,与上述粉末混匀;蟾酥、冰片研细,与上述粉末配研,过筛。取凡士林700g及羊毛脂适量,加热至100℃以上,滤过,放冷至约50℃,加入上述细粉,搅匀至半凝固状,制成1000g,即得。

三、性状

本品为棕色的软膏;气清香。

四、鉴别

（1）取本品6g,加乙醇100ml,加热回流30min,滤过,滤液浓缩,置10ml量瓶中,加乙醇至刻度,作为供试品溶液。另取蟾酥对照药材0.2g,同法制成对照药材溶液。再取脂蟾毒配基及华蟾酥毒基对照品,加乙醇分别制成1ml含1mg的溶液,作为对照品溶液。照薄层色谱法（附录Ⅵ B）试验,吸取上述4种溶液各10μl,分别点于同一硅胶G薄层板上,以环己烷-氯仿-丙酮(4:3:3)为展开剂,展开,取出,晾干,喷以10%硫酸乙醇溶液,加热至斑点显色清晰。供试品色谱中,在与对照品色谱相应的位置上,显相同颜色的斑点;在与对照品色谱相应的位置上,显相同的一个绿色及一个红色斑点。

（2）取本品10g,加乙醚50ml,置具塞试管中,振摇,放置1h,滤过,滤液挥干,残渣加醋酸乙酯1ml使溶解,作为供试品溶液。另取丹参对照药材1g,同法制成对照药材溶液。再取丹参酮ⅡA对照品,加醋酸乙酯制成1ml含2mg的溶液,作为对照品溶液。照薄层色谱法（附录Ⅵ B）试验,吸取上述三种溶液各5μl,分别点于同一硅胶G薄层板上,以苯-醋酸乙酯(19:1)为展开剂,展开,取出,晾干。供试品色谱中,在与对照药材色谱相应的位置上,显相同颜色的斑点;在与对照品色谱相应的位置上,显相同的暗红色斑点。

五、检查

应符合软膏剂项下有关的各项规定（中国药典2010版 附录Ⅰ R）。

六、功能与主治

理气散结、活血通络、消肿止痛。主治白血病癌性疼痛、肿瘤性疼痛。

七、用法与用量

外用,须在医师指导下使用。

八、规格

20g/盒

九、贮藏

密封,阴凉干燥处。

十、使用期限

暂定为18月。

十一、起草说明

（1）部分药材以煎煮法提取有效成分,有利于药物的吸收。

（2）羊毛脂的组成与皮脂分泌物相似,故加入软膏中可增加药物的穿透性,同时可增加凡士林的吸水性。

（3）羊毛脂久贮能被氧化而酸败,颜色变深,加热100℃后可防止。

（4）所有项目均参照《中国药典》(2010版)制定。

（5）此标准是在初步实验的基础上制定的,还需要通过实践不断修改和充实,使其更具科学性和规范性。

（6）鉴别　主要鉴别蟾酥的有效成分；

（7）鉴别　主要鉴别丹参的有效成分。

十二、备注

此标准由国家中医药管理局中药制剂实验室—庆阳市中医院中药制剂定制。

第四节　庆阳市 1995 年至 2013 年白血病流行病学调查及发病情况分析研究

2013 年通过庆阳市科学技术局成果鉴定,2014 年获庆阳市科技进步二等奖。

主要研究人员:段　赟　夏小军　开金龙　龙　青　王礼堂　孙　榕　李雪松
　　　　　　　姚金华(甘肃省庆阳市中医医院)

1 庆阳市 1995 年至 2013 年白血病流行病学调查及发病情况分析项目来源背景及实施意义

一、来源背景

白血病是起源于造血干、祖细胞的造血系统恶性肿瘤。具有增殖和生存优势的白血病细胞在体内无空性增生和集聚,逐渐取代了正常造血,并侵袭其他器官和系统,使患者出现贫血、出血、感染和浸润征象,最终导致死亡。白血病流行病学是以人群为背景,研究白血病的发生、分布规律及相关危险因素,为白血病的防治提供科学依据的科学。关于白血病发病的研究,目前普遍认为白血病的发生是由综合因素引起的,包括机体的易感性、外界的物理、化学、生物因素等均与之密切相关。由于白血病预后差,病死率高,因此引起学术界的重视,特别是目前国内外还没有明确的预防和控制白血病发生的有效措施,故调查分析某一地区白血病的发病情况,总结其发病特点或规律,可为该地区白血病的病因学、流行病学的深入研究提供一些新的内容或线索,对于当地白血病预防、控制及治疗也有一定的指导价值。由于地理环境、种族及经济文化水平差异,各地区报告的与白血病发生相关的流行病学及发病情况等研究也有所差别。在美国每年有 3.5 万例新发白血病患者,其发病率为 8.5/10 万。我国杨崇礼教授主持的全国白血病与再生障碍性贫血流行病学调查协作组在 1986~1988 年在全国 22 个省(市、自治区)46 个调查点进行全国白血病发病情况调查发现,白血病年发病率为 2.76/10 万。

庆阳市属黄河中游内陆地区。东倚子午岭,北靠羊圈山,西接六盘山,东、西、北三面隆起,中南部低缓,有"盆地"之称。属干旱半干旱气候,有着丰富的自然资源,是甘肃的石油天然气化工基地、长庆油田的主产区。庆阳全市总土地面积 27 119km²,总人口 256 万,辖环县、华池、庆城、镇原、宁县、正宁、合水县七县和西峰区。庆阳市为传统的农业城市,过去相当长的一段时期内,该市经济社会发展比较滞后。改革开放以来,在庆阳市委、市政府的正确领导下,近年来,经济社会发展逐步迈上了快车道,人民生活水平也明显提高。庆阳市地域环境相对特殊、医疗基础资源依然相对薄弱、群众医疗保健意识相对不强、资源的开发不可避免地造成自然环境的某些局部改变等，在此条件下，庆阳市白血病发生是否与其他地区有所不同？我们最初的一些调查研究显示，庆阳市白血病发病率较高，且有逐渐上升的趋势；白血病患者中以 B 型血者较多；白血病县（区）分区也有所不同等。故进一步深入调查分析庆阳市白血病发病情况、总结其发病特点与规律，是当前一项重要的工作。

庆阳市中医医院系三级甲等中医院，其血液病科现为国家中医药管理局十一五重点专科，也是庆阳市唯一一家血液病专科。由于本市地处较偏僻、交通不便利、农村人口居多，距省会及国内其他大中城市的三甲医院相对较远，几乎全部白血病患者选择就近本院就医，病源外流现象极少。故庆阳市中医医院血液病科几乎承担了全市所有白血病的诊治工作。所以，通过调查分析研究庆阳市中医医院血液病科白血病患者病例资料，可大致反映本市白血病流行特点与发病情况。该研究课题于立项前已进行了大量的调查研究工作，并取得阶段性成果。有《甘肃省庆阳市 95 例白血病发病情况分析》及《庆阳市中医院 10 年 276 例白血病发病情况分析》等多篇研究论文发表或交流。掌握了内容翔实的第一手调查资料，故具有扎实工作基础与工作经验。

二、实施意义

该研究调查了庆阳市 1995 年 1 月至 2013 年 10 月期间，本市白血病发病率、增长速度与平均增长率、发病季节、地域分布、人口密度特点、性别、年龄、职业、接触史、家族史、形态学类型、血型、血象及髓外浸润特点等，对以上 14 个方面分析后得出具体结论，并对部分内容提出课题组思考意见或建议。该研究填补了庆阳市白血病流行病学与发病情况方面研究的空白。预计该研究成果，能为本市白血病的诊断与防治提供一些新的内容和线索，也为有关部门制定防治白血病的工作规划和策略提供参考依据，期望最终达到降低白血病发病率和死亡率的目的。

2 庆阳市 1995 年至 2013 年白血病流行病学调查及发病情况分析研究实施方案

本研究调查分析庆阳市中医医院 1995 年 1 月至 2013 年 10 月，初发白血病 537 例。调查内容包括发病率、增长速度与平均增长率、发病季节、地域分布、人口密度特点、性别、年龄、职业、接触史、家族史、形态学类型、血型、血象及髓外浸润等内容，大致可反映庆阳市白血病流行情况和发病特点。实施方案及结论如下。

一、资料和方法

（一）研究对象

选择庆阳市中医医院 1995 年 1 月至 2013 年 10 月期间，本市籍初发白血病患者的病例资料作为报告病例。

（二）入选标准

（1）初次就诊于庆阳市中医医院，并经骨髓细胞形态学、组织化学染色，或外送染色体、流式、融合基因检查等确诊为白血病的本市籍患者的病例资料。

（2）外院已确诊但未特殊治疗,初次就诊于庆阳市中医医院本市籍白血病患者的病例资料。

（3）性别、年龄、职业、发病时间、居住地、家族史、接触史、形态学类型、血型、血象等基本信息记载基本完整的病例资料。

（三）排除标准

（1）庆阳市籍以外白血病患者的病例资料。

（2）庆阳市籍,但生长或长期居住于外籍白血病患者的病例资料。

二、研究方法

采用流行病学和回顾性调查的研究方法。

（一）调查统计

调查内容包括发病率、增长速度与平均增长率、发病季节、地域分布、人口密度特点、性别、年龄、职业、接触史、家族史、形态学类型、血型、血象及髓外浸润特点等。

（二）分析总结

试图结合国内外相关研究及庆阳市地域人文环境特点,对上述调查结果进行分析,并与国内外相关研究进行比较,探讨庆阳市白血病的流行病学规律与发病特点。

三、质量控制

制定工作手册,规范各项研究内容的意义和程序。调查研究员为庆阳市中医医院血液病科专科医师,经培训考核后上岗。每项调查研究内容经课题负责人复核签字。对不合格项目,依据病人信息资料进行及时追溯修正、补充。资料信息有严重缺陷的弃而不用。

各项研究结果,经课题组成员进行反复讨论,最后得出结论。

四、统计方法

（一）参考数据

人口数据:1995~2009 年人口数据参考庆阳市人口和计划生育委员会公布 "1990~2009 年甘肃省庆阳市总人口、出生率、自增率对比表"的总人口数据;2010 年人口数据参考庆阳市统计局公布"庆阳市 2010 年第六次全国人口普查主要数据公报" 的常住人口数据;2010、2012 年人口数据分别参考庆阳市统计局公布 "庆阳市 2011 年国民经济和社会发展公报"、"庆阳市 2012 年国民经济和社会发展公报"的常住人口数据。

（二）计算公式

年度发病率（1/10 万）=（年度病例数/年度暴露人口数）$\times 10^5$;平均发病率（1/10 万）=（同期年平均病例数/同期年平均暴露人口数）$\times 10^5$;暴露人口数≈年总人口数或常住人口数－年患病人数;定基增速=（本年病例数/最初年度病例数－1）$\times 100\%$;环比增速=（本年度病例数－上年度病例数）/上年度病例数$\times 100\%$;n 年平均增长率={（本期病例数/前 n－1 年病例数）$^{[1/(n-1)]}$－1}$\times 100\%$;n 年后的病例数=本期病例数$(1+年均增长率)^n$;人口密度=常住人口数/土地面积。

（三）统计学方法

所有数据分析均由 SPSS13.0 完成,计数资料构成比较采用卡方检验,时间变化趋势采用回归分析,$P<0.05$ 有意义。

3 庆阳市 1995 年至 2013 年白血病流行病学调查及发病情况研究结果与分析

一、发病人数方面

某一地区白血病发病人数与该地区人口数量及发病率、增长率等密切相关。庆阳市近 19 年间,发病总人数相对不多,考虑与全市人口数量不大,平均发病率低等所致。但是,庆阳市发病人数呈现波动式上升趋势,近年来上升幅度较大。预期本市未来的发病人数也可能继续呈现动态增长趋势。

二、发病率方面

白血病发病率是白血病流行病学一项主要内容,具有地区差异性。北美、澳大利亚和新西兰发病率最高,其次是北欧、西欧、非裔美国人和洛杉矶的西班牙裔。处于中间水平的是南欧和犹太人,发病率最低的是日本大阪、中国上海和印度孟买。国内关于白血病全国性研究数据更新较慢,地方性相关研究报道少见。1986~1988 年全国白血病发病情况调查显示,白血病年发病率为 2.76/10 万;2003~2007 年中国癌症发病与死亡显示,白血病发病率为 5.17/10 万;2009 年全国 78 个肿瘤登记地区数据显示,我国白血病发病率为 5.68/10 万。以上表明,我国白血病发病率呈逐年上升趋势。

从发病率来看,本次调查结果显示,庆阳市近年来常住人口数量相对稳定,而白血病发病人数又出现动态增长,各年度发病率总体也呈波动式上升趋势,这与全国性的调查结果基本一致。本次调查还显示,2010~2012 年庆阳市白血病年发病率约为 2.18/10 万,低于全国年平均水平。

其原因可能为,一是庆阳市人群本身白血病易感性不高;二是接触外界的物理、化学、生物因素等危险因素的机会相对较少;三是因庆阳市经济欠发达、卫生资源相对薄弱,患病人群就诊率和疾病检出率不是很高。

三、平均增长率与增长速度方面

增长率一般所指平均增长率,是报告末期的总量与基期总量的比较,其主要反映某一阶段内量的增长程度。就疾病增长率而言,其变化程度主要受基期病例数和报告末期病例数的影响,若基期病例数不变,末期报告病例数越大,增长率就越高;末期报告病例数越小,增长率越低。增长速度主要是反映报告期的增长量与基期发展水平之比。表示某一事物在这段对比时期内发展变化的方向和程度。就疾病的增长速度而言,年度基定增速与年度病例数呈正比关系,当年发病人数越多则基定增速越大,反之则越小。年度环比增速主要受上年度病例数的影响,上年度病例数越大,则当年环比增速可能越小,反之则可能越大。综上,调查研究白血病的增长率,可反映白血病某一阶段发病人数的增长量;而白血病增长速度可反映在某一阶段内,不同时期白血病发病人数动态增长程度。

国内有关白血病增长率和增长速度的研究报道罕见。本次调查显示,庆阳市白血病基定增长速度上升趋势明显，从一个侧面也能反映出发病人数、发病率的动态的增长趋势。调查结果也显示，2003~2012年白血病年均增长率约为9.79%。未来几年，若在增长率不变的前提下，2017年全市初发白血病人数将为81人左右，2020年将为108人左右。提示未来几年白血病发病情况不容乐观，庆阳市血液病及相关医务人员，将要承担较以往更多的白血病诊疗工作。也提示重视并加强白血病的防控和诊治工作刻不容缓。

我国1986~1988年调查研究结果显示，油田和污染区白血病发生率较高。另据文献报道显示，庆阳市地质构造属于鄂尔多斯盆地内，是仅次于陕西省榆林市的中国第二大能源资源城市，甘肃最大的原油生产基地长庆油田的主产区，石油天然气资源非常丰富。2011年庆阳市原油产量达到450万t，虽然丰富的油气资源为庆阳带来了发展的机遇，但同时也使庆阳的生态环境面临更严峻的考验。庆阳生态环境较为脆弱，环境承载能力差，几十年大规模勘探、修路与井场、钻井、管线布设、采油、输送储存、外运等人类工程活动已经对庆阳的地表水、地下水和土壤及居民的身体健康均产生不同程度的影响。综上，庆阳市白血病增长率较高可能与本市环境污染有很大的关系。

党和政府对此高度重视，于2006年甘肃省出台了《甘肃省石油勘探开发生态环境保护条例》，明确规定石油开发企业在交付了生态补偿费之后，并不免除其治理污染和恢复生态的责任和义务。此规定体现了污染者补偿原则的内涵，也体现了党和政府治理污染，保障人民群众健康的决心。

四、发病季节方面

由于特定的时间段，各地区的气候现象有所区别，调查研究单位报告病例量的不同，故有关白血病流行季节分布的报道也不完全一致。据运城市2002~2004年白血病流行病学调查显示，白血病一年四季均有发生，无明显季节高峰。中国中医血液专病医疗中心调查结果显示，白血病发病人数最多的月份是3月和10月；重庆地区2000~2009年儿童白血病流行病学调查显示，儿童白血病的发病季节分布比例为春季27.1%、夏季25.9%、秋季22.7%、冬季24.3%。中国医学科学院血液病医院儿童血液病中心2004年至2010年儿童急性白血病住院病例分析调查结果显示，儿童急性白血病发病季节的高峰为冬季，秋季发病患儿最少，1月份为发病月份高峰。

与重庆地区、中国医学科学院报道大体一致，庆阳市白血病一年四季均可发病，发病高峰在春季，夏季多发，秋季发病最少。春季气候变化往往导致流感等感染性疾病多发，而病毒可能是主要的致病因素之一，这可能是春季为发病高峰的重要原因。从中医病因病机理论来讲，白血病因正虚感邪而致病，其中的"邪"，一般认为是"温热毒邪"。春夏两季温热邪毒之气相对较盛，故春夏发病者多；冬季寒邪偏盛，易伤及阳气而加重正虚，故冬季发病多于秋季。

五、地区分布方面

本次研究调查庆阳市白血病发病情况，发病率县（区）间差异较大。发病率由高到低依次为：合水县（2.45/10万）、西峰区（2.03/10万）、宁县（1.25/10万）、庆城县（1.10/10万）、正宁县（1.07/10万）、镇原县（0.94/10万）、华池县（0.78/10万）、环县（0.70/10万）。发病率的前两位是合水县和西峰区，而华池县和环县发病率最低。

庆城县居于庆阳市中部，西峰区位于庆阳市南部，合水县、正宁县、宁县位于庆阳市的东南部，镇原县位于庆阳市西南部，而华池县和环县分别位于庆阳市的北部和西北部。故从庆阳市地理位置来看本市白血病发特点,白血病发病率南部较北部高,东部较西部高。从人口密度方面来看,庆阳市人口密度前三位的西峰区、宁县及正宁县,均在白血病发病率排名前四的县区之内。而人口密度后两位的华池县、环县,均系白血病发病率排名最后的两个县。提示人口密度较大的县(区)一般情况下较人口密度较小的县(区)发病率高。但也不尽然,各县(区)人口密度与发病率并非完全呈正向平行关系,如合水县人口密度较小,但发病率却最高。

合水县人口密度、流动人口相对不大,油气、煤炭储藏量或开采规模并非最大,已被污染的马莲河或其支流并非唯一经过之处。那么,为什么白血病发病率却全市最高?据文献报道,庆阳市所辖七县一区的生物丰度指数(生物丰度指数旨在通过单位面积上不同生态系统类型在生物物种数量上的差异,间接反映评价区域内生物多样性的丰富程度)跨度较大,在34.63 至 104.77 之间,以合水最高,环县最低。高生物丰度指数反映了生态服务功能好,无疑有利于人类生存。但是否也有利于细菌、病毒等物质滋生呢?另据文献资料显示,合水县农村饮用水水源主要问题是污染严重,细菌和混浊度指数超标,长期以来合水县农村饮用水卫生质量较差,因饮用不洁净的水引起的疾病流行、智力发育障碍,直接危害着人民群众的身体健康。据此,高生物丰度指数、不洁净的水是否可引起白血病流行,有待进一步深入研究。

六、性别分布方面

国内外文献均报道白血病发病率男性高于女性,但所报道的性别具体构成比例差异较大。庆阳市白血病性别总构成比为男:女= 1.41:1,各类型白血病男性均占优势。而庆阳市普通人群性别构成比则为男:女= 1.03:1。相比之下,男性比女性更易发病。其原因可能为:从生理方面讲,男性雄性激素分泌较多而女性雌性激素分泌较多,激素水平是否与白血病发病有关,目前没有确凿的证据证实;从劳动分工方面,庆阳市为农业区,男性参与户外劳作的机会和强度较女性大,接触外界的物理、化学、生物等危险因素机会自然也多,这可能是原因的另一方面。

七、年龄方面

我国 20 世纪 80 年代的调查资料显示,AML 和 CML 发病率随年龄的增长而增长,老年期形成发病高峰;而 ALL 的发病高峰为 0~9 岁,之后于 30 岁之前随年龄增长,发病率下降。CLL 男性多于女性,是一种老年疾病,30 岁以下的患者罕见。

本研究因缺乏普通人群各年龄阶段分布比例数据,无法计算各年龄阶段具体发病率,故仅调查各年龄阶段的发病例数。本次调查研究结果显示,白血病有两个发病高峰年龄阶段,分别为 20 岁以前阶段和 30~50 岁阶段,其中后者发病人数最多。而 60 岁以后阶段发病人数逐渐下降。各类白血病中,其发病年龄阶段也有不同的特点。ALL 发病人群主要集中在 20 岁以前阶段,其中 10 到 19 岁为发病高峰,20 岁以后阶段出现急剧走低,30~49 岁阶段降至低谷,50~69 岁阶段又有一个小高峰出现,70 岁以后阶段,发病人数出现下降趋势。AML 发病人群主要集中在 40~59 岁年龄阶段,而其他年龄阶段人群发病人数相对不高,但总体呈现成人略高于儿童的趋势。CML 发病人群主要集中在 40~69 岁年龄阶段。

本研究结果表明,庆阳市 70 岁以上高龄老年患者病例较少,与多处文献报道不一致。考虑可能因经济等条件所限,部分农村家庭对高龄老人就医态度不如儿童及青壮年积极。希望引起有关部门重视,给高龄老人更多的健康关注与保障。

八、职业分布方面

我国 1986~1988 年调查研究结果还显示,白血病村镇发病率较低。庆阳市白血病发病从职业分布看,以农民最多(不包括农村学生),占报告病例总数的 54.93%;其次为学生,占 14.15%。其原因,一方面考虑可能与农民、学生在本市所有人群中分布比例偏大有直接关系;另一方面,可能是因为农村人口及村镇学区住校卫生条件、营养状况相对较差所致。

近年来,庆阳市大幅度增加"三农"建设投入,使农村基础设施建设取得了实效,农村人口卫生条件也有所改善;此外,2011 年庆阳市政府召开相关会议,要求本市 7 县按照国家和省上农村义务教育学生营养改善计划试点工作要求,因校制宜,加快食堂建设,实现全面供餐。至此,我市 20 多万名农村义务教育阶段学生将享受中央财政补贴的免费营养餐,村镇学生营养状况也很大程度上得以改善,但长期贯彻实施效果还有待于密切关注。

九、家族史方面

多方面的研究证据表明,遗传因素在白血病发生中也有重要作用。同卵双生子中一人患儿童白血病后,另一人罹患白血病的几率相当高。有报道认为,双胞胎白血病患者遗传信息相似,而其他肿瘤缺少这一特点;但也有资料认为,双胞胎同时发生白血病与共同的胎盘血循环有关,而不是遗传性的基因突变。白血病还有家族聚集倾向,家族性白血病的基本特点是患者家族成员的白血病细胞类型一致,尤其是 CLL。

本研究调查发现,同胞姐妹同患白血病 2 例,分别为 CML 和 M_2;父女同患白血病 2 例,分别为 M_4 和 L_3。此两个家族病例白细胞类型均不一致,系家族性白血病中特例,夏小军主任于 20 世纪 90 年代就此做过报道。另外,本研究还发现白血病患者隔代直系亲属双亲同患肿瘤 3 例,白血病患者隔代直系亲属单亲患肿瘤 5 例,同家族非直系亲属堂兄弟同患白血病 2 例。

肿瘤,包括白血病的发生,可认为是一种基因的缺陷,这种基因缺陷表现为肿瘤类疾病的家族史。有研究指出某些家族容易患癌,这也可能缘于特异的遗传素质,再通过危险因素的影响,引起基因突变,导致癌症的发生。

十、接触史方面

化学物质涉及日常生活的各个方面,包括既往的药物应用史、生活习惯、职业和环境因素等。苯与白血病的关系早已引起人们的关注,烷化剂等细胞毒药物的关系较为肯定。与白血病发生相关的物理因素主要是放射线。

本研究调查发现,有环磷酰胺和甲氨蝶呤使用史的 1 例,有柳氮磺嘧啶服用史的 1 例,有长期服用消炎痛的 1 例,有长期服用"头痛粉"的 1 例,疑似长期服用乙双吗啉 3 例。因环磷酰胺、乙双吗啉等药物诱发白血病国内外也有类似报道。另外,有接触油漆、涂料、油墨、皮革染料、染发剂、原油、燃油、润滑油、含硫、磷等化学物质、有机磷农药,还有放射线等病例也较多。其中,绝大多数是目前公认的白血病发生的危险因素。

鉴于此,在防治环境污染的同时,积极开展医疗保健方面的宣教,提高全民环保意识和卫生文化素质尤为重要。

十一、形态学类型方面

FAB 形态学分类,是 1976 年法-美-英协作组首先提出的白血病诊断标准。经过几十年的努力,尽管白血病的诊断分型已日趋完善,形成了 MIC(M)的诊断分型体系,但沿用至今的 FAB 形态学诊断标准在基层医院依然十分实用。

本研究显示，在所有白血病中，AML 所占比例最高（48.79%），其次分别为 ALL（28.87%）、CML 102 例（18.99%），而 CLL 比例最小（1.49%）。ALL FAB 亚型中，ALL-L1（50.32%）比例最高，其次为 ALL-L$_2$（38.06%），ALL-L$_3$（9.03%）比例最小；AML FAB 亚型中，AML-M$_2$ 比例最高（36.64%），其次为 M$_5$（27.10%）、M$_4$（13.36%）、M$_3$（11.83%）。

以上研究提示，庆阳市 AML 多于 ALL，ALL 又多于 CML，CLL 罕见；AML 中 AML-M$_2$ 为主。此结果与我国 1986~1988 年调查结论基本一致。

十二、ABO 血型分布方面

文献报道，O 血型者比较容易患恶性肿瘤，消化道肿瘤（胃癌）的危险频率 A 型血患者明显高于其他血型；A 型血人易患白血病、乳腺癌和食管癌；ABO 血型与急性白血病 ALL、ANLL 的发展、缓解均有密切关系，尤其是 B 型血与白血病的易感性存在着一定的关联。由此可见，关于 ABO 血型与肿瘤、白血病发病的关系，文献报道并不完全一致，可能与各研究组所调查人群标本量的大小不同、所参照普通人群血型分布存在差异等因素有关。

本研究结果显示，庆阳市白血病患者血型分布特点为 B 型>A 型>O 型>AB 型，其他血液病患者血型分布特点为 B 型>O 型>A 型>AB 型。与普通人群（庆阳采油二厂）ABO 血型（B 型>O 型>A 型>AB 型）分布比例特点比较差别不大，均为 B 血型比例最高，AB 血型最少。据此，本研究初步认为，庆阳市人群 ABO 血型与白血病发病未发现存在某种关联性，还有待于扩大人群标本量继续深入研究。

十三、血象特征方面

血象是反映白血病患者发病情况的重要指标之一。高白细胞白血病患者骨髓增生活跃程度、髓外浸润发生率、DIC、脑出血等发生率均高于非高白细胞白血病患者。高白细胞患者肿瘤负荷大，血液黏稠，髓外浸润多，易并发 DIC、肿瘤溶解综合征，缓解率较低且缓解时间较短。低白细胞性白血病往往提示骨髓增生程度可能减低，尤其是合并中性粒细胞缺乏症时，易合并严重甚至致命感染。此外，血红蛋白、血小板等血象指标对病情轻重及预后也有一定的提示作用。

本研究调查结果显示，白血病血象各重要指标构成比比较：高白细胞性白血病 ALL 比例高于 AML；白细胞减少性白血病，AML 比例高于 ALL；合并中度以上贫血的白血病，AML 比例高于 ALL；存在重度血小板减低的白血病，AML 比例高于 ALL；存在全血细胞减少性白血病者，二者比例差别意义不大。

ALL 高白细胞比例较 AML 高，可能与 ALL 骨髓象增生极度活跃的比例高于 AML 有关；AML 中度以上贫血、重度血小板减低较 ALL 比例高，可能与 AML 患者平均发病年龄较 ALL 大，患者骨髓造血功能相对减弱有关；因 ALL 较 AML 更易发生肿瘤溶解综合征致血细胞破坏，所以，尽管 AML 患者骨髓造血功能相对减弱，其二者全血细胞减少性白血病所占比例差别不大。

十四、髓外浸润方面

本研究调查结果显示，无论是高白细胞性 ALL 还是全血细胞减少性 ALL，肝、脾或是浅表淋巴结的浸润症状发生率均高于与之相应的 AML；不管是 ALL 还是 AML，总体而言，高白细胞性白血病的肝、脾、浅表淋巴结浸润发生率均较高，而全血细胞减少性白血病肝、脾、浅表淋巴结浸润发生率均较低。此结果与国内外相关报道一致。

十五、总结

白血病的发生是多因素作用的结果，从理论上讲，环境因素、生活方式因素，甚至遗传因素，一定程度上可加以预防和控制。因此，掌握白血病的流行规律和发病特点，明确或消除致病因素、预防白血病的发生和降低白血病的发生率具有重要的意义。本研究对庆阳市中医医院 1995 年 1 月至 2015 年 10 月，初发 537 例白血病病例资料进行了较全面地调查与分析，大致可反映庆阳市白血病流行情况和发病特点。可望能为本市白血病流行病学、病因学的深入研究提供一些新的内容和线索，也为有关部门今后有针对性地制订本地白血病发生的预防措施提供一些参考。

由于该课题研究病例标本量不足够大，加之又是以医疗单位为主体的单中心研究，故可能存在某些内容或结论不够深入、不够全面、不够细致等不足之处。课题组寄望于能引起疾病防控、环境卫生保护、人口计生、国土资源管理等部门的关注，并与医疗单位一道，采取多中心联合，共同致力于此项工作的深入研究，以取得更全面、更细致、更准确的数据结果与结论。

第五节 中药升白胶囊治疗白细胞减少症临床研究

2009 年通过甘肃省庆阳市科技局科技成果鉴定。2010 年获甘肃省庆阳市科技进步一等奖;2014 年获甘肃省皇甫谧中医药科技三等奖。

主要研究人员:姚金华　夏小军　胡莉玲　开金龙　段　赟
俄　静(甘肃省庆阳市中医院)
韩明祖(甘肃省庆阳市镇原县平泉医院)

1 升白胶囊治疗白细胞减少症的项目来源及目的意义

白细胞减少症(Leukopenia)是由于多种病因引起的以外周血白细胞计数减少伴疲乏、易发感冒,甚至合并感染为主要表现的一组临床综合征,是血液病科常见病之一。当外周血中白细胞计数(WBC)持续低于 $4.0×10^9$/L 时,称白细胞减少症;当外周循环血液中中性粒细胞绝对值成人低于 $2.0×10^9$/L、儿童低于 $1.5×10^9$/L 时,称为中性粒细胞减少;当 WBC$<0.5×10^9$/L,称为中性粒细胞缺乏。由于白细胞中粒细胞占绝大多数,故白细胞减少症又称粒细胞减少症(granulocytopenia),而粒细胞中又以中性粒细胞为主,故通常所说的粒细胞减少也就是中性粒细胞减少。依据其病因又将白细胞减少症分为原因不明性和继发性。该病少数患者若粒细胞极度缺乏,表现为突然发病,伴有发热、寒战等严重感染症状又称急性粒细胞缺乏。

目前,现代医学治疗白细胞减少症,除病因明确者针对病因治疗外,病因不明者多选用利血生、鲨肝醇、VitB$_4$、升白胺等或粒细胞刺激因子(G-CSF)治疗。急性粒细胞缺乏症患者,要求进入层流病房隔离并严格清洁消毒及无菌操作,还需要在积极防治感染的前提下,及早应用 G-CSF。这样不仅医疗成本高,防护措施需求高,特别是在基层医院及农村患者中难以推广。故而一些血液病学家寄厚望于中医药对该病的治疗。文献资料表明,中医药治疗白细胞减少症,中西医结合治疗总有效率均明显高于单纯西药治疗,且"升白"中药具有"增强免疫功能,改善骨髓造血,升白作用持续时间长,多效、双向调节及毒副作用小等优点"。

尽管目前中医药治疗白细胞减少症已取得了很大进展,但其中医辨证分型尚不统一,辨证用药不够规范,至今还没有几种便捷高效的"升白"纯中药制剂应用于临床。现代医学研究至今仍未完全阐明白细胞减少症的病因病机,常用的西医疗法存在毒副作用大、费用昂贵、容易复发等缺点,加之近年来,由于肿瘤患者增多,放、化疗普遍开展,以及各种化学药物的广泛应用,使该病的发病率逐渐增高,成为临床常见病之一,严重威胁着人类健康。因而,对该病的临床治疗越来越受到医务人员的关注,故研制一种高效、低毒、价廉的升白细胞的中药制剂是当前一项重要的工作。鉴于此,我们选择该课题进行研究。

本院的中医药治疗白细胞减少症的临床研究工作起始于 1996 年,当时我院血液病学科带头人夏小军院长在广泛采集民间单方、验方的基础上,相继发现了鸡血藤、补骨脂、黄芪、女贞子等中草药,临床辨证加减应用治疗白细胞减少症效果较好。在此基础上,经过进一步临床研究发现中药复方制剂的疗效优于单一药物,拟定出了复方鸡血藤汤(鸡血藤、补骨脂、黄芪、女贞子、白术、炒麦芽、大枣等),临床用于治疗单纯白细胞减少症,取得了较好的临床疗效。加入了红参、升麻、柴胡、龟板胶、白术、三七等,使临床疗效进一步提高。此后,对原方进行了优化,方中益气补血,健脾补肾,散邪化瘀,取名为"升白汤",临床不但用于治疗单纯白细胞减少症,而且对放、化疗后引起的各类白细胞减少,均有明显的疗效。为避免中药汤剂服用不便,本课题组于 2004 年又进行了中药剂型改革,研制出了升白胶囊,同年年底申请为该年度甘肃省中医药管理局立项不资助科研项目[项目编号:05-GZK-L-02],2006 年我们又积极向庆阳市科技局申请立项,获科研经费资助[项目编号:GK052-8-1]。

2 升白胶囊治疗白细胞减少症的处方来源及作用机制

处方组成:

红参 10g,麦冬 10g,龟板胶 15g,补骨脂 10g

升麻 10g,黄芪 10g,鸡血藤 15g,五味子 6g

当归 10g,柴胡 10g,焦山楂 10g,炒白术 10g

乌梅 6g,炙甘草 6g

方 解:

〔红参〕:为五加科植物人参 panax ginseng C.A.Mey.的根,其鲜品经晒干蒸制而成的干燥品,性甘、平、微苦,具有大补元气、补脾益肺、生津止渴、益智安神之功效,临床单用或组方应用于元气虚脱及心、肾、肺、脾气虚诸证,又能治疗热病耗气伤津之口渴及消渴证,为补脾益肺、拯危救脱之要药,含有多种人参皂甙、氨基酸、微量元素及维生素等成分。药理实验表明:人参能够抗疲劳,促进蛋白质、DNA、RNA 的合成,促进造血系统,增强机体的免疫功能;临床研究表明:本品可明显升高白细胞。

〔麦冬〕:为百合科植物麦冬的块根,具有养阴生津、清心润肺的功效,临床应用于肺、胃、心阴虚诸证,本品同样含有多种甾体皂甙、多种氨基酸、多种多聚糖。药理实验表明:麦冬能够增强网状内皮系统的吞噬能力,升高外周血白细胞,提高机体的免疫功能。临床报道以参麦注射液配合白血病化疗,可明显减轻化疗药物对骨髓、心、肝、肾等器官的损害,而且可明显升高白细胞。

〔龟板胶〕:为龟科动物的腹甲或背甲,杀死剥甲去残肉熬胶用,其性甘、寒,具有滋阴潜阳、益肾健骨、养血补心的功效,临床用于阴虚阳亢、阴虚内热、虚风内动及肾虚骨痿、阴血亏虚之证。药理实验表明:本品能够改善"阴虚"证病理动物机能状态,增强免疫功能,双向调节DNA 合成率的效应,有一定提升白细胞数的作用。

〔白术〕:性甘、苦、温,归脾、胃经,本品既长于补气以复脾运,又能燥湿、利尿以除湿邪,辅助主药健脾益气,兼驱内生湿邪,被誉为"补气健脾第一要药"。药理实验表明:白术有强壮作用,能促进小鼠体重增加,又能促进细胞免疫功能,有一定提升白细胞作用。亦有药理实验表明:白术能增强网状内皮系统的吞噬功能,提高淋巴细胞转化率和 E-玫瑰花结形成率,增强血清中 IgG 的含量并能使白细胞吞噬金黄色葡萄球菌的作用明显增强,尤其在白细胞减少时还有"升白"作用。

〔升麻〕:性辛微甘、寒,清热解毒、解表透疹、升举阳气,助主药以驱"实火",升阳解表、疏散外感之风邪。药理实验表明:北升麻提取物具有解热、抗炎、升高白细胞的作用。

〔黄芪〕:性甘温,健脾补中、益卫固表,升阳举陷兼以利尿,为补中益气及治疗气虚水肿之要药,助主药健脾利湿,益卫固表。药理实验表明:黄芪注射液(1g/ml) 0.3ml/只,皮下注射连续 5d,可使白细胞、多核白细胞数明显增多。

〔当归〕:为我省道地药材,主产于我省东南部的岷县一带,性甘、辛、温,具有补血调经、活血止痛、润肠通便的作用,本品甘温质润、辛行温通,既为补血之圣药,又为活血行气之要药,以助主药补血化瘀。

〔柴胡、升麻〕:性苦、辛、微寒,解表退热、升举阳气。药理实验表明:柴胡多糖不仅能提高小鼠体液和细胞免疫的功能,并能使免疫抑制状态得到一定程度的恢复,与升麻相须合用,共引清气行于上,具有升阳举陷之功,与益气补中药合用则能更好地发挥其药效。

〔补骨脂〕:性苦辛温,补肾壮阳、温脾止泻,配龟甲胶益肾阴而补肾阳,取阴阳相济之效。药理实验表明:补骨脂可促进骨髓造血,调节神经和血液系统,增强免疫,亦有动物药理实验表明:补骨脂对粒细胞的生长具有促进作用,并能保护动物在注射环磷酰胺[CY]后所产生的白细胞降低现象。

〔焦山楂、五味子〕:两药均酸、甘微温,前者消食化积、行气散瘀,以防君、臣药物滋腻碍胃,消除其气滞、血瘀之弊;后者收敛固涩、益气生津、补肾宁心,助主药敛阴固涩。药理实验表明:五味子同样能增强机体对特异性刺激的防御能力,增强细胞免疫功能,还具有抗氧化、抗炎等作用。

〔鸡血藤〕:性温微甘,苦而不燥,温而不烈,行血补血,助当归补血以扶正,活血以散瘀。药理实验表明:该药在体外对 CY 所致小鼠 IL-2 降低有提高作用,而对 AZP 引起的 IL-2 超常增高有抑制作用,证明其对异常免疫功能具有双向调节作用。

白细胞减少症患者主要以困乏、易发感冒、咽痛、肢体酸软,甚则发热、寒战、头痛为主要临床表现,依据症状及发病机理,该病当属中医"虚劳""虚损"、"温病"等范畴。《灵枢·决气》云:"中焦受气取汁,变化而赤是谓血。"白细胞是血液的主要成分,故调养失宜,脾气虚弱,是白细胞减少症的发病关键,然"精血同源",血液之生成有赖于先天肾精以及后天水谷之气的充沛与否,故脾肾两虚,阴阳气血亏损是其发病的主要病机。临床上若起病急骤,粒细胞明显缺乏,则出现发热、畏寒或寒战、头痛等外感症状,全身衰弱症状明显,舌红脉数者,常见于药毒、内外邪毒等多种原因克伐机体的气血精津引起的急性粒细胞缺乏,表现为"邪气实"之"实火"症状,然虽为实火表现,但根本原因在于脾肾精亏,其"实火"乃邪毒入侵、外感温病之兼证表现,其病位在脾肾,涉及于肺,外邪侵袭,耗气伤津,蕴毒于内,从阳化热,即所谓"精损血败",乃发斯证;甚则邪毒外袭,由表入里,内窜营血,气滞血瘀,津聚成痰,痰瘀互结,易并发颌下、颈部等浅表淋巴结以及肝、脾肿大;若病势缓和,仅见困乏、头晕,白细胞减少,易发感冒,舌淡苔薄白,脉缓弱者,多属脾虚,多见于慢性白细胞减少症者,是由于调养失宜,耗伤脾之阳气,脾胃虚弱,生化乏源,卫外不固等原因而发的,该型临床最为多见;若发病过程中反复出现感染、咽痛、低热盗汗、手足心热、脉细数者、多属阴虚火旺证候,多见于急性粒细胞缺乏的恢复期及慢性白细胞减少症的中后期,多由于劳损过度,或药毒克伐,损伤肾精,或并发热病,气津耗伤所致。该病发病初期或急性型患者,以"邪气盛"为主,后期、恢复期或慢性型患者,以"正气虚"为主,其发病与否,主要取决于"邪实正虚"的病机演变,正如《内经》云"正气存内,邪不可干","邪之所凑,其气必虚。"由于邪气阻遏,气滞而血瘀,无论是正虚而致邪实,或是邪实而致正虚,"本虚标实"贯穿于病程始末,本虚为脾肾亏虚,脾虚运化失职,内生湿邪;标实主要为易感之外界邪毒,或邪毒阻塞,气滞血瘀而出现的瘀血证候,故瘀血及内生湿浊成为该病主要的病理产物。所以对慢性白细胞减少症的治疗,不能一味应用健脾益气,补肾填精的药物,更应兼顾血瘀及内湿;急性粒细胞缺乏症的治疗,不能单纯采用清热解毒、祛风散邪之法进行治疗,而应健脾补肾,益气养血,同时顾及气、阴之虚,以期达到标本兼顾的治疗目的。在多年临床实践研究的基础上,本课题组认为白细胞减少症是一种本虚标实、虚实夹杂之证,其主要的病理表现是瘀、湿、热、虚,脾肾两虚是发病的关键,阴虚、阳虚、气虚、血虚,阴阳气血亏损是本病病机演变的特点所在,"邪毒入侵,精损血败瘀于内"是其主要的兼证特点。

以上药中,君药为红参、麦冬、龟板胶、黄芪,以益气养血,健脾补肾;臣药为白术、当归,前者健脾利湿,后者补血养血,以加强主药功效;佐以升麻、小柴胡,升阳散邪,疏散"实火",补骨脂温肾补肾,鸡血藤补血活血;焦山楂、五味子、乌梅为使药,以消除上药滋腻碍胃,升散耗津之弊;炙甘草调和诸药,兼以益气和胃。14味药相互配伍,不仅具有益气养血,健脾补肾之功,而且能够清热解毒,活血化瘀,醒脾利湿。全方寒温并用,攻补兼施,标本兼治,气血并治,健脾补肾以固根本,清热解毒以散易感之外邪,化瘀利湿以祛内生之病邪,扶正不忘祛邪,祛邪而不伤正,故对以虚、热、瘀、湿为主要病理特点的白细胞减少症,疗效确切。

3 升白胶囊治疗白细胞减少症的实验研究

升白胶囊是甘肃省庆阳市中医医院研制的治疗白细胞减少症的纯中药制剂,具有益气养血、健脾补肾、升阳散邪之功效,经近十年临床应用疗效显著。为进一步探讨其对白细胞减少症的作用机制,我们进行了该药的主要药效学实验,现报告如下:

升白胶囊主要药效学试验报告

提 要:对升白胶囊进行药效学研究。结果表明,升白胶囊 1.5g/kg 体重和 0.5g/kg 体重,对环磷酰胺、医用直线加速器低能 X 射线一次性全身照射所致小鼠白细胞减少症模型,可明显升高白细胞数、骨髓有核细胞数和骨髓 DNA 含量;还能明显促进小鼠网状内皮系统细胞吞噬功能。综上所述,升白胶囊对白细胞减少症,有明显"升白"作用;该药的"升白"机制与促进骨髓造血、增强机体非特异性免疫功能有关。本试验为临床用药提供了药理学基础。

一、对环磷酰胺所致小鼠白细胞减少症的影响

（一）实验目的

观察升白胶囊对环磷酰胺所致小鼠白细胞减少症的影响以及升高白细胞的作用机制。

（二）实验材料

1. 药物与试剂

升白胶囊，甘肃省庆阳市中医医院提供，产品批号：20080903；贞芪扶正胶囊，国药准字 Z62020414，甘肃扶正药业科技股份有限公司生产，产品批号：080726；环磷酰胺，国药准字 H32020857，江苏恒瑞医药股份有限公司生产，产品批号：08080321；白细胞稀释液，按文献方法配制；醋酸，分析纯，北京北华精细化学品有限责任公司生产，批号：20060920。

2. 实验动物

昆明小鼠，雌雄各半，体重 18~22g，由兰州大学实验动物中心提供，生产许可证号：SCXK（甘）20050007，合格证号：0000229。

3. 实验仪器

UV-9100 型紫外可见分光光度计，北京瑞利分析仪器公司；奥林帕斯生物显微镜，日本，Olympus 公司；BS110S 型 sartorius 电子天平，北京赛多利斯天平有限公司；血细胞计数板。

（三）实验方法

1. 分组给药方法

取小鼠 60 只，雌雄各半，随机分为 5 组，每组 12 只。正常对照组和模型对照组灌胃给蒸馏水，阳性药对照组灌胃贞芪扶正胶囊 8.34g 生药每千克体重（相当临床用量 20 倍），受试药大、小剂量组分别灌胃升白胶囊 1.5g 每千克体重（相当临床用量 30 倍）、0.5g/kg 体重（相当临床用量 10 倍）。均为 0.2ml/10g 体重。各组每天给药 1 次，连续给药 14d。第 8d 除正常对照组外，其余 4 组均按每天 40mg/kg 体重环磷酰胺皮下注射，连续注射 3d。第 14d 取血及股骨进行测试。

2. 外周血白细胞（WBC）计数

各组小鼠分别眼眶取血 20ul，注入 4ml WBC 稀释液中，混匀后，加入血球计数板中，按白细胞计数操作规程于显微镜下计数 WBC 数。

3. 骨髓有核细胞（BMNC）计数及骨髓 DNA 含量测定

各组小鼠脱颈椎处死，分离出二侧股骨。取右侧股骨中段 7mm，用 3% 冰醋酸溶液 10ml 冲出全部骨髓，并经 9 号 1/2 针头抽吸一次，分散骨髓细胞。在显微镜下按常规 WBC 计数法计数 BMNC。另取左侧股骨中段 7mm，用 0.005 mol/L $CaCl_2$ 溶液 10ml 将全部骨髓冲入离心管内，于 4℃ 冰箱中放置 30min，2500rpm 离心 15min，弃上清，向沉淀物中加入 0.2mol/L $HClO_4$ 溶液 5ml 充分混匀，90℃ 水浴加热 15 min，放冰箱过夜，2500 rpm 离心 10 min，取上清，用紫外可见分光光度计于 268 nm 处测定吸光度 A 值，作为骨髓 DNA 含量的指标。

（四）实验结果

结果显示，小鼠皮下注射环磷酰胺可使外周血 WBC 数、BMNC 数及骨髓 DNA 含量明显降低。升白胶囊大、小剂量组均能提高模型小鼠的 WBC、BMNC 数及 DNA 含量，与模型对照组比较，升白胶囊大剂量组差异有极显著性（$P<0.01$），升白胶囊小剂量组差异有显著性（$P<0.05$）。结果见表 1。

表 1　升白胶囊对环磷酰胺所致小鼠白细胞减少症的影响(n=10)

分组	剂量(g/kg)	WBC(10^9/L)	BMNC (×10^4个/股骨)	骨髓 DNA 含量 (A 值)
正常对照组	–	9.40 ± 1.64**	943.8 ± 162.6**	0.9136 ± 0.2765**
模型对照组	–	3.95 ± 1.33	421.5 ± 142.0	0.4215 ± 0.1064
贞芪扶正胶囊组	8.34	6.62 ± 1.78**	627.0 ± 167.6**	0.6103 ± 0.1383**
升白胶囊大剂量组	0.5	6.67 ± 1.48**	610.3 ± 153.3**	0.6257 ± 0.1684**
升白胶囊小剂量组	1.5	5.34 ± 1.54*	587.3 ± 161.0*	0.5732 ± 0.1493*

注：与模型对照组比较，*$P<0.05$，**$P<0.01$。

（五）小结

升白胶囊能明显升高环磷酰胺所致小鼠 WBC 数减少，能明显升高 BMNC 数及骨髓 DNA 含量，该药的升白机制与促进骨髓造血功能有关。

二、对辐射所致小鼠白细胞减少症的影响

（一）实验目的

观察升白胶囊对医用直线加速器低能 X 射线一次性全身照射所致小鼠外周血白细胞减少症的影响以及升高白细胞的作用机制。

（二）实验材料

1. 药物与试剂

升白胶囊，甘肃省庆阳市中医医院提供，产品批号：20080903；贞芪扶正胶囊，国药准字 Z62020414，甘肃扶正药业科技股份有限公司生产，产品批号：080726；白细胞稀释液，按文献方法配制；醋酸，分析纯，北京北华精细化学品有限责任公司生产，批号：20060920。

2. 实验动物

昆明小鼠，雌雄各半，体重 18~22g，由兰州大学实验动物中心提供，生产许可证号：SCXK（甘）20050007，合格证号：0000229。

3. 实验仪器

BJ–6B/E400 医用电子直线加速器，北京医疗器械研究所；UV–9100 型紫外可见分光光度计，北京瑞利分析仪器公司；BS110S 型 sartorius 电子天平，北京赛多利斯天平有限公司；奥林帕斯生物显微镜，日本，Olympus 公司；血细胞计数板。

（三）实验方法

1. 实验动物分组

取小鼠 60 只，雌雄各半，随机分为 5 组，即：正常对照组、模型对照组、阳性对照药贞芪扶正胶囊组、受试药升白胶囊大剂量组、升白胶囊小剂量组，每组 12 只。

2. 辐照

除正常对照组外，其余各组均采用医用直线加速器低能 X 射线一次性全身照射小鼠制造模型，皮源距 100cm，辐射剂量为 4.0Gy/min，辐射时间为 4min。

3. 给药方法

正常对照组和模型对照组灌胃给蒸馏水，阳性药对照组灌胃贞芪扶正胶囊 8.34g 生药每千克体重（相当临床用量 20 倍），受试药大、小剂量组分别灌胃升白胶囊 1.5g/kg 体重（相当临床用量 30 倍）、0.5g/kg 体重（相当临床用量 10 倍）。均为 0.2ml/10g 体重。各组每天给药

1次,连续给药14d。辐照后第8d、第14d检测外周血WBC数,第14d取股骨检测BMNC数和骨髓DNA含量。

4. 外周血WBC计数

各组小鼠分别尾静脉取血20ul,注入4ml WBC稀释液中,混匀后,加入血球计数板中,按白细胞计数操作规程于显微镜下计数白细胞数。

5. BMNC计数及骨髓DNA含量测定

各组小鼠脱颈椎处死,分离出二侧股骨。取右侧股骨中段7mm,用3%冰醋酸溶液10ml冲出全部骨髓,并经9号1/2针头抽吸一次,分散骨髓细胞。在显微镜下按常规WBC计数法计数BMNC。另取左侧股骨中段7mm,用0.005 mol/L CaCl$_2$溶液10ml将全部骨髓冲入离心管内, 于4℃冰箱中放置30min,2500rpm离心15min, 弃上清, 向沉淀物中加入0.2mol/L HClO$_4$溶液5ml充分混匀,90℃水浴加热15 min, 放冰箱过夜,2500 rpm离心10 min, 取上清,用紫外可见分光光度计于268 nm处测定吸光度A值,作为骨髓DNA含量的指标。

(四)实验结果

结果显示,小鼠经医用直线加速器低能X射线一次性全身照射后,可使外周血WBC数、BMNC数及骨髓DNA含量明显降低。升白胶囊大剂量组能提高第8d、第14d模型小鼠的WBC数,升白胶囊小剂量组能提高第14d模型小鼠的WBC数,与模型对照组比较,差异均有极显著性($P<0.01$);升白胶囊大剂量组能提高模型小鼠的BMNC数,与模型对照组比较,差异有显著性($P<0.05$);升白胶囊大、小剂量组均能提高模型小鼠的骨髓DNA含量,与模型对照组比较,差异分别有极显著性($P<0.01$)和显著性($P<0.05$)。结果见表2。

表2 升白胶囊对环磷酰胺所致小鼠白细胞减少症的影响(n=10)

分组	剂量 (g/kg)	WBC(10^9/L)		BMNC (×10^4个/股骨)	骨髓DNA含量 (A值)
		第8日	第14日		
正常对照组	–	9.35 ± 1.70**	8.95 ± 1.42**	1016.3 ± 162.5**	0.9096 ± 0.2046**
模型对照组	–	1.55 ± 0.96	2.35 ± 0.67	463.8 ± 166.0	0.3168 ± 0.1379
贞芪扶正胶囊组	8.34	3.95 ± 1.23**	5.30 ± 1.23**	729.3 ± 175.0**	0.4899 ± 0.1778*
升白胶囊大剂量组	0.5	3.40 ± 1.29**	4.60 ± 1.10**	644.5 ± 151.6*	0.5160 ± 0.1657**
升白胶囊小剂量组	1.5	2.30 ± 0.86	3.95 ± 1.21**	606.3 ± 154.5	0.4620 ± 0.1418*

注:与模型对照组比较,*$P<0.05$,**$P<0.01$。

(五)小结

升白胶囊能明显升高辐射所致小鼠WBC减少, 能明显升高BMNC数及骨髓DNA含量,该药的升白机制与促进骨髓造血功能有关。

三、对小鼠网状内皮系统吞噬功能的影响

(一)实验目的

观察升白胶囊对小鼠网状内皮系统细胞吞噬功能的影响。

(二)实验材料

1. 药物与试剂

升白胶囊,甘肃省庆阳市中医医院提供,产品批号:20080903;贞芪扶正胶囊,国药准字Z62020414,甘肃扶正药业科技股份有限公司生产,产品批号:080726;印度墨汁(显微染色注射用),上海向群化学试剂厂;碳酸钠,分析纯,北京北华精细化学品有限责任公司生产,批号:20070622。

2. 实验动物

昆明小鼠,雌雄各半,体重 18~22g,由兰州大学实验动物中心提供,生产许可证号:SCXK(甘)20050007,合格证号:0000229。

3. 实验仪器

VIS—7220 型分光光度计,北京第二光学仪器厂;BS110S 型 sartorius 电子天平,北京赛多利斯天平有限公司;

(三)实验方法(小鼠炭粒廓清法)

小鼠 48 只,雌雄各半,随机分为 4 组,每组 12 只。正常对照组灌胃给蒸馏水,阳性药对照组灌胃贞芪扶正胶囊 8.34g 生药每千克体重(相当临床用量 20 倍),受试药大、小剂量组分别灌胃升白胶囊 1.5g/kg 体重(相当临床用量 30 倍)、0.5g/kg 体重(相当临床用量 10 倍)。均为 0.2ml/10g 体重,各组每天给药 1 次,连续给药 7d。末次给药后 30min,于小鼠尾静脉注射印度墨汁 (用 1%明胶稀释 4 倍)0.1ml/10g 体重。注射后 1min 和 5min 时小鼠眼眶取血 25ul,立即吹入 0.1%Na_2CO_3 溶液 2ml 中,吸管于该液中吸入,吹出数次,以充分洗出吸管壁附着之血液,摇匀,以 25ul 正常小鼠血溶于 0.1% Na_2CO_3 溶液 2ml 中校零,于分光光度计在波长 675nm 处测光密度(OD)。最后将小鼠颈椎脱臼处死,分别称取体重、肝、脾重量。按下式计算吞噬指数 K 及校正吞噬指数 α。

$$K = \frac{\lg OD_1 - \lg OD_2}{t_2 - t_1}$$

注:OD_1、OD_2 为不同时间所取血样的光密度,t_2-t_1 为取两血样的时间差。

$$\alpha = \frac{\text{体重}}{\text{肝重}+\text{脾重}} K^{1/3}$$

(四)实验结果

结果显示,升白胶囊大、小两个剂量组对小鼠炭粒廓清能力有明显促进作用,能提高小鼠炭粒吞噬指数 K 和校正吞噬指数 α,与正常对照组比较,差异均有极显著意义($P<0.01$)。结果见表 1。

表 1 升白胶囊对小鼠网状内皮系统细胞吞噬功能的影响(n=10)

组别	剂量(g/kg)	体重(g)	肝脾总重(g)	K	a
正常对照组	-	26.1 ± 3.0	1.7378 ± 0.2847	0.0636 ± 0.0103	6.0641 ± 0.9019
贞芪扶正胶囊组	8.34	26.8 ± 2.1	1.7718 ± 0.2644	0.1589 ± 0.0309**	8.3014 ± 1.3280**
升白胶囊大剂量组	0.5	26.8 ± 3.0	1.7925 ± 0.3020	0.1776 ± 0.0364**	8.4966 ± 1.2596**
升白胶囊小剂量组	1.5	26.6 ± 2.6	1.7626 ± 0.2406	0.1479 ± 0.0324**	8.0466 ± 1.2696**

注:与正常对照组比较:$^*P<0.05$,$^{**}P<0.01$。

(五)小结

升白胶囊能明显促进小鼠内皮系统细胞吞噬功能。表明该药升白作用与增强机体非特异性免疫功能有关。

四、实验结论

以上实验研究结果表明,升白胶囊对环磷酰胺、辐射所致小鼠白细胞减少,有明显升白作用;对小鼠网状内皮系统细胞吞噬功能,有明显促进作用;该药的升白机制与促进骨髓造血、增强机体非特异性免疫功能有关。

4 升白胶囊急性毒性试验报告

提要:对升白胶囊进行小鼠急性毒性试验,因未测出小鼠致死剂量,无法测定LD_{50},故改测最大给药量。试验结果表明,小鼠灌胃给药升白胶囊,未发现明显毒性反应,一日最大给药量为36g/kg·d,是临床人日口服剂量0.05g/kg·d的720倍,提示该药1日内剂量过大口服是安全的。

一、试验目的

观察升白胶囊的急性毒性反应。

二、受试药物

升白胶囊,甘肃省庆阳市中医医院提供,产品批号:20081120。

三、动物

昆明小鼠,雌雄各半,体重18~22g,由兰州大学实验动物中心提供,生产许可证号:SCXK(甘)20050007,合格证号:0000229。

四、试验方法

(一)LD_{50}测定

预试:取小鼠15只,雌雄各半,随机分为A、B、C三组,每组5只。各组小鼠禁食(不禁水)12h后分别灌胃给药,A组灌胃30%升白胶囊0.4ml/10g体重;B组灌胃15%升白胶囊0.4ml/10g;C组灌胃7.5%升白胶囊0.4ml/10g;各组均给药1次,观察给药后7d内小鼠死亡情况。

结果:各组给药后7d内均未出现死亡(结果见表1),按有关文献要求改测最大给药量。

表1 小鼠LD_{50}预试结果

组别	动物数(只)	给药剂量(g/kg)	动物死亡数(只)						
			第1天	第2天	第3天	第4天	第5天	第6天	第7天
A	5	12	0	0	0	0	0	0	0
B	5	6	0	0	0	0	0	0	0
C	5	3	0	0	0	0	0	0	0

(二)最大给药量测定

取小鼠60只,雌雄各半,随机分为3组,每组20只。各组小鼠禁食(不禁水)12h后,按最大可给药体积0.4ml/10g体重灌胃30%(最大可给药浓度)升白胶囊,试验各组分别于1日内给药3次、2次、1次,给药间隔6h。观察记录各组小鼠给药后7d内的反应情况,以不产生死亡的最大剂量为最大给药量,并按下式计算相当于临床一日给药量倍数。

$$小鼠最大给药量倍数 = \frac{小鼠一日最大给药量}{小鼠平均体重(20g)} \times \frac{成人平均体重(以60000g)}{成人每日用量}$$

五、结 果

给药后观察 7d,3 个给药组均未出现死亡,也未发现明显毒性反应(结果见表 2)。小鼠最大给药量为 36g/kg·d,相当于人临床日用量 0.05g/kg·d 的 720 倍。

表 2 小鼠最大给药量试验结果

组别	动物数(只)	给药剂量(g/kg)	动物死亡数(只)						
			第1天	第2天	第3天	第4天	第5天	第6天	第7天
A	20	36	0	0	0	0	0	0	0
B	20	24	0	0	0	0	0	0	0
C	20	12	0	0	0	0	0	0	0

六、结 论

对升白胶囊进行小鼠急性毒性试验,因未测出小鼠死亡剂量,无法测定 LD_{50},故改测最大给药量。试验结果表明,小鼠灌胃给药升白胶囊,未发现明显毒性反应,一日最大给药量为 36g/kg·d,是人临床日口服剂量 0.05g/kg·d 的 720 倍。表明该药 1 日内剂量过大口服是安全的。

5 升白胶囊治疗白细胞减少症临床观察(摘要)

以中医辨证论治为基础,研制出具有益气养血、健脾补肾、升阳散邪功效的升白胶囊治疗白细胞减少症。选择甘肃省庆阳市中医医院血液病科门诊及住院病历 195 例进行临床观察,研究结果提示,服用后能够明显提升患者白细胞,减轻疲乏、肢体酸困、咽痛、头晕等症状。药理实验:该制剂对人体无毒副作用;对环磷酰胺、辐射所致小鼠白细胞减少,有明显"升白"作用;对小鼠网状内皮系统细胞吞噬功能有明显促进作用;该药升白细胞机制与促进骨髓造血、增强机体的非特异性免疫功能有关。查新:升白胶囊治疗白细胞减少症,虽国内已有文献报道,但联合粒细胞刺激因子及糖皮质激素治疗粒细胞缺乏症的临床及实验研究,国内未见相同文献报道。专家鉴定:课题设计新颖,技术路线合理,资料翔实,疗效可靠,达到国内同类研究先进水平,具有广阔的临床应用前景。

6 升白胶囊制备工艺及其质量标准

一、处 方

红参、麦冬、龟板胶、补骨脂、升麻、黄芪、鸡血藤、五味子、当归、柴胡、焦山楂、炒白术、乌梅、炙甘草。

二、制 法

以上十四味,将红参 100g、升麻 50g、柴胡 50g、补骨脂 100g、黄芪 50g、鸡血藤 50g 六味粉碎成细末;炒白术 50g、升麻 50g、柴胡 50g、鸡血藤 50g、黄芪 50g、焦山楂 100g、炙甘草 60g 七味加水煎煮三次,第一、二次每次两小时,第三次一小时,收集煎液,滤过,滤液浓缩至相对密度为 1.28~1.30(80℃测);龟板胶 150g 烊化与上述浓缩液混匀;加入上述细粉,混匀,制成颗粒,干燥,过筛,装入胶囊,即得。

红参属贵重药材,故采取粉碎以全粉形式加入;补骨脂亦粉碎后以原粉形式加入;白术、柴胡、黄芪、鸡血藤为了使其作用充分发挥,又可减少服用量,故前三者采用一半以生药原粉形式加入,一半以水煎物形式加入,鸡血藤三分之一量以生药原粉形式加入,一半量以水煎物形式加入;龟板胶采用传统方法烊化后加入。

三、性 状

本品为硬胶囊剂,内容物为淡紫色粉末;气微香,味甜微苦。

四、鉴 别

(1)取本品内容物适量,置显微镜下,可见分泌细胞充满棕红色物;木薄壁细胞少数含棕红色物质;薄壁细胞含菊糖,表面显放射状纹理。

(2)取本品内容物 2.5g,加甲醇 50ml,置 80℃水浴回流 1h,放冷,滤过,滤液浓缩至 5ml,滤过,滤液作为供试品溶液。另取柴胡皂苷 a、柴胡皂苷 d 对照品,加甲醇制成 1ml 各含 0.5mg 的混合溶液,作为对照品溶液。照薄层色谱法(附录 VIB)试验,吸取上述两种溶液各 5ml,分别点于同一硅胶 G 薄层板上,以醋酸乙酯-乙醇-水(8:2:1)为展开剂,展开,取出,晾干,喷以 2%对-加氨基苯甲醛的 40%硫酸溶液,60℃加热至斑点显色清晰,分别置于日光及紫外光灯(365nm)下检视,供试品色谱中,在与对照品色谱相应的位置上,显相同颜色的斑点或黄色荧光斑点。

(3)取本品内容物 5g,加甲醇 40ml,加热回流 1h,放冷,滤过,滤液加于中性氧化铝柱(100~120 目,5g,内径 10~15)上,用 40ml 甲醇洗脱,收集洗脱液,蒸干,残渣加水 30ml 使溶解,用水饱和的正丁醇提取 2 次,每次 20ml,合并正丁醇液,用水洗涤 2 次,每次 20ml;弃去水液,正丁醇液蒸干,残渣加甲醇 0.5ml 使溶解,作为供试品溶液。另取黄芪甲苷对照品,加甲醇制成 1ml 含 1mg 的溶液,作为对照品溶液。照薄壁色谱法(附录 VIB)试验,吸取上述两种溶液各 2μl,分别点于同一硅胶 G 薄层板上,以氯仿-甲醇-水(13:7:1)的下层溶液为展开剂,展开,取出,晾干,喷以 10%的硫酸乙醇溶液,在 105℃加热至斑点显色清晰。供试品色谱中,在与对照品色谱相应的位置上,日光下显相同的棕褐色斑点;紫外光灯下(365nm)显相同的橙黄色荧光斑点。

(4)取本品内容物 1g,加醋酸乙酯 20ml,超声处理 20min,滤过,滤液浓缩至 5ml,滤过,滤液蒸干,残渣加醋酸乙酯 1ml 使溶解,作为供试品溶液。照薄层色谱法(附录 VIB)试验,吸取上述两种溶液各 2~45μl,分别点于同一硅胶 G 薄层板上,以正己烷-醋酸乙酯(4:1)为展开剂,展开,取出,晾干,喷以 10%氢氧化钾-甲醇溶液,置紫外光灯(365nm)下检视。供试品色谱中,在与对照品色谱相应的位置上,显相同的两个蓝白色荧光斑点。

五、检 查

应符合胶囊剂项下的有关的各项规定(《中国药典》2002 年版,第一部,附录 IL)。

六、功能与主治

益气养血,健脾补肾,升阳散邪。用于治疗各种原因引起的白细胞减少症和粒细胞缺乏症。

七、用法用量

口服,一次 2 粒,一日三次,儿童减半。

八、规 格

每粒状 0.45g。

九、贮 藏

密封,置阴凉、干燥处保存。

十、起草说明

按《中国药典》2002 年版一部规定的有关内容起草。

第六节　再障生血胶囊系列治疗慢性再生障碍性贫血（CAA）的临床及实验研究

2005年通过甘肃省科技厅科技成果鉴定。2006年获甘肃省皇甫谧中医药科技二等奖。

主要研究人员: 夏小军　张鑫智　姚金华　开金龙　谢君国　殷建峰　俄　静（甘肃省庆阳市中医医院）郭　川　赵继胜（甘肃省庆阳市人民医院）

1 再障生血胶囊系列治疗 CAA 中医辨证分型

一、肾阴虚型

证候:心悸,气短,周身乏力,面色苍白无华,唇淡,甲床苍白;伴有低热,手足心热,盗汗,口渴思饮,大便干结,口腔黏膜、牙龈出血,鼻出血,皮肤有出血点及紫癜,妇女月经量多,舌质淡,脉细数。此型重者多为急性再障,轻者可见于慢性再障。

分析:血属阴,阴虚包括血虚。心血不足,心阳偏亢,故有心悸;血为气之母,血虚者气亦虚,故有气短、乏力;血不荣肤,故见苍白无华、唇淡、甲床苍白、舌质淡;阴虚生内热,故见低热,手足心热;汗为心之液,阴虚阳亢,常迫汗外溢,夜属阴,故有盗汗;虚热伤津,故有口渴思饮,大便干结;热伤血络或迫血妄行,故有多部位出血。脉细数亦为阴虚内热之象。

二、肾阳虚型

证候:心悸,气短,周身乏力,面色苍白无华,唇色淡,畏寒喜暖,手足冰凉,腰酸,阳痿,夜尿多,大便稀溏,虚胖或浮肿,多无出血,脉细无力,舌质淡,舌体胖,边有齿痕,舌苔白。

分析:上述证候,既为血虚所致,也为肾阳虚所致。阳虚不能温煦机体,故有畏寒、肢冷;腰为肾之府,肾虚则腰酸;肾关不固则尿频;阳事不举,为肾阳虚损无力举阳;肾阳虚不能温煦脾土,水谷运化失职,故有便溏、虚肿,甚者浮肿;脉细无力为气血两虚所致;舌体胖,舌边齿痕乃气虚之象。

三、肾阴阳两虚型

证候:心悸,气短,周身乏力,面色苍白,并有肾阴虚及肾阳虚证,轻型者阴虚、阳虚均不明显,只表现气血两虚。

分析:重型病例,阴虚、阳虚两证兼见;轻型病例,因阴虚生热,阳虚生寒,二者互补,阴阳两虚证均不明显,只显气血两虚证。气属阳,血属阴,故仍列入阴阳两虚范畴。

2 再障生血胶囊系列治疗 CAA 目的意义

再生障碍性贫血(Aplastic Anemia,AA,简称"再障")是一组由化学、物理、生物因素及不明原因引起骨髓干细胞及造血微环境损伤,以致红髓被脂肪代替,血中全血细胞减少,骨髓造血衰竭性疾病。根据起病缓急、病情轻重、骨髓损伤程度和转归等,国内分为急性和慢性两型,依其发病分为先天性再障及后天性再障,其中获得性再障依其有无病因而分为原发性再障与继发性再障。我国再障年发病率约为 7.4/10^6,其中慢性再障(CAA)为 6.0/10^6,急性再障为 1.4/10^6。以青壮年多见,男性多于女性,北方多于南方。

1888 年 Ehrilich 首先报告一例 21 岁妇女,严重贫血、白细胞减少、发热、齿龈溃疡和月经过多,死后尸检发现大部分骨髓呈黄色脂肪髓。1904 年 Chauffard 提出"再生障碍性贫血"名称。但直到 20 世纪 30 年代开始有骨髓活体检查,方有存活期病人的诊断。在病因学上,除遗传素质(如 Fanconi 贫血)外,放射线、苯类化合物、有些药物(如氯霉素、磺胺药、解热镇痛药、抗肿瘤药马利兰等)、病毒(肝炎)等已在临床或动物实验证明了与再障发病密切相关。在发病机制上,继 20 世纪 80 年代以前的"种子"(干细胞异常)、"虫子"(免疫缺陷)、"土壤"(骨髓微环境损伤)学说之后,近年来人们日益重视造血调控失常在再障发病中所起的作用。诊断上,1976 年 Camitta 提出重症再障(SAA)标准;近年来人们又从 SAA 中分出极重型再障(VSAA),随着阵发性睡眠性血红蛋白尿(PNH)及骨髓增生异常综合征(MDS)诊断技术的提高,再障排除诊断更加完善。治疗上,雄激素改善了慢性再障的预后,抗胸腺细胞球蛋白/抗淋巴细胞球蛋白(ATG/ALG)、环孢菌素 A(CSA)及造血因子的临床应用,使 SAA 的疗效和预后得到很大改善。骨髓移植增加了根治再障的希望。

再生障碍性贫血属中医"髓劳"、"虚劳"、"血虚"等范畴。因先后天不足,精血生化乏源,或因有毒药物及理化因素伤正,邪毒瘀阻,新血不生。以出血、血亏、全血细胞减少、易感染邪毒为主要表现。临床常见面色、眼睑、口唇、指甲苍白、头晕、心悸、气短、耳鸣、腰膝酸软、出血、皮肤紫斑、月经过多,以及发热等表现。中医药治疗再障,自 20 世纪 50 年代至今大致分为三个阶段:20 世纪 60 年代以前,以补益心脾或补益气血为主;20 世纪 70 年代,在前法的基础上,出现了补肾或补肝肾的治法;20 世纪 80 年代以来,几乎均以补肾为主,或兼健脾,或兼活血,或兼解毒,或兼补气血,或兼活血通络。治疗以复方为主,多数按阴虚、阳虚、阴阳两虚辨证论治。以上主要应用于慢性再障。对于急性再障,近年来有人提出按急劳髓枯温热型和虚劳型,分别应用凉血解毒汤和加味参芪仙补汤进行治疗,取效亦良,但由于其病情进展迅速,预后凶险,故多配合应用西药。

我国于 1956 年开始对再障进行了较多的中西医结合研究。1962 年中国医学科学院血液学研究所对再障提出了急性型和慢性型的区分,对治疗方法的选择和疗效判断均有实用价值和理论意义。此后,中国中医研究院西苑医院血液病研究室采用补肾中药大菟丝子饮为主治疗慢性再障,取得了满意疗效,并经实验研究证实。20 世纪 60 年代北京医学院附属人民医院为一例再障患者进行同基因骨髓移植,使获得缓解。此后,又陆续开展了中西医结合治疗再障的研究,并取得一定成果。20世纪90年代以来,随着环孢菌素A(CSA)、长效睾丸素、造血因子及脐血输注等广泛应用,进一步提高了再障的疗效,方便了临床应用,减少了副作用。统计资料显示,单纯补肾中药治疗慢性再障有效率在50%左右;与雄激素并用有效率可达80%以上,治疗缓解率在40%左右。但对急性再障的疗效尚不满意。

综上所述,尽管再障的发现距今已有100年的历史,近30多年来采用中西医结合治疗也取得了较大进展,但由于其确切的病因和发病机理尚未明了,致使其治疗难度大,用药疗程长,截至目前尚无特效药问世,任何一种药物疗效均不十分满意,极重型再障仍有较高的死亡率等等,都是再障防治中遇到的难题。传统的中医药治疗再障,疗效启动较慢,但一旦见效,疗效较巩固,无副作用,故适合于慢性再障。西药治疗再障疗效启动较快,副作用多,有的药物或疗法价格昂贵,见效后如不维持治疗,复发率高。对于急性再障,西药治疗不可缺少。由于科学技术的不断发展,再障与血液系统其他疑难疾病相对而言,其诊断标准明确,治疗上的缓解指标清楚,检验的方法比较方便等,都是突破再障防治难关的有利条件。中西医结合治疗可取长补短,缩短疗程,提高疗效,对急性及慢性再障都适宜。因此,中西医结合是现阶段治疗再障的主要趋势。由于慢性再障发病率远较急性再障为高,因此,我们选择慢性再障进行中西医结合治疗研究,目的是试图从中医药方面探讨出确有疗效,价格低廉,药源广泛,长期服用无明显毒副作用的方药,以使慢性再障患者能够得到及时合理地治疗,提高生存质量,改善预后,为中医药防治慢性再障开辟一条新路子。

3 再障生血胶囊系列治疗 CAA 实施方案

庆阳市中医医院血液科是甘肃省首批重点中医药专科之一,也是省内唯一一所中医血液病专科。现设病床30张,并有专科门诊及血液病研究室。其血液病实验室2003年被国家中医药管理局确定为"血液病一级实验室。"在血液病研究方面曾获省级科技进步三等奖1项、甘肃省皇甫谧中医药科技进步三等奖1项、发表专业学术论文30余篇。科室下设血液系统恶性肿瘤、出血性疾病、贫血性疾病3个二级分科组,有8种专科纯中药制剂应用于临床。

中医药治疗再生障碍性贫血(AA)是血液科的重要工作之一,此项工作起始于20世纪80年代。1989年,我们在既往工作的基础上拟定了治疗AA的协定方。由于慢性再生障碍性贫血(CAA)在临床上远较急性再生障碍性贫血多见,因此,我们把中医药治疗CAA作为科研方向,于1992年确定了再障生血汤系列治疗CAA的临床研究课题,作为我院重点科研课题进行研究。既往的研究中多顾及先天之本肾及后天之本脾,随着研究的不断深化,我们总结出以补肾为主、补脾为辅的治疗原则,较脾肾双补之法疗效更加确切,故又在原组方及用量上作了适当调整,定名为再障滋补汤及再障温补汤。经过几年努力,积累了一定的经验,取得了可喜的苗头,但由于CAA病人需长期服药治疗,而传统应用的中药汤剂又存在着服用量大、味道较苦等不足,故又于1996年改原应用的中药汤剂为丸剂(大蜜丸),经两年多的临床试用,疗效可靠,并于1998年获得院内制剂生产批准文号。由于观察病例的不断增多,随访工作的不断延续,蜜丸剂虽较汤剂服用方便,但长期服用也会出现胃脘不适、反酸等副作用,且服用量也相对较大。鉴于此,我们又进行了中药剂型改革,在原应用蜜丸的基础上进一步优化组方,精确用量,并结合中药药理研究成果及现代药物制备工艺,提取其有效成分,精制成纯中药胶囊剂,分滋补肾阴、养血填髓的再障滋补胶囊和温补肾阳、益髓生血的再障温补胶囊。同时积极申报科研立项,曾先后通过庆阳市卫生局向庆阳市科技局、甘肃省中医管理局等单位提出申请。在各级组织特别是甘肃省中医管理局的关心支持下,该课题于2002年被甘肃省科技厅立项研究,获得科研资助,项目编号:QS031-C33-23。

一、治则

虚者补之,劳者温之。形不足者,温之以气;精不足者,补之以味。

二、分型治疗

（一）肾阴虚型

治法:滋补肾阴,养血填髓。

方药:再障滋补胶囊

龟甲胶,熟地,女贞子,旱莲草,岷当归,红芪,人参,麦冬,五味子,鸡血藤,茜草,紫河车,山萸肉,白术,山楂。

方解:方中龟甲胶、熟地滋阴养血、益肾填髓,以壮水制火;二至丸(女贞子、旱莲草《医方集解》方)、山萸肉补益肝肾,养阴益精,以精血互生;当归补血汤(岷当归、红芪《内外伤辨惑论》方)益气生血、和血固表,均为甘肃特产药材;生脉散(人参、麦冬、五味子《内外伤辨惑论》方)益气生津、敛阴止汗;鸡血藤补血活血,茜草凉血化瘀,二者一温一凉,止中寓补、补中寓消;紫河车乃血肉有情之品,其性温且有补气、养血、益精之能,配山萸肉及微温的鸡血藤,以阳生阴长,阳中求阴;白术健脾益气;山楂消食化瘀,以防它药补而滋腻。诸药合用,补肾精而降相火,顾及于肝;滋化源而兼摄纳,注重于气;宁血络而用寒温,勿忘行瘀;益肾阴而补肾阳,阴阳相济;进滋补而消食积,以免滋腻;扶正气而固卫表,防止邪袭。故对以贫血、出血、感染为主要表现的慢性再障属肾阳虚者,可达培本消源,填精养血之功效。

现代药理研究证实,龟甲胶有补血作用,并可提高免疫功能;熟地有补血作用,且能止血,增强免疫;女贞子既可升高白细胞,又能调节免疫,旱莲草既可止血,又能提高免疫功能;当归能促进造血机能,并可增强免疫;红芪能增强免疫,并可升提白细胞;山萸肉既可调节免疫,又能升高白细胞;人参能升高红细胞,并可止血,能增强免疫。五味子可降低谷丙转氨酶;麦冬具有增强免疫及升高白细胞的作用;鸡血藤有补血作用;茜草有止血作用;并能升高白细胞。紫河车具有激素样作用,能增强机体抵抗力,耐疲劳,并可调节免疫功能。白术能提高免疫功能,并能刺激造血系统,增进红细胞、血红蛋白和白细胞。山楂可助消化,并能降低谷丙转氨酶。

由上可见,方中龟甲胶、熟地具有补血、止血之功;岷当归、鸡血藤、白术能促进机体造血;红芪、茜草、白术、山萸肉、麦冬可升高白细胞;茜草、旱莲草、龟甲胶、熟地、人参均可止血;人参、红芪、岷当归、紫河车、白术、麦冬、龟甲胶、女贞子、旱莲草均可增强和调节免疫功能;山楂、五味子可防治长期应用雄激素而致的谷丙转氨酶升高,紫河车又具有激素样作用,故为治疗肾阴虚型慢性再障提供了科学依据。

（二）肾阳虚型

治法:温补肾阳,益髓生血。

方药:再障温补胶囊

鹿角胶,肉桂,菟丝子,仙灵脾,肉苁蓉,补骨脂,红芪,岷当归,白术,人参,鸡血藤,茜草,阿胶,熟地,山楂。

方解:方中鹿角胶、肉桂温肾助阳、益精生血;菟丝子、仙灵脾、肉苁蓉温补肾阳,益肾填精;补骨脂温补脾肾;甘肃特产红芪味甘,配岷当归益气生血,和血固表;合白术健脾益气;人参大补元气,生津安神;鸡血藤配茜草祛瘀生新,兼以止血;血肉有情之品阿胶配熟地滋阴润燥、补血止血,以阴中求阳;山楂消食化瘀,并防止它药补中滋腻。诸药合用,补先天而顾后天,温肾阳而滋肾阴,温而不燥,补而不腻,且能止血行瘀,消食化积。故对慢性再障属肾阳虚者,可达温阳化瘀、填精补髓之功效。

现代药理研究证实,方中鹿角胶具有性激素样作用,并可补血;肉桂有抗凝血作用,并对阳虚样模型有治疗作用;菟丝子调节免疫,且能增加红细胞及血红蛋白数;仙灵脾能增强免疫;肉苁蓉也能增强免疫;补骨脂既可增强免疫,又可升高白细胞数,还能止血;阿胶既可增强免疫功能,又可升提红细胞和血红蛋白,促进凝血;熟地、岷当归、红芪、人参、鸡血藤、茜草、白术、山楂的药理作用机制如前所述。

由此可见,方中鹿角胶、熟地、菟丝子、阿胶、岷当归、鸡血藤、白术均有补血之功;其中岷当归、鸡血藤、白术能促进机体造血,菟丝子、阿胶能增加红细胞及血红蛋白数;熟地、阿胶、补骨脂、茜草、人参还可止血;补骨脂能升提白细胞;菟丝子、仙灵脾、肉苁蓉、补骨脂、阿胶、人参、红芪、岷当归、白术均可增强和调节免疫功能;山楂可防治长期应用雄激素而致的谷丙转氨酶升高;且鹿角胶还有性激素样作用,肉桂对肾阳虚模型有治疗作用,故可治疗慢性再障证属肾阳虚者。

(三)肾阴阳两虚型

治法:阴阳双补。

方药:根据肾之阴阳偏盛偏衰的程度,灵活应用再障滋补胶囊和再障温补胶囊。

4 再障生血胶囊系列治疗 CAA 用药方法

再障生血胶囊系列(包括再障滋补胶囊、再障温补胶囊)是在西医辨病论治与中医辨证论治相结合的理论指导下,在十多年临床应用有效中药汤剂、丸剂经验的基础上,经进一步筛选处方,精确用量,并经现代制备工艺进行剂型改革后精制而成的纯中药胶囊剂。其既可用于慢性再障的治疗,又可作为急性再障的辅助治疗用药,并对因营养不良、慢性疾病、溶血、失血,以及血液系统恶性肿瘤等多种原因引起的贫血均有治疗作用,但其主要适应症仍是慢性再障。

再障滋补胶囊每粒 0.5g,相当于原生药 2g。再障温补胶囊每粒 0.5g,相当于原生药 2g。按常规用量,成人每次服 4 粒,一日 2 次,饭后服。

临床所见,慢性再障虽证分三型,但不是每例病人自始至终都表现为一个类型,型与型之间常相互交叉,并可相互转化。因此,在具体应用时必须掌握阴阳的偏胜偏衰,知常达变,灵活应用,只有这样,才能体现辨证论治的精神,才能取得良好的治疗效果。兹就临床活用的几种形式介绍如下。

一、分期治疗

一般而言,慢性再障阳虚易治,阴虚难调,故当先治阴分,平调阴阳之后,再用温补。慢性再障初期(进展期)多有肾阴虚的表现,但症状较急性再障轻,故多应用再障滋补胶囊,或以再障滋补胶囊为主进行治疗。好转期(稳定期)常表现为肾阴阳两虚型,故多按前述肾阴阳两虚型辨证治疗。以成人用量为例,若肾阴虚、肾阳虚症状均明显时,宜选用再障滋补胶囊及再障温补胶囊每次各 2 粒,一日 2 次口服。若以肾阴虚症状为主,或兼有肾阳虚症状时,可用再障滋补胶囊每次 3 粒,再障温补胶囊每次 1 粒,一日 2 次口服。若以肾阳虚症状为主,肾阴虚症状不明显或不典型时,则用再障滋补胶囊每次 1 粒,再障温补胶囊每次 3 粒,一日 2 次口服,或单纯应用再障温补胶囊每次 4 粒,一日 2 次口服,恢复期(缓解期)肾阴阳两虚表现多不明显,而以气血两虚为主,故应交替使用再障滋补胶囊及再障温补胶囊,而以服用再障温补胶囊为主,或单纯服用再障温补胶囊。

二、因时制宜

再障生血胶囊系列合用时,再障滋补胶囊宜早上服用,再障温补胶囊宜晚上服用。夏季天气炎热,再障温补胶囊不宜长时间大剂量应用,或可少佐再障滋补胶囊。冬季天气寒冷,再障滋补胶囊亦不宜长时间大剂量应用,而再障温补胶囊则可多用。

三、因人制宜

小儿纯阳之体,阳常有余,阴常不足,罹患慢性再障后不宜长期大量应用再障温补胶囊,若确要应用,则可少佐再障滋补胶囊。老年患者多阳虚,故宜常用再障温补胶囊。

四、合用雄激素

配合应用雄激素患者,在应用一月左右阴虚症状逐渐显露,故宜适当加用再障滋补胶囊。雄激素撤减时可单纯应用再障温补胶囊,防止反跳。

五、辅助治疗

(一)中西医结合

由于慢性再障的治疗难度大,疗程长,目前尚无特效药,任何一种药物疗效均不理想。为了提高疗效,缩短疗程,强调中西医结合治疗。中药治疗的特点是疗效启动虽慢,一旦见效,疗效较巩固,无副作用;西药治疗的疗效启动较快,但存在着副作用多,有的药物或疗法价格昂贵,见效后如不维持治疗,复发率高等不足。因此,中西医结合治疗可取长补短,缩短疗程,减少副作用,提高疗效。临床实践表明,再障生血胶囊系列配合康力龙治疗慢性再障,其效果更为显著。

(二)严重贫血的治疗

血红蛋白在 50g/L 以下者,及时输全血或浓缩红细胞,使血红蛋白经常保持在 50g/L 以上,防止发生晕厥、休克而死亡。待药物治疗后骨髓恢复造血功能,输血时间逐渐延长,最后脱离输血。

(三)出血的治疗

血小板计数在 $20×10^9$/L 以下,并有明显皮肤、黏膜出血者,及时输浓缩血小板,并可应用大剂量丙种球蛋白、肾上腺皮质激素等,防止颅内出血。同时可服用云南白药、三七粉,并根据中医辨证配合应用止血汤剂及摄血丸(本院制剂)。

（四）发热的治疗

根据细菌培养结果选择应用敏感抗生素以祛邪,加强支持治疗以扶正。同时选择具有清热解毒、清热凉血的中药制剂,如双黄连注射液、清开灵注射液、鱼腥草注射液等。口腔黏膜糜烂者,局部可用冰硼散或复方银菊漱口液(本院制剂);皮肤疮痈疖疔者可用金黄膏或复方紫草液(本院制剂)外敷;肛周感染外涂九华膏或消肿止痛膏(本院制剂);咽喉肿痛者可口含六神丸。

（五）心理治疗

慢性再障治疗周期较长,一般来说,有效病例平均治疗半年方可出现疗效。所以患者必须树立信心与耐心,坚持治疗,切勿疗程不到,未出现疗效,就丧失信心,放弃治疗,或有病乱投医,延误治疗。同时,要节郁怒、畅情怀,克服恐惧心理。

（六）饮食调摄

饮食方面忌辛辣刺激与动火动血之品,提倡清淡多汁易于消化,慎勿滋腻难化。

5 再障生血胶囊急性毒性试验报告

一、目的

本试验的目的是评价再障生血胶囊在观察期 14d 内所出现的急性毒性反应。试验过程及结果报告如下。

二、材料和方法

（一）受试物

受试物名称:再障生血胶囊

受试物来源:甘肃省庆阳市中医医院

受试物收到时状态:透明塑料袋装浸膏粉,室温下储存

收样日期:2004 年 7 月 25 日

试验日期:2004 年 7 月 26 日至 2004 年 8 月 9 日

（二）实验动物

本试验采用清洁级 ICR 小鼠,雌雄各半,20 只,体重 17~20g,北京大学医学部实验动物科学部提供,合格证号:SCXK(京)2002—0001。

（三）饲养环境

清洁级动物实验室,温度为 20℃±2℃,相对湿度 50%±10%。

合格证号:SYXK(京)2002—0002。

（四）饲料

动物饲料为啮齿动物专用饲料,由北京科澳协力饲料有限公司提供,合格证号:京动

(2000)第015号。

（五）试验方法

采用最大耐受剂量法，即用最大使用浓度和最大灌胃容量给予20只动物，连续观察14d。试验开始前动物禁食过夜。

（六）正式试验

以0.6ml/只·次的容量，0.2g/ml浓度，灌胃2次，两次间隔6h，共计0.24g浸膏粉/1.2ml/只。

（七）临床观察

给药后当天时刻密切观察动物反应，其后每天观察二次，连续观察14d。观察指标包括精神状况、体重、摄食情况、活动及体重等。

三、结果

在0.24g浸膏粉，1.2ml/只剂量下，试验期间未见动物异常反应。试验后体重与试验前相比均增加（见表）。

表 可再障生血胶囊急性毒性试验动物体重变化（$\bar{X} \pm SD$）

	动物数	死亡率(%)	平均体重(g)		动物净增重(g)
			试验前	试验后	
再障生血胶囊	雌 10	0	23.21 ± 1.16	26.45 ± 1.47	3.24 ± 1.28
	雄 10	0	24.95 ± 1.13	32.22 ± 2.14	7.27 ± 1.44

四、结论

在本报告中所述的实验条件下，再障生血胶囊属于无毒药物。

试验设计者　郑振辉　廖军鲜

试验负责人　郑振辉　廖军鲜　康爱君　田　枫

试验参加者　康爱君　田　枫　李　华　王井焕

试验原始资料保存地　北京大学医学部实验动物科学部

试验日期　2004年10月

6 再障生血胶囊对AA小鼠的药效学试验报告

一、目的

本试验的目的是评价再障生血胶囊对环磷酰胺致再生障碍性贫血小鼠的药效作用。

二、材料和方法

（一）受试物

受试物名称：再障生血胶囊

受试物来源：甘肃省庆阳市中医医院

受试物收到时状态:透明塑料袋装浸膏粉,室温下储存。

收样日期:2004年7月25日

试验日期:2004年7月26日至2004年8月9日

（二）实验动物

试验动物为清洁级ICR小鼠,共60只,雄性,18~22g,由本部提供,合格证号:SCXK（京）2002—0001。

（三）饲养环境

饲养于清洁级动物实验室,温度为25℃±2℃,相对湿度55%±15%。合格证号:SYXK（京）2002—0002。

（四）饲 料

小鼠生长专用饲料,由北京科澳协力饲料有限公司提供,合格证号:京动（2000）第015号。

（五）动物分组及分组方法

1. 高剂量组

1.6/kg体重,10只。

2. 中剂量组

0.8/kg体重,10只。

3. 低剂量组

0.4/kg体重,10只。

4. 阳性对照

益血生胶囊组（吉林敖东珠海药业有限公司,批号为C40405）,0.6g/体重,10只。

5. 阴性对照

灌胃等体积灭菌注射用水,10只（造模）。

6. 空白对照

灌胃等体积灭菌注射用水,10只（不造模）。

（六）实验方法

试验开始各组每日灌胃一次,进行至第7d时,除空白对照组外,各组按0.1mg/g体重腹腔注射环磷酰胺,连续两天,再继续灌胃6d。

（七）检测指标

（1）实验第14d各组眼眶取血用自动血球计数仪（F820日本东亚）测定血常规,包括红细胞数、白细胞数、血红蛋白含量、血小板数量等。

（2）实验第14d各组动物取血后断髓处死小鼠,每只小鼠取股骨一根,用含10%胎牛血清的1640培养液3毫升冲出全部骨髓细胞,作有核细胞计数。

（八）统计分析

对试验数据进行t检验处理。

三、结果

（1）再障生血胶囊对环磷酰胺致再生障碍性贫血小鼠血液白细胞总数、红细胞总数、血红蛋白及血小板的影响,见表1。

表 1 再障生血胶囊对环磷酰胺致再生障碍性贫血小鼠血液白细胞总数、红细胞总数、血红蛋白及血小板的影响

组别	动物只数	白细胞总数 (10^9 个 /L)	红细胞总数 (10^{12} 个 /L)	血红蛋白含量 (g/L)	血小板总数(10^9 个 /L)
高剂量组	8	7.4 ± 7.8*	6.3 ± 0.9	119.1 ± 16.5	1002.9 ± 323.2
中剂量组	8	6.0 ± 5.2*	5.9 ± 0.8	114.8 ± 10.3	973.2 ± 237.7
低剂量组	8	3.0 ± 0.5	5.9 ± 0.4	107.6 ± 10.8	1003.8 ± 354.6
阴性对照	8	3.5 ± 0.6	6.5 ± 0.7	112.6 ± 11.6	975.3 ± 194.0
阳性对照	8	10.7 ± 10.6**	6.2 ± 0.9	114.8 ± 14.5	1025.3 ± 254.1
空白对照	10	4.6 ± 0.9***	7.2 ± 0.4***	139.4 ± 6.9***	870.1 ± 244.3

注:*$P<0.1$,与阴性对照组相比有差异;**$P<0.05$,与阴性对照相比有显著差异;***$P<0.01$,与阴性对照组相比有极显著差异。

(2)再障生血胶囊对环磷酰胺致再生障碍性贫血小鼠股骨骨髓有核细胞数的影响,见表 2。

表 2 再障生血胶囊对环磷酰胺致再生障碍性贫血小鼠股骨骨髓有核细胞数的影响

组别	动物只数	有核细胞数 (骨髓有核细胞计数 × 10^5/ 根股骨)
高剂量组	9	52.3 ± 11.24***
中剂量组	10	56.8 ± 15.15***
低剂量组	10	47.9 ± 11.29**
阴性对照	9	35.2 ± 9.73
阳性对照	10	78.2 ± 14.79***
空白对照	10	84.7 ± 16.79

注:**$P<0.05$,与阴性对照组相比有显著差异;***$P<0.01$,与阴性对照组相比有极显著差异。

四、结 论

在本试验条件下,对给药小鼠的血常规和骨髓有核细胞计数实验表明,再障生血胶囊对小鼠的骨髓造血有明显的促进作用, 对环磷酰胺造成的小鼠骨髓损伤具有明显的保护作用和修复作用;对小鼠外周血白细胞损伤有一定的保护和修复作用。

试验设计者　郑振辉　廖军鲜

试验负责者　郑振辉　廖军鲜　康爱君　田　枫

试验参加者　康爱君　田　枫　李　华　王井焕

试验原始资料保存地　北京大学医学部实验动物科学部

试验日期　2004 年 10 月

7 再障生血胶囊系列治疗 CAA 临床研究(摘要)

再障生血胶囊系列是我院在原应用治疗再生障碍性贫血(AA)有效中药汤剂、丸剂的基础上,经进一步优化组方、精确用量,并经现代药物制备工艺精制而成的纯中药胶囊剂,分再障滋补胶囊和再障温补胶囊两种。为探讨其对慢性再生障碍性贫血(CAA)的疗效及作用机

制,我们于 2000 年 1 月至 2004 年 12 月对 73 例 CAA 采用再障生血胶囊系列加康力龙进行治疗。采用随机抽样法,设观察组(中药加康力龙治疗)及对照组(康力龙治疗)。观察比较两组治疗后临床症状、血象、骨髓象等情况。临床研究结果表明,再障生血胶囊系列配合西药常用药康力龙治疗 CAA,基本治愈率为 38.36%,总有效率为 87.67%,较单纯应用康力龙起效快,疗程短,外周血象及骨髓象改善明显,毒副反应少,并可减轻康力龙的不良反应,患者生活质量也得到明显提高。

8 再障生血胶囊系列治疗 CAA 病案举例

例 1 张某,男,24 岁,农民,住镇原县曙光乡曹路村。住院号:58103。主因:困倦乏力,头晕、头痛 2 月,加重半月,于 2000 年 9 月 20 日入院。入院时查体:T36.7℃,P98 次/min,R20 次/min,BP12.0/8.0KPa。精神萎靡,面色苍白,动则气怯,伴手足心热,盗汗梦遗,四肢散在皮下瘀点瘀斑,舌质淡,苔薄,脉细数。血常规化验:Hb21g/L,RBC1.87×10^{12}/L,WBC3.0×10^9/L,PLT35×10^9/L,BR0.1%。骨髓象:骨髓增生减低,粒系及红系增生低下,全片未见巨核细胞,血小板稀少。西医诊断为 CAA,中医辨证为肾阴虚型虚劳。予再障滋补胶囊加康力龙常规用量口服,并配合静滴能量、氨基酸等支持治疗,其间曾输鲜 A 型全血共 1200ml。2000 年 10 月 22 日复查血常规:Hb68g/L,RBC2.07×10^{12}/L,WBC3.7×10^9/L,PLT55×10^9/L,BR1.4%。患者精神明显好转,遂停用液体,出院并按中医辨证持续服用再障生血胶囊系列治疗。至 2001 年 3 月 17 日复查血常规:Hb110g/L,RBC3.85×10^{12}/L,WBC4.6×10^9/L,PLT128×10^9/L,BR2.0%。骨髓象恢复正常。继服再障生血胶囊系列,2 月后康力龙逐渐减量,3 月后停用康力龙,1 年半后中药减半量服用,2 年后间断服用。随访至 2004 年 12 月 23 日,其间共复查血常规 50 余次,骨髓穿刺 4 次,各项指标均正常,并已从事正常农业生产 2 年。

例 2 李某,男,17 岁,学生,住镇原县太平镇。住院号:58381。主因困倦乏力,面色苍白 3 月,伴纳差、恶心,并渐见加重,曾在当地卫生院按"贫血"多方医治无效,于 2000 年 11 月 16 日入院。入院症见:形体虚胖,神情倦怠,少气懒言,颜面、口唇、爪甲苍白,畏寒喜暖,大便稀薄,舌质淡,舌体胖大,边有齿痕,苔薄白,脉细无力。血常规化验:Hb52g/L,RBC1.62×10^{12}/L,WBC2.3×10^9/L,PLT9×10^9/L,BR0.1%。骨髓象:骨髓增生重度减低,粒:红=1.92:1,粒系明显减少,红系减少,晚幼红细胞占优势,巨核细胞未见,血小板极少,可见大量浆细胞和组织嗜碱性细胞。西医诊断为 CAA,中医辨证为肾阳虚型虚劳。予再障温补胶囊每次 4 粒,每日 2 次;康力龙每次 4mg,每日 2 次口服,同时配合静滴能量,抗生素预防感染等治疗 20d,复查血常规:Hb56g/L,RBC1.88×10^{12}/L,WBC2.8×10^9/L,PLT32×10^9/L,BR0.2%。患者精神好转,纳食增进,未发恶心。但由于家庭经济困难,要求带药出院。遂停用液体,继服原用药物治疗。2001 年 2 月 6 日复查血常规:Hb70g/L,RBC2.4×10^{12}/L,WBC3.1×10^9/L,PLT34×10^9/L,BR0.8%。按中医辨证继服再障生血胶囊系列,至 2001 年 9 月 24 日复查血象、骨髓象各项指标均达正常范围。此后康力龙逐渐减量,持续服用中药,1 年后中药减量,2 年后停药。随访 3 年未复发。

9 再障温补胶囊制备工艺及质量标准

一、处方

红　芪 15g，当　归 10g，人　参 10g，补骨脂 10g，菟　丝 10g

肉　桂　6g，肉苁蓉 10g，鹿角胶 10g，阿　胶 10g，茜　草 10g

山　楂 10g，鸡血藤 10g，仙灵脾 10g，熟　地 10g，白　术 10g

二、制法

将方中人参、白术、部分红芪、当归(各一半量)分别清洗干净，65℃以下干燥，准确称量，粉碎过 100 目筛备用。其余当归及补骨脂、肉桂以水蒸气蒸馏法(共水蒸馏)提取挥发油，然后进行重蒸馏，收集重蒸馏液备用。蒸馏余渣同红芪、菟丝子、肉苁蓉、茜草、山楂、鸡血藤、仙灵脾、熟地等八味药以煎煮法煎煮三次，分别为 120min、90min、60min，合并三次煎液，静置，滤过。滤液浓缩至相对密度 1.31~1.35(80℃热测)的稠膏(含水量 18%±5%)。鹿角胶、阿胶烊化加入到稠膏。将挥发油重蒸馏液加入备用药粉与稠膏混合制成软材，移至恒温干燥箱 65℃以下干燥，测含水量在规定范围之内(不超过 9%)，粉碎，混合过筛装 0 号胶囊，即得。

三、性状

本品为胶囊剂，内容物为黄褐色的粉末，味微苦。

四、鉴别

（1）取本品内容物，置显微镜下观察：草酸钙簇晶直径 20~68μm，棱角锐尖。网纹及梯纹导管直径 10~80μm。纺锤形薄壁细胞。

（2）取本品 20 粒，倒出其内容物，置索氏提取器中，加石油醚(60℃~90℃)80ml，加热回流 4h，提取液移置分液漏斗中，用 1%碳酸钾溶液振摇提取 3 次(20ml、20ml、10ml)，合并碳酸钾液，用稀盐酸调节 pH 值至 1~2，再用乙醚振摇提取 3 次，每次 20ml，合并乙醚液，挥干，残渣加甲醇 1ml 使溶解，作为供试品溶液。另取红芪对照药材 5g，用同法制成对照药材溶液。照薄层色谱法(附录ⅥB)试验。吸取上述两种溶液各 10μl，分别点于同一硅胶 G 薄层板上，以石油醚(30℃~60℃)-醋酸乙酯-苯(3:2 :2)为展开剂，展开、取出、晾干，喷以 1%香草醛硫酸溶液。供试品色谱中，在与对照药材色谱相应的位置上，显相同颜色的桃红色斑点。

（3）取本品 20 粒，倒出其内容物，加硅藻土适量，研匀，加乙醇 25ml，超声处理 30min，滤过，滤液蒸干，残渣加丙酮 1ml 使溶解，作为供试品溶液。另取当归对照药材 1g，加乙醇 10ml，同法制成对照药材溶液。照薄层色谱法(附录ⅥB)试验，吸取上述两种溶液各 5μl，分别点于同一硅胶 G 薄层板上，以正己烷-醋酸乙酯(9:1)为展开剂，展开、取出、晾干，置紫外光灯(365nm)下检视。供试品色谱中，在与对照药材色谱相应的位置上，显相同颜色的荧光斑点。

五、检查

应符合胶囊剂项下有关的各项规定《中国药典》(2000 版 附录Ⅱ)。

六、功能主治

温补肾阳,益髓生血。用于再生障碍性贫血、营养不良性贫血证属肾阳虚者。

七、用法用量

口服,一次 4 粒,一日 2 次。

八、注意

宜饭后服。

九、规格

每粒装 0.5g(相当于原生药 2g)。

十、贮藏

密封。

十一、使用期限

暂定三年。

十二、起草说明

(1)人参精细昂贵,所以采取干燥粉碎全粉加入的方法,充分利用。

(2)补骨脂、当归、肉桂均含挥发油,所以提取挥发油加入,同时低温干燥(65℃以下),以避免有效成分损失。

(3)白术及部分红芪、当归全粉作为赋形剂加入有利于浸膏成形烘干,同时避免当归挥发油等有效成分损失。

(4)人参的显微特征草酸钙簇晶,以及人参、当归二者都具有的网纹及梯纹导管,都有较明显的特征,故以其作为人参、当归的定性鉴别。

(5)红芪所含有效成分以薄层色谱法试验,特征明显,故作为定性鉴别。

(6)所有项目均参照《中国药典》(2000 版)制定。

(7)此标准是在初步实验的基础上制定的,还需要通过实践不断修改和充实,使其更具科学性和规范性。

10 再障滋补胶囊制备工艺及质量标准

一、处 方

红　芪 15g,当　归 10g,人　参 10g,麦　冬 10g,五味子 10g

女　贞 10g,旱莲草 10g,龟甲胶 10g,紫河车 10g,熟　地 10g

山萸肉 10g,茜　草 10g,山　楂 10g,鸡血藤 10g,白　术 10g

二、制　法

将方中人参、红芪分别清洗干净,65℃以下干燥,准确称量,粉碎过 100 目筛备用。当归以水蒸气蒸馏法(共水蒸馏)提取挥发油,然后进行重蒸馏,收集重蒸馏液备用。蒸馏余渣同麦冬、五味子、女贞子、茜草、山楂、鸡血藤、旱莲草、熟地、紫河车、山萸肉、白术等十一味药以煎煮法煎煮三次,分别为 120min、90min、60min,合并三次煎液,静置,滤过。滤液浓缩至相对密度 1.31~1.35(80℃热测)的稠膏(含水量 18%±5%)。龟甲胶烊化加入到稠膏。将挥发油重蒸馏液加入备用药粉与稠膏混合制成软材,移至恒温干燥箱 65℃以下干燥,测含水量在规定范围之内(不超过 9%),粉碎,混合过筛装 0 号胶囊,即得。

三、性　状

本品为胶囊剂,内容物为黄褐色的粉末,味微苦。

四、鉴　别

(1)取本品内容物,置显微镜下观察:草酸钙簇晶直径 20~68μm,棱角锐尖。网纹及梯纹导管直径 10~80μm。纺锤形薄壁细胞。

(2)取本品 20 粒,倒出其内容物,置索氏提取器中,加石油醚(60℃~90℃)80ml,加热回流 4h,提取液移置分液漏斗中,用 1%碳酸钾溶液振摇提取 3 次(20ml、20ml、10ml),合并碳酸钾液,用稀盐酸调节 pH 值至 1~2,再用乙醚振摇提取 3 次,每次 20ml,合并乙醚液,挥干,残渣加甲醇 1ml 使溶解,作为供试品溶液。另取红芪对照药材 5g,用同法制成对照药材溶液。照薄层色谱法(附录 VIB)试验。吸取上述两种溶液各 10μl,分别点于同一硅胶 G 薄层板上,以石油醚(30℃~60℃)-醋酸乙酯-苯(3:2:2)为展开剂,展开、取出、晾干,喷以 1%香草醛硫酸溶液。供试品色谱中,在与对照药材色谱相应的位置上,显相同颜色的桃红色斑点。

(3)取本品 20 粒,倒出其内容物,加硅藻土适量,研匀,加乙醇 25ml,超声处理 30min,滤过,滤液蒸干,残渣加丙酮 1ml 使溶解,作为供试品溶液。另取当归对照药材 1g,加乙醇 10ml,同法制成对照药材溶液。照薄层色谱法(附录 VIB)试验,吸取上述两种溶液各 5μl,分别点于同一硅胶 G 薄层板上,以正己烷—醋酸乙酯(9:1)为展开剂,展开、取出、晾干,置紫外光灯(365nm)下检视。供试品色谱中,在与对照药材色谱相应的位置上,显相同颜色的荧光斑点。

五、检　查

应符合胶囊剂项下有关的各项规定《中国药典》(2000 版 附录 II)。

六、功能主治

滋补肾阴,养血填髓。用于再生障碍性贫血、营养不良性贫血及其他各类贫血证属肾阴虚者。

七、用法用量

口服,一次 4 粒,一日 2 次。

八、注　意

宜饭后服。

九、规　格

每粒装 0.5g(相当于原生药 2g)。

十、贮　藏

密封。

十一、使用期限

暂定三年。

十二、起草说明

(1)人参为贵重药品,且用量少,当归含挥发油,故人参以全粉形式加入,以减少不必要的损失。当归提挥发油以利于有效成分吸收。

(2)人参的显微特征草酸钙簇晶,以及人参、当归二者都具有的网纹及梯纹导管,都有较明显的特征,故以其作为人参、当归的定性鉴别。

(3)黄芪所含黄芪甲苷以薄层色谱法试验,特征明显,故作为定性鉴别。

(4)鸡血藤缺少相关资料,故未作理化鉴别。

(5)所有项目均参照《中国药典》(2000 版)制定。

(6)此标准是在初步实验的基础上制定的,还需要通过实践不断修改和充实,使其更具科学性和规范性。

第七节　黄鼬干粉治疗骨髓增生低下性 疾病的实验研究

该课题于 2013 年 12 月通过甘肃省庆阳市科技局科技成果鉴定；2014 年获甘肃省庆阳市科技进步二等奖。

主要研究人员:姚金华　夏小军　开金龙　段　赟　王　燕　范晓娜　田　莹
　　　　　　王生梅(甘肃省庆阳市中医医院)
　　　　　　马　骏(甘肃中医学院)
　　　　　　杜志荣(甘肃省庆阳市西峰区疾控中心)
　　　　　　韩明祖　陈访杰(甘肃省庆阳市镇原县平泉医院)

1 黄鼬干粉治疗骨髓增生低下性疾病实验研究的项目 来源及目的意义

骨髓增生低下性疾病是指骨髓造血组织减少、造血功能不良,出现三系血细胞均减少或单系血细胞减少,并发困乏、易发出血及感冒,甚至合并感染等临床症状的一类疾病,包括再生障碍性贫血,急、慢性白血病及其他系统实体肿瘤化疗后引起的骨髓造血不良,甚至导致造血功能衰竭的一类疾病, 是血液病科常见的疾病或并发症之一, 以再生障碍性贫血为代表。中医依据其临床表现,应归入"髓劳病"、"髓枯"、"虚劳"等范畴。目前,现代医学治疗该类疾病,除针对病因治疗原发病外,多选用粒细胞刺激因子(G-CSF)、白介素 11(IL-11)对症刺激骨髓造血,升高白细胞及血小板,以及积极输血、输血小板等支持治疗,这些治疗方法不仅价格昂贵、毒副作用大,而且治疗设施要求高,特别是在基层医院以及农村患者中难以推广,所以一些血液病学专家逐步探索中医药对该类疾病的治疗方法。本课题组在多年的临床工作实践中发现,民间的中药单方、验方,都具有"增强免疫,通过整体调节,毒副作用小"等优点,在临床上独具疗效优势。

黄鼬又名黄鼠狼,属于食肉目鼬科的一种动物,学名为 Mustela sibirica。全身棕黄或橙黄,体长约 250~390mm,体型细长四肢短,颈长,头小,主要生活在俄罗斯的西伯利亚地区、泰国等地,我国南、北方很多地区均有分布,一般集居在山地及平原的林缘、河边、灌丛的岩石缝或树洞内,也常出没在村庄附近,多在夜间活动,主要以幼齿类动物(如鼠)为食,也捕食鸟卵及幼雏,鱼、蛙、昆虫等,食性杂而性凶残,警觉高而善游泳。我国部分地区的民间历来将黄鼬肉骨视为一种中药材,有食用黄鼠狼肉"治病健身"的习惯,认为具有"抗癌、抗肿瘤、增强免疫能力"的功效。民间有人将其用于白血病、再生障碍性贫血、血小板减少症等血液系统疾病的辅助治疗,发现再生障碍性贫血、各类白血病化疗后及血小板减少的患者服用黄鼬骨粉,不仅稳定了病情,升高了血细胞,还减少了输血次数,取得了一定的疗效。迄今为止,很少有学者对黄鼬干粉的作用机理及适应症等进行深入地科学研究。可能与野生黄鼬已列入《世界自然保护联盟》有关,从学术研究出发,为进一步验证黄鼬骨肉粉治疗骨髓增生低下性疾病的有效性,本课题组于2010选择该项目作为研究方向,并于同年在庆阳市科技局申请立项,被确定为该年度庆阳市第三批科技计划项目,项目编号为:1003NKCM013。

2 黄鼬干粉治疗骨髓增生低下性疾病实验研究的理论基础及应用范围

骨髓增生低下性疾病是指各种原因导致骨髓造血功能减低的一类疾病,包括各种实体肿瘤、白血病化疗后骨髓抑制期及再生障碍性贫血等,以再生障碍性贫血最具代表性。中医理论认为,血液的生成及循环与气、精、髓等物质关系最为密切,与五脏的功能正常与否息息相关,但主要取决于先天肾精的充盈及后天脾胃运化水谷功能的正常与否。正如《素问·六节脏象论》所说"肾者主蛰,封藏之本,精之处也……其充在骨",《素问·阴阳应象大论篇》所说"肾生骨髓",《灵枢·决气》又说:"中焦受气取汁,变化而赤,是谓血。"血液主要是由营气和津液组成,而营气和津液都来自人体所摄入的饮食物经脾胃的消化吸收而生成的水谷精微,由脾胃生成的血液,又要通过"肺朝百脉、主治节"、"心主血脉"功能才能敷布全身,多余的部分则由肝脏贮藏和调节。而肾所藏之精,分"先天之精"和"后天之精",前者禀受于父母,后者则由脾胃运化水谷及脏腑生理活动中化生的精气通过代谢平衡后的剩余部分,蛰藏于肾。肾精充足,则肝有所养,血有所充;肝血充盛,则肾有所藏,血有所资,所以说"精血同源"。如长期营养摄入不良或脾胃运化功能减弱,均可导致血液的生成不足,发为"血虚"的病理改变,然此理论仅相当于现代医学的"营养不良性贫血"的病变机理;如先天禀赋素弱,或病久失治误治,或因有毒药物及理化因素伤正,伤及肝肾精血,髓海空虚,则会形成"髓劳病"的病理改变,这就是中医学关于"再生障碍性贫血"的病因病机阐述,且目前得到业界的普遍认同,所以国家中医药管理局重点专科血液病专业组将现代医学"再生障碍性贫血"命名为"髓劳病"。"髓"代表病位,"劳"代表病性,髓海空虚,新血不生,气不摄血,卫外不固,以致血虚,继而出现全血细胞减少、出血、感染等临床症状。其病位在髓,涉及肝、脾、肾等脏,病性为本虚,或兼血瘀及外感等标实,病机为肾精亏虚,气血不足,治疗上应温肾壮阳、益气生髓或滋补肝肾、益气生髓,但主要在于补肾填精。

复习相关中药学典籍,发现虽然采用动物肉、骨入药已有先例,但随着人类历史的发展,好多稀有动物濒临灭绝,药材资源十分有限。食用黄鼠狼肉,强身健体或入药治疗血液病,尚未发现系统的研究报道,也未作为中药材列入《中华人民共和国药典》(2005年版)。仅《本草纲目》记载,黄鼬的肉,甘、温、有小毒,入肺、肾二经,具有杀虫疗疮、温肾缩尿的功效,治疥疮、疮溃不愈合、尿频等症,但无治疗血液病的记载。本课题组经过反复查阅文献,将黄鼬肉、骨入药的相关中医理论及药用范围阐述如下,与同道商榷,以便进一步临床观察研究:①既然中医理论认为"脾主肌肉,肾主骨生髓",反之,食肉健脾、啖骨益肾,以动物的肉、骨入药,似乎分别可以起到健脾养血、益肾生髓的功效;然骨肉相连,性味相近,所以黄鼬骨入药应该同样具有性味甘温入肾经、补肾健骨、益精填髓的功效,且在归经方面应当其肉归脾、其骨归肾。所以,黄鼬肉骨干粉是治疗以"髓枯精亏"为主要病理改变的再生障碍性贫血之有效中药;②依据该药物的性、味、归经,黄鼬肉、骨入药当以温补为主,具有温肾壮阳的功效,治疗再生障碍性贫血似乎应以肾阳虚型患者为宜,然黄鼬肉骨为"血肉有情之品",黄鼬具有"昼伏夜出"的习性,按照"取类比象"的思维方法,其骨肉入药亦能"善走阴经",同样可以起到益精填髓的功效。为增强"滋阴补血"的功效,也可以通过不同的制剂加工方法,如煮肉喝汤食用,或加入滋阴药物引经应用;③为扩大应用范围,黄鼬干粉也可以应用于各类白血病及实体肿瘤化疗后骨髓抑制,出现"髓劳"、"髓枯"的中医病理改变等骨髓增生低下性疾病的患者。但无论是再障还是白血病、实体肿瘤、化疗后骨髓抑制,仍然要在临床正规中西医治疗方法的基础上,作为一种辅助用药为宜。

3 黄鼬干粉急性毒性试验报告

提要:对黄鼠狼肉、骨粉胶囊进行小鼠急性毒性试验,因未测出小鼠致死剂量,无法测定LD_{50},故改测最大给药量。试验结果表明,小鼠灌胃给药黄鼠狼肉、骨粉胶囊,未发现明显毒性反应,一日最大给药量为200g/kg·d,是临床人日口服剂量0.6g/kg·d的333倍,提示该药1日内剂量过大口服是安全的。

一、试验目的

观察黄鼠狼肉、骨粉胶囊的急性毒性反应。

二、受试药物

黄鼠狼肉、骨粉胶囊,甘肃省庆阳市中医医院提供,生产批号:130706。临用前将药粉用8倍量蒸馏水浸泡2h,水浴锅煎煮30min,800rpm离心5min,取上清液,80℃浓缩至167%、83%和42%的浓度,4℃冰箱保存备用。

三、动物

昆明小鼠,SPF级,雌雄各半,体重18~22g,由中国农业科学院兰州兽医研究所实验动物场提供,生产许可证号:SCXK(甘)2010-0001,合格证号:0000981。

四、试验方法

(一)LD_{50}测定

预试:取小鼠15只,雌雄各半,随机分为A、B、C 3组,每组5只。各组小鼠禁食(不禁水)12h后分别灌胃给药,A组灌胃167%黄鼠狼肉、骨粉胶囊0.4ml/10g体重;B组灌胃83%黄鼠狼肉、骨粉胶囊0.4ml/10g;C组灌胃42%黄鼠狼肉、骨粉胶囊0.4ml/10g;各组均给药1次,观察给药后7d内小鼠死亡情况。

结果,各组给药后7d内均未出现死亡(结果见表1),按有关文献要求改测最大给药量。

表1 小鼠LD$_{50}$预试结果

组别	动物数 (只)	给药剂量 (g/kg)	动物死亡数(只)						
			第1天	第2天	第3天	第4天	第5天	第6天	第7天
A	5	66.7	0	0	0	0	0	0	0
B	5	33.3	0	0	0	0	0	0	0
C	5	16.7	0	0	0	0	0	0	0

(二)最大给药量测定

取小鼠60只,雌雄各半,随机分为3组,每组20只。各组小鼠禁食(不禁水)12h后,按最大可给药体积0.4ml/10g体重灌胃167%(最大可给药浓度)黄鼠狼肉骨粉胶囊,试验各组分别于1日内给药3次、2次、1次,给药间隔6h。观察记录各组小鼠给药后7d内的反应情况,以不产生死亡的最大剂量为最大给药量,并按下式计算相当于临床一日给药量倍数。

$$小鼠最大给药量倍数 = \frac{小鼠一日最大给药量}{小鼠平均体重(20g)} \times \frac{成人平均体重(以60000g)}{成人每日用量}$$

五、结果

给药后观察7d,3个给药组均未出现死亡,也未发现明显毒性反应(结果见表2)。小鼠最大给药量为200g/kg.d,相当于人临床日用量0.6g/kg·d的333倍。

表2 小鼠最大给药量试验结果

组别	动物数 (只)	给药剂量 (g/kg)	动物死亡数(只)						
			第1天	第2天	第3天	第4天	第5天	第6天	第7天
A	20	200	0	0	0	0	0	0	0
B	20	133	0	0	0	0	0	0	0
C	20	67	0	0	0	0	0	0	0

六、结论

对黄鼠狼肉、骨粉胶囊进行小鼠急性毒性试验,因未测出小鼠死亡剂量,无法测定LD$_{50}$,故改测最大给药量。试验结果表明,小鼠灌胃给药黄鼠狼肉、骨粉胶囊,未发现明显毒性反应,一日最大给药量为200g/kg·d,是人临床日口服剂量0.6g/kg·d的333倍。表明该药1日内剂量过大口服是安全的。

实验设计者:马　骏(甘肃中医学院药理学教授、硕士生导师)

实验负责者:马　骏

实验参加者:程显怡　负　洁(甘肃中医学院药理学硕士研究生)

实验原始资料保存地:甘肃中医学院药理教研室

4 黄鼬干粉药效学试验报告

　　提要：本研究采用 X 射线 + 环磷酰胺 + 氯霉素复合方法复制小鼠再生障碍性贫血模型，观察了黄鼠狼肉、骨粉胶囊对再生障碍性贫血的治疗作用和作用机制。结果表明，黄鼠狼肉、骨粉胶囊能明显增加模型小鼠外周血中 HGB、RBC、WBC 和 PLT 数量，能增加 BMNC 数量，还能升高骨髓 CFU-GM 和降低血清 SICAM-1。骨髓组织病理学结果表明，黄鼠狼肉、骨粉胶囊能明显改善模型小鼠骨髓增生低下和造血灶减少，促进骨髓造血。其治疗再生障碍性贫血的作用机制可能与调节骨髓 CFU-GM 和血清 SICAM-1 的平衡有关。

一、对再生障碍性贫血模型小鼠外周血象和骨髓有核细胞数（BMNC）的影响

（一）实验目的

观察黄鼠狼肉、骨粉胶囊对再生障碍性贫血的治疗作用。

（二）实验材料

1. 药物和试剂

黄鼠狼肉、骨粉胶囊，甘肃省庆阳市中医医院提供，生产批号：130706。临用前将药粉用 8 倍量蒸馏水浸泡 2h，水浴锅煎煮 30min，800rpm 离心 5min，取上清液，80℃浓缩至 30% 和 90% 的浓度，4℃冰箱保存备用；司坦唑醇片，国药准字 H45020728，广西南宁百会药业集团有限公司，产品批号：130416；注射用环磷酰胺（CTX），国药准字 H14023686，山西普德药业股份有限公司，产品批号：04120103；氯霉素注射液，国药准字 H34022772，山东鲁抗辰欣药业有限公司，产品批号：130523。

2. 实验动物

昆明小鼠，SPF 级，雌雄各半，体重 18~22g，由中国农业科学院兰州兽医研究所实验动物场提供，生产许可证号：SCXK（甘）2010-0001，合格证号：0000981。

3. 实验仪器

医用直线加速器，型号 BD-6M，北京医疗器械研究所；低温高速离心机，Biofuge fresco（美国）；血细胞分析仪，CD1200（美国）；奥林帕斯生物显微镜，Olympus 公司（日本）；BS110S 型 sartorius 电子天平，北京赛多利斯天平有限公司。

（三）实验方法

小鼠分组、造模、给药

取小鼠 50 只，随机分为 5 组，每组 10 只。除正常对照组外，其余各组采用医用直线加速器 X 射线一次性全身照射（皮源距 100cm，辐射剂量为 8.0Gy/min，辐射时间为 4min），后分别于第 4d、5d、6d 腹腔注射环磷酰胺 50.0mg/kg 及氯霉素 62.5mg/kg，连续 3 d。造模的同时，正常对照组和模型对照组灌胃生理盐水，阳性对照药组灌胃司坦唑醇片 1mg/kg 体重（相当于人临床日用量的 10 倍），黄鼠狼肉、骨粉胶囊高、低剂量组分别灌胃黄鼠狼肉、骨粉胶囊 18g 生药每千克体重和 6g 生药每千克体重（相当于临床人日用量的 30 倍和 10 倍）。均为 0.2ml/10g，各组每天 1 次，连续 15d。

（二）观察指标及测定方法

1. 外周血象及 BMNC 计数

末次给药后次日,摘眼球取血,测定外周血象变化。随后各组小鼠脱颈椎处死,分离出两侧股骨。取右侧股骨中段 7mm,用 3% 冰醋酸溶液 10ml 冲出全部骨髓,并经 6 号针头抽吸一次,分散骨髓细胞。然后通过血细胞计数板在显微镜下计数 BMNC。

2. 骨髓切片制备与观察

将左侧股骨浸入 4% 中性甲醛内固定 2h,再用 2% 的硝酸脱钙 2h,水洗 2 次,室温下乙醇梯度脱水各 2 次,然后用甲液、乙液顺序浸透各 12h,用包埋液封闭,放入 −20℃ 冰箱内过夜,第二天进行切片,苏木素-姬姆萨-伊红染色,最后置于光学显微镜下观察骨髓增生程度及造血细胞变化。

3. 统计学方法

各组实验数据以 $\bar{x} \pm s$ 表示,采用 SPSS13.0 统计软件进行单因素方差分析,两组间比较用 t 检验。

（四）实验结果

1. 对再生障碍性贫血模型小鼠外周血象和 BMNC 的影响

模型对照组小鼠外周血中 HGB、RBC、WBC 和 PLT 数量明显减少,BMNC 数明显降低,与正常对照组比较,差异均有统计学意义（$P < 0.01$）,说明造模成功。司坦唑醇片组和黄鼠狼肉、骨粉胶囊高、低剂量组小鼠外周血中 HGB、RBC、WBC 和 PLT 数量以及 BMNC 数量明显增加,与模型对照组比较,差异有统计学意义（$P < 0.01$ 或 $P < 0.05$）,说明司坦唑醇片和黄鼠狼肉、骨粉胶囊对再生障碍性贫血模型小鼠有明显治疗作用。结果见表 1。

表 1　对再生障碍性贫血模型小鼠外周血象和 BMNC 的影响（n=10）

分组	HGB (g/L)	RBC ($\times 10^{12}$/L)	WBC ($\times 10^9$/L)	PLT ($\times 10^9$/L)	BMNC ($\times 10^6$ 个/股骨)
正常对照组	161.39±8.53	8.73±1.12	7.03±1.16	964.8±121.6	8.64±1.46
模型对照组	84.46±5.18##	5.46±0.84##	4.35±0.91##	675.2±108.3##	3.22±1.04##
司坦唑醇片组	136.27±7.32**	7.14±1.06 **	5.82±1.04 **	864.9±125.1**	5.07±1.36**
肉骨粉胶囊高剂量组	125.56±6.87**	6.85±0.89 **	5.67±1.07 **	801.7±116.7*	4.95±1.33**
肉骨粉胶囊低剂量组	107.91±6.45**	6.51±0.93 *	5.49±0.98 *	782.4±112.5*	4.63±1.41*

注:与正常对照组比较:##$P < 0.01$;与模型对照组比较,*$P < 0.05$,**$P < 0.01$。

2. 骨髓切片组织学观察结果

正常对照组骨髓增生活跃,全片有核细胞密布,巨核细胞多见。模型对照组骨髓增生极度低下,造血细胞明显减少,大量脂肪细胞代替造血细胞,间质水肿,巨核细胞未见。黄鼠狼肉、骨粉胶囊高、低剂量组及司坦唑醇片组仍显示骨髓增生低下,但可见散在造血灶,偶见巨核细胞。

（五）小结

黄鼠狼肉、骨粉胶囊对再生障碍性贫血模型小鼠有明显治疗作用。

二、对再生障碍性贫血模型小鼠粒细胞-巨噬细胞集落生成单位（CFU-GM）、可溶性黏附因子 1（SICAM-1）的影响

（一）实验目的

探讨黄鼠狼肉、骨粉胶囊治疗再生障碍性贫血的作用机制。

（二）实验材料

1. 药物和试剂

黄鼠狼肉、骨粉胶囊,甘肃省庆阳市中医医院提供,生产批号:130706。临用前将药粉用8倍量蒸馏水浸泡2h,水浴锅煎煮30min,800rpm离心5min,取上清液,80℃浓缩至30%和90%的浓度,4℃冰箱保存备用;司坦唑醇片,国药准字H45020728,广西南宁百会药业集团有限公司,产品批号:130416;注射用环磷酰胺(CTX),国药准字H14023686,山西普德药业股份有限公司,产品批号:04120103;氯霉素注射液,国药准字H34022772,山东鲁抗辰欣药业有限公司,产品批号:20130523;注射用青霉素钠,国药准字H13020657,注射用硫酸链霉素,国药准字H13020650,华北制药股份有限公司,产品批号:20130615;M199培养基,上海源叶生物科技有限公司,产品批号:130811;马血清,规格:200ml,郑州益康生物有限公司,产品批号:130608;琼脂粉,青岛高科园海博生物技术有限公司,产品批号:20130406;ELISA(SICAM-1)试剂盒,产品型号E12789,规格96T,上海华壹生物有限公司,产品批号:20130522。

2. 实验动物

昆明小鼠,SPF级,雌雄各半,体重18~22g,由中国农业科学院兰州兽医研究所实验动物场提供,生产许可证号:SCXK(甘)2010-0001,合格证号:0000981。

3. 实验仪器

医用直线加速器,型号BD-6M,北京医疗器械研究所;低温高速离心机,Biofuge fresco(美国);奥林帕斯生物显微镜,Olympus公司(日本);BS110S型sartorius电子天平,北京赛多利斯天平有限公司;血细胞计数板,绵阳市东晟光电有限公司;CO_2培养箱,型号BPN,上海一恒科学仪器公司;高压蒸汽消毒锅,型号VP-5035Q,长春百奥生物仪器公司;普朗DNM-9602酶标仪,北京爱普科技有限公司。

（三）实验方法

1. 小鼠分组、模型制备及给药

取小鼠50只,随机分为5组,每组10只。除正常对照组外,其余各组采用医用直线加速器X射线一次性全身照射(皮源距100cm,辐射剂量为8.0Gy/min,辐射时间为4min),后分别于第4天、5天、6天腹腔注射环磷酰胺50.0mg/kg及氯霉素62.5mg/kg,连续3 d。造模的同时,正常对照组和模型对照组灌胃生理盐水,阳性对照药组灌胃司坦唑醇片1mg/kg体重(相当于人临床日用量的10倍),黄鼠狼肉、骨粉胶囊高、低剂量组分别灌胃黄鼠狼肉、骨粉胶囊18g生药每千克体重和6g生药每千克体重(相当于临床人日用量的30倍和10倍)。均为0.2ml/10g,各组每天1次,连续15d。

2. 小鼠骨髓CFU-GM的检测

（1）实验准备

本实验采用双层法培养CFU-GM。所有用于细胞培养的仪器都经泡酸过夜后,依次用自来水、蒸馏水反复冲洗。冲洗后烘干仪器,然后置高压蒸汽消毒锅中,于121℃消毒15min,再烘干备用。在实验开始前,超净工作台预先用紫外灯照射30min。整个过程应严格操作,避免细菌污染。

（2）细胞团生成刺激因子(供给层)制备

将健康小鼠脱颈椎处死后,放入75%的酒精中浸泡5min。小鼠置于超净工作台中,解剖取出肺组织,将肺中的血液用无菌生理盐水冲洗干净。肺组织用眼科剪剪成约0.3 mm×0.3 mm的小块。取 5 块剪好的肺组织碎片,将它们呈花型均匀放置于直径为 50mm 的培养皿中。将底层培养液(调整其 pH 值为 7.2)浇入培养皿中,趁琼脂未凝时,尽可能使其均匀地铺满整个培养皿。

附:底层培养液配制(2ml):含 20% 马血清的 199 培养液 1.8ml、5% 琼脂 0.2ml(最终浓度为 0.5%)、适量青、链霉素(浓度 100U/ml、100μg/ml)。制备好的底层培养基可以置 -4℃ 冰箱内保存一周,其生物活性不变。

(3)小鼠骨髓细胞悬液的制备

各组小鼠脱颈椎处死后,置 75% 的酒精中浸泡 5min。小鼠置于超净工作台中,解剖剥离出右侧的股骨,用无菌纱布剔去小鼠股骨上残余的肌肉。用剪刀剪开股骨两端,吸取 5ml 199 培养液,经 6 号针头冲出股骨中的骨髓细胞。冲出的骨髓细胞悬液经 4 号针头过滤,使细胞充分分散,然后通过血细胞计数板在显微镜下计数骨髓有核细胞(N/ml)。

(4)骨髓细胞层(上层)制备

将上层培养液(调整其 pH 值为 7.2)浇入已冷却凝固的底层之上,待上层琼脂凝固后,将培养皿移入 CO_2 培养箱,CO_2 的浓度为 5%,于 37℃ 培养七天后观察并计数各组生成的细胞集落,≥50 个细胞为一个细胞集落。

附:上层培养液配制(2ml):骨髓细胞悬液 Xml、5% 琼脂 0.12ml(最终浓度为 0.3%)、含 20% 马血清的 199 培养液 $(2-0.12-X)$ml、适量青、链霉素(浓度 100U/ml、100μg/ml)。其中骨髓细胞悬液体积 Xml,可按下面的公式计算而得:$(X \times N)/2 = 2 \times 10^5$(使培养体系中的骨髓细胞的浓度为 2×10^5 个/ml)。

3. 小鼠血清 SICAM-1 的检测

末次给药后,小鼠眼眶静脉窦取血 1ml,室温放置 20min,以 3000r/min 离心 20min,取血清 5ul,按试剂盒说明书操作,检测血清中 SICAM-1 浓度值。

4. 统计学方法

各组实验数据以 $\bar{x} \pm s$ 表示,采用 SPSS13.0 统计软件进行单因素方差分析,两组间比较用 t 检验。

(四)实验结果

采用 X 射线 + 环磷酰胺 + 氯霉素复合方法复制小鼠再生障碍性贫血模型,模型对照组小鼠骨髓 CFU-GM 生成量明显降低,血清中 SICAM-1 明显升高,与正常对照组比较,差异均有统计学意义($P<0.01$)。司坦唑醇片组和黄鼠狼肉、骨粉胶囊高、低剂量组均能提高模型小鼠骨髓 CFU-GM 生成量,降低小鼠血清中 SICAM-1 含量,与模型对照组相比,差异有统计学意义($P<0.01$ 或 $P<0.05$)。结果见表 2。

表 2 对模型小鼠 CFU-GM、SICAM-1 的影响(骨髓细胞数 4×10^5)

分组	剂量 (g/kg)	动物数 (n)	CFU-GM	SICAM-1(μg/ml)
正常对照组	–	10	20.82 ± 2.34	11.65 ± 1.82
模型对照组	–	10	7.14 ± 0.96##	18.83 ± 2.69##
司坦唑醇片组	1mg	10	9.78 ± 1.13**	15.04 ± 1.86**
肉、骨粉胶囊高剂量组	18	10	9.91 ± 1.42**	15.59 ± 2.21**
肉、骨粉胶囊低剂量组	6	10	9.56 ± 1.09**	16.12 ± 2.34*

注:与正常对照组比较:## $P<0.01$;与模型对照组比较,* $P<0.05$,** $P<0.01$。

（五）小结

黄鼠狼肉、骨粉胶囊治疗再生障碍性贫血可能与升高骨髓 CFU-GM 和降低血清 SICAM-1 有关。

三、结论

采用 X 射线 + 环磷酰胺 + 氯霉素复合方法复制小鼠再生障碍性贫血模型，黄鼠狼肉、骨粉胶囊能明显增加模型小鼠外周血中 HGB、RBC、WBC 和 PLT 数量，能增加 BMNC 数量，还能升高骨髓 CFU-GM 和降低血清 SICAM-1。骨髓组织病理学结果表明，黄鼠狼肉、骨粉胶囊能明显改善模型小鼠骨髓增生低下和造血灶减少，促进骨髓造血。其治疗再生障碍性贫血的作用机制可能与调节骨髓 CFU-GM 和血清 SICAM-1 的平衡有关。

实验设计者:马　骏(甘肃中医学院药理学教授、硕士生导师)

实验负责者:马　骏

实验参加者:程显怡　贠　洁(甘肃中医学院药理学硕士研究生)

实验原始资料保存地:甘肃中医学院药理教研室

第八节 养血益气胶囊治疗溶血性贫血临床及实验研究

2012 年通过庆阳市科技局鉴定;2013 年获庆阳市科技进步二等奖。

主要研究人员:开金龙 夏小军 段 赟 孙 榕 葛荣库 殷建峰 张鑫智
姚金华 刘 慧(甘肃省庆阳市中医医院)
路继华(甘肃省庆阳市西峰区肖金卫生院)

1 养血益气胶囊治疗溶血性贫血项目来源及实施意义

溶血性贫血是血液病科常见的一种血液系统疾病,是由于遗传、免疫代谢、感染、物理化学因素和机械因素造成红细胞破坏增多、增速,骨髓造血功能代偿不足时所发生的一类贫血。临床以贫血、黄疸、脾大等为主要表现。属中医学的"黄疸"、"虚黄"、"虚劳"、"积聚"等范畴。现代医学治疗该病以肾上腺皮质激素、免疫抑制剂、脾切除等方法为主,短期疗效较好,但副作用比较大,停药易复发,反复使用易耐药。鉴于此,采用中医辨治的方法治疗溶血性贫血。通过多年临床实践及研究,课题组认为本病的发生是由于热毒入里伤脾,脾虚不能运化水湿,湿邪内蕴,湿热蕴结而出现黄疸,热毒耗血,出现血虚症状。治疗上提出"从脾论治"的观点,确立扶正祛邪、标本兼顾的治疗原则,治以健脾益气、养血补血、清热利湿之法。采用自拟养血益气汤加减化裁。前期的观察研究表明,该方及其胶囊剂型——养血益气胶囊,治疗溶血性贫血疗效明显,具有调节机体免疫功能、减少抗体产生、控制溶血的作用。为进一步证实益气养血胶囊治疗溶血性贫血的有效性及安全性,我们选择该课题进行研究,以期为临床治疗溶血性贫血提供一种新方法及新制剂。2011 年通过庆阳市科技局立项(项目编号为:SH2011-34)。

2 养血益气胶囊治疗溶血性贫血理论依据

溶血性贫血属于祖国医学"黄疸"、"虚劳"、"虚黄"等范畴。本病多由脾胃虚弱,湿浊内生或外感寒邪,入里化热,湿热蕴结起病,病久耗损气血可出现气血、脾肾虚弱。卫气虚弱,湿热或寒邪入里,湿热交蒸伤及营血,进而引起血气之败,败血随胆汁外溢发为黄疸。脾为后天之本,主运化,脾胃虚弱,运化失常,则气血生化不足,患者体乏无力,血少色白,水湿运化障碍,蕴久化热,湿热熏蒸发为黄疸。黄疸日久,气滞血瘀,也易成"积聚"之证。温抗体型自身免疫性溶血性贫血临床表现多端,多为慢性起病,易于反复,部分患者有急性发作史,发作期间可见畏寒、发热、黄疸、腰背疫痛等。本病变化多端,常多表现虚中夹实、本虚标实的病机特点。本虚以气血双亏,甚则脾肾俱虚多见,如易见面白、气短、懒言、头晕耳鸣、纳少便溏、腰膝酸软等症;标实为湿热之邪,病久入络致气滞血瘀,晚期常有积块形成。本病早期治疗应清热利湿与补虚相结合,后期有积块形成时,加用活血化瘀及软坚药物。基于以上之认识,我们认为本病的发生是由于湿热毒邪入里伤脾,脾虚不能运化水湿,湿邪内蕴,湿热蕴结而出现黄疸;热毒耗血,出现血虚症状。治疗上,提出"从脾论治"的基本观点,确立扶正祛邪、标本兼顾的原则,治以健脾益气、养血补血、清热利湿之法,采用自拟养血益气汤治疗。前期的临床观察研究表明该汤剂及其胶囊剂型——养血益气胶囊治疗溶血性贫血疗效明显,具有调节机体免疫功能、减少抗体产生、控制溶血的作用。为进一步证实益气养血胶囊治疗溶血性贫血的有效性及安全性,我们选择该课题进行研究。

3 养血益气胶囊方义分析

一、组成

人 参 黄 芪 白 术 茯 苓 柴 胡 升 麻 当 归 补骨脂
鸡内金 莱菔子 甘 草 茵 陈 大 黄 山栀子 车前子

二、功效

健脾益气,养血补血,清热利湿。

三、方解

养血益气胶囊处方来源于庆阳市中医医院药剂科与血液病科协定处方,是在课题组治疗本病有效汤剂的基础上,优化而成,后经剂型改造,固定为胶囊剂型,即养血益气胶囊。方中人参、黄芪、白术、当归补脾益气、养血补血;山栀子、茵陈、茯苓、车前子清热利湿退黄;柴胡疏肝行气;大黄通腑以泻湿热;鸡内金、莱菔子消食导滞;补骨脂温补脾肾助阳化气。全方共奏健脾益气、养血补血、清热利湿之功效,使血虚得以恢复,黄疸得以消退。拟通过临床对比观察及实验研究,证实养血益气胶囊是一种有效、安全、简便治疗溶血性贫血的新型纯中药制剂。

4 养血益气胶囊药效学毒理学试验报告

提要 目的:观察养血益气胶囊对小鼠溶血性贫血的治疗效果和该药对小鼠的急性毒性。方法:腹腔注射苯肼建立小鼠溶血性贫血模型,监测给药 5d 后小鼠体重变化、红细胞计数(RBC)、血红蛋白含量(HGB)和红细胞压积(HCT)等血液指标的变化;测定小鼠LD_{50}或最大给药量。结果:经苯肼腹腔注射造成小鼠急性溶血性贫血模型,养血益气胶囊能明显增加小鼠体重,增加外周血 RBC、HGB 和 HCT;小鼠急性毒性试验未测出LD_{50},一日最大给药量为 48g/kg·d,是临床人日口服剂量 0.1g/kg·d 的 480 倍。结论:养血益气胶囊对苯肼所致小鼠溶血性贫血具有治疗作用;该药一日内剂量过大口服安全。

一、对苯肼所致溶血性贫血模型小鼠的治疗作用

(一)实验目的

观察养血益气胶囊对苯肼所致溶血性贫血模型小鼠的治疗作用。

(二)实验材料

1. 药品与试剂

养血益气胶囊,甘肃省庆阳市中医医院提供,产品批号:110623。临用时以生理盐水配制成 5%和 15%的溶液备用;阿胶补血颗粒,山东东阿阿胶股份有限公司,国药准字 Z37021196,产品批号:110507。临用时以生理盐水配制成 20%的溶液备用;盐酸苯肼,启东亚太化工厂有限公司生产,产品批号:081023。临用时以无菌生理盐水配制成 1%的溶液,用 0.1mol/L NaOH 溶液调 pH 值至 7.4 备用。

2. 动物

昆明小鼠,清洁级,雌雄各半,体重 18~22g,由兰州大学实验动物中心提供,生产许可证号:SCXK(甘)2009-0004,合格证号:0002397。

3. 仪器

血球自动计数仪,型号:CD1200,美国雅培;BS110S 型 sartorius 电子天平,北京赛多利斯天平有限公司。

(三)实验方法

对苯肼所致溶血性贫血模型小鼠的治疗作用:

取小鼠 50 只,雌雄各半,随机分为 5 组,每组 10 只。除正常对照组小鼠腹腔注射生理盐水外,其余各组小鼠腹腔注射苯肼生理盐水溶液 0.1g/kg 体重。造模同时,养血益气胶囊高、低剂量组分别灌胃养血益气胶囊 3g/kg 体重(相当于临床用量 30 倍)、1g/kg 体重(相当于临床用量 10 倍);阳性对照组灌胃阿胶补血颗粒 4g/kg 体重(相当于临床用量 30 倍);正常对照组灌胃等容量生理盐水。各组每天给药 1 次,连续给药 5d。末次给药后 2h,小鼠称重。随后尾静脉采集 10μl 外周血,加入 2 ml 稀释液内混匀,进行外周血红细胞计数(RBC)、血红蛋白含量(HGB)、红细胞压积(HCT)等指标的检测。并用 t 检验进行统计学处理。

(四)实验结果

结果表明,模型对照组小鼠皮毛凌乱,缺乏光泽,足底颜色及口唇黏膜苍白,饮食量减少,行动迟缓。而且体重、外周血 RBC、HGB 和 HCT 降低,与正常对照组比较,有显著性或极显著性差异($P<0.05$ 或 $P<0.01$),表明苯肼所致小鼠急性溶血性贫血造模成功。养血益气胶囊高、低剂量组和阳性药阿胶补血颗粒组连续给药 5d,对模型小鼠的外观、体重和外周血液学异常表现有明显改善作用,可使体重、外周血 RBC、HGB 和 HCT 明显增加,与模型对照组比较,有显著性或极显著性差异($P<0.05$ 或 $P<0.01$)。结果见表 1。

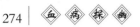

表1 养血益气胶囊对苯肼所致溶血性贫血模型小鼠的治疗作用(n=10)

组 别	剂 量 (g/kg)	体重 (g)	RBC (×10¹²/L)	HGB (g/L)	HCT (%)
正常对照组	–	22.7 ± 2.9**	7.25 ± 1.23**	125.37 ± 22.54**	43.2 ± 7.1**
模型对照组	–	16.9 ± 2.3	4.11 ± 1.27	87.24 ± 15.19	31.6 ± 5.3
阿胶补血颗粒组	4.0	20.1 ± 2.9*	5.51 ± 1.16*	115.20 ± 20.24**	38.3 ± 6.8*
养血益气胶囊组	1.0	19.6 ± 2.5*	5.92 ± 1.20**	109.71 ± 19.93*	41.5 ± 6.4**
养血益气胶囊组	3.0	19.8 ± 2.7*	5.74 ± 1.53*	104.86 ± 17.05*	38.7 ± 6.6*

注:与模型对照组比较,*$P<0.05$,**$P<0.01$。

（五）小结

经苯肼腹腔注射造成小鼠急性溶血性贫血模型,养血益气胶囊能明显改善模型小鼠外观体征,增加小鼠体重、外周血 RBC 数量、HGB 含量和 HCT。提示养血益气胶囊对苯肼所致小鼠溶血性贫血具有治疗作用。

二、养血益气胶囊的急性毒性试验

（一）实验目的

观察养血益气胶囊的急性毒性反应。

（二）受试药物

养血益气胶囊,甘肃省庆阳市中医医院提供,产品批号:110623。

（三）动物

昆明小鼠,清洁级,雌雄各半,体重 18~22g,由兰州大学实验动物中心提供,生产许可证号:SCXK(甘)2009-0004,合格证号:0002397。

（四）方法和结果

1. LD_{50} 测定

预试:取小鼠 15 只,雌雄比 8:7,随机分为 A、B、C 三组,每组 5 只。各组小鼠禁食(不禁水)12h 后分别灌胃给药,A 组灌胃 40% 养血益气胶囊 0.4ml/10g 体重;B 组灌胃 20% 养血益气胶囊 0.4ml/10g;C 组灌胃 10% 养血益气胶囊 0.4ml/10g;各组均给药 1 次,观察给药后 7d 内小鼠死亡情况。

结果,各组给药后 7d 内均未出现死亡(结果见表 2),按有关文献要求改测最大给药量。

表2 小鼠 LD_{50} 预试结果

组别	动物数 (只)	给药剂量 (g/kg)	动物死亡数(只)						
			第1天	第2天	第3天	第4天	第5天	第6天	第7天
A	5	16	0	0	0	0	0	0	0
B	5	8	0	0	0	0	0	0	0
C	5	4	0	0	0	0	0	0	0

2. 最大给药量测定

取小鼠 60 只,雌雄各半,随机分为 3 组,每组 20 只。各组小鼠禁食(不禁水)12h 后,按最大可给药体积 0.4ml/10g 体重灌胃 40%(最大可给药浓度)养血益气胶囊,试验各组分别于 1 日内给药 3 次、2 次、1 次,给药间隔 6h。观察记录各组小鼠给药后 7d 内的反应情况,以不产生死亡的最大剂量为最大给药量,并按下式计算相当于临床一日给药量倍数。

$$小鼠最大给药量倍数=\frac{小鼠一日最大给药量}{小鼠平均体重(20g)}\times\frac{成人平均体重(以 60000g)}{成人每日用量}$$

结果,给药后观察 7 天,3 个给药组均未出现死亡,也未发现明显毒性反应(结果见表3)。小鼠最大给药量为 48g/kg·d,相当于人临床日用量 0.1g/kg·d 的 480 倍。

表 3 小鼠最大给药量试验结果

组别	动物数 (只)	给药剂量 (g/kg)	动物死亡数(只)						
			第 1 天	第 2 天	第 3 天	第 4 天	第 5 天	第 6 天	第 7 天
A	20	48	0	0	0	0	0	0	0
B	20	32	0	0	0	0	0	0	0
C	20	16	0	0	0	0	0	0	0

(五)小结

对养血益气胶囊进行小鼠急性毒性试验,因未测出小鼠死亡剂量,无法测定 LD_{50},故改测最大给药量。试验结果表明,小鼠灌胃给药养血益气胶囊,未发现明显毒性反应,一日最大给药量为 48g/kg·d,是人临床日口服剂量 0.1g/kg·d 的 480 倍。表明该药一日内剂量过大口服是安全的。

三、结论

养血益气胶囊对苯肼所致小鼠溶血性贫血具有治疗作用,并且该药一日内剂量过大口服安全。

试验设计者:马　骏
试验负责者:马　骏
试验参加人员:傅　毓　　孔玉杰
原始资料保存处:甘肃中医学院药理学教研室

5 养血益气胶囊治疗溶血性贫血临床观察(摘要)

养血益气胶囊是在我院原治疗溶血性贫血有效中药汤剂的基础上,经进一步优化组方,调整用量,采用中药胶囊剂制备工艺,精致而成的纯中药胶囊剂。具有健脾益气,养血补血,清热利湿之功效,主要用于治疗溶血性贫血。为进一步探讨其对溶血性贫血的疗效及作用机制,课题组于 2011 年 1 月 1 日至 2012 年 10 月 1 日,选择 100 例温抗体型自身免疫性溶血性贫血患者,分为三组,应用中药组(养血益气胶囊)、西药组(激素组)及中西医结合组进行对照观察,取得了满意疗效。

6 养血益气胶囊制备工艺

一、处方组成

人 参,黄 芪,白 术,茯 苓,柴 胡,升 麻,当 归,补骨脂,鸡内金
莱菔子,甘 草,茵 陈,大 黄,山栀子,车前子

二、配制工艺

以上十五味。当归、茵陈、白术提取挥发油,蒸馏后的水溶液另器收集;药渣与甘草、柴胡、山栀、车前子、升麻、黄芪等六味加水煎煮两次,第一次 2h,第二次 1h,合并煎液,滤过,滤液静置,取上清液与上述水溶液合并,浓缩至适量,加乙醇等量使沉淀,取上清液浓缩成稠膏,干燥,粉碎成细粉;人参、茯苓、鸡内金、大黄、补骨脂、莱菔子粉碎成细粉,与上述细粉混匀,装入胶囊,即得。

三、研究资料

(1)人参为五加科植物人参的干燥根。主含人参皂甙,挥发油、氨基酸,维生素等。为贵细药,故粉碎。

(2)黄芪为豆科植物蒙古黄芪及膜荚黄芪的干燥根。主要活性成分有多糖、皂甙、黄酮、多种氨基酸及微量元素。

(3)茯苓为多孔菌科真菌茯苓的干燥菌核。菌核中含茯苓聚糖。

(4)当归为伞形科植物当归的干燥根。主含挥发油。故用水蒸气蒸馏法提取。

(5)补骨脂为豆科植物补骨脂的干燥成熟果实。主含挥发油、香豆素、黄酮类化合物、树脂及豆甾醇等。

(6)白术为菊科植物白术的干燥根茎。主含挥发油,主要成分为苍术酮、白术内酯。

(7)柴胡为伞形科植物柴胡及狭叶柴胡或同属数种植物的干燥根。主含皂甙,柴胡皂甙,极性极大,易溶于水。

(8)升麻为毛茛科植物大三叶升麻、兴安升麻,或升麻的干燥根茎。主含多种甾萜类成分。

(10)鸡内金为脊索动物门鸟纲雉科动物鸡的干燥沙囊的角质内壁。

(11)莱菔子主含脂肪酸。

(11)茵陈为菊科植物茵陈蒿或滨蒿的干燥幼苗。主含挥发油。故用水蒸气蒸馏法。

(12)甘草为豆科植物甘草等的干燥根及根茎。主含甘草皂甙,以钾盐或钙盐形式存在于甘草中,其盐易溶于水。

(13)大黄为蓼科植物掌叶大黄、唐古特大黄或药用大黄的干燥根及根茎。主含蒽醌衍生物大黄酸、大黄素、大黄酚、芦荟大黄素、大黄素甲醚等为大黄的抗菌成分。大黄不宜久煎。

(14)栀子为茜草科植物栀子的干燥成熟果实。主含栀子甙、羟异栀子甙等,易溶于水。

(15)车前子为车前或平车前的干燥成熟种子。主要成分有黄酮类化合物木犀草素、车前子甙、车前子多糖。

7 养血益气胶囊质量标准

一、品 名

中 文 名：养血益气胶囊

汉语拼音：Yangxue Yiqi Jiaonang

二、处 方

人 参，黄 芪，白 术，茯 苓，柴 胡，升 麻，当 归，补骨脂

鸡内金，莱菔子，甘 草，茵 陈，大 黄，山栀子，车前子

配制工艺：以上十五味，当归、茵陈、白术提取挥发油，蒸馏后的水溶液另器收集；药渣与甘草、柴胡、山栀、车前子、升麻、黄芪等六味加水煎煮两次，第一次 2h，第二次 1h，合并煎液，滤过，滤液静置，取上清液与上述水溶液合并，浓缩至适量，加乙醇等量使沉淀，取上清液浓缩成稠膏，干燥，粉碎成细粉；人参、茯苓、鸡内金、大黄、补骨脂、莱菔子粉碎成细粉，与上述细粉混匀，装入胶囊，即得。

三、性 状

本品为硬胶囊剂，内容物为棕褐色的粉末，味苦。

鉴 别

(1)取本品 1 g，置显微镜下观察，碎片易见，含黄色块状分泌物，草酸钙簇晶，棱角锐尖，木栓细胞表面观多角形，壁细波状弯曲，淀粉粒甚多。不规则颗粒状团块及分枝状团块无色，与水合氯醛液渐溶化，菌丝淡棕色，细长，稍弯曲，有分枝。

(2)取本品 1 g，置 500ml 圆底烧瓶中，加水 250ml，连接挥发油测定器，自测定器上端加水至刻度，并溢流入烧瓶时为止，再加入石油醚(60℃~90℃)1ml，加热并保持微沸 2h，放冷，取石油醚层作为供试品溶液。另取白术对照药材 1 g，同法制成对照药材溶液，照薄层色谱法(附录ⅥB)试验，吸取上述两种溶液，分别点于同一硅胶 G 薄层板上，以石油醚(60℃~90℃)为展开剂，展开，取出，晾干，喷以 10%香草醛硫酸溶液，加热至斑点显色清晰。供试品色谱中，在与对照药材色谱相应的位置上，显相同颜色的斑点。

四、起草说明

(1)参照《中华人民共和国药典》2005 年版增补本 P15 人参鉴别项(1)及 P48 茯苓鉴别项(1)。

(2)参照《中华人民共和国药典》2005 年版增补本 P108 健脾丸鉴别项(2)鉴别白术。

【检 查】应符合胶囊剂项下有关的各项规定(中国药典 2010 年版附录 IC)

【功能主治】健脾益气，养血补血。用于治疗溶血性贫血、营养不良性贫血、再生障碍性贫血、白血病化疗后贫血等贫血类疾病。

【用法用量】口服，一次 3~4 粒，一日 3 次或遵医嘱。

【规格】0.5 g×48 粒。

【贮藏】密封。

第九节 摄血丸治疗特发性血小板减少性紫癜(ITP)临床研究

2005 年通过甘肃省科技厅科技成果鉴定。2006 年获甘肃省庆阳市科技进步二等奖。

主要研究人员:夏小军 张鑫智 开金龙 肖志俊 姚金华 殷建峰 谢君国
俄 静 赵继胜(甘肃省庆阳市中医医院)

1 摄血丸治疗 ITP 目的意义

特发性血小板减少性紫癜(idiopathic thrombocytopenic purprua, ITP)是以出血及外周血血小板(PLT)减少,骨髓巨核细胞数正常或增多并伴有成熟障碍为主要表现的出血性疾病。目前已公认本病是一种由于患者体内产生自身抗血小板抗体,致使血小板寿命缩短、破坏过多、数量减少为病理特征的自身免疫性疾病,故又称免疫性血小板减少性紫癜,或称原发性血小板减少性紫癜。ITP 分急性型和慢性型两种,在疾病早期很难鉴别,两者病因病机及转归也迥然不同。儿童 80%为急性型(AITP),无性别差异,冬春两季易发病,多数有病毒感染史,为自限性疾病,一般认为是病毒感染后的一种天然免疫反应,一旦病源清除,疾病在 6~12 个月痊愈。而成人 ITP95%以上为慢性型(CITP),男女之比约为 1:3,一般认为属自身免疫性疾病的一种。本病病死率约为 1%,多数是因颅内出血而死亡。

由于 ITP 以皮肤、黏膜或内脏出血为主要临床表现,因此涉及中医病证范围很广,临床不仅可以见到肌衄、鼻衄、齿衄、舌衄、目衄、吐血、咳血、便血、尿血、崩漏等各种出血表现,包括了整个中医血证门类,还可以见到急性发作期出现的"发斑"、"葡萄疫",以及脑出血引起的"中风"等特殊临床表现,但现代中医仍将其归于"血证"范畴。

西医治疗 ITP 经典方法有皮质类固醇和脾切除。近年来虽出现很多新的治疗方法,但疗效未能超过这两种方法,各种新方法均为探索性尝试。肾上腺皮质激素是西医治疗 ITP 的首选药物,作用机理为抑制抗体生成,抑制抗原抗体反应,抑制单核—巨噬细胞系统,以减少血小板的过多破坏,减少脾脏对致敏血小板的清除作用。此外能降低毛细血管脆性,改善出血症状,同时也有刺激骨髓造血的作用。多数急性型患者用药后疗效迅速出现,数天后出血停止,血小板数上升,60%~70%的急性型病例可缓解。但停药后复发率高,副作用多,如高血压、糖尿病、应激性溃疡出血等常见,去除有自愈倾向的急性型,维持长期缓解率小于 20%。脾切除是西医治疗慢性型 ITP 的一种重要方法,急性型或慢性型急性发作期的 ITP 患者,出现颅内出血先兆,有危及生命体征时,有条件者也作为紧急抢救手段之一,作用机理在于减少血小板抗体的生成,消除血小板的破坏场所。其近期缓解率可达 70%~80%,但其中 30%~50%病例可复发。近年来国内流行脾动脉栓塞术亦基于上述原理,但疗效不如脾全切,也不易被患者所接受。

中医理论认为,本病可由多种外感及内伤原因引起,其病变机理主要有热迫血行、阴虚火旺、气不摄血三个方面,故以清热解毒、凉血养阴、益气摄血之法为主治疗取效明显。目前国内中医药治疗 ITP 分辨证施治与辨病施治两大类。在辨证施治中又分辨证论治和基本方随证加减两种方法;辨病施治则有单药及复方两种形式。中国中医研究院周霭祥教授等人分析国内 1988 年 3 月至 1993 年 12 月 5 年中医治疗 ITP 文献 48 篇,总结辨证施治 16 篇计 553 人次疗效,显效率 51.2%,良效率 24.7%,进步率 13.3%,总有效率 89.2%。总结辨病施治 11 篇文献计 727 人次疗效,显效率 43.2%,良效率 20.6%,进步率 23.4%,无效率 12.9%。同时证明,中医药治疗 ITP 具有明显改善出血症状,稳定性好,不易复发,无毒副作用等诸多优点,因而具有广阔的应用前景,也越来越受到人们的普遍重视。

尽管目前中医药治疗 ITP 取得了很大进展,但由于现代医学研究至今仍未对 ITP 的病因病机得出结论,常用的西医疗法存在着毒副作用大、容易复发等缺点;中医治疗 ITP 存在着诊断和疗效标准尚不统一,未分别分析急、慢性 ITP 疗效,大部分临床研究未设立对照组,辨证分型标准尚未统一,以及至今仍无适当的 ITP 实验动物模型等不足。因此,还有许多工作要我们去做,在中医现代化道路上尚需各位同道共同努力。鉴于此,我们选择该课题进行研究,以弘扬祖国医药学事业,以期为 ITP 临床提供一种行之有效、安全可靠、经济实用的中药新制剂。

2 摄血丸治疗 ITP 理论依据

ITP 为血液科临床较为常见的疾病之一。在多年实践经验的基础上,我们总结出 ITP 是一种本虚标实、虚实夹杂之证,主要病机为热、虚、瘀三种。若起病急骤,出血病势重,并伴有发热口渴,面赤烦躁,舌红脉数者,多属血热实证,为实火,多见于本病急性型或慢性型急性发作期。外邪侵袭,蕴毒于内,从阳化热,邪热与气血相搏,灼伤脉络,血溢脉外,乃发斯证。若病势缓和,时发时止,伴低热盗汗,手足心热,脉细数者,多属阴虚火旺之虚火,急、慢性型均可见,但较少。劳伤过度,损伤真阴,或久病、热病耗伤阴津,阴虚火旺,虚火灼伤脉络,迫血妄行,故见斯证。若病程较长,反复出血,瘀斑色淡,伴面色无华,神疲乏力,舌淡脉弱者,则属气血亏虚、血失统摄之虚证,多见于本病慢性型。气为血之帅,血为气之守,脾胃虚弱,生化乏源,气虚不摄,血失所统,则有斯证。

现代医学研究认为,急性型 ITP 多发生在病毒感染或上呼吸道感染的恢复期,起病前 1~3 周约 84%的病人有呼吸道或其他病毒感染史,且 ITP 患者的巨噬细胞吞噬率较正常人明显降低。《内经》云:"正气存内,邪不可干。"任何疾病的发生,虽不外机体阴阳失调,脏腑偏盛偏衰及外邪侵袭等,但都与正气的虚损有密切的关系,且"邪之所凑,其气必虚。"急性型 ITP 疾病初起虽表现为一派火热之实象,但由于其病情进展迅速,出血量大,火热之邪伤气耗阴,气虚、阴虚等虚象接踵而至;加之部分病例随病情发展可转为属虚候的慢性型;配合应用激素者,在服用期间呈现一派阴虚火旺之象,随激素减量直至停用,又可出现明显脾肾阳虚之候,其本虚标实,以实为主,虚实夹杂之特征由此可见一斑。慢性型 ITP 可因外感或过劳而急性发作,急性发作者经有效治疗后又回到慢性期,此时本虚标实之特征表现尤为突出。同时多数成人病例开始发病即为慢性型,就诊时急性型与慢性型常不易区分,亦呈现一派虚实夹杂的表现。《内经》云:"中焦受气取汁,变化而赤,是谓血","脾统血。"《血证论》云:"既然是离经之血,虽清血鲜血,亦是瘀血",又云:"失血何根?瘀血即其根也。"临床所见,ITP 以出血为主要临床表现,其急性型多见火、热等实象,但以热邪为主;慢性型多见气、血、阴、阳等虚候,但以脾气虚弱为主;瘀血作为一种病理现象,贯穿于疾病始末。故对其急性型不能单纯采用清热解毒、凉血止血之法进行治疗,而应顾及气、阴之虚及血瘀;慢性型不能一味应用健脾益气摄血法,更应兼顾血热、血瘀。以期通过标本兼顾、攻补兼施而达到治疗目的。

3 ITP 疾病分类

综合有关资料,结合临床观察,将 ITP 疾病分类分述如下。

一、急性型 ITP

常见于儿童,起病前 1~2 周常有病毒感染史。起病急骤,可伴发热、畏寒,突然发生广泛严重的皮肤黏膜出血。皮肤出血表现为全身瘀点或瘀斑,密集色红,以四肢及易于碰撞部位多见,严重时可融合成片甚或形成血肿,鼻、龈出血也较为常见,还可伴有胃肠道、泌尿系出血等。如患者见有口腔、舌面大片紫斑或血疱,又伴见头痛或呕吐,要警惕颅内出血的可能。一般出血程度与血小板减少程度成正比,其病程多为 4~6 周,最长半年可自愈。少数可迁延半年或数年以上转为慢性。本病肝及淋巴结一般不肿大,10%~20%患者可有轻度脾肿大。颅内出血时可出现相应神经系统病理反射。血小板计数明显减少,常在 $20×10^9$/L 以下,血小板寿命明显缩短,约 1~6h。骨髓检查少数病例巨核细胞增多或正常,其中幼稚型巨核细胞明显增多。

二、慢性型 ITP

绝大多数发生于成人,起病隐匿,多数在确诊前数月或数年已有易发紫癜,鼻、龈衄,月经增多,小手术或外伤后出血时间延长等病史。出血程度不一,一般较轻,出血程度与血小板计数有关。紫癜散在色淡,多发生在下肢,很少出现血肿或血疱,牙龈渗血多于鼻出血,月经增多者常伴有缺铁性贫血。在本病急性发作时,亦可见消化道、泌尿系出血,甚至颅内出血或失血性休克。多因上呼吸道感染或过劳诱发急性发作,每次发作可延续数周甚至数月。缓解期出血不明显,多次化验血小板数减少,一般在 $30×10^9$/L~$80×10^9$/L 之间,血小板寿命缩短,约 1~3d。本病自发性缓解少,除出血症状外全身情况良好,体征同急性型。血小板高于 $50×10^9$/L 者可无症状。骨髓巨核细胞大多增加,大小基本正常,颗粒型增多,血小板形成明显减少。血小板表面相关 IgG(PAIgG)增多,血小板相关 C_3(PAC3)增多。

4 摄血丸方义分析

摄血丸是在我院原治疗 ITP 有效中药汤剂的基础上研制而成的纯中药蜜丸剂。20 世纪 80 年代,我院第一代中医血液病临床工作者在广泛采集民间单方、验方的基础上,相继发现了血见愁、脚汗草(墓头回)等当地特产中草药,民间有用其单品或入复方治疗各种血证的经验。经部分临床观察,证实其对 ITP 等各类出血性疾病具有较为明显的治疗效果,虽整理总结报道过多篇论文,但均未形成相对固定的辨证分型方药体系,未进行系统而大规模的深层次研究。1990 年,我们在学习继承以上经验的基础上研究认为复方的疗效优于单一药物,故以中医辨证论治与西医辨病论治相结合为理论指导,按常规的分类方法,将 ITP 分为血热妄行、阴虚火旺、脾不统血三型辨证治疗,拟定出相应的系列方药,经临床观察疗效有了更进一步的提高。同时发现,辨证分型治疗虽提高了临床疗效,但由于 ITP 自身的特点,型与型之间常相互交叉,并常可转化,加之疾病又有急性型和慢性型之分,临床表现及病理机制比较复杂等,均给实际工作带来一定的困难。观察中还发现,尽管 ITP 证型各异,但均以出血为主要症状,外周血血小板减少为主要病理指标,无论如何变化,病机不外热、虚、瘀二端,虚实夹杂、本虚标实的证候特点贯穿于疾病始末。1992 年,我们在既往经验的基础上经进一步优化组合,总结拟定出以血见愁、墓头回、黄芩炭为主的单一中药汤剂,取名摄血汤,临床应用对于各种类型的 ITP 具有清热凉血、益气摄血、宁络消斑之功效,确能提升血小板。由于急性型 ITP 多发于儿童,且病情急骤,传统应用的中药汤剂又有服用量大,味道较苦等不足,加之小儿神识未开,苦于打针服药,就中药汤剂而言,暂服虽可接受,长期应用便很困难;特别是对病情危重者汤剂往往缓不应急。慢性型 ITP 虽多见于成人,但由于病程较长,需长期服药,长期应用汤剂也有诸多不便。鉴于此,我们又于 1994 年进行了中药剂型改革。由于现代新型中药剂型如冲剂、口服液、胶囊等均为提取有效成分后制成,摄血汤中药物化学成分比较复杂,许多药物的有效成分及作用机制目标仍未获得结论。为了保持原方药的治疗特色,我们选择了传统应用的大蜜丸剂,定名摄血丸,一则可保证用量,保持原组方的治疗效果;二则"丸者缓也",携带服用方便,且丸中之蜜还可"益气补中","除众病、和百药"(《神农本草经》)。两年多的临床应用表明,摄血丸具有与摄血汤相同的临床疗效。1996 年,我们在完成制剂、制备工艺、质量标准、检查鉴定方法等资料后,又在药检部门进行了药检,报审并获得院内制剂生产批准文号:庆卫普制准字(2000)150-02。此后随着观察病例的不断增多,经验的不断积累,对制剂生产也提出了更高的要求。通过设备的增添,工艺的不断改进,制剂质量也在不断提高,在历次送检及抽检中均符合标准要求。2004 年,摄血丸又通过甘肃省食品药品监督管理局审验后下发的院内制剂生产批准文号:甘药制字 Z04101015。摄血丸每丸重 9g,含生药 4.2g,其服用方法是成人每次服用 2 丸,每日 2 次;15 岁以下儿童每次服用 1 丸,每日 2 次,亦可煮丸服用。

一、组成

血见愁,墓头回,黄芩炭,白茅根,赤　芍,牡丹皮,生　地,仙鹤草,黄　芪

当　归,党　参,茯　苓,白　术,肉苁蓉,鸡血藤

二、功效

清热凉血,益气摄血,宁络消斑。

三、方解

方中血见愁系我地特产中草药,学名:茜草;又名:红茜草。为茜草科多年生蔓生草本植物茜草 Rubia cordifolia L.的根(1994 年经甘肃中医学院高岭教授鉴定)。其味苦性寒,具有凉血止血,活血祛瘀之功效,我地民间有以其单品或入复方治疗各类血证的经验。药理研究证实其有较好的止血作用。墓头回系我地特产中草药,又名:脚汗草,为败酱科败酱属植物异叶败酱(Patrinia heterophylla Bunge)及糙叶败酱(Patrinia scabra Bunge),(1992 年经甘肃中医学院高岭教授鉴定),以根或全草入药,性微寒、凉,味苦、涩,具有清热燥湿、止血、止带、祛瘀截疟之功效,我院有人用其治疗 ITP 疗效较好。药理研究表明其有止血作用。黄芩味苦性寒,清热泻火,解毒凉血,炒炭后味苦微涩,性微寒,以清热止血之力胜。白茅根甘寒,凉血止血,清热利尿。赤芍味苦微寒,清热凉血,祛瘀止痛,可使凝血酶原时间及白陶土部分凝血酶时间延长。牡丹皮味苦、辛,性微寒,清热凉血,活血散瘀。生地苦、寒,清热凉血,养阴生津。上述诸药,皆为清热泻火、凉血止血之品,兼有化瘀之能,且有养阴之效,再配以味苦涩、性平不偏,收敛止血的仙鹤草,能有效治疗因血热妄行及阴虚火旺引起的各种出血。药理研究亦证实仙鹤草可增加血小板,其止血成分是所含的微量维生素 K$_1$ 及鞣质。黄芪味苦微温,补气升阳,益卫固表,既能调节免疫,又可促进骨髓造血。当归甘、辛、温,补血,活血,能增加网织红细胞数和骨髓有核细胞数。党参甘、淡、平,补中益气,生津养血,可刺激骨髓造血。茯苓甘、淡、平,利水渗湿,健脾安神。白术甘、苦、温,补气健脾,燥湿利水。上述诸药,味甘性微温,合而用之,共奏补气养血,健脾摄血之功,能有效治疗因脾虚不摄引发的各类出血。明代赵献可云:"有形之血不能速生,无形之气所当急固。"大凡血证,由于"有形之血来源于无形之气",故补气应在补血之先,健脾当在补肾之上。合以甘、咸、温的肉苁蓉以补肾助阳,补阳不燥,药力和缓,一则兼顾先天,二则阳中求阴。再合以行血补血见长的鸡血藤,既能增强补血祛瘀之能,又能提升血小板。

由上可见,以上 15 味中药相互伍用,不仅具有清热凉血,益气摄血之功,而且能够滋阴降火,兼能活血化瘀。全方寒温并用,攻补兼施,标本兼顾,气血并治,祛邪不伤正,扶正不碍邪,性寒不伤胃,味甘不滋腻,止血不留瘀,故对以热、虚、瘀为主要病机的 ITP,通过清热凉血,益气摄血而达宁络消斑之功效。

5 摄血丸治疗 ITP 时激素的应用

截至目前,激素仍作为西医治疗 ITP 的首选药物,成人常用强的松 1~2mg/d·kg。在出血严重,血小板低于 10×10⁹/L 时,可选用甲基强的松龙或地塞米松冲击治疗,亦可用氢化可的松静滴,近期疗效达 60%~70%。但停药后易复发,副作用多。中医药治疗 ITP 具有出血症状改善明显,稳定性好,无毒副作用等特点,适宜作为 ITP 的首选治疗方案,但没有激素疗效出

现快,部分患者提升血小板作用并不显著。故在某些情况下还需要配合应用激素,以取长补短,分述如下。

（1）就诊时血小板<10×10⁹/L,并有严重内脏出血或颅内出血先兆者,应中西医结合,争分夺秒,积极抢救。可在应用中药同时静滴大剂量激素,如地塞米松、甲基强的松龙、氢化可的松等,待病情平稳后改强的松口服。

（2）就诊时血小板<10×10⁹/L,除个别出血症状不重,全身情况良好者在严密观察下单纯应用中药之外,多配合激素治疗,一般采用强的松口服。

（3）就诊时血小板>20×10⁹/L,全身出血症状不重,仅局限于皮肤黏膜者,应首选中药治疗,尽可能不用激素。

（4）无论急性型或慢性型 ITP 患者,应用激素治疗无效者,可单纯应用中药治疗。

（5）无论急性型或慢性型 ITP 患者,单纯应用中药治疗无效者,可酌情加用激素治疗。

（6）亦有部分慢性型 ITP 患者,多次化验血小板<20×10⁹/L,已能耐受,且出血症状不重者,可单纯应用中药治疗。

（7）凡配合应用激素者,超过 4 周无论有无疗效均应减量至维持量,需长期治疗者再维持 3~6 个月后逐渐停药。

由此可见,激素治疗 ITP 有一定的局限性,而中药则在任何情况下均可应用,故在临床研究中根据病史及病程长短、临床症状、体征及实验室检查结果,按急性型和慢性型分别进行观察治疗。

6 摄血丸急性毒性试验报告

一、目的

本试验的目的是评价摄血丸在观察期 14d 内所出现的急性毒性反应。试验过程及结果报告如下。

二、材料和方法

（一）受试物

受试物名称:摄血丸

受试物来源:甘肃省庆阳市中医医院

受试物收到时状态:透明塑料袋装浸膏粉,室温下储存

收样日期:2004 年 7 月 25 日

试验日期:2004 年 7 月 26 日至 2004 年 8 月 9 日

（二）实验动物

本试验采用清洁级 ICR 小鼠,雌雄各半,20 只,体重 17~20g,北京大学医学部实验动物科学部提供,合格证号:SCXK(京)2002-0001。

（三）饲养环境

清洁级动物实验室,温度为 20℃±2℃,相对湿度 50%±10%。

合格证号:SYXK(京)2002-0002。

（四）饲料

动物饲料为啮齿动物专用饲料，由北京科澳协力饲料有限公司提供，合格证号：京动(2000)第015号。

（五）试验方法

采用最大耐受剂量法，即用最大使用浓度和最大灌胃容量给予20只动物，连续观察14d。试验开始前动物禁食过夜。

（六）正式试验

以0.6ml/只·次的容量,0.2g/ml浓度,灌胃2次,两次间隔6h,共计0.24g浸膏粉/1.2ml,只。

（七）临床观察

给药后当天时刻密切观察动物反应,其后每天观察二次,连续观察14d。观察指标包括精神状况、体重、摄食情况、活动及体重等。

三、结 果

在0.24g浸膏粉,1.2ml/只剂量下,试验期间未见动物异常反应。试验后体重与试验前相比均增加(见表)。

表 摄血丸急性毒性试验动物体重变化($\overline{X}\pm SD$)

摄血丸	动物数 (只)	死亡率 (%)	平均体重(g)		动物净增重(g)
			试验前	试验后	
雌 10		0	23.22 ± 0.83	25.69 ± 1.47	2.47 ± 1.45
雄 10		0	25.11 ± 0.97	33.28 ± 2.11	8.17 ± 1.88

四、结 论

在本报告中所述的实验条件下,摄血丸属于无毒药物。

试验设计者： 郑振辉　廖军鲜
试验负责者： 郑振辉　廖军鲜　康爱君　田　枫
试验参加者： 康爱君　田　枫　李　华　王井焕
试验原始资料保存地： 北京大学医学部实验动物科学部
试验日期： 2004年10月

7 摄血丸治疗 ITP225 例临床研究

特发性血小板减少性紫癜(ITP)系血液科临床较为常见的疾病之一。摄血丸是在我院原治疗ITP有效中药汤剂的基础上,经现代药物制备工艺精制而成的纯中药蜜丸剂。2001年1月至2004年12月,我们以摄血丸为主治疗ITP225例,取得了满意疗效。现总结报告如下。

一、资料和方法

(一)病例选择标准

1.诊断标准

参照 1986 年首届中华血液学会全国血栓与止血学术会议修订标准进行诊断,并综合有关资料,分为急性型与慢性型两类。

2.纳入标准

(1)年龄 5 周岁以上者;(2)非病情危笃的极重症患者;(3)坚持服药治疗者。

3.排除标准

(1)同时合并其他疾病者,如再生障碍性贫血,急、慢性白血病,骨髓增生异常综合征等;(2)治疗过程中转化为上述病症者;(3)输血、输注血小板及大剂量丙种球蛋白者。

(二)临床资料

全部病例均来源于甘肃省庆阳市中医医院,共 225 例,其中门诊 94 例,住院治疗 131 例。男 133 例,女 92 例。按急性型与慢性型两类,分别采用随机抽样法分为中药Ⅰ、Ⅱ组(摄血丸组)和中西药Ⅰ、Ⅱ组(摄血丸加激素组)。

急性型 ITP 共 105 例。其中中药Ⅰ组 66 例,男 42 例,女 24 例;年龄 5~64 岁,平均 (20.0 ± 15.7) 岁;初诊 41 例,复诊 25 例;病程 2~48d,平均 (26.64 ± 15.86)d;血小板计数 $(2~90)\times10^9$/L,平均 $(34.56\pm24.51)\times10^9$/L。中西药Ⅰ组 39 例,男 19 例,女 20 例;年龄 5~66 岁,平均 $(18.6+14.5)$ 岁;初诊 26 例,复诊 13 例;病程 3~52d,平均 (28.62 ± 17.44)d;血小板计数 $(3~88)\times10^9$/L,平均 $(36.64\pm28.02)\times10^9$/L。

慢性型 ITP 共 120 例。其中中药Ⅱ组 91 例,男 58 例,女 33 例;年龄 5~66 岁,平均 (34.3 ± 17.3) 岁;初诊 9 例,复诊 82 例;病程 3 月至 22 年,血小板计数 $(6~86)\times10^9$/L,平均 $(36.56\pm18.30)\times10^9$/L。中西药Ⅱ组 29 例,男 14 例,女 15 例;年龄 7~59 岁,平均 (31.55 ± 13.6) 岁;初诊 6 例,复诊 23 例;病程 3 月至 18 年,血小板计数 $(3~84)\times10^9$/L,平均 $(40.03\pm27.04)\times10^9$/L。

两型四组资料经统计学处理均无显著性差异 $(P>0.05)$,具有可比性。

(三)治疗方法

中药Ⅰ、Ⅱ组均单纯服用摄血丸(由甘肃省庆阳市中医医院制剂室提供,院内制剂批准文号:甘药制字 Z0410105)治疗,成人每次服 2 丸,每日 2 次;15 岁以下儿童每次服 1 丸,每日 2 次,或煮丸服用。药物组成:茜草、墓头回、黄芩炭、白茅根、赤芍、牡丹皮、生地、仙鹤草、黄芪、当归、党参、茯苓、白术、肉苁蓉、鸡血藤。中西药Ⅰ、Ⅱ组除按以上方法服用摄血丸外,均加激素治疗。其中中西药Ⅰ组服强的松 $(1~2mg/d\cdot kg)$ 者 32 例,静滴地塞米松 $(5~10mg/d)$ 者 6 例,静滴氢化可的松 $(200mg/d)$ 者 1 例;中西药Ⅱ组服强的松者 27 例,静滴地塞米松者 2 例,用量均同前。合用激素者在地塞米松或氢化可的松应用 1~2 周后均改为等量强的松口服,超过 4 周无论有无疗效均减量服用,总疗程不超过半年。

(四)观察指标与方法

观察治疗前后临床症状改善情况,包括皮下、黏膜、鼻腔出血,吐血、咯血、尿血、便血、月经量多等一系列出血症状,以及乏力、头晕等伴随症状和毒副作用。采用日本东亚 KX-21 血细胞计数仪,每周至少进行 1 次血象检查,治疗前后分别采用 2 次检查结果的平均值作为统计资料。

（五）疗效标准及统计学处理

参照第二届全国血液学学术会议拟定的 ITP 疗效标准，分显效、良效、进步和无效。统计学处理应用 SPSS 医学统计软件包，计量资料用 t 检验，计数资料用 X^2 分析。

二、结果

（一）四组疗效比较，见表1

表1　四组疗效比较[例(%)]

分型	组别	n	显效	良效	进步	无效	总有效
急性型	中药Ⅰ组	66	44(66.67)*	8(12.12)	6(9.09)*	8(12.02)	58(87.88)
	中西药Ⅰ组	39	30(76.92)**	5(12.83)	3(7.69)**	1(2.56)	38(97.44)
慢性型	中药Ⅱ组	91	39(45.86)	25(24.47)	20(21.98)	7(7.69)	84(92.31)
	中西药Ⅱ组	29	14(48.28)	7(24.15)	6(20.68)	2(6.89)	27(93.11)

注：与中药Ⅱ组比较 *$P<0.05$；与中西药Ⅱ组比较 **$P<0.05$。

（二）四组治疗前后血小板计数（PLT）比较，见表2

表2　四组治疗前后血小板计数比较

分型	组别	n	PLT($\times 10^9$/L)	
			治疗前	治疗后
急性型	中药Ⅰ组	66	34.56 ± 24.51	84.85 ± 43.97**
	中西药Ⅰ组	39	36.64 ± 28.02	112.85 ± 33.98***△
慢性型	中药Ⅱ组	91	36.56 ± 18.30	66.42 ± 34.75*△
	中西药Ⅱ组	29	40.03 ± 27.04	68.38 ± 38.00*△△

注：与本组治疗前比较 *$P<0.05$，**$P<0.01$，***$P<0.001$；与中药Ⅰ组治疗后比较，△$P<0.01$；与中西药Ⅰ组治疗后比较，△△$P<0.01$。

（三）四组用药疗程比较

四组有效病例用药疗程分别为：中药Ⅰ组 1~6 周，平均（37.0±2.26）周；中西药Ⅰ组 1~4 周，平均（2.33±2.12）周；中药Ⅱ组 2~11 周，平均（6.04±3.60）周；中西药Ⅱ组 1~10 周，平均（5.81±4.49）周。

（四）临床症状改善及毒副反应

急性型 ITP 应用摄血丸治疗后首先是紫癜等出血症状明显改善，起效时间多在 2~3 周，随之化验血小板计数迅速升高，其次是乏力、头痛、头晕等症状减轻，精神渐见好转；应用摄血丸加激素后上述症状及化验结果的改善均较单纯应用摄血丸提前 1 周左右。慢性型 ITP 应用摄血丸治疗后可渐见各种出血症状的改善，多数起效时间在 6 周左右，随之化验 PLT 逐渐上升，而乏力、头痛、头晕等症状改善较晚，部分伴发贫血者血红蛋白的改善与临床症状同步；合用激素者不能提前其作用时间。四组均未见明显毒副反应，摄血丸合用激素者还能抑制激素的不良反应。

三、讨论

ITP 是以出血及外周血血小板减少，骨髓巨核细胞数正常或增多，并伴有成熟障碍为主要表现的出血性疾病，属中医"血证"范畴，目前临床上一般分为血热妄行、阴虚火旺、脾不统血三型辨证治疗。我们在多年临床实践的基础上，研究认为本病是一种本虚标实、虚实夹杂之证，其主要病机为热、虚、瘀三端。急性型 ITP 疾病初起虽表现为一派火热之实象，但由于其病情进展迅速,出血量大,火热之邪伤气耗阴,气虚、阴虚、血亏等虚象接踵而止;慢性型ITP可因外感或过劳等因素而急性发作,经有效治疗后疾病又回到慢性期,本虚标实的特征尤为突出。合用激素后,常可显现一派阴虚火旺之象,随着激素的撤减直至停用,又可出现明显的脾肾阳虚之候;加之多数成人患者就诊时急性型与慢性型常不易区分,故对急性型ITP不能单纯采用清热解毒、凉血止血之法进行治疗,而应顾及气、阴之虚及血瘀;慢性型ITP不能一味应用健脾益气摄血法,更应兼顾血热、血瘀。

摄血丸方中茜草、墓头回、黄芩炭、白茅根、牡丹皮、赤芍、生地皆为清热泻火、凉血止血之品,兼有化瘀之能,且有滋阴之效,再配以性平不偏、收敛止血的仙鹤草,能有效治疗因血热妄行及阴虚火旺引起的各种出血。方中黄芪、当归、党参、茯苓、白术味甘性微温,合而用之,共奏补气养血、健脾摄血之功,能有效治疗因脾虚不摄引起的各类出血;佐以补阳不燥、药力和缓的肉苁蓉,一则兼顾先天,二则阳中求阴;再合鸡血藤以增强补血祛瘀之效。诸药合用,不仅具有清热凉血、益气摄血之功,而且能够滋阴降火,兼能活血化瘀。全方寒温并用,攻补兼施,标本兼顾,气血并治,祛邪不伤正,扶正不碍邪,性寒不伤胃,味甘不滋脾,止血不留瘀,故对因热、虚、瘀为主要病机的ITP,通过清热凉血、益气摄血而达到宁络消斑之功效。

临床资料表明,摄血丸对急性型ITP具有明显升提血小板的作用,加用激素后作用更加显著,起效时间平均提前1周左右,其中大部分患者可得到治愈。摄血丸对慢性ITP也具有比较明显升提血小板的作用,加用激素后不能明显缩短起效时间,其中部分患者可达到治愈,大部分患者病情可得到缓解。其既可用于急性型ITP,又可用于慢性型ITP,既可单独应用,又可与激素合用,且无明显的毒副反应,还可抑制激素的不良反应,加之携带服用方便,作用安全可靠,稳定性好,价格低廉,可望成为血液病临床一种中药新制剂。

(刊登于《中华实用中西医杂志》2005年第24期,夏小军、张鑫智、开金龙 等 合作)

8 摄血丸治疗 ITP 病案举例

例1 马某,男,12岁。主因双下肢散在皮下瘀点、瘀斑2月,偶发鼻衄,于2001年7月14日就诊。患者2月前因感冒而双下肢出现瘀点、瘀斑,伴发鼻衄,在外院化验血小板计数8×10⁹/L,做骨穿确诊为特发性血小板减少性紫癜(ITP),遂住院治疗,应用强的松、大剂量维生素C、氨肽素,并先后输注机采血小板5U,病情仍未缓解,故求助于中医治疗。症见:形体虚胖,精神不振,面色欠华,多毛汗出,手足心热,双下肢散在皮下瘀点、瘀斑,呈青紫色,小如针尖,大如黄豆,唇红舌淡,舌苔薄白,脉细数。化验血小板计数13×10⁹/L,血红蛋白118g/L。西医诊断:ITP(急性型)。中医辨证:阴虚火旺之肌衄。治以清热凉血、益气摄血、宁络消斑之法,摄血丸每次1丸,每日2次口服,同时强的松递减为40mg隔日1次顿服。7月29日复查:血小板计数40×10⁹/L,双下肢皮下瘀点、瘀斑渐见消退。继续以原法治疗,至8月12日复查血小板计数110×10⁹/L,双下肢皮下瘀点、瘀斑消失,未发鼻衄,精神好转,柯兴氏综合征已消失,舌质淡红,苔薄白,脉细。遂停用强的松,继续服用摄血丸治疗。8月28日复查血小板计数 148×10⁹/L,摄血丸减为每日 1 丸口服。9 月 18 日复查血小板计数 145×10⁹/L,停用摄血丸。随访 2 年未复发。

例 2 王某,男,36 岁。主因患特发性血小板减少性紫癜 8 年,于 2002 年 6 月 7 日就诊。患者 8 年前因牙龈渗血在外院经血象、骨穿、血小板抗体等检查,确诊为特发性血小板减少性紫癜(慢性型),屡经中西药治疗无效,牙龈渗血时轻时重,多次化验血小板计数持续在 20×10⁹/L~40×10⁹/L 之间,故转我院治疗。症见:形体消瘦,精神欠佳,情绪低落,面色无华,每日晨起刷牙时渗血明显,食欲欠佳,唇舌色淡,舌苔白,脉细弱。化验血小板计数 32×10⁹/L,血红蛋白 98g/L。西医诊断:ITP(慢性型)。中医辨证:脾气虚弱之齿衄。治以清热凉血、益气摄血、宁络消斑之法,摄血丸每次 2 丸,每日 2 次口服。6 月 27 日复查血小板计数 48×10⁹/L,治法同前。至 7 月 26 日复查,血小板计数 82×10⁹/L,牙龈渗血已止,精神好转,纳食增进,舌质淡红,苔薄白,脉象有力。继续服用摄血丸,治疗至 9 月 12 日,其间多次复查血小板持续在 60×10⁹/L~90×10⁹/L 之间。后间断服药,随访 1 年未复发。

9 摄血丸制备工艺及质量标准

一、处方

党　参 15g,当　归 15g,黄　芪 25g,血见愁 15g,墓头回 20g,鸡血藤 15g
仙鹤草 30g,生地黄 15g,白茅根 30g,肉苁蓉 15g,牡丹皮 10g,白　术 10g
赤　芍 10g,茯　苓 10g,黄芩炭 15g

二、制法

以上十五味,黄芩炒炭存性。鸡血藤加水煎煮两次(2h、1.5h),合并煎煮液,静置 6h,取上清液浓缩成浸膏(T=80℃,D=1.10~1.15g/cm)。其余十四味粉成细末,过 60 目筛。将以上膏粉混合均匀,加入炼蜜(粉:蜜=100:140~160),待蜜晾至 80℃时混合均匀,制成大蜜丸,即得。

三、性状

本品为棕色的大蜜丸;气微香,味甜、微苦。

四、鉴别

(1)取本品,置显微镜下观察:不规则分枝状团块无色,遇水合氯醛液溶化;菌丝无色或淡棕色,直径 4~6μm。

(2)取本品 9g,剪碎,加硅藻土适量,研匀,加乙醇 20ml 温浸 1h,滤过,滤液蒸干,残渣加乙醇 2ml 使溶解,作为供试品溶液。另取当归对照药材 1g,加乙醇 10ml,同法制成对照药材溶液。照薄层色谱法(《中国药典》2000 年版一部附录 VIB)试验,吸取上述两种溶液各 10μl,分别点于同一硅胶 G 薄层板上,以正己烷-醋酸乙酯(9:1)为展开剂,展开,取出,晾干,置紫外光灯(365nm)下检视。供试品色谱中,在与对照药材色谱相应的位置上,显相同颜色的荧光斑点。

（3）取本品 9g，剪碎，加硅藻土适量，研匀，加乙醚 40ml，低温回流 1h，滤过，滤液挥去乙醚，残渣加丙酮 1ml 使溶解，作为供试品溶液。另取丹皮酚对照品，加丙酮制成 1ml 含 5mg 的溶液，作为对照品溶液。照薄层色谱法（《中国药典》2000 年版一部附录 VIB）试验，吸取上述两种溶液各 10μl，分别点于同一硅胶 G-薄层板上，以环己烷-醋酸乙酯(3:1)为展开剂，展开，取出，晾干，喷以盐酸酸性 5%三氯化铁乙醇溶液，在 105℃加热至斑点显色清晰。供试品色谱中，在与对照品色谱相应的位置上，显相同的蓝褐色斑点。

五、检 查

应符合丸剂项下有关的各项规定（《中国药典》2000 年版一部附录 IA）。

六、功能主治

清热凉血，益气摄血，宁络消斑。用于治疗免疫性血小板减少性紫癜、过敏性紫癜以及各种原因引起的肌衄、鼻衄、齿衄、吐血、咯血、尿血、便血、崩漏等。

七、用法用量

口服，一次 1~2 丸，一日 2 次。

八、规格

每丸重 9g。

九、贮藏

密封，置阴凉干燥处保存。

十、起草说明

（1）鸡血藤为木质，质坚实，不易粉碎，故水提煎汁取其有效成分；黄芩炒炭有止血作用。

（2）按《中国药典》2000 年版一部规定的有关内容起草。

（3）茯苓具有不同于处方中其他药材的组织特征，在显微镜下易于查找和区分，因此特把茯苓的特异特征列为其显微定性鉴别。

（4）鉴别参照《中国药典》2000 年版一部 P554 逍遥丸(水丸)鉴别(2)以检出当归所含成分。

（5）鉴别参照《中国药典》2000 年版一部 P415。六味地黄丸鉴别(2)以检出牡丹皮所含成分——丹皮酚。

十一、备注

此标准经庆阳市药品检验所修订，甘肃省食品药品监督管理局备案。

第十节　通络止衄灵治疗过敏性紫癜临床研究

2010 年通过庆阳市科技局鉴定;2011 年获庆阳市科技进步二等奖;2012 年获甘肃省皇甫谧中医药科研三等奖。

主要研究人员:开金龙　夏小军　张晓莉　谢君国　张鑫智　段　赟　姚金华
俄　静(庆阳市中医院)　刘　慧(庆阳市人民医院)

1 通络止衄灵治疗过敏性紫癜项目来源及实施意义

过敏性紫癜是一种常见的血管变态反应性出血性疾病，是由于机体对某些致病物质发生变态反应，引起广泛的小血管炎。其临床主要表现为皮肤紫癜，黏膜出血,也可伴有皮疹,关节痛,腰痛,肾损害等。其中肾损害迁延难愈,病情易反复,治疗最为棘手。目前,西医主要以消除致病因素、抗组织胺类药物、肾上腺糖皮质激素及免疫抑制剂等药物治疗为主。而激素治疗对皮肤紫癜及肾炎远期疗效不明显,且副作用大,并不能改善病情预后及肾损害。

因此,我们经过十余年的探索,在既往辨证论治该病经验的基础上,精选药物,优化组方,于 2008 年 1 月研制出中药通络止衄灵治疗过敏性紫癜,经两年的临床应用,取得了满意的疗效, 2008 年申请课题立项,并批准为庆阳市 2008 年第二批科技计划项目,该制剂为纯中药制剂,具有取材方便、副作用小、复发率低、肾脏损害小及治愈率高等特点,深受广大患者欢迎。以期能为中医药治疗过敏性紫癜提供一条新途径。

2 通络止衄灵治疗过敏性紫癜理论依据

过敏性紫癜的发生与外感风热、饮食失节、瘀血阻络等因素有关。其病机为风热毒邪侵淫腠理,深入营血,燔灼营阴;或素体阴虚血分有热,又复感风热,风热与血热相搏,壅盛成毒,致使脉络受损,血溢脉外。正如李用粹在《证治汇补》中所云:"热极沸腾发为斑"、"热则伤血,血热不散,里实表虚,出于皮肤而为斑。"离经之血即为瘀血,本病常伴有腹痛、关节痛及软组织肿痛,表明本病有瘀血病理因素存在,尤其是反复发作者更突出。正如《血证论》中所云:"凡物有根者,逢时必发,失血所根,瘀血即其根也,故反复者,其中多有瘀血。"故其主要病机为风、热、瘀三种,本病以实证居多,虚证者较少。风热毒邪是常见的病因,并且可使本病病情加重或复发,因此,风热毒邪在本病的发生及发展过程中起着至关重要的作用。病初多为热伤血脉;稍久则以瘀血阻络为多;经久不愈,常耗气血,则见气血亏虚之症,病邪深入到脏腑者病程较长。其辨证要点为:①以皮肤色变审病因:发病急骤,紫癜出没迅速,色红或红紫或兼见皮肤瘙痒起风团,多为风热外袭,迫血妄行所致,治较易;病情反复,紫癜出没迟缓,色紫或紫暗,多为瘀血阻络,血不归经;病情迁延,紫癜色淡,时隐时现,散在稀疏,多为气虚血亏,气不摄血,血溢脉外所致。②以伴随症状求病性:兼见身热口渴,舌红苔黄,脉数者,为外感风热;兼五心烦热,尿血,舌红少苔,脉细数者,为素体阴虚复感风热;兼皮肤粗糙,眼睑青黯,白睛布紫色血丝,咽干不欲饮,舌黯或有瘀斑,脉涩者,为离经之血不能速散,血不归经所致;兼神疲乏力,气短自汗,蛋白尿,舌淡苔薄白,脉沉细者,为气不摄血而成;伴腹痛者,多为瘀血阻碍气机;伴关节疼痛为血瘀夹湿。由于病性多为实证,虚证较少,故在此重点研究本病之实证,从风、热、瘀三方面辨证,故以清热凉血、祛风通络、血溢脉外、活血化瘀为法,从而达到治疗该病的目的。

3 通络止衄灵方义分析

一、组成

墓头回,紫 草,益母草,丹 皮,仙鹤草,生 地,白茅根,蝉 衣,生山楂,连 翘,防 风,黄 芪,车前草,赤 芍,当 归,山茱萸

二、功效

清热凉血,祛风通络,活血化瘀。

三、方解

方中墓头回系陇东特产中草药,又名脚汗草,为败酱科败酱属植物异叶败酱 Patrinia heterophylla Bunge 及糙叶败酱 Patrinia scabra Bunge(1992 年经甘肃中医学院高岭教授鉴定),以根或全草入药,性微寒、凉,味苦涩,具有清热燥湿、止血止带、祛瘀截疟之功效;药理研究表明其有止血作用;紫草,又名紫丹,鸦衔草,红石根,为紫草科多年生草本植物紫草和新疆紫草的根,味甘性寒,归心肝经,具有凉血活血、解毒透疹之功效,主治斑疹、血证、痈疽疮疡、湿疹阴痒、水火烫伤;主要成分为乙酰紫草素、紫草醌等,具有抑菌、抗菌及缓和的解热作用。益母草,别名坤草,性微寒,味苦辛,可祛瘀生新、活血调经、利尿消肿;现代研究其可保护肾功能,促进肾生成,促红细胞生成素,纠正肾衰竭。丹皮味苦、辛,性微寒,清热凉血,活血散瘀;仙鹤草味苦、涩,性平不偏,收敛止血;生地苦寒,清热凉血,养阴生津;白茅根甘寒,凉血止血,清热利尿;连翘味苦、微寒,清热解毒,消肿散结;车前草,味甘、微寒,清热解毒,利水消肿。以上九味药,皆有清热泻火,凉血止血兼有化瘀之功,主治血热伤络,瘀血阻络之出血症状。方中蝉衣味辛甘性凉,祛风解痉止痒,有免疫抑制和抗过敏作用;防风味辛甘,性微温,祛风解表,胜湿止痛、止痉,以上两药取其祛风通络之功。方中当归甘、辛、温,补血活血;赤芍,味苦微寒,清热凉血,祛瘀止痛,可使凝血酶原时间及部分凝血酶时间延长;生山楂酸甘、微温,消食积,散瘀血,以上三药均有活血化瘀之功,而活血化瘀药物有改善血管脆性,改善

微循环,提高机体免疫力,抗炎,抗Ⅰ型变态反应的作用,并有清除体内自由基的作用。方中黄芪味苦微温,补气升阳,益卫固表,既能调节免疫,又可促进骨髓造血;山茱萸性微温,味微涩,补肝肾,涩精敛汗,可改善肾功能,减少尿蛋白及血尿。由上可见,以上十六味共奏清热凉血、活血化瘀、祛风通络之功,以达标本兼治的目的。以祛邪为主,活血而不动血,止血而不留瘀,再少佐益气补肾之药。故对以风、热、瘀为主要病机的过敏性紫癜,可获良效。

4 通络止衄灵胶囊急性毒性试验与药效学试验报告

一、急性毒性试验

提要: 对通络止衄灵胶囊进行小鼠急性毒性试验,因未测出小鼠致死剂量,无法测定 LD_{50},故改测最大给药量。试验结果表明,小鼠灌胃给药通络止衄灵胶囊,未发现明显毒性反应,一日最大给药量为 $100.8g/kg\cdot d$,是临床人日口服剂量 $0.1g/kg\cdot d$ 的 1008 倍,提示该药 1 日内剂量过大口服是安全的。

(一)试验目的

观察通络止衄灵胶囊的急性毒性反应。

(二)受试药物

通络止衄灵胶囊,甘肃省庆阳市中医医院提供,产品批号:080403。

(三)动物

昆明小鼠,清洁级,雌雄各半,体重 18~22g,由兰州大学实验动物中心提供,生产许可证号:SCXK(甘)20090004,合格证号:0000263。

(四)试验方法

1.LD_{50} 测定

预试:取小鼠 15 只,雌雄各半,随机分为 A、B、C 三组,每组 5 只。各组小鼠禁食(不禁水)12h 后分别灌胃给药,A 组灌胃 84% 通络止衄灵胶囊 0.4ml/10g 体重;B 组灌胃 42% 通络止衄灵胶囊 0.4ml/10g;C 组灌胃 21% 通络止衄灵胶囊 0.4ml/10g;各组均给药 1 次,观察给药后 7d 内小鼠死亡情况。

结果,各组给药后 7d 内均未出现死亡(结果见表 1),按有关文献要求改测最大给药量。

表 1 小鼠 LD_{50} 预试结果

组别	动物数 (只)	给药剂量 (g/kg)	动物死亡数(只)						
			第1天	第2天	第3天	第4天	第5天	第6天	第7天
A	5	33.6	0	0	0	0	0	0	0
B	5	16.8	0	0	0	0	0	0	0
C	5	8.4	0	0	0	0	0	0	0

2.最大给药量测定

取小鼠 60 只,雌雄各半,随机分为 3 组,每组 20 只。各组小鼠禁食(不禁水)12h 后,按最大可给药体积 0.4ml/10g 体重灌胃 84%(最大可给药浓度)通络止衄灵胶囊,试验各组分别于 1 日内给药 3 次、2 次、1 次,给药间隔 6h。观察记录各组小鼠给药后 7d 内的反应情况,以不产生死亡的最大剂量为最大给药量,并按下式计算相当于临床一日给药量倍数。

$$小鼠最大给药量倍数 = \frac{小鼠一日最大给药量}{小鼠平均体重(20g)} \times \frac{成人平均体重(以 60000g)}{成人每日用量}$$

(五)结果

给药后观察 7d,3 个给药组均未出现死亡,也未发现明显毒性反应(结果见表 2)。小鼠最大给药量为 100.8g/kg·d,相当于人临床日用量 0.1g/kg·d 的 1008 倍。

表 2 小鼠最大给药量试验结果

组别	动物数（只）	给药剂量（g/kg）	动物死亡数(只)						
			第1天	第2天	第3天	第4天	第5天	第6天	第7天
A	20	100.8	0	0	0	0	0	0	0
B	20	67.2	0	0	0	0	0	0	0
C	20	33.6	0	0	0	0	0	0	0

(六)结论

对通络止衄灵胶囊进行小鼠急性毒性试验,因未测出小鼠死亡剂量,无法测定 LD_{50},故改测最大给药量。试验结果表明,小鼠灌胃给药通络止衄灵胶囊,未发现明显毒性反应,一日最大给药量为 100.8g/kg·d,是人临床日口服剂量 0.1g/kg·d 的 1008 倍。表明该药 1 日内剂量过大口服是安全的。

二、药效学试验报告

摘要:对通络止衄灵胶囊进行药效学试验研究。结果表明,通络止衄灵胶囊 3g/kg 体重和 1g/kg 体重两个剂量,能明显抑制醋酸所致小鼠腹腔毛细血管通透性的增高,抑制小鼠被动皮肤过敏反应,抑制华法林所致凝血障碍模型小鼠出血时间、凝血时间的延长,抑制血瘀证模型小鼠出血时间、凝血时间的缩短。综上,通络止衄灵胶囊有显著的抗炎、抗过敏、止血和抗凝血作用。

(一)抗炎作用试验

1. 实验目的

观察通络止衄灵胶囊对急性渗出性炎症的影响。

2. 实验材料

(1)药物与试剂:通络止衄灵胶囊,甘肃省庆阳市中医医院提供,产品批号:080403。临用前用生理盐水配制成浓度为 15% 和 5% 的药液备用;醋酸泼尼松片,国药准字 H33021207,浙江仙琚制药股份有限公司,生产批号:081038。临用前用生理盐水配制成浓度为 0.15% 的药液备用;醋酸,分析纯,北京化工厂北京北化精细化学品有限责任公司,生产批号:20070525;伊文思蓝,上海化学试剂采购供应站。

(2)仪器:VIS-7220 型分光光度计,北京第二光学仪器厂;BS110S 型 sartorius 电子天平,北京赛多利斯天平有限公司。

(3)动物:昆明小鼠,清洁级,雌雄各半,体重 18~22g,由兰州大学实验动物中心提供,生产许可证号:SCXK(甘)20090004,合格证号:0000263。

3. 实验方法

对醋酸所致小鼠腹腔毛细血管透通性增高的影响,取小鼠 40 只,雌雄各半,随机分为 4

组,每组 10 只。正常对照组灌胃蒸馏水,阳性药对照组灌胃醋酸泼尼松片 0.03g/kg 体重(为临床人日用量 30 倍),通络止衄灵胶囊高、低剂量组分别灌胃通络止衄灵胶囊 3g/kg 体重(为临床人日用量 30 倍)、1g/kg 体重(为临床人日用量 10 倍),均为 0.2ml/10g 体重。各组每天灌胃 1 次,连续 5d。末次给药 1h 后,尾静脉注射 0.5%伊文思蓝 10ml/kg,同时腹腔注射 0.6%醋酸 10ml/kg,20min 后脱颈椎处死,切开腹壁,用 6ml 生理盐水分 3 次冲洗腹腔,吸取、合并腹腔洗液,于 590nm 测定光密度值。记录各组测量数据,用 t 检验进行统计学处理。

4. 实验结果

结果表明,通络止衄灵胶囊 3g/kg 体重和 1g/kg 体重两个剂量对醋酸所致的小鼠腹腔毛细血管通透性增高均有明显抑制作用,高剂量组与正常对照组比较,差异有极显著性($P<0.01$),低剂量组与正常对照组比较,差异有显著性($P<0.05$)。结果见表 1。

表 1　通络止衄灵胶囊对醋酸所致小鼠腹腔毛细血管通透性增高的影响

组别	动物数 (n)	剂量 (g/kg)	腹腔内染料的光密度值 (OD)
正常对照组	10	–	0.387 ± 0.113
醋酸泼尼松片组	10	0.03	0.228 ± 0.089 **
通络止衄灵胶囊高剂量组	10	3	0.243 ± 0.091 **
通络止衄灵胶囊低剂量组	10	1	0.275 ± 0.096 *

注:与正常对照组比较 *$P<0.05$,**$P<0.01$。

5. 结论

通络止衄灵胶囊对急性炎性渗出有明显抑制作用。

(二)抗过敏作用试验

1. 实验目的

观察通络止衄灵胶囊的抗过敏作用。

2. 实验材料

(1)药物与试剂:通络止衄灵胶囊,甘肃省庆阳市中医医院提供,产品批号:080403,临用前用生理盐水配制成浓度为 15%和 5%的药液备用;氯雷他定片（息斯敏）,国药准字 H20070030,西安杨森制药有限公司,生产批号:081103748,临用前用生理盐水配制成浓度为 0.025%的药液备用;天花粉蛋白注射液,国药准字 H10870026,上海金山制药有限公司,生产批号:081021;氢氧化铝凝胶,国药准字 H41024119,天津药业集团新郑股份有限公司,生产批号 080923;伊文思蓝,上海化学试剂采购供应站;丙酮,天津化学试剂有限公司。

(2)仪器:VIS-7220 型分光光度计,北京第二光学仪器厂;BS110S 型 sartorius 电子天平,北京赛多利斯天平有限公司。

(3)动物:昆明小鼠,清洁级,雌雄各半,体重 18~22g,由兰州大学实验动物中心提供,生产许可证号:SCXK(甘)20090004,合格证号:0000263。

3. 实验方法——对小鼠被动皮肤过敏反应的影响

(1)致敏、抗天花粉血清制备:取小鼠 10 只,雌雄各半,每只小鼠两后脚掌分别注入浓度为 1.2mg/ml 天花粉蛋白注射液 0.1ml,同时皮下注射 4%氢氧化铝凝胶 0.1ml,12d 后腹动脉取血,离心,混合血清置冰箱冷冻保存备用。

(2)分组、给药:取小鼠 40 只,雌雄各半,随机分为 4 组,每组 10 只。正常对照组小鼠灌胃蒸馏水,阳性药对照组小鼠灌胃氯雷他定片 0.005g/kg 体重(为临床人日用量 30 倍),通络止衄灵胶囊高、低剂量组分别灌胃通络止衄灵胶囊 3g/kg 体重(为临床人日用量 30 倍)、1g/kg 体重(为临床人日用量 10 倍),均为 0.2ml/10g 体重。各组每天灌胃 1 次,连续 5d。

(3)被动皮肤致敏:第三天给药后 1h,取上述抗天花粉血清加生理盐水按 1:5 稀释后,在每只小鼠腹壁皮内注射两个点,每点 0.03ml,48h 后(即第五天给药后 1h)进行抗原攻击,尾静脉注射 0.12%天花粉蛋白注射液 24mg/kg(用 1%伊文思蓝—生理盐水配制)。注射后 20min 处死,取下蓝斑皮片,剪碎,放入含丙酮—生理盐水(7:3)混合液 5ml 的试管内浸泡,放置 24h,离心,取上清液用分光光度计在波长 610nm 处测定光密度值。记录各组数据,用 t 检验进行统计学处理。

4. 实验结果

结果表明,通络止衄灵胶囊 3g/kg 体重和 1g/kg 体重两个剂量对小鼠被动皮肤过敏反应有明显抑制作用,能明显降低小鼠蓝斑皮片染料光密度值,与正常对照组比较,差异均有极显著性($P<0.01$)。结果见表 2。

表 2　通络止衄灵胶囊对小鼠被动皮肤过敏反应的影响

组别	动物数 (n)	剂量 (g/kg)	腹腔内染料的光密度值 (OD)
正常对照组	10	—	0.132 ± 0.053
氯雷他定片组	10	0.005	0.045 ± 0.021 **
通络止衄灵胶囊高剂量组	10	3	0.057 ± 0.028 **
通络止衄灵胶囊低剂量组	10	1	0.065 ± 0.036 **

注:与正常对照组比较 *$P<0.05$,**$P<0.01$。

5. 小结

通络止衄灵胶囊有明显的抗过敏作用。

(三)止血作用试验

1. 实验目的

观察通络止衄灵胶囊的止血作用。

2. 实验材料

(1)药物与试剂:通络止衄灵胶囊,甘肃省庆阳市中医医院提供,产品批号:080403。临用前用生理盐水配制成浓度为 15%和 5%的药液备用;云南白药胶囊,国药准字 Z53020799,云南白药集团股份有限公司,生产批号:20090208。临用前用生理盐水配制成浓度为 5%的药液备用;华法林钠片,国药准字 H31022123,上海信谊九福药业有限公司,生产批号:080901。临用前用生理盐水配制成浓度为 0.25%的药液备用;毛细玻管(内径 1mm、长 10cm);秒表。

(2)动物:昆明小鼠,清洁级,雌雄各半,体重 18~22g,由兰州大学实验动物中心提供,生产许可证号:SCXK(甘)20090004,合格证号:0000263。

3. 实验方法——对华法林所致凝血障碍模型小鼠出血时间、凝血时间的影响

(1)分组、给药、模型制备:取小鼠 50 只,雌雄各半,随机分为 5 组,每组 10 只。正常对照组和模型对照组小鼠灌胃蒸馏水,阳性药对照组小鼠灌胃云南白药胶囊 1g/kg 体重(为临床人日用量 30 倍),通络止衄灵胶囊高、低剂量组分别灌胃通络止衄灵胶囊 3g/kg 体重(为临床人日用量 30 倍)、1g/kg 体重(为临床人日用量 10 倍),均为 0.2ml/10g 体重。各组每天灌胃 1 次,连续 5d。末次给药后 2h,除正常对照组外,其余各组小鼠均灌胃华法林钠片 0.05g/kg,

0.2ml/10g 体重。次日,检测出血时间、凝血时间。

(2)检测出血时间(断尾法):用解剖剪距小鼠尾尖 5mm 处剪断,待血液自行溢出计时,每 30 秒用滤纸吸血 1 次,至血液自然停止所需的时间即为出血时间。记录各组测量数据,用 t 检验进行统计学处理。

(3)检测凝血时间(毛细玻管法):用毛细玻管插入小鼠左眼内眦球后静脉丛取血,血液注满后取出,平放于桌面,每隔 30 秒交替折断毛细玻管一端约 0.5cm,并缓慢拉开,观察折断处是否有凝血丝。自血液流入毛细玻管内开始计时,至凝血丝出现,所历时间即为凝血时间。记录各组测量数据,用 t 检验进行统计学处理。

4. 实验结果

结果表明,通络止衄灵胶囊 3g/kg 体重和 1g/kg 体重两个剂量对华法林所致凝血障碍模型小鼠出血时间、凝血时间延长均有明显抑制作用。高剂量组能明显缩短出血时间,与模型对照组比较,差异有显著性($P<0.05$);高、低剂量组均能明显缩短凝血时间,与模型对照组比较,差异分别有极显著性($P<0.01$)和显著性($P<0.05$)。结果见表 3。

表 3 通络止衄灵胶囊对华法林所致凝血障碍模型小鼠出血时间、凝血时间的影响

组别	动物数 (n)	剂量 (g/kg)	出血时间 (min)	凝血时间 (min)
正常对照组	10	–	7.95 ± 1.31**	6.80 ± 1.45**
模型对照组	10	–	13.60 ± 2.07	10.00 ± 1.75
云南白药胶囊组	10	1	10.05 ± 1.82**	6.95 ± 1.59 **
通络止衄灵胶囊高剂量组	10	3	11.35 ± 1.99*	7.45 ± 1.98 **
通络止衄灵胶囊低剂量组	10	1	12.40 ± 2.06	8.20 ± 1.78 *

注:与模型对照组比较 *$P<0.05$,**$P<0.01$。

5. 结论

通络止衄灵胶囊有明显止血作用。

(四)抗凝血作用试验

1. 实验目的

观察通络止衄灵胶囊对血瘀证模型小鼠血液凝固性增高的影响。

2. 实验材料

(1)药物与试剂:通络止衄灵胶囊,甘肃省庆阳市中医医院提供,产品批号:080403。临用前用生理盐水配制成浓度为 15% 和 5% 的药液备用;华法林钠片,国药准字 H31022123,上海信谊九福药业有限公司,生产批号:080901。临用前用生理盐水配制成浓度为 0.05% 的药液备用。盐酸肾上腺素注射液,国药准字 H31021062,上海禾丰制药有限公司,生产批号:080402。临用前用生理盐水稀释成浓度为 0.01% 的药液备用;毛细玻管(内径 1mm、长 10cm);秒表。

(2)动物:昆明小鼠,清洁级,雌雄各半,体重 18~22g,由兰州大学实验动物中心提供,生产许可证号:SCXK(甘)20090004,合格证号:0000263。

3. 实验方法——对血瘀症模型小鼠出血时间、凝血时间的影响

(1)分组、给药、模型制备:取小鼠 50 只,雌雄各半,随机分为 5 组,每组 10 只。正常对照组和模型对照组小鼠灌胃蒸馏水,阳性药对照组小鼠灌胃华法林钠片 0.01g/kg 体重(为临床人日用量 30 倍),通络止衄灵胶囊高、低剂量组分别灌胃通络止衄灵胶囊 3g/kg 体重(为临床

人日用量 30 倍)、1g/kg 体重(为临床人日用量 10 倍),均为 0.2ml/10g 体重。各组每天灌胃 1 次,连续 5 天。末次给药后 2h,除正常对照组外,其余各组小鼠皮下注射 0.01%盐酸肾上腺素注射液 0.1ml/10g 体重,共 2 次,间隔 4h,在二次注射肾上腺素之间(前后各间隔 2h),将小鼠浸入冰水中 1min,处置后禁食不禁水,次日,检测出血时间、凝血时间。

(2)检测出血时间(断尾法):用解剖剪距小鼠尾尖 5mm 处剪断,待血液自行溢出计时,每 30s 用滤纸吸血 1 次,至血液自然停止所需的时间即为出血时间。记录各组测量数据,用 t 检验进行统计学处理。

(3)检测凝血时间(毛细玻管法) 用毛细玻管插入小鼠左眼内眦球后静脉丛取血,血液注满后取出,平放于桌面,每隔 30s 交替折断毛细玻管一端约 0.5cm,并缓慢拉开,观察折断处是否有凝血丝。自血液流入毛细玻管内开始计时,至凝血丝出现,所历时间即为凝血时间。记录各组测量数据,用 t 检验进行统计学处理。

4. 实验结果

结果表明,通络止衄灵胶囊 3g/kg 体重和 1g/kg 体重两个剂量对血瘀证模型小鼠出血时间、凝血时间缩短均有明显抑制作用。两个剂量均能明显延长出血时间,与模型对照组比较,差异分别有极显著性($P<0.01$)和显著性($P<0.05$);两个剂量均能明显延长凝血时间,与模型对照组比较,差异均有极显著性($P<0.01$)。结果见表 4。

表 4 通络止衄灵胶囊对血瘀证模型小鼠出血时间、凝血时间的影响

组别	动物数(n)	剂量(g/kg)	出血时间(min)	凝血时间(min)
正常对照组	10	–	7.35 ± 1.52**	7.85 ± 1.63**
模型对照组	10	–	3.65 ± 1.23	3.90 ± 1.55
华法林钠片组	10	0.01	6.75 ± 1.66**	7.25 ± 1.49 **
通络止衄灵胶囊高剂量组	10	3	5.90 ± 1.71**	6.30 ± 1.73 **
通络止衄灵胶囊低剂量组	10	1	5.25 ± 1.54*	6.05 ± 1.29 **

注:与模型对照组比较 *$P<0.05$,**$P<0.01$。

5. 结论

通络止衄灵胶囊能降低血瘀证模型小鼠的血液凝固性,该作用是其活血化瘀功效的药理学基础之一。

(五)实验结论

药效学试验结果表明,通络止衄灵胶囊能明显抑制醋酸所致小鼠腹腔毛细血管通透性的增高,抑制小鼠被动皮肤过敏反应,抑制华法林所致凝血障碍模型小鼠出血时间、凝血时间的延长,抑制血瘀证模型小鼠出血时间、凝血时间的缩短。以上结果提示,通络止衄灵胶囊有显著的抗炎、抗过敏、止血和抗凝血作用。

试验设计者:马骏
试验负责者:马骏
试验参加人员:张朋　刘兴国
原始资料保存处:甘肃中医学院药理学教研室

5 通络止衄灵治疗过敏性紫癜临床观察(摘要)

通络止衄灵是在我院原治疗过敏性紫癜有效中药汤剂的基础上,经进一步优化组方,精确剂量,采用现代中药制备工艺,精致而成的纯中药胶囊剂,具有清热凉血、祛风通络、活血化瘀之功效,主要用于治疗过敏性紫癜之实证者。为进一步探讨其对过敏性紫癜的疗效及作用机制,课题组于 2008 年 1 月 1 日至 2009 年 6 月 30 日,对 120 例过敏性紫癜患者进行对照观察,结果显示:治疗组(通络止衄灵组)70 例,治愈率 74.2%,总有效率为 97.1%;对照组(激素加止血药组)50 例治愈率 60%,总有效率为 86%。两组相比,差异有显著性意义($P<0.05$)。药效学实验表明通络止衄灵有显著的抗炎、抗过敏、止血和抗凝血作用。急性毒性实验表明该药无毒副作用。科技查新结论:"通络止衄灵"治疗过敏性紫癜的对比研究方面,国内未见相关的研究文献报道。该课题创新点:总结出具有清热凉血、祛风通络、活血化瘀之功效的纯中药制剂——通络止衄灵胶囊,用于治疗过敏性紫癜疗效确切。鉴定委员会一致同意通过技术鉴定,认为该成果达到国内同类研究的先进水平。

6 通络止衄灵治疗过敏性紫癜病案举例

例1 王某,女,15 岁,2008 年 3 月初诊。四肢皮肤紫癜反复发作 1 年余,伴腹痛、关节痛 3 个月。按"过敏性紫癜"长期在当地应用激素治疗,给强的松用量增至 60mg/d,紫癜消退,激素开始减量,瘀斑再次出现,腹痛、关节痛时而发作或加重,病情反复难愈。刻下症见:口干口苦,便秘,舌淡,苔薄,脉弦。查体:患者双下肢紫癜大小不一,密集成片,压之不褪色,双下肢及踝部肿胀明显,有压痛,行动困难,呈"柯兴氏"面容,心肺(-),腹软,无压痛及反跳痛,肝脾肋下未触及。辅助检查血、尿、粪 Rt(-)。西医诊断:过敏性紫癜;中医证断:紫癜风,证属风热伤络型。治疗以清热凉血,祛风通络兼活血化瘀,通络止衄灵,每次 4 粒,每日三次,同时口服强的松,30mg/d,每周减半量,扑尔敏 4mg,口服,每日三次。经治疗 3d 后腹痛及关节痛消失,继续治疗 2 周后瘀斑消退,停强的松,继续口服通络止衄灵并逐渐减量,经治疗两月停药,随访 3 月均再未反复。

例2 李某,男,13 岁,外感后四肢皮肤散在大片瘀斑伴关节痛两周。于 2008 年 8 月就诊,患者由于外感后,经治疗感冒痊愈,四肢皮肤出现散在大片瘀斑,在当地卫生所给予口服维生素 C 片,每次 2 片,每日三次;皮康霜外用,经治疗病情未见好转,且并发双膝关节疼痛及浮肿。查血、粪、尿 R,尿 Rt 示:尿蛋白(++)、潜血(+++)。故转入我科治疗。刻下症见:四肢皮肤散在大片瘀斑,伴瘙痒,双膝关节疼痛伴浮肿,纳食佳,大便干结,小便色红有泡沫,无腹痛及腰痛,舌淡苔薄白,脉弦。西医诊断为过敏性紫癜(混合型);中医诊断为"紫癜风",辨证为风热伤络兼瘀血阻滞型。治以清热凉血、祛风通络、活血化瘀之法。口服:通络止衄灵 4 粒,每日三次;扑尔敏 4mg,每日三次,经治 2d 后,双膝关节疼痛消失,治疗一周后紫癜消退,3 周后尿蛋白消失,潜血为(+),后又坚持口服通络止衄灵巩固一月痊愈,随访半年,未复发。

7 通络止衄灵胶囊制备工艺

一、处方

墓头回,紫　草,益母草,丹　皮,仙鹤草,当　归,山茱萸,生　地
白茅根,蝉　衣,连　翘,防　风,黄　芪,赤　芍,生山楂,车前草

二、制法

(1)将以上十六味药分别净选,干燥,依处方量称取,备用。

(2)将蝉衣、山茱萸、连翘、丹皮及 1/2 量的紫草、墓头回共粉成细粉,过筛,备用。

(3)当归、防风用水蒸汽蒸馏法(共水蒸馏)提取挥发油,再进行重蒸馏,收集重蒸馏液、药渣备用。

(4)将生地、仙鹤草、白茅根、黄芪、赤芍、生山楂、车前草、剩余量的墓头回、紫草及上药渣、重蒸馏液用 8 倍量的水煎煮提取 3 次,时间分别为 2h、1h、1h。分别静置,过滤,合并滤液,浓缩成稠膏(D=1.30~1.35,T=80℃)、(含水量 18%±5%)。

(5)以上所得的细粉作为吸收剂,与上所提取的挥发油、稠膏混合,制成软材,放入恒温干燥箱低温(65℃以下)干燥,测含水量在规定范围之内(不超过 9%)得干膏,粉碎,过筛,0 号胶囊分装,即得。

三、研究资料

处方单味药主要成分:

(1)当归含挥发油 0.42%,油中主要为藁本内酯约 47%及正丁烯基内酯。

(2)山楂含山楂酸,酒石酸,柠檬酸,内酯,糖类,甙类。

(3)防风含挥发油,甘露醇,苦味甙等。

(4)紫草含紫草素,乙酰紫草素等。紫草素及乙酰紫草素属醌类衍生物,可溶于乙醇,乙醚和苯中,微溶于水。

(5)黄芪含黄芪多糖及多种氨基酸。

(6)赤芍主含芍药甙 3.5%~8%,并含微量芍药内酯甙、羟基芍药甙及苯甲酰芍药甙。甙类属亲水性化合物,可用甲醇、乙醇或水提取。

(7)地黄:含环烯醚萜甙类,如梓醇,能溶于水。

(8)山茱萸:含苦味素若诺甙,7-O-甲基莫诺甙等。

(9)丹皮:主含丹皮酚甙,能溶于水。

(10)连翘:果皮中含连翘酚,属木脂素类,亲脂性,一般难溶于水,易溶于苯,乙醚,氯仿,乙醇等,但与糖结合成甙者,其水溶性即增加。

(11)仙鹤草:含间苯三酚三缩合体的衍生物仙鹤草酚,仙鹤草内酯,大波斯菊甙等。

(12)益母草:含益母草碱,约0.05%,水苏碱,芸香碱及延胡索碱。

(13)车前草:含车前甙约0.01%~0.02%,桃叶珊瑚甙,高车前甙等。

(14)蝉衣:含大量甲壳质。

(15)墓头回:主含三萜皂甙,环烯醚萜甙和黄酮类化合物

由上可见:当归、防风主含挥发油,用水蒸汽蒸馏法提取;蝉衣、山茱萸、连翘为贵细药材,丹皮粉性作为粉碎部分,墓头回、紫草为方中主药,又可溶于水,故选择粉碎一半,水提一半;其余药材所含主要成分均能溶于水,故用水提。

四、起草说明

(1)当归、防风均含挥发油,用水蒸汽蒸馏法提取挥发油加入,同时低温干燥(65℃以下),以避免有效成分损失。

(2)当归、防风、山茱萸、连翘、丹皮、蝉衣、部分墓头回、紫草作为赋形剂加入有利于浸膏成形烘干,同时避免挥发油有效成分损失。

(3)以本工艺制备的成品每克相当于原生药3.5g。

(4)此工艺流程是在初步试验的基础上制定的,随着科学的日新月异,还需要更进一步的修改和完善,使其更具有科学性和规范性。

8 通络止衄灵质量标准

【品　　名】通络止衄灵

【汉语拼音】Tongluo zhinv ling

【处方】

墓头回,紫　草,益母草,丹　皮,仙鹤草,当　归,山茱萸,生　地,白茅根,蝉　衣,连　翘,防　风,黄　芪,赤　芍,生山楂,车前草。

【制法】

(1)将以上十六味药分别净选,干燥,依处方量称取,备用。

(2)将蝉衣、山茱萸、连翘、丹皮及1/2量的紫草、墓头回共末成细粉,过筛,备用。

(3)当归、防风用水蒸汽蒸馏法(共水蒸馏)提取挥发油,再进行重蒸馏,收集重蒸馏液,药渣备用。

(4)将生地、仙鹤草、白茅根、黄芪、赤芍、生山楂、车前草、剩余量的墓头回、紫草及上所得的药渣、重蒸馏液用8倍量的水煎煮提取3次,时间分别为2h、1h、1h。分别静置,过滤,合并滤液,浓缩成稠膏(D=1.30~1.35,T=80℃)、(含水量18%±5%)。

(5)以上所得的细粉作为吸收剂,与上所得的挥发油、稠膏混合,制成软材,放入恒温干

燥箱低温(65℃以下)干燥,测含水量在规定范围之内(不超过 9%)得干膏,粉碎,过筛,0 号胶囊分装,即得。

【性状】

本品为硬胶囊剂,其内容物为棕褐色的粉末,味苦。

【鉴别】

(1)取本品,置显微镜下观察:薄壁细胞呈纺锤形,单个细胞呈长纺锤形,有薄分隔,壁上有斜格状纹理。可见油室及其碎片,内含挥发油滴。网状及具缘纹孔导管,有淀粉粒。

(2)取本品内容物 2g,加甲醇 20ml,置水浴中加热使溶解,滤过,滤液作为供试品溶液。另取连翘对照药材 2g,加甲醇 20ml,加热回流 20min,滤过,滤液作为对照药材溶液。照薄层色谱法(附录ⅥB 试验),吸取上述两种溶液各 5μl,分别点于同一以羧甲基纤维素钠为黏合剂的硅胶 G 薄层板上,以三氯甲烷—甲醇(5:1)为展开剂,展开,取出,晾干,喷以 10%硫酸乙醇溶液,在 105℃加热数分钟。供试品色谱中,在与对照药材色谱相应的位置上,显相同颜色的斑点。

(3)取本品内容物 3g,加乙醚 40ml,回流 1h,滤过,滤液挥去乙醚,残渣加丙酮 1ml 使溶解,作为供试品溶液。另取丹皮酚对照品,加丙酮 1ml 制成 1ml 含 1mg 的溶液,作为对照品溶液。照薄层色谱法(附录ⅥB 试验),吸取上述两种溶液各 10ml,分别点于同一硅胶 G 薄层板上,以环己烷-乙酸乙酯(3:1)为展开剂,展开,取出,晾干,喷以盐酸酸性 5%三氯化铁乙醇溶液,加热至斑点显色清晰。供试品色谱中,在与对照品色谱相应的位置上,显相同颜色的斑点。

【检查】

应符合硬胶囊剂项下的有关规定(《中国药典》2005 年版附录ⅠL)。

【功能与主治】

清热凉血、活血化瘀、祛风通络,用于治疗过敏性紫癜及紫癜性肾炎,原发性血小板减少性紫癜,血友病及月经过多等出血性疾病。

【用法与用量】

每次 4 粒,口服,一日 3 次,儿童用量酌减或遵医嘱。

【规格】

每粒 0.5g

【贮藏】

密闭保存,置于阴凉干燥处。

第十一节 复方紫草液防治静脉炎临床研究

2006 年通过庆阳市科技局鉴定;2007 年获庆阳市科技进步二等奖。

主要研究人员:开金龙 夏小军 张鑫智 姚金华 殷建峰 俄 静 段 赟 唐秀琴(甘肃省庆阳市中医医院) 刘 慧(甘肃省庆阳市人民医院)

1 复方紫草液防治静脉炎项目来源及意义

静脉输液所并发的静脉炎,主要为血栓性浅静脉炎,是由于从静脉中输注浓度较高、刺激性较大的药物,或在静脉内放置时间太长、刺激性较大的塑料管引起局部静脉壁的化学炎症反应。也可由于输液过程中无菌操作不严,或一根血管反复多次穿刺引起局部静脉的感染。静脉炎不仅增加了病人的痛苦,而且影响病人的治疗。其临床表现首先是穿刺点局部不适或有轻微疼痛,进而局部组织发红、肿胀、灼热,并出现沿静脉走向条索状红线,按之可触及条索状硬结,严重者穿刺处有脓液,伴有畏寒、发热等全身症状。多数学者认为其发病机理,由于某些化疗药物本身刺激性较大或浓度过高,可使血管内压升高,血管通透性增加,致使该药物易渗入皮下间隙,导致局部浓度急剧增高,破坏了细胞膜内外的渗透压平衡,同时局部 pH 值改变,引起静脉及毛细血管痉挛,导致组织缺血、缺氧,从而致使静脉炎发生。西医重点提倡以防为主,包括针对血管的生理特点及用药情况采取调整酸碱度,充分稀释药液、输液前后用 0.9%氯化钠注射液冲管,提高一次性穿刺成功率、严格无菌操作等预防静脉炎的发生。对于已发生静脉炎,多采用 25%硫酸镁注射液外敷,有一定的作用。

静脉炎主要表现为皮肤血管呈条索状改变,中医将其归为 "恶脉"、"青蛇毒"、"血痹"、"脉痹"、"肿胀"、"血瘀"的范畴。《肘后备急方》曰:"恶脉病,身中忽有赤络如蚓状";又曰:"皮肉卒肿起,狭长赤痛名。"中医理论认为输液穿刺,伤及局部脉络,血行不畅,瘀血阻滞,不通则痛;气血不畅,凝聚肌肤,津液输布受阻则肿胀;瘀血内蕴,蕴久化热,则局部发热;脉络损伤,血溢肌肤或血热内蕴则局部发红,其病机在于血瘀气滞。中医药治疗方面,目前也有部分个案报道,如用麝香风油膏、如意金黄散、云南白药、六神丸、中华跌打丸、牛黄解毒丸等中药对症治疗,但疗效并不十分确切。有的中草药使皮肤着色;有的偶尔会有皮肤过敏等。因此,至今尚无一种使用方便、疗效确切的纯中药制剂问世。

鉴于此,我们选择该课题进行研究,于 2003 年 11 月被批准为庆阳市 2003 年第四批科技计划项目。拟通过该课题研究,以期为静脉炎临床提供一种行之有效、安全可靠、经济实用的中药新制剂。

2 复方紫草液防治静脉炎理论依据

静脉炎是静脉输液治疗中最常见的并发症之一,是由于从静脉中输注浓度较高、刺激性较大的药物，或静脉内放置时间太长、刺激性较大的塑料管引起局部静脉壁的化学炎症反应。其归属于中医之"恶脉"范畴。

我们认为输液穿刺,伤及局部脉络,血行不畅,瘀血阻滞,不通则痛;气血不畅,凝聚肌肤、津液输布受阻则肿胀;瘀血内蕴,蕴久化热,则局部发热;脉络损伤,血溢肌肤或血热内蕴则局部发红,其关键病机在于血瘀气滞。经多年临床实践,筛选中药紫草、乳香、没药、黄柏四味,经现代中药制备工艺制成合剂剂型,命名为"复方紫草液",具有清热解毒、活血化瘀、消肿止痛之功效。该制剂临床用于静脉炎的防治,取效良好。

3 复方紫草液方义分析

一、组成

紫草,乳香,没药,黄柏,按 2:1:1:1 比例配伍。

〔紫草〕:又名紫丹、鸦衔草、红石根,为紫草科多年生草本植物紫草和新疆紫草的根。本品味甘性寒,归心肝经,功效凉血活血,解毒透疹,主治麻疹、痈疽疮疡、湿疹阴痒,水火烫伤;主要成分为乙酰紫草素、紫草醌等。与治疗静脉炎有关的药理作用有:①抑菌,体外实验证明紫草素及 2.5%紫草醇溶液,对金黄色葡萄球菌、大肠杆菌、痢疾杆菌等有明显抑制作用。紫草素对流感病毒有抑制作用。②抗炎,紫草素能降低微血管通透性,对组胺引起的局部通透性增加和甲醛引起的大鼠足跖浮肿有明显抑制作用，表明本品对炎症急性渗出有明显拮抗作用,对肉芽肿增生也有抑制作用。③紫草提取物对 Hela 细胞有一定抑制作用,通过作用于细胞分裂前期,使其分裂指数下降。④有缓和的解热作用。

〔乳香〕:为橄榄科小乔木卡氏乳香树及其同属植物皮部渗出的树脂。性辛温,味苦,归心、肝、脾经。功效活血止痛,消肿生肌,主治瘀血阻滞诸痛,疮痈肿痛,久溃不敛,痹证疼痛等证。《本草纲目》曰:"乳香活血,没药散血,皆能止痛消肿生肌,故二药每每相兼而用。"现代药理研究:①本品含树脂、树胶、挥发油,树脂的主要成分为游离 α-β-乳香脂酸,结合乳香脂酸、乳香树脂烃;树胶为阿糖酸的钙盐和镁盐,西黄芪胶粘素,苦味质;挥发油含蒎烯,消旋—柠檬烯及 α-β-水芹烯。②乳磺膏治疗黄水疮,方药:乳香 15g,磺胺嘧啶银盐 5g,猪油 15g,炼化猪油和乳香并混合,将研细的磺胺嘧啶银盐兑入油内,搅拌均匀,冷却即可用。

〔没药〕:为橄榄科植物没药树,或同属植物茎干皮部渗出的油胶树脂。性平味苦,归心、肝、脾经,功效为活血止痛、消肿生肌,主治瘀血诸痛,疮痈肿痛,久溃不敛。《医学入门》曰:"东垣云,没药在治疮散血之科,此药推陈致新,故能破宿血,消肿止痛,为疮家奇药也。"现代药理研究:①本品含树酯、挥发油、树脂。树脂的大部分能溶于醚,可溶性部分含 α、β、γ 没药酸,没药尼酸,α 和 β 没药酚;挥发油,含丁香油酚、间苯甲酚、枯醛、蒎烯、二戊烯、柠檬烯、桂皮醛,罕没药烯等。②没药水浸剂在试管内对堇皮毛癣菌、同心性毛癣菌、许兰氏黄癣菌等多种致病真菌有不同程度的抑制作用。③降低雄兔高胆甾醇血症的血胆甾醇含量,并能防止斑块形成,也能使家兔体重减轻。

〔黄柏〕:为芸香科落叶乔木植物黄檗(关黄柏)和黄皮树除去栓皮的树皮。性寒味苦,归肾、膀胱、大肠经,功效清热燥湿,泻火解毒,退虚热,主治疮疡肿毒、湿疹、湿热带下、泻痢黄疸等症。现代药理研究:①含小檗碱、黄柏碱等多种生物碱。②对血小板有保护作用,外用可促使皮下渗血的吸收。

二、功效

清热解毒,活血化瘀,消肿止痛。

三、方解

方中紫草活血凉血、清热解毒,使毒邪得以消散,温毒得以清解;并配以乳香、没药相须而用,具有活血止痛、消肿生肌之功。其中,乳香功擅活血伸筋,没药偏于散血化瘀,尤用于疮疡溃破或未溃之证;另外,少佐黄柏以清热消肿止痛。四药并用,共奏清热解毒、活血化瘀、消肿止痛之功,使毒邪得去,瘀邪得消,脉络通畅。

4 复方紫草液过敏试验报告

【实验目的】

本实验目的是评价复方紫草液在观察期 21d 内有无过敏反应。

【实验材料】

(一)实验药物

复方紫草液:庆阳市中医医院制剂室提供。批号:〔甘药制字:Z04101020〕;规格:100ml/瓶。实验前用 0.22μm 滤膜过滤并用高压锅高压灭菌。

(二)实验动物

选择健康昆明种豚鼠 6 只,雄性,体重 300g 左右,豚鼠来自中国人民解放军第四军医大学实验动物中心,许可证号:SCXK(军)2003—205.

【实验方法】

取豚鼠 6 只,随机分为两组,腹腔注射无菌复方紫草液 0.5ml,隔日 1 次,共注射 3 次,第一组于第 1 次腹腔注射后第 14 日,经颈静脉注射 1.0ml 复方紫草液后观察豚鼠表现。第二组于腹腔注射后第 21 日,经颈静脉注射 1.0ml 复方紫草液后观察豚鼠表现。注射后豚鼠均活动自如,无兴奋不安、呼吸困难等表现,正常存活。

【结 论】

经豚鼠过敏试验,复方紫草液无过敏发生。

5 复方紫草液防治静脉炎临床观察(摘要)

复方紫草液是在多年临床应用的基础上,经多次优化组方,精确剂量,经现代中药制备工艺精制而成的纯中药搽剂,具有清热解毒、活血化瘀、消肿止痛之功效,主要应用于静脉炎的防治。为进一步探讨其对静脉炎的疗效,课题组选择 2001 年 1 月 1 日至 2004 年 12 月 31 日 312 例患者进行分组对照观察,其中临床观察 112 例静脉炎患者中,治疗组(复方紫草液组)70 例,显效 56 例(80%),总有效 68 例(97.14%);对照组(硫酸镁组)42 例,显效 9 例(21.43%),总有效 29 例(69.05%)。两组疗效比较,治疗组明显高于对照组(P<0.05)。对其余 200 例化疗病人进行预防性治疗,结果有效率达 99%,并发静脉炎率为 1%,静脉炎的并发率较文献报道低,以上情况说明该制剂防治输液所致的静脉炎有很好的效果。临床及动物试验均无不良反应。

6 复方紫草液治疗化疗后静脉炎病案举例

米某,男,26 岁,农民,住宁县春荣乡,住院号:61784。主因间断性乏力 7 月,伴全身疼痛及发烧 2d,于 2001 年 3 月 17 日入院。患者入院 7 月前因困倦乏力、脾大来我科就诊,经临床血象、骨髓象检查,确认为"慢性粒细胞白血病",遂给予羟基脲及回生胶囊口服治疗,病情一直达 CR。入院 2d 前由于外感后突发鼻腔出血、发烧,全身剧烈疼痛,活动受限,遂来我科就诊。骨髓 RT 示:慢性粒细胞白血病急粒变,血 RT:WBC $5.3×10^9$/L、RBC $2.86×10^{12}$/L、HB 105g/L、PLT $22×10^9$/L、BR 0.001、N 0.23、原始粒 0.26。入院时查体:T38.1℃,P 84 次/分,R 24 次/分,BP 15.0/9.0kPa,神清,精神极差,急性危重病容,表情痛苦,语言低微,抬入病房,全身皮肤黏膜无黄染及出血点,全身浅表淋巴未触及肿大,脾左肋下 4cm,质硬,全身肌肉骨骼触之剧痛,心肺(-)、神经系统检查未引出阳性体征。舌淡苔黄腻,脉弦。综合考虑为慢性粒细胞白血病急粒变。遂给予 HOAP 方案化疗(Hhar $2mg×d_{1-7}$、Ara-c $100mg×d_{1-7}$、VCR $2mg×d_1$ 强的松 $20mg Bid×d_{1-28}$),于化疗第 3 天即出现双上肢静脉青紫、肿胀、疼痛,遂给予 25%硫酸镁外敷后,症状有所缓解。于化疗结束后第 2d,双上肢皮肤色青紫,肿胀明显,皮肤紧张,尤以右臂为甚,右臂僵硬,活动受限,考虑并发静脉炎血栓形成。给予冷敷复方紫草液,每日 10 次,每次半小时,经治疗 1d 后,肿胀渐消,两天后疼痛减轻,右臂活动自如,第 3d 后则肿胀消退,皮肤青紫色变淡,血管变软。经坚持用药 7d 后,症状消失。此后每次化疗前预防性应用复方紫草液外敷,再未并发静脉炎。

7 复方紫草液制备工艺

(一)处方组成:紫草 制乳香 制没药 黄柏

(二)制备工艺

①将黄柏粉碎成粗粉,加石灰乳搅拌均匀,加水煎煮两次,第一次 2h,第二次 1.5h,过滤,得滤液备用。②将紫草、乳香、没药三味药用 95%乙醇浸泡,得乙醇浸出液,回收乙醇,加 1/3 量的 2%NaOH 液,使溶液由紫红色变为蓝色,过滤,滤液加浓 HCl(稍过量),过滤,沉淀水洗 3 次,备用。③将②加入①所得滤液中,加苯甲酸钠(0.1%),混匀,过滤,封装,消毒,即得。

(三)研究资料

紫草:主含乙酰紫草素、紫草素、异丁酰紫草素、异戊酰紫草素,因这些成分均属萘醌类,因其分子中常具有酚羟基,故有酸性,能溶于碱液,加酸酸化又可析出沉淀。故用碱提酸沉法提取。

乳香:含树脂 60%~70%,树胶 27%~35%,挥发油 3%~8%。

没药:含树脂 25%~45%,树胶 55%~65%,挥发油 3%~9%,尚含苦味质少量、蛋白质、甾体、没药酸、甲酸、乙酸及氧化酶。树脂性脆不溶于水,能溶于乙醇、乙醚等有机溶剂中,在碱性溶液中能部分溶解或完全溶解,加酸酸化,树脂又会沉淀析出。故用碱提酸沉法提取。

黄柏含多种生物碱,主要为小檗碱,约 0.6%~2.5%,易溶于水,故宜水提。又因其含大量黏液质,能被石灰乳所沉淀,故借此将小檗碱游离出来,溶于水中,以便过滤。

8 复方紫草液质量标准

【品　　名】 复方紫草液

【汉语拼音】 Fufang　Zicao　Ye

【处方组成】 紫草　制乳香　制没药　黄柏

【制法】

(1) 将黄柏粉碎成粗粉,加石灰乳搅拌均匀,加水煎煮两次,第一次 2h,第二次 1.5h,过滤,得滤液备用。

(2) 将紫草、乳香、没药等三味药用 95%乙醇浸泡,得乙醇浸出液,回收乙醇,加 1/3 量的 2%NaOH 液,使溶液由紫红色变为蓝色,过滤,滤液加浓 HCl(稍过量),过滤,沉淀水洗 3

次,备用。

(3) 将(2)加入(1)所得滤液中,加苯甲酸钠(0.1%),混匀,过滤,封装,消毒,即得。

【性　状】本品为淡棕色液体,味苦。

【鉴　别】

①取本品 20ml,在水浴上蒸干,残渣加乙醇 30ml 溶解(10ml、10ml、10ml),过滤,滤液置水浴上浓缩至约 2ml,作为供试品溶液。另取左旋紫草素对照品,加乙醇制成 1ml 含 0.5mg 的溶液作为对照品溶液,照薄层色谱法(《中国药典》2005 版一部附录 VIB)实验,吸取上述两种溶液各 5μl,分别点于同一以羧甲基纤维素钠为黏合剂的硅胶 G 薄层板上,以甲苯—乙酸乙酯—甲酸(5:1:0.1)为展开剂,展开、取出、晾干,供试品色谱中,在与对照品色谱相应的位置上,显相同的紫红色斑点;再喷以 10% 的氢氧化钾甲醇溶液,斑点变为蓝色。

②取本品 10ml,蒸干,残渣加甲醇 20ml,浸渍 2h,并时时振摇、滤过、滤液置水浴上浓缩至约 1ml,作为供试品溶液。另取盐酸小檗碱对照品,加甲醇制成 1ml 含 0.5mg 的溶液,作为对照品溶液。照薄层色谱法(《中国药典》2005 版一部附录 VIB)试验,吸取上述两种溶液各 10μl,分别点于同一以羧甲基纤维素钠为黏合剂的硅胶 G 薄层板上,以醋酸乙酯—丁酮—甲酸—水(10:6:1:1)为展开剂,展开、取出、晾干,置紫外光灯(365nm)下检视,供试品色谱中,在与对照品色谱相应的位置上,显相同的黄色荧光斑点。

检查:应符合搽剂项下有关的各项规定(《中国药典》2005 版一部附录 IV)

【功能与主治】清热解毒,活血化瘀,消斑止痛。用于预防和治疗输液或化疗前后并发静脉炎、下肢静脉曲张、血管瘤、硬皮病、周围血管病及皮肤瘀点、瘀斑等。

【用法用量】沿血管外搽,每日 5~10 次,每次 10ml。

【注意事项】请勿直接涂于溃烂伤口和黏膜组织上。

【贮　藏】密闭保存。

【规　格】每瓶装 100ml。

【起草说明】

(1)按《中国药典》2005 版规定的有关内容起草。

(2)鉴别项①参照《中国药典》2005 版 P238 紫草的鉴别以检出紫草所含成分——左旋紫草素。

(3)鉴别②参照《中国药典》2005 版一部 P214 黄柏及 P295 二妙丸的鉴别③以检出黄柏所含成分——盐酸小檗碱。

【备注】此标准经庆阳市药品检验所修订,甘肃省药品监督管理局备案。

制剂包装:为 100ml 小口塑料瓶(见产品注册证)。

第七章 医案精粹

清热败毒、活血化瘀、化痰散结治疗急性单核细胞白血病

【提要】急性单核细胞白血病属急劳邪毒炽盛、痰瘀互结证,治以自拟中药回生汤系列加减,清热败毒,活血化瘀,化痰散结。

【病历摘要】李某某,男,17岁。病历号1991-08-45。

初诊:1991年7月10日。

主诉:头痛、头晕7个月。

患者于1990年12月底出现头痛、头晕并伴左眼球突出,右侧耳聋,在某医院经骨髓、脑脊液等检查确诊为急性单核细胞白血病(M_5b)合并中枢神经系统白血病(CNSL)。治疗曾用DA、HOAP方案分别化疗2个疗程,甲氨喋呤(MTX)加地塞米松(Dex)各10mg鞘内注射共6次,并输红细胞3200ml,均未缓解,又并发肛周脓肿,于1991年7月9日收住我院。入院检查:T 37.0℃,P 70次/min,R 18次/min,BP110/60mmHg。贫血貌,毛发稀疏,左眼球突出,右耳听力丧失,全身皮肤无黄染及出血,浅表淋巴结无肿大,胸骨无压痛,心肺正常,肝脾肋下未触及,神经系统未引出阳性体征,肛门左侧可见3cm×5cm肿块已溃破,并有脓液渗出。化验检查:血象:Hb75g/L,RBC2.3×10^{12}/L,WBC11.8×10^9/L,N 0.67,L 0.15,M 0.18,PLT95×10^9/L。骨髓象:增生极度活跃,红系增生明显受抑,单核细胞比例增高,其中原单核细胞0.26,幼单核细胞0.34,过氧化物酶染色阳性。刻下症见:神情倦怠,面色萎黄,毛发稀疏,左眼球突出,右耳听力丧失,头痛,唇焦,肛周脓肿破溃,舌质淡,苔白,脉细。脑脊液化验正常。西医诊断:急性单核细胞白血病(M5b)合并肛周脓肿;中医诊断:急劳,证属邪毒炽盛、痰瘀互结。方用自拟中药回生汤加减。处方:

天蓝苜蓿30g,墓头回30g,龙葵20g,虎杖20g,半枝莲20g,白花蛇舌草20g,夏枯草15g,赤芍10g,山豆根15g,白茅根15g,仙鹤草15g,青黛3g(冲服),紫河车粉3g(装空心胶囊冲服),炙鳖甲10g(先煎)。30剂,水煎服,日1剂,分2次服。肛周脓肿局部清洁后外敷消肿止痛膏(院内制剂),每日1次,同时根据脓液细菌培养结果选用有效抗生素,鞘内注射MTX加Dex各10mg治疗CNSL,共4次。

二诊(1991年8月12日):治疗32d肛周脓肿已愈,复查:Hb 80g/L,RBC 2.75×10^{12}/L,

WBC 4.0×10⁹/L,N 0.55,L 0.41,M 0.04,PLT 125×10⁹/L。骨髓增生活跃,单核细胞 0.02,幼稚单核 0.06,达部分缓解(PR)。中医辨证为邪毒渐退、气阴两虚,治宜益气养阴、解毒化瘀。处方:天蓝苜蓿 20g,墓头回 20g,龙葵 20g,半枝莲 20g,白花蛇舌草 20g,太子参 20g,黄芪 20g,当归 20g,女贞子 15g,旱莲草 15g,生地 15g,茯苓 10g,白术 10g,紫河车粉 3g(装空心胶囊冲服)。21 剂,水煎服,日 1 剂,分 2 次服。

三诊(1991 年 9 月 4 日):服上药后诸症皆愈,经血象、骨髓象复查达完全缓解(CR)。

此后交替服用以上两方,半年后将原方浓缩为蜜丸剂,每次 18g,每日 2 次持续交替服用。5 年后减半量服用,6 年后间断服用。其间用 MTX 加 Dex 各 10mg 鞘内注射共 6 次,并定期复查临床症状、血象及骨髓象均达 CR。1998 年毕业于某大学,随访至今已无病生存 23 年。

【按语】:中医理论认为,急性白血病的发病机理是由于机体正气不足,邪毒外袭,内窜营血,伤及骨髓所引起的一派邪实正虚、虚实夹杂之证。据此,我们根据疾病过程中白血病细胞贯穿始终这一特点,拟定出以当地特产中草药天蓝苜蓿、墓头回、龙葵及补益中药紫河车为基本方药,应用于疾病治疗的始末,达到清热败毒、宁血补虚、益肾填髓之目的。具体应用时再根据疾病不同阶段病机的演变,邪正的盛衰及实验室所见,辨证分析后加入相应的药物,分步辨治,同中有异,随证变化,灵活应用。

该患者青年男性,由于机体正气不足,卫外不固,邪毒外袭,由表入里,伤及营血,血虚及气,气血两虚,濡养不足,则见面色萎黄,倦怠乏力,耳窍失聪等诸症。邪毒入里化热,痰瘀互结,循经内窜,阻于窍道,故致眼球突出;热灼津液,口唇失其濡养,则见唇焦;《灵枢·痈疽》云:"热胜则腐肉,肉腐则成脓。"邪毒下注大肠,蕴阻肛门,致使经络瘀阻,邪热壅聚化腐成脓,日久即破溃而出。急劳起病急骤,初期以邪实为主,虽经大量毒类药物治疗,病情未获缓解,故此阶段仍属邪未去而正已虚,邪实仍是病机之关键。此为邪毒炽盛、痰瘀互结所致,治宜清热败毒、活血化瘀、化痰散结,用自拟中药回生汤系列为主加减治疗。

处方中主药天蓝苜蓿(Medicago Iupulina L.),系庆阳市特产中草药,体外药敏试验结果表明,天蓝苜蓿在 0.3~0.6mg/ml 浓度范围时,即可对 ALL 细胞有 50%以上的杀伤作用,提示天蓝苜蓿具有明显的抑制 ALL 细胞作用,抑制作用强弱依次为 L_1、L_3、L_2,在浓度大于 0.25mg/ml 时对 ANLL 细胞具有较强的抑制作用,抑制作用强弱依次为 M_2、M_1、M_5a;主要药效学实验表明,回生丸 I 号(回生汤前体剂型)可在体内有效抑制某些肿瘤细胞的生长,如 H_{22} 肝癌细胞和 L_{615} 淋巴细胞白血病细胞,并通过增加 T 淋巴细胞亚群的活性而使实验动物的免疫功能得到提高。另一项研究表明,回生丸可使实验动物 T_3、T_4 绝对值升高,T_8 下降,提高了 T_4/ T_8 的比值,实验表明回生丸增强 T 细胞活性作用而使动物免疫功能得到一定的提高。对天蓝苜蓿及以其为主药的回生汤系列的药理作用机制还有待进一步深入研究。

(刊登于《中医临床研究》2015 年第 15 期,夏小军、段赟 合作)

益气养阴、解毒祛瘀治疗慢性髓系白血病

【提要】慢性髓系白血病属虚劳痰瘀互结,气阴两虚证,治以自拟回生汤系列加减,清热败毒,化痰行瘀,兼补气阴。

【病历摘要】闫某某,男,21岁。病历号1993-02-327。

初诊:1993年2月16日。

主诉:困倦乏力半年,左上腹硬块3月。

患者于入院半年前不明原因出现困倦乏力,渐见加重。入院3月前自觉左上腹出现一拳头大的硬块,压之不痛,并逐渐增大。入院9d前在本单位职工医院化验血象,WBC364.0×10⁹/L,住院后经骨髓象等检查,诊断为慢性髓系白血病(CML),遂服用羟基脲治疗5d后,于1993年2月15日转入我院。入院检查:T 36.8℃,P 72次/min,R 20次/min,BP124/80mmHg。形体消瘦,全身皮肤黏膜无黄染及出血点,浅表淋巴结无肿大。肝右肋下未触及,脾左肋缘下4横指,质硬无压痛。化验检查血象:Hb118g/L,RBC4.4×10¹²/L,PLT142×10⁹/L,WBC298×10⁹/L;外周血分类中原始粒0.03,早幼粒0.06,中晚幼粒细胞0.45,杆状细胞0.22,分叶粒细胞0.19,其中嗜酸粒细胞0.17,淋巴细胞0.05。骨髓象:增生极度活跃,以中晚幼粒细胞增生为主,占0.60,噬酸性粒细胞比例明显增高,红系增生受抑,成熟红细胞大小不等,形态规则,巨核细胞增多,血小板成簇分布。B超提示:脾脏中度肿大。刻下症见:形体消瘦,神情倦怠,面色欠华,头晕耳鸣,腰膝酸软,手足心热,自汗时出,纳差腹胀,左肋下痞块如拳大,质硬无压痛,舌质淡红,苔白微腻,脉细数。西医诊断:慢性髓系白血病;中医诊断:虚劳,证属痰瘀互结,气阴两虚。治宜清热败毒,化痰行瘀,兼补气阴。拟方回生汤Ⅰ号方加减。处方:

天蓝苜蓿20g,墓头回20g,龙葵20g,虎杖20g,半枝莲20g,白花蛇舌草20g,夏枯草15g,莪术15g,赤芍10g,麦冬10g,山茱萸10g,山楂15g,青黛3g(冲服),炙鳖甲15g(先煎),海蛤壳15g(先煎)。15剂,水煎服,日1剂,分2次服。西药羟基脲4g/d,分2次口服;干扰素3×10⁶ IU,隔日1次皮下注射。

二诊(1993年3月4日):服上药后纳食改善,左肋下痞块明显缩小,仍感困倦乏力,汗多,舌质淡,舌边尖红,苔薄,脉细。复查血象:Hb 96g/L,RBC 4.0×10¹²/L,PLT 92×10⁹/L,WBC 82.0×10⁹/L;外周血分类中中晚幼粒细胞0.38,杆状细胞0.25,分叶粒细胞0.27,淋巴细胞0.08,其中嗜酸粒细胞0.06。辨证为正虚邪不盛之邪毒渐退、气阴两虚之证,宜扶正祛邪,标本同治,法当解毒化瘀、益气养阴。处以回生汤Ⅱ号方加减:

天蓝苜蓿20g,墓头回20g,龙葵20g,夏枯草15g,党参15g,当归15g,莪术10g,赤芍10g,生地15g,麦冬15g,山茱萸10g,山楂10g,青黛3g(冲服),炙鳖甲15g(先煎)。20剂,水煎服,日1剂,分2次服。西药羟基脲及干扰素用量用法同前。

三诊(1993年3月25日):服上药后左肋下痞块消失,困倦乏力减轻,仍汗出,舌质淡,苔薄,脉细。血象:Hb 102g/L,RBC 4.05×10¹²/L,WBC 3.2×10⁹/L,分类中未见原始细胞,其中杆状细胞0.24,分叶细胞0.58,淋巴细胞0.15,单核细胞0.03。辨证为邪去正衰之邪毒已退、气血两虚之证,以正虚为主,治以扶正为主,兼清余邪,用补气养血、益肾填髓、扶正化毒之回生

汤 III 号方加减。处方：

墓头回 20g，龙葵 15g，黄芪 30g，党参 15g，当归 15g，熟地黄 15g，补骨脂 15g，鸡血藤 15g，山茱萸 10g，菟丝子 10g，阿胶 10g(烊化兑服)，青黛 3g(冲服)，炙甘草 10g。15 剂，水煎服，日 1 剂，分 2 次服。西药羟基脲减量为 2g/d，分 2 次口服；干扰素用量用法同前。

四诊(1993 年 4 月 11 日)：服上药后困倦乏力、汗出诸症明显减轻，食纳正常，舌质淡红，苔薄白，脉象有力。经血象、骨髓象检查，疾病达完全缓解(CR)。羟基脲减量为 1g/d，中药及干扰素用量用法同前。

治疗 3 个月，疾病一直处于 CR 状态，其间根据 WBC 化验结果调整羟基脲用量为 0.5~1g/d 之间。3 个月后，患者自行停服羟基脲，半年后停用干扰素，其间中药仍以上方为主加减治疗。1 年后恢复工作，并将原中药处方浓缩提取为胶囊剂服用至今，多次复查骨髓疾病始终处于完全缓解(CR)状态。2007 年结婚，至今已无疾病存活 21 年。

【按语】患者青年男性，机体正气不足，脏腑功能紊乱，邪毒乘虚而入，伤及营阴，骨髓受损，气虚血少，则形体消瘦，神情倦怠，面色欠华，头晕耳鸣；气阴两伤，则腰膝酸软，手足心热，自汗时出；阴精受劫，内热熏蒸，则煎熬津液为痰；病程日久，气血更虚，因虚生瘀，痰瘀互结，瘀阻脉络，则形成肋下痞块，质地坚硬；盘踞上腹，则纳差腹胀，苔白微腻。此为邪毒炽盛、痰瘀互结、气阴两伤所致，证属本虚标实，以邪实为主，治以祛邪为主，用清热败毒、化痰行瘀、兼补气阴之法，用自拟中药回生汤系列为主加减治疗。

方中青黛味咸，性寒，入肝经，可消肿散瘀、凉血解毒。《本草衍义补遗》谓之"能收五脏之火，解热毒，泻肝，消食积"。现已证明青黛提取的生物碱——靛玉红是治疗 CML 的有效成分，具有明确的抗肿瘤作用。研究还发现，靛玉红并没有抑制细胞生存，靛玉红可能通过其生物转化的次级产物，以竞争性拮抗 CDK 激酶的 ATP 结合位点和阻断 Stat3 信号通路等方式来发挥作用。本例患者，20 年间服用青黛量累积已超过 40kg，不仅未产生耐药性，而且未发现明显的毒副作用。单一药物的治疗作用虽已得到肯定，但在临证时仍需在辨证论治的原则指导下遣方用药，方可有的放矢。

CML 早期或加速期，应采用中西药结合进行治疗，辨证应用中药可调节全身机能，最大限度地协助化疗药物杀灭白血病细胞，并促进细胞凋亡，保护正常细胞不受损，减少并发症，从而起到增效减毒的效果；慢性期则宜以中医药治疗为主，在辨证的基础上，参考现代中药药理用药的方法，针对性地选择一些具有特异性治疗功效的药物，随症处裁组方，加之患者若能长期坚持用药，亦可获得良效。另外，有条件者，亦可尽早地配合应用干扰素、酪氨酸激酶抑制剂等药物也是降低"急变"发生率和获取长期存活的关键。

(刊登于《中医临床研究》2015 年第 21 期，夏小军、段赟 合作)

健脾补肾、益气养血治疗白细胞减少症

【提要】白细胞减少症属虚劳脾肾气血俱虚证，治以自拟升白汤加减，健脾补肾，益气养血。

【病历摘要】李某,女,44 岁。病历号 2004-02-141。

初诊:2004 年 2 月 7 日。

主诉:头晕目眩,气怯乏力 2 年。

患者近 2 年来不明原因出现头晕目眩,气怯乏力,时有失眠多梦,易于感冒,汗多怕冷,月经量少,曾经多次化验,确诊为"白细胞减少症",服维生素 B_4 片、升白胺片、补中益气丸、贞芪扶正颗粒等多方医治无效,病情逐日加重,于 2004 年 2 月 6 日来我院求治。检阅实验室报告为:血常规示 WBC $1.8×10^9$/L,NEUT $1.0×10^9$/L,HB 122g/L,RBC $4.8×10^{12}$/L,PLT $112×10^9$/L;骨髓涂片示:粒系增生减低,红系巨核系增生骨髓象;甲状腺功能、生化、ANA 抗体谱等检查正常;胸片、B 超、心电图及肝肾功能检查均无异常发现。刻下症见:形体肥胖,动则气怯,语言低微,面色欠华,头晕目眩,失眠多梦,畏寒肢冷,自汗,易于外感,月经量少,平素喜食肥甘,舌质淡,舌苔白,脉细弱。西医诊断:白细胞减少症;中医诊断:虚劳,证属脾肾气血俱虚。治宜健脾补肾,益气养血。方用自拟升白汤加减。处方:

鸡血藤 60g、黄芪 30g、补骨脂 30g、女贞子 15g、旱莲草 15g、麦芽 15g、白术 10g、大枣 10 枚。5 剂,水煎服,日 1 剂,分 2 次服。嘱清淡饮食,忌食膏粱厚味及刺激之品;动静结合,劳而不倦;怡情放怀,消除忧虑。

二诊(2004 年 2 月 13 日):服上药后复查血常规:WBC $2.0×10^9$/L。患者精神渐见好转,倦怠汗出、畏寒肢冷明显减轻,头晕目眩及气怯乏力微除,睡眠尚安,舌质淡红,苔薄白,脉细弱。知药中病机,效不更方。前方再进 10 剂,用法同前。

三诊(2004 年 2 月 24 日):服上药后复查血常规:WBC $3.4×10^9$/L。患者精神明显好转,面色渐转红润,头晕目眩、气怯乏力等症基本消失,舌质淡红,苔薄,脉细。守原方更进 10 剂,用法同前。

四诊(2004 年 3 月 5 日):服上药后复查血常规:WBC $5.2×10^9$/L。患者精力充沛,面色红润,月经来潮后经量正常,舌质淡红,苔薄白,脉细缓。治以金匮肾气丸晨服(8 粒),以温肾阳;参苓白术散(5g)晚服,以健脾气。

此后,前法先后调治 2 月余,曾 6 次复查血常规提示 WBC 均在 $4.5×10^9$/L 以上。疾病告愈。

【按语】虚劳是以脏腑元气亏损,精血不足为主要病理过程的一类慢性虚衰性病证的总称。其证候复杂,或涉及阴阳,或气血同病,或五脏交亏,且病势缠绵;若调治不当,脾肾日亏,元气衰败,则渐归恶化。故依阴阳气血、脏腑病机、生克制化、病势缓急,而施以不同的补虚方法,实乃治疗虚劳之大法。《灵枢·决气》曰:"上焦开发,宣五谷味,熏肤充身泽毛,若雾露之溉,是谓气。""中焦受气取汁,变化而赤,是谓血。"本例患者,饮食不节,恣食肥甘,损伤中焦,脾胃运化失司,气血生化乏源;过逸少劳,更能伤气;气血既虚,内不能调和五脏六腑,外不能洒陈营卫经脉,渐至表里俱虚。肾藏精,主骨生髓,精血同源,脾虚日久,累及于肾,肾精亏虚无以化血,则失于荣养滋润;命门火衰阳不化气,则不能温煦中焦脾胃,致使气血更虚,表现为一派脾肾两虚,阴阳失调,气血不协,营卫失和之见证。亦正如明·李中梓《医宗必读》所言:"夫人之虚,不属于气即属于血,五脏六腑莫能外焉。而独举脾肾者,水为万物之源,土为万物之母,二脏安和,一身皆治,百病不生。"

本例患者中年女性,过逸少劳,形体肥胖,其气先伤;恣食肥甘,酿生湿热,脾气亦伤;脾胃运化失司,日久生化乏源,而致气血两虚;气虚不用则动则气怯,语言低微;血虚失荣则面色无华,肢体倦怠;气虚不能载血上行于脑则头晕目眩;脾虚不能化生气血以和营卫则易于外感;脾气不升,阴阳失调,腠理开合不利则自汗;脾虚日久,累及于肾,肾精失充则月经量少;水不济火则失眠多梦;肾元亏损,失于温煦,血行涩滞,脉失所养则畏寒肢冷。舌质淡,舌苔白,脉细弱皆为阴阳气血俱虚之象。此为脾肾气血俱虚所致,法当健脾补肾、益气养血。

治宗《素问·阴阳应象大论》"形不足者,温之以气;精不足者,补之以味"之义,以大剂鸡血藤为主药,补血活血;配黄芪益气固表,调和营卫;补骨脂温补肾阳;女贞子、旱莲草滋补肾阴;麦芽、白术健脾益气开胃;再加大枣补中益气,养血安神。诸药合用,脾肾双补,气血并治,阴阳兼顾,营卫同调,故对脾肾气血两虚之虚劳,收效甚捷。方中鸡血藤一味,苦甘性温,虽为补血活血之剂,但其性温而不燥,养血不滋腻,活血不散血,况得女贞子、旱莲草而无伤阴之虑,得麦芽、白术而无碍脾之虞,诚为治疗虚劳外周血白细胞计数减少之良药,且用量独重,效专力宏。

(载于《甘肃省名中医医案精选·第一辑》第120~122页,夏小军、段赟 合作)

补气养血治疗营养不良性贫血

【提要】营养不良性贫血属虚劳气血两虚证,治以八珍汤加减,补气养血。
【病历摘要】李某,女,40岁。病历号2006-08-157。
初诊:2006年8月28日。
主诉:困乏无力2月余。

患者于2月前,不明原因出现困倦乏力,面色苍白,纳差,动则出汗,心悸,月经量多。自服"阿胶补血露"治疗20余天,病情未见好转,故来诊。查体:面色苍白,呈中度贫血貌,心肺阴性,肝脾不大。患者平素体健,月经周期正常,经量适中,近两次月经量微多于前,无血块。否认其他系统病史。辅助检查:血常规示:WBC4.5×10⁹/L,RBC 2.76×10¹²/L,MCV80.21,MCH25.51,MCHC314.0,HB75g/L,PLT 86×10⁹/L;生化提示正常;骨髓涂片示:红系比例增高,以中晚幼红细胞为主,部分呈巨幼样改变,成熟红细胞胞体偏小,中央淡染区扩大,提示:双向贫血;妇科B超、心电图提示正常。四诊摘要:面色苍白,乏力倦怠,动则汗出,少气懒言,舌质淡,苔薄白,脉细弱。西医诊断:营养不良性贫血;中医诊断:虚劳,证属气血两虚。治宜补气养血。拟方八珍汤加减。处方:

党参15g,茯苓10g,白术10g,当归15g,黄芪20g,白芍6g,川芎6g,熟地10g,五味子10g,大枣5枚,陈皮6g,炙甘草3g。10剂,水煎服,日1剂,分2次服。

二诊(2006年9月9日):服上药后困乏无力及汗出症状明显减轻,面色渐转红润,纳食增进,惟自觉全身肿胀,夜寐欠安。舌质淡,舌尖红,苔薄白,脉细。复查血常规:WBC 5.3×10⁹/L,HB 88g/L,PLT 136×10⁹/L。上方去黄芪,加炒酸枣仁30g,更进10剂,用法同前。

三诊(2006年9月19日):服上药后诸症皆消,面色红润,纳食转佳,夜寐安静,体力充沛。复查血常规：WBC 7.1×10⁹/L，HB 112g/L，PLT 118×10⁹/L。疾病告愈，给予本院专科制剂生血丸（2 丸/次 2 次/日），以固疗效。

此后，多次复查血常规提示 HB120g/L 以上，随访半年病情未复发。

【按语】本例患者，脾胃虚弱，运化失职，生化乏源，而致本病。其中困倦乏力，动则气怯为一派气虚之象；而面色苍白，爪甲色淡为一派血虚不荣之表现；汗为心之液，气虚不摄，故见汗多，月经量多；脾胃虚弱，失其健运，则纳差。舌质淡，苔薄白，脉细弱均为一派气血不足之征象。综观舌脉症，其病性属虚，病位在气血。故治以八珍汤益气养血，阴阳双补，配五味子滋阴补血，大枣和中，且有滋补阴血之功；陈皮理气醒脾，防止滋补药物更伤脾胃；炙甘草和中补虚，兼调诸药。故全方合而用之，不温不燥，不寒不凉，更加黄芪补中益气生血，故对气血不足所致的"血虚"以起补中益气、滋阴生血之功。

营养不良性贫血在基层临证多见，病因各异，故在辨证论治的基础上审因论治，尤为重要。《灵枢·决气篇》云："中焦受气取汁，变化而赤，是谓血。"脾胃为后天之本，气血生化之源。故无论病因为何，证属何型，治疗时，皆应注意调理脾胃，以资化源；并在遣方用药时顾护胃气，使补而不滞，以防阻碍脾胃化生气血之功能。

（夏小军 作）

健脾益气、养血补血治疗缺铁性贫血

【提要】缺铁性贫血属脾气虚弱证，治以健脾益气、养血补血。

【病例摘要】冯某，女，48 岁。病历号 221001

初诊：2013 年 12 月 2 日

主诉：间断性月经量多 5 年，伴困乏，头晕半年。

患者于 5 年前出现月经量多，持续时间长，半年前自觉困乏、头晕，面色萎黄，时发心悸气短，纳差，二便正常，舌质淡，苔薄白腻，脉沉细。查血常规（2013.11.25）示：WBC3.79×10⁹/L，RBC 3.35×10¹²/L，HB 77g/L，PLT 141×10⁹/L，MCV 71.60fl。妇科彩超（2013 年 11 月 29 日）示：子宫肌瘤。左下肢血管彩超（2013 年 11 月 06 日）示：左下肢表浅静脉及肌间隙静脉曲张。电子胃镜（2013 年 11 月 30 日）示：慢性浅表性胃炎。铁六项示：总铁结合力 73.9μmol/L，不饱和铁 70.8μmol/L，血清铁 3.1μmol/L，铁蛋白 16.83mg/dl，转铁蛋白 2722.8mg/L，转铁蛋白饱和度 4.2%。西医诊断：缺铁性贫血；中医诊断：萎黄，证属脾气虚弱。治宜健脾益气、养血补血。拟方补血汤加减。处方：

绿矾 0.5g（冲服），黄芪 30g，白术 20g，人参 10g，茯苓 10g，柴胡 10g，升麻 10g，当归 20g，补骨脂 15g，鸡内金 15g，莱菔子 15g，甘草 10g，茵陈 30g，大黄 10g，车前子 10g。7 剂。水煎服，日一剂，分两次服。嘱忌饮茶水，牛奶及辛辣之品。

二诊（2013 年 12 月 9 日）：服上药后，困乏、头晕、面色萎黄均减轻，无心悸气短。纳食好转，二便正常，时发胃脘痛，舌质淡，苔薄白，脉细。查血常规示：WBC4.97×10⁹/L，RBC 3.46×10¹²/L，HB 85g/L，PLT 152×10⁹/L，MCV 85.44fl。考虑绿矾败胃。上方减茵陈 30g，大黄 10g。加元胡 10g,砂仁 10g。7 剂、水煎服、日一剂,分两次服。

三诊(2013 年 12 月 17 日):服上药后,精神明显好转,诸证皆消,纳食佳,二便正常,未发胃脘痛,偶发腹胀,舌质淡,苔薄白,脉细。查血常规示:WBC3.50×10⁹/L,RBC 3.58×10¹²/L,HB 93g/L,PLT 150×10⁹/L,MCV 86.74fl。腹胀,在原方加入厚朴 10g,行气宽中。7 剂,水煎服,日一剂,分两次服。

四诊(2013 年 12 月 25 日):服上药后,月经来潮,精神佳,面色红润,剧烈运动也无心悸气短,纳食佳,二便正常,舌质淡,苔薄白,脉弦。查血常规示:WBC4.0×10⁹/L,RBC 3.73×10¹²/L,HB 113g/L,PLT 129×10⁹/L,MCV 88.23fl。治疗效果明显,为防止月经量多,出血加重而贫血。在原方减升麻 10g,补骨脂 15g,鸡内金 15g,莱菔子 15g 茵陈 30g 车前子 10g。加熟地 20g,山茱萸 10g,茜草 20g,紫草 20g,益母草 10g。15 剂,水煎服,日一剂,分两次服。

五诊(2014 年 1 月 12 日):服上药后,精神佳,面色红润,无不适感,舌质淡,苔薄白,脉弦。查血常规示:WBC4.8×10⁹/L,RBC 3.94×10¹²/L,HB 124g/L,PLT 149×10⁹/L,MCV 93.43fl。治疗效果明显。随后停药观察,定期复查,血红蛋白均在正常范围,后随访一年未见复发。

【按语】缺铁性贫血临床以面色萎黄为主,用"萎黄"病名。可与"黄胖"、"黄肿"、"虚劳"等病名相互参照。本病为常见的血液虚损性疾病。多继发于其他疾病之后,任何年龄均可发病,但以青壮年及生育期妇女多见,临床以面色萎黄为特征,但身目不黄。有铁元素缺乏的实验室依据。其病因病机主要为先天不足、脾胃虚弱,胃不能腐熟,脾不能运化、吸收,可导致水谷精微不足,化血无源,出现气血不足征象。或因出血原因、虫积因素,耗伤气血而贫血。证属脾气虚弱型,治宜健脾益气、养血补血。拟方补血汤加减。方中绿矾酸、寒、入肝、脾经、燥湿、杀虫、补血,为君药。其为含硫酸亚铁的矿石。《本草纲目》曰:"绿矾消积滞,燥脾湿,化痰涎,除胀满黄肿虐痢,风眼口齿诸病。"方中配黄芪、白术、人参、当归补脾益气、养血补血,为臣药;茯苓、车前子清热利湿退黄;柴胡疏肝行气;大黄通腑以泻湿热;由于脾虚多兼湿邪,故加以鸡内金、莱菔子消食导滞;补骨脂温补肾阳。全方以健脾益气、养血补血、兼清热利湿。

上方重在补血,但也要针对病因治疗,此患者因月经量多而贫血,故在治疗中药调理冲任以止血补血,方可见效。故方中在月经来潮时加健脾补肾、凉血止血药,如熟地、山茱萸、茜草、紫草、益母草。绿矾宜伤脾败胃,故加温热药行气宽中,如厚朴等。也可装胶囊服用,疗效更佳。

由于缺铁性贫血血红蛋白正常后,体内还缺乏贮存铁,故要继续补充铁,以增加体内储备铁,故一般治疗正常后,要守方继续治疗月余,方可痊愈。

(开金龙 作)

益气养阴、凉血止血治疗儿童难治性血小板减少性紫癜

【提要】儿童难治性血小板减少性紫癜属血证之气阴两虚、虚火灼络证,治以自拟摄血汤加减,益气养阴,凉血止血。

【病历摘要】郭某,女,7 岁。病历号 2008-05-213。

初诊:2008 年 5 月 16 日。

主诉:间断性全身皮肤瘀点、瘀斑,伴发鼻衄 18 月余。

患儿于 2006 年 11 月 6 日因感冒发热,全身皮肤出现多处青紫斑点,伴发鼻衄,化验血小板计数(PLT)5×10⁹/L,在当地医院诊断为"原发性血小板减少性紫癜(ITP)、上呼吸道感染",住院治疗 5d 后身热退,皮肤青紫斑点未见消退,仍鼻衄不止,PLT 3×10⁹/L,遂转往西安某医院,经血象、骨髓象、血小板抗体监测等检查,仍确诊为 ITP。先后经住院及门诊予足量强的松,足疗程大剂量丙种球蛋白,标准剂量环磷酰胺等药物,其间多次输注血小板,治疗 6 个月后皮肤青紫斑点减轻,偶发鼻衄,PLT 始终在 10×10⁹/L 以下。后又辗转多家医院多方治疗,仅在输注血小板后 PLT 可上升至 10~20×10⁹/L 之间,约 10d 后又开始下降,且随着激素等药物的撤减,出血症状又明显加重。入院前 3 个月以来强的松用量调整为 30mg/d,分 2 次口服,静注丙种球蛋白 12.5g/d,每月连续输注 5d,可勉强控制出血。入院 5d 前出血症状加重,PLT 6×10⁹/L,故转入我院治疗。化验血象:PLT 5×10⁹/L,血红蛋白(Hb)108g/L,红细胞计数(RBC)4.0×10¹²/L,白细胞计数(WBC)4.6×10⁹/L;骨髓象:增生活跃,粒红巨三系增生,全片共见巨核细胞 146 个,分类 22 个,可见幼稚巨核 3 个,成熟无血小板形成巨核 16 个,裸核 3 个,血小板罕见;血小板抗体测定:PAIgG 330ng/107;生化全项:谷丙转氨酶 57.8U/L,谷草转氨酶 62.7U/L,甘油三酯 1.92mmol/L,总胆固醇 6.7mmol/L;ANA 抗体谱十五项测定:阴性;腹部 B 超提示正常。刻下症见:形体虚胖,动则气怯,面色欠华,大如满月,两颧潮红,神情倦怠,少气懒言,烦躁汗出,食欲不振,咽干口燥,全身肌肤散在黯红色瘀点瘀斑,口腔及舌边尖各有血疱一处,双侧鼻腔时有渗血,色泽淡红,舌质红,苔少而干,脉细数。西医诊断:难治性血小板减少性紫癜(RITP);中医诊断:血证,肌衄,证属气阴两虚,虚火灼络。治宜益气养阴,凉血止血。拟方自拟摄血汤加减。

处方:黄芪 20g,党参 10g,当归 10g,阿胶 10g(烊化),龟板胶 10g(烊化),麦门冬 10g,生地黄 10g,墓头回 15g,仙鹤草 15g,旱莲草 10g,紫草 10g,焦三仙各 10g,甘草 6g。5 剂,水煎服,日 1 剂,分 2 次服。强的松仍按原剂量服用。

二诊(2008 年 5 月 22 日):服上药后鼻衄有所减轻,皮下青紫斑点新出者较少,精神略见好转。原方更进 7 剂,并停用丙种球蛋白。

三诊(2008 年 6 月 1 日):仍偶发鼻衄,但可自止,口腔黏膜及舌边尖血疱消失,皮下青紫斑点明显减少,精神逐渐好转,咽干口燥减轻,仍纳差,入夜腹胀,易感冒,舌质淡红,苔白微腻,脉细。辨证为气阴渐复,脾失健运之证。上方去龟板胶,加大腹皮 10g,砂仁 6g。每日 1 剂,水煎服。

此后每周复诊 1 次,均以上方为基础方,偶有 1~3 味增减,或增减剂量,服用 2 个月后出血已止,全身症状明显好转,PLT 均持续在(5~10)×10⁹/L 之间。遂开始递减强的松,中药仍以上方为基础适量加减,每日 1 剂,水煎服。又守方加减服用 2 月余,未发出血,虚肿消失,未发感冒,2008 年 9 月 10 日化验,PLT 上升至 15×10⁹/L。遂停用强的松,上方加减续服。

四诊(2008 年 12 月 17 日):服用中药治疗半年,复查血象:PLT14×10⁹/L,Hb132g/L,RBC4.86×10¹²/L,WBC5.6×10⁹/L。患儿未发出血,体力恢复,纳食增进,舌质淡红,苔薄白,脉细。此时虽无明显症状,但 PLT 始终不上升,考虑患儿久病伤气,脾气更虚,且久病必瘀,因虚致瘀,故拟凉血活血、益气摄血、宁络消斑之法,用摄血汤加减,以气血阴阳同调。处方:墓头回 15g,黄芩炭 10g,白茅根 15g,赤芍 10g,牡丹皮 10g,茜草 15g,生地黄 10g,仙鹤草 15g,黄芪 15g,党参 10g,当归 10g,茯苓 10g,白术 10g,肉苁蓉 10g,鸡血藤 10g。每日 1 剂,水煎服。

上方化裁服用 3 月余,复查 PLT 上升至 $32×10^9$/L,仍以上方为基础适当加减,或调整剂量,持续服用。2009 年 10 月 20 日,PLT48×10^9/L,开始上学。2010 年 7 月 12 日,PLT 66×10^9/L。多次化验,PLT 均逐渐上升,疗效巩固。至 2011 年 12 月 2 日,PLT 上升至 82×10^9/L,期间偶因他因而致间断 1~2d 之外,均持续服用中药,均未发出血,亦很少感冒,更无任何不适及副作用发生。考虑疗效已显,改中药汤剂隔日 1 剂,水煎服。

自 2012 年 8 月 6 日起,停用汤剂,改用院内中药制剂摄血丸(组成同前),每次 1 丸,每日 2 次,服用至今,PLT 始终在(68~94)×10^9/L 之间。

【按语】RITP 可归属于中医学的"血证"、"发斑"、"葡萄疫"、"肌衄"等病证门类。对该病的中医或中西医结合治疗尚处于探索阶段,文献报道较少。本例患者,初次接诊,既有肌衄、鼻衄等标实见症,又有明显的气阴两虚之本虚表现,加之用药杂乱,则更耗气阴,故在维持原用糖皮质激素的基础上,选用大剂益气养阴、滋阴降火之品,合以凉血止血,以标本同治,急止其血。服药 12 剂,出血减轻,精神好转,知药中病机,效不更方。治疗 2 月余,虽 PLT 未见上升,但出血已止,诸症减轻,始递减激素。4 月后诸症悉除,PLT 略上升,遂停用激素,单纯中药治疗。半年后虽未发出血,但 PLT 未见上升,考虑久病脾虚血瘀作祟,故拟凉血活血、益气摄血之法,以宁络消斑。宁者,和也;此宁络即气血同治,阴阳同调之谓。服药 3 月余,PLT 逐渐上升,开始上学,仍坚持治疗。3 年后 PLT 接近正常,疗效已显,遂中药隔日服用 1 剂,8 月后改服丸剂,以固疗效。

小儿脏腑娇嫩,形气未充,脾常不足。本例患儿,初诊时虽肌衄、鼻衄俱著,若单纯应用苦寒之品以凉血止血,则更伤脾胃,致使脾气更虚,摄血无力,出血不止;过早加用活血化瘀,又恐加重出血;一味益气养阴,则缓不应急,不能遏止病势。故临证辨证用药时,分清轻重缓急,注意本虚标实和疾病转归等,对于患者出血证的控制和临床疗效的提高具有重要意义,即使 PLT 十分低下,中药止血之功亦毋庸置疑。经有效治疗,出血未发,诸症减轻,似乎无证可辨,但 PLT 始终上升缓慢。然综合 ITP 之病机,不外热、虚、瘀三端。此时助火伤阴之激素已撤,机体气血阴阳仍处于不平衡之状态,若按常规单纯健脾益气摄血,则甘温之剂既有耗阴之弊,又有闭门留寇之虑,恐难一时取效。故宜气血阴阳同调,并适时加用活血化瘀,以祛瘀而生新,从而使 PLT 上升。

本例患儿,病程较长,辗转多处,久治未愈,家长焦虑,病儿恐惑,无奈之下,求治于中医。曾建议住院治疗,但遭家长及患儿拒绝。对此,作为医者,首先应严密观察病情变化,权衡标本缓急,并耐心与患儿及其家长沟通,争取配合,并持之以恒,便可取效。该例患儿 4 年多来先后服用中药汤剂 1300 余剂便是明证。

(刊登于《新中医》2015 年第 12 期,夏小军、段赟 合作)

益气摄血、凉血化瘀治疗特发性血小板减少性紫癜

【提要】特发性血小板减少性紫癜属血证气虚不摄、瘀血阻络证,治以四君子汤加味,益气摄血,凉血化瘀。

【病历摘要】王某某,男,36 岁。病历号 2004-08-215。

初诊:2004 年 8 月 18 日。

主诉:齿龈出血反复发作 8 年,加重 20d。

患者 8 年前不明原因齿龈渗血,伴神疲乏力、纳差,偶有黑便,在当地曾服中药汤剂(方药不详)及西药维生素 C、安络血片、氨肽素片等多法医治无效。于 1998 年 10 月于西安某医院行血常规、骨髓穿刺、血小板抗体检测等,确诊为特发性血小板减少性紫癜,遂用激素、止血剂等治疗(具体不详)1 月,病情好转后出院。此后病情时轻时重,多次化验血小板计数(PLT)持续在 20~40×10⁹/L 之间。20d 前因在炎热下劳作致使齿龈渗血加重,故于 2004 年 8 月 17 日来我院求助于中医治疗。查阅实验室检测报告:PLT 32×10⁹/L,HB108g/L,RBC4.4×10¹²/L;骨髓象提示三系增生伴巨核系产板不良骨髓象;生化、ANA 抗体谱提示正常。四诊摘要:精神不振,面色无华,形体消瘦,情绪低落,齿龈渗血量多,以晨起刷牙时为甚,血色鲜红,伴发口臭,纳食欠佳,偶发黑便,察其齿龈无红肿及松动,舌体胖大,舌质红,舌苔薄,脉细数。西医诊断:特发性血小板减少性紫癜;中医诊断:血证,齿衄,证属气虚不摄,瘀血阻络。治宜益气摄血,凉血化瘀。拟方四君子汤加味。处方:

人参(先煎)10g,茯苓 15g,白术 10g,甘草 6g,仙鹤草 20g,白茅根 20g,黄芩(炒炭)10g,茜草 20g,牡丹皮 10g,赤芍 10g。5 剂,先以凉水煎煮人参 20 分钟,后纳诸药,煎至 500ml,分早、晚 2 次服。嘱节饮食,忌食辛辣刺激;远劳倦,勿冒烈日劳作;畅情志,消除恐惧忧虑。

二诊(2004 年 8 月 24 日):服用上药后齿衄明显减轻,口臭亦减,未发黑便,情绪尚稳,精神、饮食同前。舌质淡红,舌苔薄,脉细数。查 PLT42×10⁹/L。此乃血热渐除,脾气虚弱之象,遵《素问·阴阳应象大论》"治病必求于本"之训,法当以益气摄血为主,兼用凉血化瘀,前方去黄芩、赤芍、牡丹皮,人参易党参,加黄芪 30g,当归、山药各 15g。10 剂,水煎服,日 1 剂,分 2 次服。

三诊(2004 年 9 月 5 日):服用上药后齿衄已止,精神好转,情绪乐观,面色渐转红润,惟食纳仍欠佳;舌质淡红,苔薄白,脉象有力。查 PLT 计数 55×10⁹/L。知药中病机,守原方加焦山楂、炒麦芽各 15g。10 剂,用法同前。

四诊(2004 年 9 月 16 日):服用上药后诸症悉愈,复查 PLT86×10⁹/L。予人参归脾丸(2丸,饭前服用,2 次/日)2 月,以固疗效。

后经 1 年随访,齿衄、黑便未发,多次化验 PLT 始终持续在 60~90×10⁹/L 之间。

【按语】凡血从牙龈齿缝中出者,名曰齿衄,又名牙宣。虽可由多种外感、内伤原因引起,其病机却不外热迫血行、阴虚火旺、气不摄血三种。若起病急骤,出血病势重,并伴有发热口渴,面赤烦躁,舌红,脉数者,属血热实证。多因外邪侵袭,蕴毒于内,从阳化热,邪热与气血相

搏,灼伤脉络,血溢脉外而发。若病程较长,反复出血,血色淡红,伴面色无华,神疲乏力,舌淡,脉弱者,则属气血亏虚,血失统摄之虚证。多由脾胃虚弱,生化乏源,气虚不摄而致。

本例患者中年男性,素体虚弱,病程日久,脾胃更虚,生化乏源,血不上荣则面色无华;脾虚气弱则精神不振,少气乏力,舌体胖大,苔薄,脉细;运化失职则纳食欠佳;久病消耗则渐见消瘦;气为血之帅,血为气之守,脾气既虚,血失统摄,不循常道,溢于脉外则发齿衄,且因晨起刷牙刺激而加剧,偶见黑便;适逢炎夏,突受暑热,加之劳累,热灼营血,致使齿衄更甚,血色鲜红,脉数;阳明秽浊之气循热上蒸,乃发口臭。况久病不愈,反复发作,木失条达,气机不畅,气滞则发血瘀,久虚亦可生瘀,离经之血虽清血鲜血,亦是瘀血;瘀热互结,致病无愈期。

综上所述,本病为气虚失摄、兼夹瘀热之证。法当凉血化瘀、益气摄血,方拟四君子汤加味治之。清·唐容川《血证论·吐血》云:"惟第用止血,庶血复还其道,不至奔脱尔,故以止血为第一法。"投大剂清热凉血的仙鹤草、白茅根、黄芩炭,加凉血化瘀的茜草、牡丹皮、赤芍,急则治其标;再合以甘温益气、健脾养胃的四君子汤兼顾气虚之本,并防它药苦寒,更伤脾胃;以期寒温并用,攻补兼施,气血并治,标本兼顾,祛邪不伤正,扶正不碍邪,止血不留瘀,故对气虚失摄、兼夹瘀热所致之齿衄,通过凉血化瘀、益气摄血而达迅速止血之功效。

脾胃虚弱之人,寒凉之剂只可暂用,中病即止,以防伤中。齿衄即止,当以大剂健脾益气之品缓则治其本,恐人参温热,故易党参;纳食不佳时再佐以消食健胃之品,相得益彰。久病为患,反复发作,病后调理,至关重要。明·赵献可《医贯·绛雪丹书》云:"凡治血证,前后调理,须按三经用药。心主血,脾裹血,肝藏血。归脾汤一方,三经之方也。"诚如斯言。

(夏小军 作)

清热解毒、凉血止血治疗原发性血小板减少性紫癜

【提要】原发性血小板减少性紫癜多见于血热妄行证,治以清热解毒、凉血止血。

【病例摘要】张某,女,9岁。病历号 219082

初诊:2013 年 10 月 23 日

主诉:鼻腔出血 8h。

患者于 8h 前运动后出现鼻腔出血,量较多,色鲜红,双下肢皮肤黏膜散在瘀点,时发双下肢痠痛,无发热、咳嗽,无腹痛、腹泻等。于镇原县第一人民医院查血常规示:WBC7.34×10^9/L,RBC 4.19×10^{12}/L,HB 116g/L,PLT2×10^9/L,复查 PLT3×10^9/L,凝血四项提示正常。骨髓常规示:巨核细胞成熟障碍。刻下症见右鼻腔渗血不止,双下肢皮肤黏膜散在出血点,色鲜红。头晕身重,纳食不佳,舌质红,苔黄,脉数。西医诊断:免疫性血小板减少性紫癜;中医诊断:紫癜病,证属血热妄行。治宜清热解毒、凉血止血。拟方清热凉血汤加减。处方:

墓头回 20g,紫草 15g,丹皮 10g,生地 10,水牛角 20,当归 10g,补骨脂 10g,鸡血藤 10g。5剂。水煎服,日一剂,分两次服。

二诊(2013 年 10 月 29 日):服上药后,鼻腔出血止,皮肤出血点色变淡,再未发新瘀斑

瘀点。但时发低热,咽痛,咳嗽,舌红苔薄黄,脉浮数。查血常规示:WBC11.34×10⁹/L,RBC 4.19×10¹²/L,HB 116g/L,PLT26×10⁹/L。考虑合并上呼吸道感染。上方减补骨脂10g,加生石膏 20g,杏仁10g,甘草10g,银花10g。4剂,水煎服,日一剂,分两次服。

三诊(2013年11月4日):患者症状明显减轻,鼻腔再未出血,皮肤瘀点瘀斑已消退,再 无发热,无咳嗽咽痛,纳差腹胀,舌淡苔薄白,体胖大,边有齿痕,脉细。考虑小孩体弱,寒凉药 败胃,邪毒虽去,正气耗伤,脾胃虚寒。查血常规示:WBC9.42×10⁹/L,RBC 3.86×10¹²/L,HB 114g/L,PLT78×10⁹/L。治宜清热解毒,凉血止血,兼以益气健脾。方用清热凉血汤和补中益气 汤加减。方如下:墓头回10g,紫草10g,丹皮10g,生地10,当归10g,补骨脂10g,鸡血藤10g, 黄芪30g,白术20g,焦山楂10g,茯苓10g。7剂。水煎服,日一剂,分两次服。

四诊(2013年11月12日):患者再未出血,纳食佳,二便正常再未发热,无咳嗽咽痛,舌 淡苔薄白,脉眩。查血常规示:WBC8.5×10⁹/L,RBC 3.97×10¹²/L,HB 128g/L,PLT224×10⁹/L。继 续治以清热解毒,凉血止血,兼以益气健脾。方用清热凉血汤和补中益气汤加减。方如下:墓 头回10g,紫草10g,丹皮10g,生地10g,当归10g,补骨脂10g,鸡血藤10g,黄芪30g,白术 20g,焦山楂10g,柴胡10g。7剂。水煎服,日一剂,分两次服。

五诊(2013年11月27日):患者诸症皆消,再未出血,纳食佳,二便正常,舌淡苔薄白, 脉弦。查血常规示:WBC7.2×10⁹/L,RBC 3.92×10¹²/L,HB 126g/L,PLT243×10⁹/L。停药观察,定 期复查,血小板均在正常范围,后随访一年未见复发。

【按语】原发性血小板减少紫癜急性型多见于儿童,多急性发病,血小板极低时易发脑出 血而死亡,但治疗预后大多良好,慢性型者多见于成人,多迁延难愈。属于祖国医学的"紫癜" 范畴,国家重点中医专科协作组统一诊断病名为"紫癜病"。主要症状为皮肤或内脏的出血, 可兼有发热、乏力、头晕等症状。其病因病机为热毒由表入里,伤及营血,或阴虚火旺,热毒或 虚火迫血妄行,血溢脉外,故见出血;或气虚不摄,血溢脉外而出血、乏力。临床中多以实证居 多,虚证次之。笔者自拟清热凉血汤治疗免疫性血小板减少性紫癜之实证者。方中墓头回、紫 草清热解毒,凉血止血,为君药。生地、丹皮、水牛角凉血活血,使止血不留瘀,当归、鸡血藤补 血活血为臣药。补骨脂温补脾肾为佐药。上药共用以清热解毒、凉血止血。针对治疗免疫性 血小板减少性紫癜之实证。

紫癜病急性期多见外感症状,外感可以加重紫癜病病情,故外感时根据寒热辨证治疗, 此患者热邪犯肺,故清热解毒、润肺止咳,麻杏石甘汤加减。患者年幼,脏腑娇嫩,脾胃虚弱, 且寒凉之药易伤脾胃,故在治疗后期,宜加健脾益气,消食导滞之药,如黄芪30g,白术20g, 焦山楂10g,茯苓10g。对于后期发展为慢性期,迁延难愈者,兼有乏力、头晕之脾气虚弱者加 补中益气汤加减,以健脾益气、凉血止血。兼有手足心热等阴虚火旺者加入女贞子10g、旱莲 草10g滋补肾阴。

(开金龙 作)

补气活血、祛瘀通络治疗血小板增多症

【提要】血小板增多症属血浊气虚血瘀证,治以补阳还五汤加味,补气活血,祛瘀通络。

【病历摘要】赵某某,男,47岁。病历号2004-01-367。

初诊:2004年1月22日。

主诉:头晕、嗜睡伴口周及舌部发麻1年。

患者1年前不明原因自觉头晕、困乏嗜睡,渐见颜面浮肿,口周及舌部发麻,于当地县医院经血、尿、粪、心电图等检查,均无异常发现。后上述症状逐渐加重,遂赴咸阳某医院检查,化验血小板计数(PLT)780×10⁹/L,又赴西安某医院就诊,行血常规、骨髓等检查诊断"原发性血小板增多症",给予羟基脲、阿司匹林、复方丹参片(具体不详)治疗1月,PLT降至正常。此后,按医嘱逐渐递减羟基脲(由1.5g/d减至1.0g/d,再减至0.5g/d),当减至0.5g/d时,化验PLT又上升至640×10⁹/L,故赴我院求助中医治疗。查体:面色紫黯,心肺阴性,肝脾及淋巴结不大,神经系统检查未引出阳性体征。辅助检查:血常规示:WBC 7.2×10⁹/L,HB 130g/L,PLT 770×10⁹/L;凝血四项、生化全项提示正常;骨髓涂片示:骨髓增生明显活跃,红系、粒系增生,巨核细胞增多,血小板成片分布,意见:血小板增多症待排,建议行JAK2检查以助诊;腹部B超、头颅CT、胸片提示大致正常。四诊摘要:精神欠佳,面色晦黯,颜面浮肿,少气乏力,头晕嗜睡,口周及舌部发麻,舌质黯淡,舌下有瘀点,脉细涩。西医诊断:血小板增多症;中医诊断:血浊,证属气虚血瘀。治宜补气活血,祛瘀通络。拟方补阳还五汤加味。处方:

生黄芪60g,当归20g,茯苓10g,鸡血藤15g,桃仁10g,红花10g,丹参20g,川芎10g,熟地10g,川牛膝10g,地龙10g,赤芍10g,炙甘草3g。5剂,水煎服,日1剂,分2次服。

二诊(2004年1月28日):服上药后口周及舌部麻木好转,乏力有所减轻。复查血常规示:PLT540×10⁹/L。久病初效,效不更方,上方不变更进10剂,用法同前。

三诊(2004年2月11日):服上药后精神明显好转,口周及舌部麻木消失,嗜睡、乏力明显减轻,纳食,二便正常。舌质淡,苔薄,脉细。复查血常规示:PLT 420×10⁹/L。此乃瘀血渐消,气虚已复之象。治法:养血活血。方药:桃红四物汤加减化裁:桃仁10g,红花10g,当归20g,川芎10g,熟地15g,赤芍10g。10剂,水煎服,日1剂,分2次服。

四诊(2004年3月22日):服上药后诸症皆消。复查血常规示:PLT 303×10⁹/L。疾病向愈,故不更方,上方再进10剂,用法同前。

五诊(2004年4月3日):服上药后患者精神佳,纳食及二便正常,无特殊不适。复查血常规示:PLT 181×10⁹/L。疾病告愈。给予当归丸(8粒/次,3次/日)养血和血以善后。

此后,随访5月,多次复查PLT均在295×10⁹/L以下。

【按语】原发性血小板增多症系骨髓增生性疾病,病因至今未明。临床以血小板持续增多,伴有自发性出血倾向,血栓形成,脾脏肿大及白细胞增多为特征。现代医学采用马利兰或羟基脲等西药治疗短期疗效较好,但病情易反复。中医学虽无原发性血小板增多症之病名,但根据其临床表现及特征,常将其归属于"血浊"、"血瘀"、"血证"、"虚劳"、"积聚"等范畴。其临床表现错综复杂,病机演变多端,寒热虚实病性常兼。但气血不调、浊瘀内阻贯穿疾病的始末。故临证以此核心病机,确立以调和气血、化浊祛瘀为治疗大法,同时,针对所犯脏腑或部位,以及所兼夹之病邪,施以或补、或泻、或补泻兼施;或寒、或热、或寒热并用等治法可获良效。

本病例患者,中年农民,长期劳作,耗伤气血,故见头晕乏力,少气懒言,精神不振,久虚生瘀,加之疾病迁延日久,机体气血更虚,气血瘀滞,不能上行则头晕嗜睡,血不濡养,则口周及舌部时而发麻。舌质黯淡,舌下瘀点及脉细涩均为一派气虚血瘀之见证。气为血之帅,气虚推动无力,则气血不行,瘀血阻络,故本病以气虚为本,血瘀为标,即"因虚致瘀"为其病机特点。治当以补气为主,活血通络为辅。本方重用生黄芪,补益元气以鼓血行,血行则络通,为君药;茯苓健脾化浊而不壅滞,当归尾、鸡血藤养血活血而不伤血,三者共为臣药;赤芍、川芎、桃仁、红花、川牛膝协同当归尾以活血祛瘀;地龙通经活络,力专善走,周行全身,以行药力,亦为佐药。按此益气活血,补中有活,活中寓补,则久病初效。鉴于,正气已复,恐补气太过而壅塞,故改用桃红四物汤加减,养血活血以治标为主。

(载于《甘肃省名中医医案精选·第一辑》第 119~120 页,夏小军、段赟 合作)

健脾益气、养血补中治疗过敏性紫癜

【提要】过敏性紫癜属肌衄心脾气虚证,治以当归散合甘麦大枣汤加味,健脾益气,养血补中。

【病历摘要】秦某,女,10 岁。病历号 2007-07-812。

初诊:2000 年 7 月 22 日。

主诉:双下肢皮肤瘀点、瘀斑 2 年余。

罹患"过敏性紫癜"2 年余,屡服扑尔敏、维生素 C 片、强的松等治疗收效后,间歇性反复发作,紫癜时隐时显。就诊前 5d 又伴发鼻衄 2 次。查体:满月脸,咽部无红肿充血,扁桃体不大,心肺阴性,肝脾及淋巴结不大,双下肢瘀点散在分布,量不多。辅助检查:血、尿常规、凝血四项、肝肾功等检查均正常。四诊摘要:紫癜色淡,神疲乏力,面色无华,口唇色淡,汗出纳差,腹痛隐隐。舌质淡胖,苔薄,脉沉细无力。西医诊断:过敏性紫癜;中医诊断:肌衄,证属心脾气虚。治宜健脾益气,养血补中。拟方当归散合甘麦大枣汤加味。处方:

当归 15g,党参 15g,山药 15g,阿胶(烊化)10g,白芍 10g,浮小麦 10g,川芎 6g,黄芩 6g,白术 6g,大枣 6 枚,甘草 3g。5 剂,水煎服,日 1 剂,分 2 次服。嘱清淡饮食,预防外感,减少活动。

二诊(2000 年 7 月 29 日):服上药后精神好转,腹痛大减,再未新出紫癜,舌质淡,体胖,苔薄白,脉细。效不更方,上方更进 10 剂,用法同前。

三诊(2000 年 8 月 10 日):服上药后紫癜已消,鼻衄未发,腹痛已止,精神转佳。舌质淡红,体胖,苔薄白,脉细有力。复查尿常规提示正常。继以甘麦大枣汤(浮小麦 10g,甘草 6g,大枣 6 枚)10 剂,煎汁代茶饮,以固疗效。

此后,随访 1 年病情未复发,多次复查尿常规提示正常。

【按语】过敏性紫癜属中医"血证"、"发斑"、"肌衄"、"葡萄疫"等范畴。其病因病机为禀赋薄弱、感受外邪,饮食不节、昆虫叮咬,气虚不摄、血溢脉外,阴虚火旺、灼伤血络,瘀血阻络、血不归经五个方面。本例患者,素体特异,接触异物,伤及血分,致使血不循经,溢于脉外,而发肌衄。疾病迁延日久,心脾气血更虚,心虚则不能生血,脾虚则不能统血,血失所附,不循经脉,溢于脉外,故见紫癜时隐时显,反复发作。亦如明代薛己《保婴撮要·便血尿血》所云:"脾胃有伤,荣卫虚弱,故上为衄血、吐血,下为尿血、便血。"因虚致瘀,经络气机阻滞,腹气不通,则腹痛隐隐。

《金匮要略》当归散,原为仲景治疗妇人妊娠而设;甘麦大枣汤,本为仲景治疗妇人脏躁方。方中当归养血活血;党参、白术、大枣补气摄血;白芍、甘草养血和中,缓急止痛;山药健脾益气;淮小麦易浮小麦固摄敛汗;少佐川芎活血止痛,补中有通;黄芩凉血坚阴,以防术、芎之辛温动血。诸药合用,共奏健脾益气、养血补中之功,虽与仲景原方所治不同,却有异曲同工之妙。

由于本病的发病常与饮食不当有关,故调理脾胃亦是治疗和预防复发的关键一环。对于病程较长及反复发作者,宜注重应用健脾益气、健运脾胃之品,同时应特别注意饮食宜忌,则可使脾胃得健,紫癜得褪;用药过程中亦不可过用寒凉而损伤脾胃。病久不愈及肾型紫癜者,尤当辨证应用活血化瘀之品,使瘀血以化,精血归经,病程缩短,预后改观。

(载于《甘肃省名中医医案精选·第一辑》第 548~549 页,夏小军、段赞 合作)

温经补血、祛瘀止血治疗功能性子宫出血

【提要】功能性子宫出血属崩漏冲任虚寒、瘀血阻滞证,治以温经汤加减,温经补血,祛瘀止血。

【病历摘要】赵某某,女,35 岁。门诊病历号 2009-07-159

初诊:2009 年 7 月 6 日

主诉:阴道不规则流血 3 月。

患者素体虚弱,月经时多时少,经期紊乱已 8 年。就诊 3 月前为其母奔丧,操劳数日后又遭雨淋,致使经血淋漓不尽,色淡红夹有血块,伴神疲乏力,头晕头痛,失眠多梦。其间经外院妇科确诊为功能性子宫出血,曾服西药激素等治疗(具体不详)罔效,故来诊。刻下症见:形体消瘦,精神欠佳,面色苍白无华,倦怠乏力,少气懒言,畏寒肢冷,头晕头痛,口干心烦,失眠多梦,腰膝酸软,小腹刺痛阵作,喜温拒按,触之无癥块,经血淋漓不尽,色淡质清,兼夹血块,舌质淡,舌苔白,脉弦细。西医诊断:功能性子宫出血;中医诊断:崩漏,证属冲任虚寒,瘀血阻滞。治宜温经补血,祛瘀止血。拟方温经汤(《金匮要略》)加减。

处方:人参 15g(先煎),当归 15g,炮姜炭 10g,艾叶炭 10g,白芍 10g,阿胶 10g(烊化兑服),半夏 10g,川芎 10g,牡丹皮 10g,吴茱萸 10g,炙甘草 6g。6 剂,水煎服,日 1 剂,分 2 次服。嘱调饮食,忌食寒凉之品及辛辣厚味;适寒温,注意保暖慎避外感;远劳倦,作息规律勿使过劳;畅情志,消除悲观恐惧忧虑。

二诊(2009 年 7 月 14 日):服用前方后崩漏渐止,精神好转,畏寒肢冷及头痛诸症明显减轻,仍时感头晕,小腹隐痛,舌质淡红,苔薄白,脉沉细。此为寒邪渐退,瘀血渐消,冲任气血仍虚之象,法当补血调经、缓急止痛,方拟归芎胶艾汤(《金匮要略》)加人参治之。处方:当归 15g,人参 10g(先煎),艾叶炭 10g,熟地 10g,白芍 10g,川芎 10g,阿胶 10g(烊化兑服),炙甘草 6g。6 剂,水煎服,日 1 剂,分 2 次服。

三诊(2009 年 7 月 22 日):服用前方后阴道流血已止,精神转佳,面色红润,睡眠安静,腹部柔软无疼痛,舌质淡红,苔薄白,脉细。知药中病机,疾病向愈。上方去艾叶,加元胡、川楝子各 10g,更进 6 剂,以固疗效。

随访半年,该患者月经周期规律,无痛经,量适中,色红,经期 4~6 日。

【按语】金·张洁古《医学启源》曰:"崩者,倏然暴下也;漏者,淋沥不断也。"其发生的机理主要是因冲任损伤,不能制约经血所致。亦如隋·巢元方《诸病源候论》所言:"崩中之状,是伤损冲任之脉。冲任之脉皆起于胞内,为经络之海,劳伤过度,冲任气虚,不能制约经血。"

妇人以血为本,血旺则经调。素体虚弱,加之劳累雨淋,气血更虚,冲任不固,则经血淋漓不尽;气虚血少,血失温煦,则经水色淡质清;冲任受损,肾阳不得温煦,寒自内生,则畏寒肢冷,腰膝酸软,腹痛苔白;阴血亏虚,血不养心,神失所养,则失眠多梦,心烦不安;血去过多,气随血失,阳气不振,则神疲乏力,倦怠少气;阴血流失过多,血不上荣,则面色无华,头晕头痛,口干,舌淡脉细;气血虚弱日久,因虚生瘀,则小腹刺痛拒按,脉弦;离经之血蓄积胞宫而成血块。况流血越多,气血越虚,瘀血不去,新血不生,终致病无愈期。凡此一派冲任虚寒、兼有瘀血之证,治当温经补血,祛瘀止血。又鉴《金匮要略》所云:"妇人年五十所,病下利数十日不止,暮即发热,少腹里急,腹满,手掌烦热,唇口干燥……瘀血在少腹……温经汤主之。"故处以温经汤加减化裁。

方中吴茱萸温经散寒,兼能止痛;生姜易姜炭守而不走,加艾叶炭温经散寒止血;阿胶、当归、川芎、白芍、丹皮养血和营去瘀;人参、炙甘草补益中气,以防脱绝;半夏和胃降逆,并防它药更伤脾胃。诸药合用,温而不燥,攻而不峻,补而不腻,故对冲任虚寒、兼有瘀血之崩漏,可奏温补冲任、养血祛瘀、扶正祛邪之功效。药后则崩漏渐止,虚寒之象渐除,又恐前方温经祛瘀之力太过,故投调补冲任、固经止血的归芎胶艾汤加益气摄血的人参而收全功。另有宋·陈自明《妇人大全良方》温经汤,其药物组成与《金匮要略》之温经汤有别,具温经行滞之功,主要用治妇人下焦寒气凝滞而致的月经后期或痛经,经来有瘀块等,临证不可混淆。

(载于《甘肃省名中医医案精选·第一辑》第 583~584 页,夏小军、段赟 合作)